Medicinisch-klinische Diagnostik.

Lehrbuch

der

Untersuchungsmethoden innerer Krankheiten

für Studirende und Aerzte.

Von

Dr. Felix Wesener,

Privatdocent der klinischen Medicin und I. Assistenzarzt der Poliklinik zu Freiburg i. B.

Mit 100 Figuren im Text und auf 12 lithographirten Tafeln.

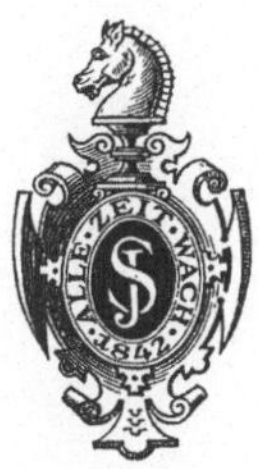

Berlin.

Verlag von Julius Springer.

1892.

ISBN-13:978-3-642-90566-7   e-ISBN-13:978-3-642-92423-1
DOI: 10.1007/978-3-642-92423-1

Softcover reprint of the hardcover 1st edition 1892

Vorrede.

Wenngleich eine grosse Anzahl von Lehrbüchern der klinischen Untersuchungsmethoden zur Zeit vorliegt, und man daher geneigt sein könnte, das Bedürfniss eines neuen zu bezweifeln, so habe ich mich doch auf Anregung des Herrn Verlegers zur Abfassung der vorliegenden für Studirende und Aerzte bestimmten Diagnostik aus folgenden Gründen entschlossen.

Einmal besteht an Lehrbüchern von der Ausdehnung und der Tendenz des vorliegenden keineswegs ein Ueberfluss. Es existiren bisher nur entweder kleine Compendien, wie das von Seifert & Müller, und von Klemperer, oder ganz grosse und ausführliche Werke, wie das Lehrbuch von Eichhorst, und das noch nicht vollständige von Edlefsen, oder schliesslich Lehrbücher, die nur einen Theil der klinischen Untersuchungsmethoden behandeln, wie die bekannten Werke von Gerhardt, Guttmann, v. Jaksch, Seitz u. a. Von solchen hingegen, die es sich zur Aufgabe machen, die gesammte klinische Diagnostik in kurzer und dabei doch erschöpfender Weise zu behandeln, derart, dass einerseits alles weniger Wesentliche fortgelassen oder nur kurz gestreift, andererseits nichts diagnostisch Wichtiges übergangen ist, giebt es zur Zeit eigentlich nur das Lehrbuch von O. Vierordt.

Ferner habe ich eine von der bisherigen Darstellungsweise etwas abweichende, und wenn man von dem älteren Lehrbuche von Baas absieht, bisher in grösseren Lehrbüchern noch nicht zu Grunde gelegte Anordnung und Gruppirung des Stoffes gewählt. Ich gliederte zur besseren Uebersichtlichkeit und leichteren Verwendbarkeit als Lehr- und Nachschlagebuch den ganzen Stoff in drei getrennte Abschnitte, verwies in den ersten die dem Arzte

zur Krankheitsdiagnose zu Gebote stehenden Methoden der Untersuchung, ihre Technik und allgemeine diagnostisch-physikalische
Bedeutung, schloss im zweiten, durch diese Eintheilung wesentlich
verkürzten Theile der bisher üblichen Anordnung mich an, und
versuchte schliesslich in einem dritten, die differentiell-diagnostisch
ausschlaggebenden Symptome der wichtigsten Krankheiten, wie sie
die gemäss dem zweiten Abschnitte ausgeführte Krankenuntersuchung ergiebt, zusammenzufassen. Ich hoffe, dass diese Gliede-
rung des Themas für die Einprägung und Beherrschung des Gegenstandes vortheilhaft, und den Studirenden, die aus dem Buche
Belehrung, sowie den Aerzten, die über diagnostische Fragen
Orientirung wünschen, willkommen sein und sich als brauchbar
bewähren wird. Aus demselben Grunde sind die Abbildungen
nicht durch das ganze Buch im Texte vertheilt, sondern ihrer Zu-
sammengehörigkeit entsprechend auf einzelnen Tafeln vereinigt
worden.

Was die in dem Werke zur Geltung kommenden Anschauungen
anbetrifft, so bin ich in Hinsicht der eigentlichen physikalischen
Diagnostik im wesentlichen, wenn auch nicht immer, den Grundsätzen und auch vielfach der Anordnung gefolgt, wie sie mein zu
früh für die Wissenschaft verstorbener Lehrer FERBER in Marburg
einzuhalten pflegte, und wie ich Gelegenheit hatte, sie als Schüler
und späterer Assistent des Herrn Geh. Med.-Rath Professor MANN-
KOPFF mir an der Marburger Klinik zu eigen zu machen und in
der Folge in poliklinischer sowie dreijähriger Lehrthätigkeit in
Freiburg anzuwenden. Auch für die Darstellung der Untersuchung
des Nervensystems sind in vielen Punkten die zu jener Zeit in
Marburg empfangenen Anschauungen maassgebend gewesen, wenn
auch natürlich dieselben durch die seitdem gerade auf diesem Gebiete erfolgten Fortschritte mannigfache Wandlungen erfahren haben.

Freiburg i. B., Oktober 1891.

F. Wesener.

Inhaltsverzeichniss.

Inhaltsverzeichniss.   VII

Druckfehlerberichtigung.

S. 249 Z. 5 von unten ist statt vordern Lunge zu lesen: vordern Grenze.

Einleitung.

Die eigentliche Aufgabe des Arztes ist die, Krankheiten zu heilen. Dies ist sein Beruf, der Endzweck seines Wirkens.

Alle seine übrigen Thätigkeiten sind nur Mittel zu diesem Zwecke und kommen deshalb erst in zweiter Linie in Betracht. Trotzdem ist natürlich die Bedeutung dieser Mittel ebenfalls eine sehr grosse, denn nur ihre Kenntniss und richtige Anwendung ermöglicht es dem Arzt, den erwähnten Zweck seiner Kunst, die Heilung der Kranken, zu erreichen.

Hierzu ist nun vor Allem zweierlei nothwendig: um die Krankheit heilen zu können, muss der Arzt dieselbe kennen und erkennen. Er muss sie zunächst kennen, d. h. er muss über ihre Ursachen, ihr Zustandekommen, die Art ihres Verlaufes, die ihnen eigenthümlichen anatomischen und physiologischen Veränderungen u. s. w., soweit uns diese zur Zeit bekannt sind, unterrichtet sein.

Aber er muss sie auch erkennen können, d. h. er muss mit den ihnen zukommenden Symptomen bekannt und im Stande sein, sicher und richtig zu untersuchen, die erhaltenen Befunde zu deuten und in ausgiebigster Weise zur Stellung der Diagnose zu verwerthen.

Wir sehen also, dass der Arzt sowohl die Therapie, als auch die Pathologie und die Diagnostik der Krankheiten gleichmässig beherrschen muss. Selbst die eingehendste und ausgedehnteste Kenntniss eines dieser drei Zweige allein genügt nicht, sondern alle drei greifen in einander, ergänzen sich, so dass der Arzt, der ein erfolgreicher und zielbewusster Therapeut sein will, stets auch in der Pathologie vollkommen ausgebildet und vollständig Meister und Herr der diagnostischen Kunst sein muss.

Besprechen wir nun näher die Diagnostik selbst, so zerfällt dieselbe in drei gesonderte Abtheilungen oder besser gesagt, der Process der Krankheitsdiagnose setzt sich aus drei getrennten, wenn auch wieder eng mit einander zusammenhängenden Vorgängen zusammen.

Zunächst ist erforderlich die eigentliche Untersuchung des Kranken selbst oder, wie man es bezeichnet, die *Aufnahme des Status praesens*. Sie erfordert ein vollständiges Vertrautsein mit der Technik der Untersuchung einerseits und andererseits scharfe und geübte Sinne, um die sich manifestirenden Erscheinungen auch richtig aufzufassen, sie zu verstehen, als das, was sie sind, zu erkennen.

Daran schliesst sich dann die Deutung der erhaltenen Untersuchungsbefunde, d. h. der auf den durch die klinische Erfahrung und experimentelle Untersuchung gewonnenen Kenntnissen basirte logische Schluss von dem Ergebnisse der Krankenuntersuchung auf die vorhandenen anatomischen und sonstigen Veränderungen in den einzelnen Körperorganen an sich.

Schliesslich wird aus der Summe der erhaltenen Untersuchungsresultate und dem bisherigen Verlaufe der Erkrankung, wie ihn das Krankenexamen, die *Anamnese*, ergiebt, unter eingehender Berücksichtigung der Pathologie dann die Diagnose auf eine einzelne specielle Erkrankung mit mehr oder weniger grosser Sicherheit gestellt, indem man zugleich andere Erkrankungen ausschliesst: die Krankheit wird diagnosticirt.

Um diesen Vorgang an einem Beispiele zu erläutern, so constatiren wir bei der Untersuchung eines Schwindsüchtigen zunächst Dämpfung über einer Lungenspitze, daselbst bronchiales Athmen mit Rasselgeräuschen, Abends erhöhte Temperatur u. s. w.

Aus diesem Befunde schliesst man nun zunächst, dass diese Partie der Lunge infiltrirt, ganz oder theilweise luftleer ist, dass daselbst ein Katarrh der Bronchien besteht, dass ein hektisches Fieber vorhanden ist etc.

Schliesslich kommt man durch Zusammenfassen des ganzen Befundes bei der Untersuchung, aus dem Verlaufe, wie ihn die Anamnese ergiebt, durch Ausschliessung anderer Affectionen, bei denen sich dieselben Veränderungen finden, etc., zu der Schlussfolgerung, dass eine tuberculöse Lungenphthise vorliegt.

Gemäss diesen drei Vorgängen können wir die Diagnostik in drei Abschnitte gliedern und soll deshalb im vorliegenden Werke behandelt werden

1. die Lehre von den Untersuchungsmethoden an sich, den dazu dienenden Apparaten und der Anwendung derselben, sowie von den physikalischen Symptomen im Allgemeinen: Methodik und Technik der Untersuchung und allgemeine Diagnostik;

2. die Lehre von der Deutung des Untersuchungsbefundes, die Beschreibung der Veränderungen, die den Untersuchungsergebnissen in den einzelnen Organen entsprechen: specielle Diagnostik;

3. die Lehre von den den einzelnen Krankheiten zukommenden pathologischen, durch die Untersuchung ermittelten Veränderungen: angewandte Diagnostik.

Diese Eintheilung lässt sich natürlich nicht stets ganz streng und gleichmässig durchführen; immerhin erscheint sie mir sehr empfehlenswerth, da sie es ermöglicht, einerseits in übersichtlicher und zusammenhängender Darstellung die einzelnen Krankheitssymptome ausführlich abzuhandeln, andererseits häufige Wiederholungen, Trennung zusammengehörender Dinge u. dgl. zu vermeiden.

Erster Abschnitt.

Methodik und Technik der Untersuchung und allgemeine Diagnostik.

Zur Untersuchung des Kranken bedienen wir uns ausschliesslich unserer fünf Sinne. Es erhellt hieraus, dass ein Haupterforderniss für einen guten Untersucher darin besteht, dass er scharfe und in der Krankenuntersuchung geübte Sinne besitzt.

Die Schärfe der Sinne ist theils angeboren, theils wird sie durch fleissige Uebung erworben. Deshalb ist die letztere etwas durchaus Erforderliches und kann selbst durch das sorgfältigste theoretische Studium nicht ersetzt werden.

Natürlich sind bei der Diagnostik nicht alle Sinne von gleichem Werthe. Wir verwenden vorzugsweise drei derselben, den Gesichts-, Gefühls- und Gehörsinn in ausgedehntem Maasse, den Geruch hingegen schon viel seltener, und den Geschmack gegenwärtig so gut wie gar nicht mehr. Denn in früheren Zeiten, als die Aerzte in den diagnostischen Hilfsmitteln noch beschränkter waren, wurde freilich auch die Verwendung der letzteren beiden von ihnen verlangt.

Erste Abtheilung.
Untersuchung mittelst des Gesichtssinnes.

Man bezeichnet diesen Zweig der Untersuchung als Inspection im weitern Sinne des Wortes.

Die Inspection kann entweder mit blossem Auge vorgenommen werden, oder man bedient sich bei ihr einer Anzahl der verschiedensten Apparate.

Letztere haben entweder den Zweck, mehr verborgene Theile des Körpers, die der gewöhnlichen Inspection nicht zugänglich sein würden, zur Anschauung zu bringen, oder die am Körper beobachteten Dimensionen, Functionsgrössen etc. in Maasse und Zahlen umzusetzen oder das Auge in der Erkennung zu kleiner Gegenstände zu unterstützen. Schliesslich werden auch die Körpertheile resp. Producte der Inspection unterworfen, indem man zugleich prüft, wie sie sich der Einwirkung der Elektricität, sowie derjenigen von chemischen Stoffen gegenüber verhalten.

Wir können also folgende Unterabtheilungen aufstellen:

1. Inspection des Körpers mit blossem Auge: Ocularinspection.

2. Inspection des Körpers mit Apparaten: instrumentelle Inspection.

3. Inspection des Körpers unter Zuhülfenahme von Maassapparaten: Mensuration.

4. Inspection der Se- und Excrete. Dieselbe zerfällt in eine makroskopische (mit blossem Auge), chemische und mikroskopische, wozu schliesslich noch die bakteriologische Untersuchung hinzukommt.

5. Inspection des Körpers unter gleichzeitiger Einwirkung der Elektricität: Elektro-diagnostische Untersuchung.

Erstes Kapitel.

Ocularinspection.

Dieselbe ist die älteste Untersuchungsmethode und bereits von den alten Aerzten zu hoher Vollkommenheit ausgebildet. Sie erstreckt sich einerseits auf den Kranken im Ganzen und Allgemeinen, andererseits auf die Beschaffenheit seiner einzelnen Körpertheile und Organe und deren Functionen, soweit letztere der Ocularinspection zugänglich sind.

A. Allgemeine Ocularinspection.

Sie richtet sich auf die *Constitution* des Patienten, sowie auf seine *Körperhaltung* sowohl in *Ruhe* als auch bei *Bewegung*.

a) Constitution.

Unter der Constitution versteht man die Körperbeschaffenheit in Hinsicht auf *Grösse, Alter, Geschlecht, Entwicklung* und *Ernährungszustand*.

1. Die Körpergrösse des Menschen ist schon in der Norm vielen Schwankungen unterworfen, und zwar ist sie von Alter, Geschlecht und Racenzugehörigkeit abhängig.

Verhalten der Körpergrösse. Im Durchschnitt beträgt die Körpergrösse bei Neugeborenen männlichen Geschlechts 50,0—52,0 cm, bei weiblichen 49,0—50,5 cm. Das Wachsthum beider Geschlechter geht ziemlich gleichmässig so von statten, dass das weibliche Geschlecht nach und nach immer mehr zurückbleibt bis zum 10. Jahre. Innerhalb des sechsten Lebensjahres erreichen beide Geschlechter die Grösse von einem Meter; im zehnten ist die Differenz zwischen beiden auf 2,5—3,0 cm angewachsen. Vom 10. bis zum 15. Lebensjahre verringert sich diese Differenz in Folge der beim weiblichen Geschlecht früher eintretenden Pubertät wieder etwas, um jedoch vom 15. Lebensjahre an, im Verlaufe dessen das männliche Geschlecht die Grösse von 1,5 m erreicht (das weibliche erst ein Jahr später), rasch und gleichmässig wieder zuzunehmen, so dass dieselbe nach Beendigung des Wachsthums (im 30. Jahre) 8—16 cm, im Mittel 12 cm beträgt, indem die durchschnittliche Körpergrösse in Deutschland sich auf 162—169 cm für das männliche, 153—161 cm für das weibliche Geschlecht beläuft. Vom fünfzigsten Lebensjahre findet wieder ein Kleinerwerden bei beiden Geschlechtern statt, und kann die Körperlänge bis in das hohe Greisenalter successive, in Summa um 5—8 cm abnehmen. (Nach Quételet u. a., in: Vierordt, Tabellen).

Ausser dieser Grösseänderung durch Wachsthum existirt noch eine tägliche; der Mensch ist früh Morgens im Bette und unmittelbar nach dem Aufstehen immer etwas länger, wie Abends. Diese Differenz kann 1—4 cm betragen.

Was die Abhängigkeit der Körpergrösse von der Racenzugehörigkeit anbetrifft, so ist dieselbe eine beträchtliche und ausser von der Race auch von den klimatischen und sonstigen Einflüssen des betreffenden Landes bedingt.

Die Bestimmung der Körpergrösse geschieht entweder einfach mittelst des Auges; man taxirt die Länge des aufrechtstehenden oder unbedeckt daliegenden Patienten mittelst Augenmaasses. Will man genaue ziffernmässige Resultate, so muss man sich eines besonderen Maassapparates bedienen (s. u. Mensuration).

Menschen, die die oben angegebenen Grössenverhältnisse ungefähr darbieten, bezeichnet man als *mittelgross*, solche, die sie beträchtlich überschreiten, als *gross*, und falls sie dies in excessivem Maasse thun, so dass sie an und über 2 m lang sind (Frölich), als *sehr gross* oder auch als *Riesen*. Solche, die hingegen unter dem Durchschnittsmaasse bleiben, werden als *klein*, falls sie dies in sehr beträchtlichem Maasse thun, und unter $1\frac{1}{4}$ m bleiben, als *sehr klein* oder auch als *Zwerge* bezeichnet.

2. Ausser durch die Grösse manifestirt sich das Alter noch durch einen bestimmten Standpunkt der körperlichen und geistigen Entwicklung, der bei beiden Geschlechtern, ausserdem bei den verschiedenen Menschenracen gewisse Unterschiede zeigt. Man unterscheidet beim Alter drei Stadien, das der *Entwicklung,* das der *vollendeten Reife* und das der *senilen Abnahme.*

Das erste Stadium dauert bei uns gewöhnlich bis zum 25. Jahre; ein wichtiger Abschnitt derselben ist die Pubertätsentwicklung, die gewöhnlich vom 14. bis 20. Lebensjahre erfolgt und in der sich die primären und secundären Geschlechtscharaktere ausbilden.

Mit dem 25. Jahre ist das Wachsthum des Körpers beendigt und beginnt das zweite Stadium. Die Dauer desselben ist eine verschiedene; meist ist die senile Degenerescenz im 70. Lebensjahre vollkommen ausgeprägt.

Anomalien können sowohl das erste wie das dritte Stadium betreffen. Die Entwicklung kann sich einerseits verzögern, andererseits mehr oder weniger schnell ausbilden.

Die senile Abnahme kann ferner, wenn auch selten, später eintreten; häufig hingegen, besonders bei starker Arbeit, bei mangelhafter Ernährung, bei ungünstigen Lebens- und psychischen Verhältnissen, tritt sie um 10—15 und noch mehr Jahre früher auf.

3. Das Geschlecht prägt dem Menschen gleichfalls einen bestimmten Typus auf. In der Kindheit ist derselbe noch wenig ausgebildet, da die Genitalien noch nicht entwickelt sind. Die volle Ausbildung derselben erfolgt erst zur Zeit der Pubertät, und erscheinen dann auch bei beiden Geschlechtern die secundären Geschlechtscharaktere, indem sich Verschiedenheit im Knochenbau (Thorax, Becken etc.), im Haarwuchs (Bart) und in der Stimme einstellt.

Als Anomalie wird einerseits mangelhafte Ausbildung der Geschlechtscharaktere beobachtet, andererseits ein anomaler geschlechtlicher Habitus (weiblicher bei Männern, männlicher bei Weibern).

4. Die Beurtheilung der Körperentwicklung erstreckt sich auf den Knochenbau und die Körpermusculatur.

Man bezeichnet den Knochenbau entweder als *kräftig, robust,* oder, falls die Knochen dünn und schlank sind, als *gracil.*

Die Musculatur ist entweder gut entwickelt, kräftig und dann meistens straff, oder sie ist dürftig und schwach entwickelt, dabei schlaff. Zwischen diesen beiden Extremen finden sich natürlich alle Uebergänge.

5. Der Ernährungszustand wird ebenso wie theilweise auch die Körperentwicklung am genauesten mittelst der Palpation erkannt; doch kann man häufig schon auch nach der Inspection denselben beurtheilen und braucht den Befund mittelst Palpation nur zu controliren.

Ein guter Ernährungszustand kennzeichnet sich durch volle Wangen, sowie stärkere Entwicklung des Fettpolsters an den verschiedenen Körpertheilen (Kinn, Brust, Bauch etc.).

Mangelhaften Ernährungszustand erkennt man am Gesicht an eingefallenen Wangen, so dass bei starker Abmagerung die Jochbogen hervortreten, am Halse an starkem Hervorspringen des Kehlkopfs, überhaupt am Schwund des Fettpolsters mehr oder weniger am ganzen Körper.

b) Körperhaltung des Kranken.

Die Betrachtung der Haltung des Kranken gewährt häufig schon wichtige Aufschlüsse über die Art und den Sitz seines Leidens. Man richtet dabei seine Aufmerksamkeit auf die *Haltung* desselben im *Stehen* und *Gehen*, bei bettlägerigen Kranken hingegen vorzugsweise auf die *Lage*, die sie im Bette einnehmen.

1. Die Lage der Patienten im Bette ist entweder eine *ruhige* oder eine *unruhige*.

Unter den ruhigen Lagen unterscheidet man:

α) Die active Rückenlage. Der Kranke liegt auf dem Rücken mit gestreckter Körperhaltung, etwas erhöhtem Oberkörper und leicht angespannter Musculatur. Diese Lage ist die des normalen Menschen.

β) Die passive Rückenlage. Der Patient liegt ebenfalls auf dem Rücken; da seine Musculatur jedoch nicht angespannt ist, so rutscht er mit dem Oberkörper nach abwärts und liegt deshalb vollkommen horizontal.

γ) Die Seitenlage. Dieselbe ist natürlich, wenn sie auf Gewohnheit des Kranken beruht, nicht charakteristisch, sondern nur in dem Falle, falls gleicherzeit Unvermögen, auf der andern Seite zu liegen, besteht resp. ein solches Liegen sofort starke Beschwerden hervorruft.

δ) Eine sitzende Stellung im Bette suchen die Kranken dann einzunehmen, wenn Krankheiten vorhanden sind, die bei liegender Stellung die Athmung behindern oder beeinträchtigen. Man bezeichnet diesen Zustand als *Orthopnoë*. Solche Patienten können in hochgradigen Fällen überhaupt nur in sitzender Stellung existiren, sie bringen wachend und schlafend im Lehnstuhl zu.

ε) Die Bauchlage wird mitunter bei Abdominalkrankheiten beobachtet. Doch findet sie sich selten.

Eine *unruhige* Lage beobachtet man öfters in Rückenlage. Dabei werfen die Patienten sich hin und her (*Jactationen*), nehmen bald diese, bald jene Stellung ein oder wollen aus dem Bette heraus u. dgl. Das Bewusstsein ist dabei häufig getrübt, es bestehen Delirien u. dgl. Es ist diese Erscheinung stets ein Zeichen von Excitation des Nervensystems.

Ferner sieht man unruhige Lage noch bei Patienten mit Orthopnoë. Dieselben nehmen bald diese, bald jene Stellung an und finden dabei in keiner Weise Erleichterung. Das Bewusstsein ist dabei stets erhalten.

2. Stellung und Gang. Eine Anzahl von Krankheiten, besonders Affectionen des Nervensystems, verleihen der Stellung und vorzugsweise dem Gang der betreffenden Kranken etwas so Charakteristisches, dass man häufig schon durch die blosse Inspection des Ganges auf die Diagnose hingeleitet wird.

Man unterscheidet:

α) Taumelnden Gang, ähnlich dem eines Betrunkenen hin und her schwankend. Bei höhern Graden können die Patienten nicht allein gehen, sondern müssen geführt werden, da sie sich selbst überlassen hinstürzen; das Stehen ist dann natürlich ebenfalls nicht möglich.

β) Paralytischen Gang, meist nur halbseitig; das betreffende Bein ist mehr oder weniger gelähmt und wird in Folge dessen nachgezogen.

γ) Spastischen Gang; die Musculatur der Beine ist stark contrahirt, die Füsse werden deshalb nur wenig erhoben und mühsam schlürfend fortbewegt. Die Patienten können ferner nicht ohne Unterstützung, in leichteren Graden eines Stockes, in schwereren dagegen nur geführt gehen.

δ) Ataktischen Gang; die Beine werden stark nach vorn geschleudert und stampfend unter Controle der Augen aufgesetzt. Das Stehen bei offenen Augen ist möglich; beim Schliessen derselben tritt hingegen heftiges Schwanken ein.

ε) Hinkender Gang wird besonders bei Erkrankungen der Knochen und Gelenke der untern Extremitäten (Becken, Oberschenkel etc.) beobachtet.

B. Specielle Ocularinspection.

Dieselbe hat sich auf sämmtliche Körpertheile zu erstrecken, also Kopf und Gesicht, Hals und Brust, Rücken, Unterleib und äussere Genitalien, schliesslich die Extremitäten.

Man wendet dabei sein Augenmerk zuerst auf die äussere Umhüllung, die *Bedeckung* dieser Theile. In zweiter Reihe sucht man die Beschaffenheit der innern Bestandtheile zu ermitteln, und zwar durch Inspection der Form, der *Configuration* der einzelnen Körpertheile, die sie in *Ruhe*, und der Veränderungen derselben, die sie bei *Bewegungen*, resp. während der *Function* der in ihnen befindlichen Organe erkennen lassen, indem man aus denselben auf die Beschaffenheit und Functionsfähigkeit jener Organe gewisse Schlüsse zieht.

Die Inspection des Kopfes bildet einen Theil der Untersuchung des Nervensystems (s. dort); auch die Inspection des Gesichtes gehört theilweise dorthin, zum Theil wird sie bei der Untersuchung des Respirationssystems (Nase) und des Digestionsapparates (Lippen und Mundhöhle) vorgenommen. Sie erstreckt sich auf die Haut der einzelnen Gesichtstheile, ferner auf die Gestalt des ruhenden, sowie die des Bewegungen ausführenden Gesichtes.

Die Summe der hierbei zu constatirenden Befunde und Veränderungen bildet das, was man als *Gesichtsausdruck* bezeichnet, und hat sich die Inspection deshalb auch noch auf denselben zu erstrecken.

In diesem spiegelt sich einerseits das psychische Verhalten des Kranken wieder, und finden wir je nachdem Unruhe, Angst, Schmerz, Sorge u. s. w. darin ausgeprägt und werden dadurch auf die Beurtheilung der Gemüthsstimmung hingewiesen.

Ausserdem aber lassen sich aus dem Gesichtsausdruck auch gewisse somatische Vorgänge erkennen, indem bestimmte Krankheiten und Zustände den Gesichtsausdruck in solcher Weise mehr oder weniger dauernd beeinflussen, dass es, zusammen mit den sonstigen Veränderungen des Gesichts (Abmagerung, Oedem etc.) möglich ist, allein aus der Physiognomie die Diagnose zu stellen. Man hat diese verschiedenen physiognomischen Typen auch mit verschiedenen Bezeichnungen wie *Facies hippocratica* (überhaupt in der Agonie), *cholerica* (im asphyktischen Stadium der Cholera), *typhosa* (bei Abdominaltyphus und ähnlichen Krankheiten) etc. bezeichnet. Ferner prägen manche chronische Krankheiten wie Nervenaffectionen, Herzkrankheiten, Lungentuberculose u. a. oft dem Gesichte einen eigenthümlichen Ausdruck auf. Eine Beschreibung desselben lässt sich jedoch schwer geben, und verhilft zu ihrer Kenntniss nur die klinische Erfahrung.

Daran schliesst sich die Inspection des Halses; da die Organe desselben theils zum Respirations-, zum Circulations- und Digestionsapparate gehören, werden die betreffenden Theile jedesmal bei dem speciellen System besprochen werden.

Die Inspection der Brust und des Rückens erfolgt bei der Untersuchung des Respirationssystems, sowie theilweise bei der des Herzens. Man beachtet nach Untersuchung der äusseren Haut einerseits die Configuration des Thorax in der Ruhe, andererseits seine Bewegungen, die durch die Functionen der in ihm liegenden Organe, also Athmungsthätigkeit und Herzthätigkeit hervorgerufen werden.

Im Abdomen liegen vorzugsweise die der Digestion und der Urinabsonderung dienenden Organe, sowie die innern Geschlechtsorgane. Die letzteren beeinflussen die Gestalt desselben nur selten, häufig hingegen die Verdauungsorgane. Es richtet sich deshalb die Untersuchung vorzugsweise auf die Gestalt des ruhenden Abdomens, weniger auf von demselben ausgehende oder ihm mitgetheilte Bewegungen.

Die Inspection der Extremitäten schliesslich ist ein Abschnitt vorzugsweise der Untersuchung des Nervensystems und wird dort ausführlich beschrieben werden.

Zweites Kapitel.
Instrumentelle Inspection.

Wie erwähnt, können wir mittelst Ocularinspection nur die Oberfläche des Körpers betrachten, dagegen ist es nicht oder nur sehr unvollkommen möglich, die mittelst Oeffnungen mit der Aussenfläche communicirenden Höhlen des menschlichen Körpers, mit Ausnahme der Mundhöhle zu inspiciren.

Dies gelingt jedoch leicht, wenn wir uns bei der Inspection besonderer Instrumente bedienen, die geeignet sind, die Hindernisse, welche sich der directen Inspection entgegenstellen und entweder durch unregelmässigen gewundenen Verlauf oder durch festen Schluss der Mündung der Höhle oder durch die Schwierigkeit einer genügenden Beleuchtung bedingt sind, zu überwinden. Einzelne dieser Untersuchungsmethoden waren schon den älteren Aerzten bekannt, die meisten dagegen sind eine Frucht der neuesten Zeit.

Bei allen bedarf man erstens einer Lichtquelle, deren Licht entweder direct oder mittelst eines Reflectors in die Oeffnung dirigirt wird, und zweitens einer Vorrichtung, die es ermöglicht, die genügend beleuchtete Höhle zugleich zu inspiciren.

Die letztere Vorrichtung fehlt nur bei der Inspection des Augenhintergrundes und der Mundhöhle; in allen andern Methoden ist sie erforderlich, und zwar verwendet man entweder röhrenförmige oder ähnliche Instrumente, die man als *Specula* bezeichnet, oder direct kleine, an Stielen befindliche Spiegel. Die Lichtquelle ist entweder Tages- oder künstliches Licht; ihre Beschaffenheit wird bei den einzelnen Methoden besprochen.

Die angewandten Methoden sind folgende:

a) Die Inspection des Augenhintergrundes (Ophthalmoskopie). Dieselbe wurde 1851 von HELMHOLTZ erfunden. Als Lichtquelle dient dabei eine (Gas- oder Petroleum-) Lampe; der Untersucher fängt das Licht derselben mittelst eines kleinen im Centrum durchbohrten Planspiegels (Augenspiegel) auf und wirft es entweder direct oder mittelst einer biconvexen Linse in das Augeninnere. Der erleuchtete Augenhintergrund wird mittelst derselben Linse, die ein umgekehrtes Bild desselben entwirft, betrachtet.

Ophthalmoskope sind viele angegeben worden; einer der einfachsten und dabei bequemsten ist der deshalb viel verwandte Augenspiegel von LIEBREICH.

Technik der Untersuchung. Der zu Untersuchende nimmt in einem Dunkelzimmer an einem Tische so Platz, dass er die schirmlose Lampe neben sich hat; der Untersucher setzt sich ihm dicht gegenüber, hält den Augenspiegel mit der rechten Hand vor sein Auge und wirft das Licht damit auf die Pupille des Patienten. Das biconvexe Glas wird mit der linken Hand in einiger Entfernung, wobei man den kleinen Finger auf die Stirn des Patienten aufstützt, gehalten. Der Kranke muss dabei stets nach dem gleichnamigen Ohr des Untersuchers (bei Untersuchung des rechten Auges nach dem rechten Ohr und umgekehrt) sehen.

Ophthalmoskopisches Bild. Bei dieser Stellung und bei richtiger Einstellung erblickt der Untersucher die Papilla optica und den um dieselbe gelegenen Theil des Augenhintergrundes. Die Papille hebt sich durch ihre weisse Farbe scharf von dem übrigen rosaroth gefärbten Augenhintergrund mit seinen deutlich hervortretenden Gefässen ab. Durch Bewegen des Auges kann man sich erforderlichen Falles auch die andern Partien des Augenhintergrundes zu Gesichte bringen. Falls die Pupille durch grosse Enge das Zustandekommen eines deutlichen Bildes verhindern sollte, kann man durch Atropineinträufelung dieselbe erweitern.

b) Die Inspection des Rachens und der Mundhöhle (Pharyngoskopie resp. Stomatoskopie). Sie ist eine der ältesten Untersuchungsmethoden. Als Lichtquelle benutzt man gewöhnlich zerstreutes Tageslicht, das man direct in die Mundhöhle einfallen lässt, doch kann man auch Lampenlicht, eventuell mittelst eines Reflectors, wie bei der Laryngoskopie, dazu anwenden.

Technik der Untersuchung. Dieselbe kann im Stehen oder Sitzen vorgenommen werden. Bei Verwendung des Tageslichtes muss der Patient das Gesicht dem Fenster zukehren; der Untersucher stellt sich entweder zwischen ihn und das Fenster, jedoch etwas seitlich, um das Licht nicht abzuhalten, oder hinter den sitzenden Patienten. Darauf lässt man denselben den Mund weit öffnen, indem man den Kopf entweder mit der linken Hand hält, oder falls man hinter dem Patienten steht, die Stirn mit der linken Hand fasst und den Kopf des Patienten sich gegen die linke Brust drückt. Auf diese Art kann man öfter schon einen genügenden Einblick in Mundhöhle und Rachen erhalten. Gewöhnlich versperrt aber die Zunge den freien Einblick, und muss man dann dieselbe mittelst eines Spatels oder einfacher mittelst Löffelstiels oder Fingers niederdrücken. Hindernisse der Untersuchung können einmal heftige Würgbewegungen geben; doch sind dieselben nie der Art, dass man nicht wenigstens einen genügenden Einblick gewinnt, um sich rasch über die Beschaffenheit der betreffenden Theile zu orientiren. Ferner kann durch Erkrankungen die Oeffnung des Mundes erschwert sein; schliesslich können Kinder den Mund fest geschlossen halten und sich weigern, denselben zu öffnen. Im letzteren Falle lässt man sie durch Angehörige festhalten und hält ihnen selbst mit der linken Hand die Nasenlöcher zu; sobald die Kinder, um Luft zu schöpfen, den Mund öffnen, geht man rasch mit dem Spatel bis zum Zungengrunde ein. Durch die dadurch entstehenden Würgbewegungen öffnet sich der Mund genügend weit, um eine Orientirung über den Zustand der hinteren Rachenpartien, auf die es vorzugsweise ankommt, zu ermöglichen.

Für Mundspatel sind vielfache Modelle angegeben worden; eins der praktischsten ist der Türck'sche Zungenhalter, da er die Einsicht nicht versperrt und die Patienten ihn selbst halten können; ferner der Fränkel'sche etc. Im Nothfalle genügt jeder Löffel.

Untersuchungsbild. Man sieht auf diese Weise die Oberfläche der Zunge bis zum Zungengrunde, die Decke der Mundhöhle (harten und weichen Gaumen), die Gaumenbögen mit der Uvula, zwischen ihnen die Tonsillen und die Rachenwand. Mitunter kommt bei Würgbewegungen auch die Epiglottis zu Gesichte.

Will man die innere Wangenschleimhaut oder die Zähne genauer inspiciren, so muss man mittelst Fingers oder Löffelstiels die Wange von den Kieferknochen entfernen; zur Inspicirung der Zähne bedient man sich auch mit Vortheil kleiner (vorher zu erwärmender), an einem Stiel befestigter Planspiegel von derselben Façon, wie die zur Rhinoscopia posterior verwandten.

c) Inspection der Nasenhöhle von vorne (Rhinoscopia anterior). Als Lichtquelle hierbei dient meistens künstliches Licht, das mittelst eines an der Stirn des Untersuchers befestigten Concavspiegels in die Nasenlöcher geworfen wird. In letztere werden dabei röhrenförmige oder lidatatorienähnliche Specula eingeführt oder schliesslich auch der Aditus narium mittelst hakenförmiger Instrumente dem Einblick zugänglich gemacht. Wie hieraus erhellt, sind alle möglichen Arten von Nasenspecula angegeben worden; welche man anwendet, ist Sache der Uebung. Mir hat sich als bequem und brauchbar stets ein Kramer'scher Ohrtrichter, jedoch ohne Sperrvorrichtung erwiesen.

Technik der Untersuchung. Der Patient sitzt auf einem Stuhle, auf einem Tische neben ihm steht die Lampe (entweder eine einfache Gas- oder Petroleumlampe ohne Glocke oder eine mit einem Convexlinsensystem versehene Tobold'sche Lampe). Der Untersucher nimmt dem Patienten gegenüber Platz und wirft, indem er den Reflector (am besten einen an einer Stirnbinde befestigten stellbaren, in der Mitte durchbohrten Concavspiegel von etwa 10 cm Durchmesser) vor sein rechtes oder linkes Auge so gebracht hat, dass er selbst durch die Oeffnung desselben schauen kann, das Licht in ein Nasenloch hinein, nachdem das Speculum vorher in dasselbe eingeführt worden ist. Mit der linken Hand hält man zweckmässig den Kopf des Patienten, damit derselbe einmal nicht zurückweicht und man zweitens durch Drehung des Kopfes sich verschiedene Stellen des Naseninnern zur Untersuchung bringen kann.

Untersuchungsbild. Man sieht mittelst dieser Methode je nach der Stellung des Speculums die vordere Partie der untern und mittlern Nasenmuschel, ferner einen Theil des Septums und des Bodens der Nasenhöhle, schliesslich den vorderen Abschnitt des unteren und mittleren Nasenganges.

d) Inspection des Gehörorgans (Otoskopie). Die ersten Ohrtrichter rühren von Fabricius Hildanus (Beginn des 17. Jahrh.) her, doch wurde die Methode zu einer brauchbaren erst in diesem Jahrhundert durch von Tröltsch und Politzer gestaltet. Als Lichtquelle verwendet man meistens diffuses Tageslicht, das man mittelst eines mit einem Handgriff versehenen und mit der Hand gehaltenen, in der Mitte durchbohrten Concavspiegels in den inneren Gehörgang,

nachdem man in denselben einen Ohrtrichter eingeführt hat, hinein-
wirft. Als Ohrspecula sind die verschiedensten Formen angegeben
worden; am einfachsten und dabei am besten sind die trichter-
förmigen nach von Tröltsch, die aus Metall, Horn, Hartgummi etc.
in verschiedenen Grössen verwendet werden.

Technik der Untersuchung. Man stellt oder besser setzt
den Patienten so, dass das zu untersuchende Ohr von dem Fenster
(oder der Lampe) abgewendet ist, und postirt sich vor dasselbe, das
eigene Gesicht dem Fenster zugewandt. Nachdem man den Patienten
den Kopf etwas nach dem Fenster zu hat neigen und zugleich das
Gesicht etwas nach demselben hin hat drehen lassen, zieht man mit
der linken Hand die Ohrmuschel etwas nach rück- und auswärts
und führt mässig drehend den Ohrtrichter ein. Zugleich wirft man
mittelst des in der rechten Hand gehaltenen Spiegels Licht in den
Gehörgang. Hindernisse der Untersuchung bietet mitunter reichlich
angehäuftes Cerumen, das vorher durch Ausspritzen zu entfernen
ist, ferner starke Entzündung des äusseren Gehörgangs, Polypen desselben, Fremdkörper u. dgl.

Otoskopisches Bild. Man sieht das Trommelfell von grauer
Farbe und in demselben den Griff des Hammers und den kurzen
Hammerfortsatz als weisslichen Streifen resp. Höcker, schliesslich den
Lichtreflex des Trommelfells. Durch allmähliches Zurückziehen des
Trichters kann man sich ferner den ganzen äusseren Gehörgang zu
Gesicht bringen.

e) Inspection des Mastdarms (Proktoskopie). Diese Art
der Inspection war den alten Aerzten schon bekannt. Man verwendet
meist gewöhnliches Tageslicht, nur falls es sehr bewölkt ist, künstliches. Als Untersuchungsinstrument dient das Mastdarmspeculum.
Es giebt solche, die einem Kegel ähnlich sind und einen oder einen oder
mehrere Ausschnitte zeigen (z. B. der Fergusson'sche) oder zwei-
oder dreiblätterige, die mehr den Scheidenspiegeln ähneln. Erstere
sind von Metall oder von Hartgummi und innen mit einem starken
reflectirenden Amalgambelag versehen, letztere von Metall.

Technik der Untersuchung. Man lässt den zu Untersuchenden entweder Seitenlage oder besser Knie-Ellenbogenlage einnehmen,
derart, dass er den Anus dem Fenster zukehrt. Darauf lässt man
etwas mit der Bauchpresse drücken und führt das gut eingeölte
Speculum unter rotirenden Bewegungen ein. Durch Drehen der
Röhre inspicirt man nach und nach die ganze zugängliche Mast-
darmwand.

Untersuchungsbild. Man sieht bei dem Fergusson'schen
und ähnlichen Speculis immer nur einen Theil der Schleimhautwand,

bei den anderen hingegen einen viel grösseren Bezirk. Doch kann man höchstens das Rectum bis 10 cm oberhalb des Anus inspiciren.

f) Inspection der Harnröhre und Harnblase (Urethroskopie und Cystoskopie). Diese Methode ist besonders von Grünfeld ausgebildet worden (1874). Man verwendet Tageslicht oder besser Lampenlicht, das mittelst eines Reflectors in die Urethra geworfen wird; als Spiegel hat Grünfeld eine Anzahl Instrumente (einfaches Endoskop, gerades und gekrümmtes,. gefenstertes Endoskop etc.) angegeben, die aus einem cylindrischen, geraden oder gekrümmten Tubus von Metall oder Hartgummi bestehen, der vorne trichterförmig erweitert und inwendig geschwärzt ist.

Technik der Untersuchung. Man kann den Patienten im Liegen oder Sitzen untersuchen. Die Instrumente werden, gut geölt, möglichst weit eingeführt, die sichtbare Schleimhaut mittelst eines Tampontägers abgetrocknet und dann inspicirt. Darauf zieht man das Instrument etwas heraus und inspicirt so nach und nach die ganze Schleimhaut der Harnröhre. Die Blasenschleimhaut wird durch Hin- und Herschieben und Drehung des Instrumentes nach und nach zu Gesichte gebracht.

Untersuchungsbild. Bei der Untersuchung der Urethra sieht man die Harnröhrenschleimhaut in Form eines Trichters, in deren Mitte sich das durch Aneinanderlegen der Wände geschlossene Lumen als sogenannte centrale Figur von verschiedener Gestalt zeigt. Von der Blasenschleimhaut übersieht man immer nur kleine Partien.

Genauere Angaben über diese, mehr chirurgisch wichtige diagnostische Methode, die auch als Endoskopie bezeichnet wird, sind in den Abhandlungen Grünfeld's zu finden.

Ausserdem sind von Leiter und Nitze Endoskope angegeben worden, bei denen die Beleuchtung durch ein in den Instrumenten befindliches elektrisches Glühlicht, das zur Vermeidung von zu starker Hitzewirkung permanent von kaltem Wasser umspült wird, geschieht. Diese Apparate haben wegen ihrer Kostspieligkeit und Complicirtheit bis jetzt keinen allgemeinen Eingang gefunden.

g) Inspection der Vagina und des Uterus (Vaginoskopie und Uteroskopie). Die Methode wurde von den Aerzten der römischen Kaiserzeit schon ausgeübt, gerieth dann in Vergessenheit und wurde erst in diesem Jahrhundert wieder zu Ehren gebracht. Als Beleuchtung verwendet man meistens zerstreutes Tageslicht, fast stets ohne Reflector. Als Untersuchungsinstrumente sind zahlreiche Specula von den verschiedensten Autoren angegeben worden. Hier seien nur die röhrenförmigen (aus Porcellan, Hartgummi, Metall, Glas etc.) und das Sims'sche Speculum erwähnt, behufs der zahlreichen anderen aber auf die Lehrbücher der gynäkologischen Diagnostik verwiesen. Die zur Inspection des Uterusinnern angegebenen Specula sind bisher noch so unvollkommen, dass sie für die Diagnose sehr wenig leisten.

Technik der Untersuchung. Mit den röhrenförmigen Mutterspiegeln geschieht die Untersuchung meist in Rückenlage mit angezogenen Beinen auf einem Untersuchungstische oder -Stuhle. Mit dem Sims'schen Speculum hingegen untersucht man in Seiten- oder Knie-Ellenbogenlage. Die röhrenförmigen Instrumente müssen gut eingeölt und leicht rotirend (ein Obturator ist überflüssig) eingeführt werden; darauf wird die Vaginalportion eingestellt. Das Sims'sche Speculum führt man so ein, dass es der Hinterwand der Vagina anliegt, und zieht langsam damit dieselbe von der vorderen Wand ab.

Untersuchungsbild. Mit den röhrenförmigen Speculis sieht man anfangs nur die Vaginalportion, kann sich jedoch durch Zurückziehen die ganze Schleimhaut der Vagina zu Gesicht bringen. Durch den Sims'schen Spiegel sieht man zugleich von Anfang an die ganze vordere Scheidenwand.

h) Inspection des Oesophagus und des Magens (Oesophagoskopie und Gastroskopie). Sie geschieht mit Instrumenten, die von Nitze und Leiter angegeben worden und analog den unter g) beschriebenen zur Inspection der Harnblase bestimmten Endoskopen sind. Die Beleuchtung geschieht mit elektrischem Glühlicht. Die Instrumente sind aber theuer, ihre Handhabung difficil und umständlich; aus diesen Gründen haben sie sich in die praktische Diagnostik nicht einzubürgern vermocht, und genügt es, hier nur auf sie hingewiesen zu haben.

i) Inspection des Kehlkopfes (Laryngoskopie). Der Erfinder dieser Methode ist Türck (1858). Sie besteht darin, dass das Licht unter einem Winkel von 45° auf einen im Hintergrund der Mundhöhle derart gehaltenen Spiegel geworfen wird, dass es in das Kehlkopfinnere reflectirt wird. Auf demselben Wege gelangt dann das Bild des Larynx nach aussen. Als Lichtquelle verwendet man ausschliesslich künstliche Beleuchtung (Petroleum- oder Gaslampe), entweder ohne Schirm oder mit einem Linsensystem versehen (Tobold), als Reflector einen in der Mitte durchbohrten Hohlspiegel von etwa 16 cm Brennweite und 10 cm Durchmesser, der gewöhnlich an einer Stirnbinde, seltener an einem brillenförmigen Apparat (Semeleder), oder an der Beleuchtungslampe befestigt ist. Schliesslich bedarf man noch einer Anzahl runder Kehlkopfspiegel von verschiedener Grösse (1—3 cm Durchmesser), die an einem Stiel nebst Halter unter einem Winkel von ca. 45° befestigt sind.

Technik der Untersuchung. Man lässt den Patienten neben einem Tisch so Platz nehmen, dass die Lampe derart gerade neben ihm steht, dass ihre Flamme sich in der Höhe des Mundes des Patienten befindet. Man setzt sich selbst dem Patienten gerade gegenüber, so dass der Reflector gleichfalls in derselben Höhe wie die Flamme sich befindet, und sucht nun zunächst das Licht auf den Mund des Patienten zu werfen. Dann lässt man ihn den Mund weit öffnen, die Zunge vorstrecken, erfasst letztere mit einem leinenen Lappen (letzteres kann auch der Patient selbst besorgen) und zieht sie möglichst weit nach aussen, ohne jedoch dem Kranken Schmerz zu bereiten. Hat man den Reflector richtig gestellt, so muss jetzt das Licht auf die Gaumenöffnung und den Pharynx fallen. Man fordert nun den Patienten auf, gleichmässig und tief zu athmen, Anhalten des Athems jedoch zu vermeiden, und führt dann den über der Lampe auf Körpertemperatur (vorher an der linken Hand zu prüfen!) erwärmten Spiegel mit der rechten Hand schreibfederartig derart gehalten, dass seine Spiegelfläche nach unten sieht, längs der Decke der Mundhöhle ein. Derselbe muss eine derartige Stellung erhalten, dass sein oberster Punkt am weichen Gaumen ruht, sein unterster den Pharynx nicht ganz berührt, und folglich die Uvula von der Rückseite des Spiegels getragen wird. Der Griff muss nicht in der Mittellinie, sondern etwas nach aussen davon liegen; man fixirt den Spiegel am besten dadurch, dass man den 4. und 5. Finger der rechten Hand auf die linke Wange des Patienten aufstützt.

Schwierigkeiten bei der Untersuchung können mehrfach sich einstellen. Vor allem ist hier zu erwähnen grosse Reizbarkeit des Pharynx, so dass Einführung des Spiegels, ja mitunter schon allein das blosse Hervorziehen der Zunge heftige Würgbewegungen hervorruft. Dieser Uebelstand lässt sich jetzt leicht durch Cocainisirung des Rachens in ganz kurzer Zeit beseitigen. Ferner kann der Einblick in den Kehlkopf unmöglich gemacht oder wenigstens sehr erschwert werden (von pathologischen Verhältnissen natürlich abgesehen) durch ein zu starkes Emporwölben des Zungenrückens und durch eine besondere Form und Gestalt der Epiglottis. Das erstere Hinderniss kann man durch Niederdrücken des Zungenrückens mit einem Spatel (eventuell nach vorheriger Cocainisirung) meist leicht beseitigen; schwieriger dagegen verhält es sich mit dem zweiten, einer zu stark gekrümmten oder überhängenden Epiglottis. Es sind zwar Instrumente zum Aufrichten derselben angegeben worden, die jedoch nichts leisten. Am besten kommt man oft noch zum Ziele, wenn man die Untersuchten bei der Intonation recht hohe Vocale

(i) aussprechen lässt, wobei der Larynx stark in die Höhe steigt und die Epiglottis sich secundär aufrichtet.

Laryngoskopisches Bild. Bei richtiger mittlerer Spiegelhaltung sieht man bei ruhiger Athmung des Untersuchten den ganzen Aditus laryngis, das Kehlkopfinnere bis zu den wahren Stimmbändern, die weit geöffnete Rima glottidis und durch dieselbe ein Stück in die Trachea hinein (Bild des Larynx in Respirationsstellung Fig. 20 [Taf. I]). Lässt man Vocale (a oder ä) intoniren, so schliesst sich die Rima glottidis (Bild des Larynx in Phonationsstellung Fig. 21 [Taf. I]), und man kann sich über die Excursionsfähigkeit der Stimmbänder orientiren. Das Innere des Kehlkopfes ist von rosenrother Farbe, nur die Stimmbänder sind rein weiss.

Durch Aenderung der Spiegelstellung, der Haltung des Kranken oder der Stellung des Beobachters kann man sich auch noch andere Theile zur Inspection bringen. Durch erstere kann man den Zungengrund, die seitlichen Partien neben dem Larynx und den Anfangstheil des Oesophagus sich nach und nach einstellen. Die untere Partie der Trachea und die Bifurcationsstelle sieht man, wenn man den Patienten den Kopf etwas senken lässt und selbst etwas tiefer sitzt wie der Untersuchte. Durch starkes Senkenlassen des Kopfes von seiten des Kranken und Einnahme einer sehr tiefen Stellung (Knieen) kann man, wie Killian gezeigt hat, in vorzüglicher Weise die sonst wenig sichtbare hintere Larynxwand inspiciren.

k) Inspection der Nasenhöhle von hinten wie des Nasenrachenraumes (Rhinoscopia posterior, Pharyngo-Rhinoskopie). Sie wurde im Anschluss an die Entdeckung der Laryngoskopie von Czermak, der auch um die Laryngoskopie selbst vielfach sich verdient gemacht hat, begründet. Die Untersuchung basirt auf genau derselben Methode wie die Laryngoskopie, nur wird der Spiegel umgekehrt gehalten und so das Licht in den Nasenrachenraum und die Choanen hinein und das Bild auf demselben Wege herausgeleitet. Lichtquelle, Reflector und Spiegel sind dieselben wie bei der Laryngoskopie, nur sind letztere ceteris paribus stets kleiner als die Kehlkopfspiegel. Ausserdem bedarf man noch eines Zungenspatels.

Technik der Untersuchung. Stellung des Patienten, des Untersuchers, der Lampe und des Reflectors ist dieselbe wie bei der Laryngoskopie.

Anstatt jedoch die Zunge herauszuziehen drückt man dieselbe innerhalb der Mundhöhle mit einem Spatel (am besten dem Türck'schen, den der Kranke selbst halten kann) kräftig herunter und geht dann mit dem erwärmten Spiegel bis zur Rachenwand hinein, aber so, dass die Spiegelfläche nach oben sieht. Ausserdem muss man, da die Uvula meist etwas den Weg versperrt, den Spiegel nicht in die Medianlinie, sondern etwas seitlich stellen, wobei man den Stiel desselben ganz gut auf den unteren Zähnen ruhen lassen kann. Während dieses Theiles der Untersuchung fordert man den Patienten auf, gleichmässig durch die Nase zu athmen.

Von Schwierigkeiten, die sich bei der Untersuchung erheben können, sind zu erwähnen einmal die oben angeführten Würgbewegungen, die jedoch, da der Spiegel den Gaumen nicht zu berühren braucht, viel seltener ein Hinderniss abgeben, und dann besonders Hebung des weichen Gaumens mit festem Anlegen desselben an den Rachen, wodurch ein Einblick in die Choanen und den obern Rachenraum vollständig zur Unmöglichkeit wird. Man kann versuchen, dieses Hinderniss, das gewöhnlich in Folge eines chronischen Rachenkatarrhes und dadurch hervorgerufener starker Reizbarkeit des Gaumens sich einstellt, durch Behandlung desselben (mit Jod-Glycerin, Adstringentien etc.) abzustellen; mitunter auch gelingt es durch Uebung, den Patienten zur Erschlaffung des Gaumenbogens zu veranlassen. Gaumen- und Zäpfchenhalter, wie sie früher vielfach empfohlen, weniger angewandt wurden, halte ich nicht für empfehlenswerth, da man fast stets ohne sie auskommt.

Rhinoskopisches Bild. Vermöge der Kleinheit des Spiegels und der Lage der Organe in verschiedenen Ebenen kann man immer nur einen Theil derselben zur Inspection bringen; um die ganzen Partien zu besichtigen, muss man nach und nach einmal den Spiegel vor- und rückwärts neigen, andererseits um den Stiel rotiren lassen. Auf diese Weise kann man inspiciren die Hinterfläche des weichen Gaumens und der Uvula, die hintere Nasenöffnung (Choanen, Hinterseite der untern und mittlern Muschel), die Tubenmündung (diese Theile bilden das eigentliche rhinoskopische Bild, Fig. 19 [Taf. I]), ferner das Rachendach, sowie die Hinterwand des Nasenrachenraumes.

Unter Diaphanoskopie versteht man eine Untersuchungsmethode, deren Wesen darin besteht, dass in Höhlen des Körpers (Rectum, Vagina etc.) Specula mit einer starken Lichtquelle (elektrisches Glühlicht) eingeführt werden, die die benachbarten Partien bis zur Oberfläche des Körpers durchleuchten. Die Resultate haben jedoch weder den Schwierigkeiten der Methode noch den Erwartungen entsprochen.

Drittes Kapitel.

Mensuration.

Die Grössenverhältnisse des Körpers und seiner einzelnen Theile werden gleichfalls durch die Inspection erkannt. Vor Allem sind es Differenzen beider Körperhälften, die oft schon durch einfache Ocularinspection, nöthigenfalls durch Zuhülfenahme der Palpation so constatirt werden können.

Immerhin hat diese Methode mehrere Mängel. Sie ist nur von beschränkter Zuverlässigkeit, so dass geringere Differenzen dem Untersucher entgehen können; sie gestattet ferner, wenn nicht der Untersucher sehr geübt ist, nicht, die erhaltenen Werthe ziffermässig auszudrücken, da ja bekannt ist, wie leicht man sich, falls man z. B. eine bestimmte Länge bloss nach dem Augenmaasse in Centimetern angeben soll, irren kann.

In solchen Fällen verwerthet man zweckmässig Maassapparate, die es ermöglichen, die betreffende gesuchte Grösse in absoluten Zahlen auszudrücken und zum Vergleich mit den normalen Werthen zu benutzen. Man gebraucht hierbei *Bandmaass*, *Tasterzirkel*, sowie eine Anzahl von Apparaten, die bloss zu bestimmten Arten von Messungen erfunden sind und verwendet werden, und bezeichnet diese Methode der Untersuchung als *Mensuration*.

A. Messung mit dem Bandmaass.

Als einfachstes Instrument benutzt man ein in Centimeter abgetheiltes Bandmaass. Dasselbe muss höchstens $1^{1}/_{2}$ cm breit sein und wird verwendet, um den Umfang des *Kopfes*, des *Halses*, der *Brust*, des *Abdomens* und der *Extremitäten* zu messen.

Die Technik der Untersuchung ist sehr einfach, nur muss man sich daran gewöhnen, das Bandmaass stets gleich stark anzuziehen, und bedenken, dass trotzdem kleine Differenzen innerhalb der durch ungleichmässiges Anziehen bedingten Fehlerquelle liegen. Ferner wird jedes Bandmaass, das oft gebraucht wird, allmählich gedehnt; man muss es deshalb mitunter mit einem festen Maassstabe vergleichen.

a) Kopf. Der Horizontalumfang (gemessen über Glabella und Protuberantia occipitalis externa) beträgt bei Männern 55 cm, bei Weibern 52 cm im Mittel. Der Längswölbungsbogen (von der Nasenwurzel in der Medianlinie bis zur Protub. occ. ext.) 34 resp. 33 cm.

Der Jochwurzelbogen (frontaler die Jochwurzelpunkte hinter den Kiefergelenken verbindender Bogen) beträgt im Mittel etwas weniger.

In Betreff der genaueren Ziffern, sowie der andern zur Kephalometrie nothwendigen Maasse sei auf die Specialwerke, besonders von Benedikt, von dem auch obige Zahlen angegeben sind, verwiesen.

b) **Thorax.** Hierbei wird der Umfang gewöhnlich so gemessen, dass das Maass vorn bei wagerecht erhobenen Armen (andere empfehlen die Messung bei herabhängenden Armen) direct unter die Brustwarzen, hinten direct unter die Schulterblattwinkel zu liegen kommt. Dieser Umfang soll bei erwachsenen Männern bei grösster Exspiration im Mittel circa 82 cm (Frölich), mit Schwankungen zwischen 70 und 95 cm, bei Weibern im Mittel 76 cm, bei grösster Inspiration 89 cm (Frölich), mit Schwankungen zwischen 76 und 100 cm, betragen, so dass also die Differenz des *Brustspielraums* im Mittel etwa 7 cm, mit Schwankungen von 4 — 12 cm beträgt. Im Liegen und Sitzen sind übrigens diese Zahlen grösser.

c) **Für Hals, Abdomen und Extremitäten** lassen sich keine absoluten Zahlen angeben; hier hat deshalb nur der Vergleich diagnostischen Werth, einmal des Verhaltens zu verschiedenen Zeiten, andererseits zwischen rechter und linker Körperhälfte, speciell bei den Extremitäten. Bei letzteren muss natürlich beiderseits das Maass an genau identischen Stellen angelegt, und ferner berücksichtigt werden, dass normaliter der Umfang der rechten Körperhälfte meist etwas grösser ist, als der der linken; das Umgekehrte ist gewöhnlich bei Linkshändern der Fall.

d) **Schliesslich** kann man die **Körperlänge** (die gewöhnlich mittelst eines besondern feststehenden Apparates gemessen wird) auch so bestimmen, dass man das betreffende Individuum sich gegen eine Wand stellen lässt, mittelst eines Stabes an derselben die Scheitelhöhe markirt und dann die erhaltene Grösse mittelst Bandmaasses bestimmt. Kleine Kinder kann man auf einem Tisch ausstrecken und nach Markirung von Scheitelhöhe und Ferse ebenfalls die Entfernung direct messen.

B. Messung mit dem Tasterzirkel.

Es sind von diesem Instrumente die verschiedensten Modelle angegeben worden; sie ermöglichen es sämmtlich, die Länge der vermessenen Distanz direct in Centimetern abzulesen. Man misst mit ihnen die verschiedensten Durchmesser der Körpertheile; von letztern hat jedoch diagnostische Wichtigkeit nur die Bestimmung der Durchmesser des *Kopfes*, des *Thorax* und bei Frauen des *Beckens*.

a) **Kopf.** Der grösste Längendurchmesser (von der Glabella bis zur Protuberantia occipitalis externa) beträgt zwischen 18,5 und 19,5 cm, mit Grenzen von 17,5 bis 20,0 cm. Der grösste Breitendurchmesser beträgt im Mittel 15,6 cm und schwankt zwischen 14,5 und 16,6 cm (BENEDIKT). Die Zahl, die man erhält, wenn man den (meist auf Schädelgrösse reducirten) Breitendurchmesser durch den grössten Längendurchmesser dividirt und mit 100 multiplicirt, gibt den sogenannten *Längenbreitenindex*. Nach dem Ausfalle des letzteren theilt man die Schädelform in eine *dolichokephale*, in eine *mesokephale* und eine *brachykephale*. Bei ersterer ist die Länge $1\frac{1}{2}$ bis fast doppelt so gross wie die Breite (Index 55,5—74,9, resp. für den Kopf 57,5 bis 77,5), bei letzterer ebenso gross bis $1\frac{1}{4}$ mal so gross wie die Breite (Index 80,0—99,9, resp. für den Kopf über 82,5); die mesokephale Schädelform steht zwischen beiden in der Mitte (Zahlen nach VIERORDT'S Tabellen).

Die vielen anderen noch aufgestellten Durchmesser und Indices haben nur anthropologisches Interesse. Man bezeichnet die Methode der Kopfmessung mittelst Bandmaasses und Tasterzirkels als Kephalometrie, am Schädel als Kraniometrie.

b) **Thorax.** Man misst im Sagittal-, sowie im Frontal-Durchmesser.

Der obere Sagittaldurchmesser (von der Mitte der Incisura jugularis sterni bei herabhängenden Armen zu dem horizontal gegenüberliegenden Dornfortsatz der Wirbelsäule gemessen) beträgt bei Männern im Mittel 13,5 cm, der mittlere (von der Mitte des Sternums) im Mittel 17,5 cm, der untere (von der Basis des Processus xiphoideus) 18,5 cm.

Der obere Frontaldurchmasser (zwischen den beiden Processus coracoidei) zeigt im Mittel 27,6 cm, der mittlere (zwischen dem unteren Ende der beiden vorderen Achselfalten) im Mittel 35,9 cm, der untere (zwischen beiden Brustwarzen) im Mittel 20,8 cm. (Sämmtliche Zahlen nach FETZER.)

Die Methode der Thoraxmessung mittels Bandmaasses und Tasterzirkels, die besonders in militärärztlicher Hinsicht von Wichtigkeit ist, wird als Thorakometrie bezeichnet.

c) **Becken.** Man hat folgende äusseren Maasse aufgestellt: 1. Abstand der Spinae ant. sup. ossis ilei; derselbe soll wenigstens 26 cm betragen. 2. Der grösste Abstand der Cristae ossis ilei; Minimalgrösse 29 cm. 3. Der Abstand der beiden grossen Trochanteren; Minimalgrösse 31 cm. 4. Die Conjugata externa s. Baudelocquei, Entfernung von der Mitte des oberen Symphysenrandes zu der Grube zwischen den Processus spinosi des letzten Lendenwirbels und ersten Kreuz-

beinwirbels; Minimalgrösse 20 cm (Maasse nach SCHROEDER). Diese
Maasse sind von besonderem Werthe für die Geburtshilfe; sie werden
1—3 in Rückenlage, 4 in Seitenlage ermittelt.

C. Messung mit besonderen Apparaten.

Obwohl die jetzt zu besprechenden Apparate und zahlreiche
andere, hier übergangene sich in der praktischen Diagnostik keinen
dauernden Eingang, sei es wegen ihrer Kostspieligkeit oder Um-
ständlichkeit, oder wegen ihres geringen diagnostischen Werthes
verschafft haben, erfordert es doch die Vollständigkeit, hier einige
derselben wenn auch möglichst kurz zu besprechen. Es sind vorzugsweise Instrumente, die zur Thorakometrie und Pneumometrie
dienen.

a) Cyrtometrie. Die *Form* des Thorax kann man vermittelst
des *Cyrtometers* (von WOILLEZ) darstellen. Dasselbe besteht aus einer
Kette von aneinander schwer beweglichen Fischbeinstäbchen. Man
legt die Kette in der Höhe der Brustwarzen um den Thorax, nimmt
sie durch Oeffnung in einem leicht beweglichen Gelenke vorsichtig
ab, und kann dann die Conturen des Thorax auf einem Bogen Papier
abzeichnen. Mit diesem Instrumente sind besonders gut Differenzen
der beiden Thoraxhälften, wie sie bei verschiedenen Lungenerkran-
kungen sich finden, zu erkennen und sehr anschaulich zu demon-
striren, wobei man freilich nicht ausser Acht lassen darf, dass in der
Norm schon die rechte Thoraxhälfte bei Rechtshändern einen um
1—1½ cm grösseren Umfang hat, wie die linke, während bei Linkshändern entweder keine oder nur eine ganz geringe Differenz zu
Gunsten der linken Seite besteht. Anstatt des theuern Instrumentes
kann man bei einiger Uebung auch mit einem Bleidraht oder Blei-
streifen auskommen.

b) Spirometrie. Unter diesem Namen versteht man die Messung der *vitalen Capacität* der Lungen. Hierzu verwendet man einen
HUTCHINSON'schen Spirometer; auch der WALDENBURG'sche transpor-
table Inhalationsapparat lässt sich hierzu, wenn auch weniger gut,
gebrauchen. Beide sind nach dem Princip des Gasometers gebaut
und bestehen aus zwei Cylindern, von denen der äussere, oben
offene, mit Wasser gefüllt ist, während der innere, unten offene, in
erstern eintaucht, und durch Gewichte im Gleichgewicht gehalten
wird. An letzterem ist ein Gummischlauch mit Mundstück befestigt,
in den hineingeathmet wird. Man kann an einer Scala die Menge
der aus dem Apparat ein- resp. in ihn ausgeathmeten Luft direct
ablesen.

Mit dem Namen *Vitalcapacität* bezeichnet man diejenige Luftmenge, die der Thorax nach tiefmöglichster Inspiration durch grossmöglichste Exspiration abzugeben vermag. Sie beträgt bei Männern des Continents im Mittel 3200 ccm, bei Weibern 2500 ccm (Rosenthal) und setzt sich zusammen aus der *Respirationsluft*, d. h. derjenigen Luftmenge, die bei gewöhnlicher Respiration ein- und ausgeathmet wird (ca. 500 ccm), der *Complementärluft*, d. h. derjenigen Luftmenge, die nach einfacher Inspiration sich durch eine forcirte Inspiration noch aufnehmen und der *Reserveluft*, d. h. der Luftmenge, die nach einfacher Exspiration sich durch eine forcirte Exspiration noch austreiben lässt. Es wird mithin die sogenannte *Residual-* oder *rückständige Luft* mittelst dieses Verfahrens nicht gemessen.

Die Grösse der Vitalcapacität schwankt schon bei Gesunden in ganz beträchtlichem Maasse (nach Hutchinson z. B. zwischen 2000 und 4500 ccm). Sie ist bei diesen abhängig: 1. von der Körpergrösse, insofern als sie bei grösserer Körperlänge auch grösser ist; ein constantes Parallelverhältniss existirt jedoch nicht; 2. vom Alter; sie nimmt bis ungefähr zum 40. Lebensjahre zu, nach demselben allmählich wieder ab; 3. vom Geschlecht; beim weiblichen Geschlecht beträgt sie nur $^2/_3$—$^3/_4$ von der des Mannes.

Ferner kommen bei Gesunden und Kranken vielfach Schwankungen, die von der Muskelkraft, der Uebung etc. bedingt sind, vor, und ist aus diesen Gründen der diagnostische Werth ein sehr geringer und hat die seiner Zeit gehegten Erwartungen nicht erfüllt.

c) Pneumatometrie. Ebenfalls keinen grossen diagnostischen und mehr rein physiologischen Werth hat die Messung des *Athmungsdruckes* mittelst des Waldenburg'schen Pneumatometers. Es ist dasselbe ein modificirtes Quecksilbermanometer, dessen einer Schenkel mit einem Gummischlauche, der am anderen Ende eine Mundnasenmaske trägt, verbunden ist und mittelst dessen man den positiven Druck der Exspirations- und den negativen der Inspirationsluft bestimmen kann.

Im normalen Zustande schwankt der Inspirationsdruck bei Männern von 50—120 mm und bei Frauen von 25—60 mm, der Exspirationsdruck bei Männern von 60—150 mm, bei Frauen von 30 bis 80 mm (Waldenburg).

Viertes Kapitel.

Inspection der Se- und Excrete des Körpers.

Ausser auf den Körper selbst hat sich die Untersuchung mittelst des Gesichtssinnes auch auf die Ausscheidungsproducte des Körpers, sowie auf einige Flüssigkeiten desselben zu erstrecken. Diejenigen, die einer Untersuchung bis jetzt zugänglich sind, sind vom Respirationssystem der Nasenschleim und der Auswurf, vom Circulationssystem das Blut, vom Digestionssystem der Mundhöhleninhalt, Mageninhalt und die Faeces, vom Urogenitalsystem der Harn, ferner Sperma beim Manne, Vaginal- und Uterussecrete, sowie die Milch beim Weibe, von der Haut der Schweiss; ferner noch das Secret der Thränendrüsen und des Gehörganges, sowie die pathologischen Flüssigkeiten, die sich in Cysten, in serösen Höhlen, in Eiterheerden und dgl. ansammeln können. Ein Theil der letzteren wird durch Function genommen und deshalb als Punctionsflüssigkeit bezeichnet.

Sie werden sämmtlich einer vierfachen Untersuchung unterworfen, einer *makroskopischen, chemischen, mikroskopischen und bakteriologischen*.

A. Makroskopische Untersuchung.

Diese erstreckt sich auf Menge, specifisches Gewicht, Reaction, Farbe, Aussehen und Consistenz des betreffenden Ausscheidungsproductes.

a) Menge. Um Vergleiche ziehen zu können, vermerkt man gewöhnlich die in 24 Stunden entleerte Quantität. Die Bestimmung derselben ist natürlich nur bei denjenigen Ausscheidungsproducten von Wichtigkeit, die einmal in grösserer Menge ausgeschieden werden und bei denen ferner die Ausscheidung eine bestimmte Abhängigkeit von physiologischen und pathologischen Processen zeigt, so dass sie diagnostischen Werth besitzt.

Da die meisten der betreffenden Producte flüssig sind, so bestimmt man ihre Menge gewöhnlich mit dem Hohlmaass nach Cubikcentimetern. Man hat besonders graduirte Gefässe zur Messung der Harnmenge, der Menge des Sputums etc., kann jedoch, wenn man einigermaassen geübt ist, sich vielfach auch mit der Schätzung begnügen.

Feste Producte, z. B. Faeces in der Mehrzahl der Fälle, Harn-Concremente etc. werden gewogen.

Die normalen Ausscheidungsgrössen der einzelnen Se- und Excrete sollen bei den betreffenden speciellen Abschnitten angegeben werden.

b) **Specifisches Gewicht.** Dasselbe wird in der Regel nur bei flüssigen Secreten bestimmt, ist von dem Gehalt derselben an festen Stoffen abhängig und deshalb zusammen mit der Menge, die hauptsächlich durch den Wassergehalt bedingt wird, ein sehr wichtiges Kriterium der Ausscheidungsgrösse der betreffenden festen Substanzen. Speciell wird die Dichte ermittelt beim Harn, der Milch und den Punctionsflüssigkeiten; beim Blut ist die Dichtebestimmung ebenfalls diagnostisch von Interesse, aber noch etwas zu umständlich.

Zur Bestimmung des specifischen Gewichtes, zur *Densimetrie,* existiren verschiedene Apparate. Zu klinischen Zwecken verwendet man ausschliesslich die mittelst Araeometer, die man, falls sie besonders zur Dichtebestimmung des Harns eingerichtet sind, auch als *Urometer*, bei der Dichtebestimmung der Milch als *Lactodensimeter* bezeichnet.

Die gebräuchlichen Urometer sind von verschiedener Construction; sie zeigen entweder eine Dichte von 1,000 (der des Wassers) bis 1,040 oder 1,050 an, oder diese Scala ist auf zwei Urometer vertheilt, von denen das eine 1,000—1,020, das andere 1,020—1,040 zeigt. Dadurch werden die Abstände der Theilstriche grösser. Sehr empfehlenswerth, wenn auch nicht absolut nothwendig ist es, wenn das Urometer zugleich ein kleines Thermometer enthält, da alle Instrumente nur für eine bestimmte Temperatur (meist 15^0 C.) construirt sind. Ist die Temperatur des Harns höher, so zeigen sie ein niedrigeres, ist sie niedriger, ein zu hohes Gewicht an, und zwar beträgt die Differenz für 3^0 C. einen Theilstrich des Urometer (= 0,001). Die Bestimmung selbst nimmt man so vor, dass man den Urin vorsichtig in einen trockenen Cylinder giesst, der so weit ist, dass die vorher sorgfältig getrocknete Spindel ganz frei in der Flüssigkeit schwimmen kann. Etwaigen Schaum entfernt man durch Fliesspapier und ermittelt dann die Dichte, indem man das Auge in die Höhe des Flüssigkeitsniveaus bringt und so die Stelle notirt, wo die Scala von ihm geschnitten wird.

Da zur Ermittelung der Dichte der Frauenmilch gewöhnlich keine grossen Mengen zu Gebote stehen, so verwendet man am besten das von Conrad angegebene Lactodensimeter. Dasselbe besteht aus einem kleinen Aräometer, das eine Scala von 1,015—1,050 besitzt, und einem dazu passenden Gefäss, das zur Messung nur 20 ccm Frauenmilch erfordert.

Mit dem Urometer kann man auch die Dichtigkeitsbestimmung von Punctionsflüssigkeiten vornehmen, falls man über genügende Quantitäten verfügt.

c) Reaction. Die Prüfung der Reaction kann eine einfach qualitative oder eine quantitative sein.

Bei der erstern bedient man sich des Lackmuspapiers, und zwar entweder eines violett gefärbten, oder man verwendet sowohl blau wie roth gefärbtes. Durch Säuren, resp. sauere Salze wird dasselbe geröthet, durch Alkalien blau gefärbt. Waren die die Färbung hervorrufenden Alkalien fixe, so bleibt die Blaufärbung auch nach dem Trocknen bestehen, war die Alkalessenz hingegen bloss durch Ammoniak bedingt, so verschwindet die Färbung beim Trocknen des Papiers. Mitunter verwendet man Curcumapapier; dasselbe ist von gelber Farbe und wird durch Alkalien braun gefärbt.

Die quantitative Bestimmung der Reaction wird mittelst titrimetrischer Methoden vorgenommen; s. unter B.

d) Farbe, Aussehen, Consistenz. Die erstere ist sehr wechselnd und an das Vorhandensein oder Fehlen von Farbstoffen (Blutfarbstoffe, Gallenfarbstoffe etc.) geknüpft.

Das Aussehen beruht einmal darauf, ob das betreffende Product klar oder trübe, hell oder undurchsichtig ist, und zweitens darauf, ob sich verschiedene makroskopisch sichtbare Beimengungen in demselben finden.

Bei einigen Se- und Excreten ist ferner noch die Consistenz zu inspiciren. So sind z. B. die Faeces gewöhnlich fest, können aber auch flüssig werden; das Sputum zeigt verschiedene Consistenzgrade u. s. w.

B. Chemische Untersuchung.

Die chemische Diagnostik bildet einen sehr wichtigen Zweig der ganzen klinischen Untersuchung. Ihr Werth ist zwar nicht für alle Se- und Excrete gleich gross, bei einigen sogar bisher von fast gar keiner Bedeutung für die Diagnose, für andere, z. B. Harn, Mageninhalt, dagegen von unschätzbarer, durch keine andere Art der Untersuchung zu ersetzender Wichtigkeit.

Wir unterscheiden bei den chemischen Untersuchungsmethoden qualitative und quantitative, d. h. solche, die das Vorhandensein oder Fehlen eines Stoffes überhaupt nachweisen und solche, mittelst deren die Menge desselben bestimmt wird.

Bei Substanzen, die stets einen normalen Bestandtheil der betreffenden Ausscheidungen bilden, hat natürlich nur die quantitative Untersuchung Werth; bei solchen hingegen, die nur unter pathologischen

Bedingungen in ihnen sich vorfinden oder fehlen, ist vor allem die qualitative und erst in zweiter Linie die quantitative Untersuchung von diagnostischer Bedeutung.

Die qualitative Untersuchung ist auch insofern von grösserem Werthe, als sie sich meist leicht und mit geringem Apparaten- und Zeitaufwand vornehmen lässt; gewöhnlich genügen die einfachsten chemischen Utensilien und Proceduren ihren Zwecken.

Die quantitative Untersuchung dagegen erfordert mehr Zeit, chemische Kenntnisse und Uebung, sowie complicirtere Apparate. Dennoch ist sie vielfach für die Diagnose von ausschlaggebendem Werthe und deshalb in solchen Fällen nicht zu versäumen, zumal auch einzelne quantitativ-analytische Methoden, z. B. die titrimetrische, sich durch eine relative Einfachheit auszeichnen, andererseits man vielfach mit Glück versucht hat, complicirtere chemische Bestimmungen mittels einfacherer, freilich auch ungenauerer physikalischer Methoden (der colorimetrischen, densimetrischen u. a.) zu ersetzen.

Ueber die Technik der chemischen Untersuchung kann ich mich hier nicht ausführlich verbreiten, sondern muss auf die Lehrbücher der chemischen Analyse, Harnanalyse etc. verweisen; die einzelnen Proben selbst werden im zweiten Theil bei den einzelnen Abschnitten besprochen werden.

C. Mikroskopische Untersuchung.

Dieselbe steht an Wichtigkeit der chemischen nicht nach, ja übertrifft sie sogar häufig.

Zu den für den Arzt nothwendigen mikroskopisch-diagnostischen Prüfungen bedarf man gegenwärtig eines Mikroskopes, das so eingerichtet ist, dass ein ABBÉ'scher Beleuchtungs-Apparat an demselben angebracht werden kann. Besitzt letzterer eine Irisblende, so ist der frühere Spiegel mit Diaphragma vollständig überflüssig. Von Objectiven sind drei erforderlich, und zwar eines, das eine Vergrösserung von etwa 80, eins, das eine solche von 300 mit entsprechendem Ocular zeigt, sowie schliesslich ein homogenes Immersionssystem. Die Vergrösserung des letzteren ist irrelevant, da man selbst schwächere mit einem entsprechend stärkeren Ocular benutzen kann; empfehlenswerth ist es, eins von einer Vergrösserung von 300—500 zu wählen und sind ferner die neuen apochromatischen Immersionssysteme den ältern unbedingt vorzuziehen. Sehr bequem ist schliesslich noch eine Vorrichtung zum raschen Wechseln der Systeme.

Technik der Untersuchung. Man kann eine mikrosko
pische Untersuchung am frischen ungefärbten oder am gefärbten
Präparat vornehmen. Letzteres ist nur bei der Untersuchung auf
verschiedene Spaltpilze erforderlich, während zu anderen Zwecken
fast ausschliesslich die einfache Untersuchung ohne Färbung ausgeübt wird.

Da es bei flüssigen Se- und Excreten darauf ankommt, die festen
Bestandtheile zu besichtigen, dieselben aber oft sehr spärlich sind, so
muss man den Harn, das Erbrochene, Punctionsflüssigkeiten etc. zuerst
sedimentiren lassen. Zu diesem Zwecke bringt man eine Quantität des
zu untersuchenden Harns etc. in ein Spitzglas und lässt es einige
Stunden ruhig stehen. Um Zersetzungen, die im Sommer leicht eintreten, zu verhindern, kann man etwas Thymol oder Chloroformwasser
hinzusetzen. Nach dieser Zeit haben sich die festen Bestandtheile
im untersten Theile angesammelt. Man geht dann mit einem in eine
Spitze ausgezogenen Glasrohr, das man oben mit dem Finger [ge-
schlossen hält, bis in den untersten Theil der Flüssigkeit ein; nun
entfernt man den Finger, worauf das Sediment in die Glasröhre
hinaufsteigt. Drückt man dann den Finger wieder fest auf, so kann
man die Pipette mit der Flüssigkeit herausnehmen und nach Wunsch
einen oder mehrere Tropfen auf Objectträger geben und nun so
ohne Zusatz untersuchen.

Sind die zu untersuchenden Excrete fester, wie z. B. Sputum oder
Fäces, so bringt man mit einer Pincette oder mit zwei Nadeln kleine
Partikel auf den Objectträger und setzt etwas physiologische Koch-
salzlösung (0,6 %) zu.

Will man die Einwirkung verschiedener Reagentien auf das
mikroskopische Präparat direct studiren, so setzt man einen Tropfen
des Reagens an den Rand des Deckglases und legt an den gegenüberliegenden Rand des letzteren einen Streifen Fliesspapier, so dass
durch Ansaugung der zu untersuchenden Flüssigkeit das Hinzutreten
des Reagens befördert wird. Man bezeichnet diese Methode als
mikrochemische Untersuchung.

Die Formen, die sich der mikroskopischen Untersuchung darbieten
können, sind: 1. *Zellen* der verschiedensten Art (rothe und weisse
Blutkörperchen, Epithelien, Geschwulstzellen etc.). 2. Sonstige *organische
Körpergewebe* (elastische Fasern, Gewebetheile etc.). 3. *Nicht organisirte,*
anorganische oder organische *Substanzen,* vielfach in Krystallform auftretend. 4. Von *aussen* in den Körper *hineingelangte* anorganische
oder organische *Substanzen* (Nahrungsmittel, Fremdkörper etc.) 5. *Thierische Parasiten.* 6. *Pflanzliche Parasiten.*

Was die letzteren anbetrifft, so kann man sie vielfach schon im einfachen ungefärbten Präparat erkennen. Meist ist es jedoch behufs genauerer Feststellung erforderlich, ihr Verhalten gegenüber verschiedenen Färbemethoden zu ermitteln, da einmal viele und gerade die wichtigsten Arten wegen ihrer Kleinheit erst nach der Färbung erkennbar werden, andererseits ihr Verhalten gegenüber Färbungsmethoden in vielen Fällen differentiell - diagnostisch ausschlaggebend ist.

Zu diesem Zwecke verwendet man sogenannte Deckgläschentrockenpräparate. Man bringt etwas von der Substanz (Sputum, Blut, Harnsediment etc.) auf ein reines Deckgläschen und breitet es durch Druck mit einem andern auf beiden aus; war die Menge der Substanz etwas zu gross, so kann man sie durch Verreiben auf mehrere Deckgläschen vertheilen. Die so präparirten Deckgläschen lässt man trocknen und zieht sie dann mit der bestrichenen Seite nach oben mittelst einer Pincette dreimal durch die Flamme eines Bunsenbrenners oder einer Spirituslampe. Die so fixirten Gläschen legt man dann auf die in einer Glasschale befindliche Färbeflüssigkeit, so dass sie mit der bestrichenen Seite nach unten auf derselben schwimmen. Nachdem die nothwendige Färbung, Entfärbung resp. Nachfärbung beendigt ist, werden sie entweder mit einem Tropfen Glycerin untersucht oder man lässt sie zunächst wieder trocknen, bringt dann einen Tropfen Xylol-Kanadabalsam auf einen Objectträger und darauf das gefärbte Deckgläschen. Die Untersuchung geschieht stets mit homogener Immersion und offenem Condensor.

Hauptsächlichste Färbungsmethoden: 1. Weigert'sche Färbung. Die Präparate werden in concentrirten wässerigen Lösungen von basischen Anilinfarbstoffen, (Fuchsin, Methylviolett, Gentianaviolett, Methylenblau) verschieden lange Zeit gefärbt und dann in Wasser (seltener in Alkohol) tüchtig abgespült. Es bleiben die meisten Bakterien und die Zellkerne gefärbt.

2. Gram'sche Färbung. Die Präparate werden in Anilinwasser-Gentianaviolettlösung gefärbt, kommen dann in eine Jod-Jodkaliumlösung (1 : 2 : 300 Aq.), nach 3—5 Minuten von dort in Alkohol, wo sie ihre Farbe abgeben. Ist letzteres in genügendem Maasse geschehen, so werden sie getrocknet und untersucht. Es bleiben nach dieser Methode nur bestimmte Bakterienarten gefärbt; Nachfärbung ist nicht nöthig.

Zur Bereitung der Färbemischung schüttelt man 1 ccm Anilinum purum mit 15 ccm Wasser, filtrirt durch ein angefeuchtetes Filter und setzt dem klaren Filtrat 1 ccm concentrirte wässerige Gentianaviolettlösung hinzu.

3. Ehrlich'sche Färbung. Die Präparate werden in Anilinwasser-Fuchsin gefärbt, dann in einer Säurelösung (Salpetersäure 1 : 2—4

Wasser oder 1 : 10 Alkohol, salzsauren Alkohol etc.) entfärbt, mit Wasser oder Alkohol von der Säure befreit und in wässerigem Methylenblau kurze Zeit nachgefärbt. Nach dieser Methode bleiben nur Tuberkel- und Leprabacillen roth gefärbt, die anderen Bakterien sowie die Kerne nehmen Blaufärbung an.

Die Farblösung wird so bereitet, dass man dem nach 2 bereiteten Anilinwasser 2—5 Tropfen einer concentrirten alkoholischen Fuchsinlösung zufügt.

4. Ziehl-Neelsen'sche Färbung. Die Präparate kommen in eine Farbstofflösuug von 1 Theil Fuchsin, 10 Theilen Alkohol, 100 Theilen 5 procentiger Carbolsäure. Sie werden entweder in Alkohol oder in Säuren entfärbt und mit Methylenblau nachgefärbt. Mit der Lösung selbst färben sich fast alle Bakterien gut; der Säureentfärbung widerstehen nur Tuberkel- und Leprabacillen.

5. Löffler'sche Färbung. Die Farbflüssigkeit besteht aus 10 Theilen 0,01 procentiger Kalilaugenlösung und 3 Theilen concentrirter alkoholischer Methylenblaulösung. Man entfärbt in Wasser oder Alkohol oder angesäuerten Flüssigkeiten. Es färben sich nach dieser Methode fast alle bekannten Spaltpilzarten.

6. Andere Färbungsmethoden werden nur vereinzelt verwendet und sollen im zweiten Abschnitt besprochen werden.

D. Bakteriologische Untersuchung.

Dieselbe umfasst: den *mikroskopischen* Nachweis, den Nachweis durch die *Reinculturen* und schliesslich den Nachweis durch das *Thierexperiment*.

a) Der *mikroskopische* Nachweis ist oben unter C schon kurz besprochen worden.

b) Was die *Züchtungen* der Bakterien anbetrifft, so erfordern dieselben fast durchgehend grosse Apparate, langdauernde und genaue Sorgfalt, grosse Fachkenntniss etc. Aus diesem Grunde stehen der Verwerthung derselben von Seiten des Arztes zur Diagnostik von Krankheiten zur Zeit grosse Hindernisse entgegen. Glücklicherweise ist dieser Weg, wenn auch in vielen Fällen zur Sicherung der Diagnose wünschenswerth, so doch nur selten durchaus erforderlich. Der einzige Fall, wo ein Nachweis von Bakterien durch das Culturverfahren wirklich von hervorragender Bedeutung ist, ist der Nachweis der Cholerabacillen bei drohender Choleraepidemie. Da letzterer auch dem praktischen Arzte möglich ist, so soll er im zweiten Abschnitte besprochen werden.

c) Auch die Bestimmung von Mikroben mittelst *Thierimpfung* ist im Allgemeinen für die Stellung einer Diagnose entbehrlich. Der einzige Fall, wo sie wünschenswerth erscheint, ist der, dass in einer der Tuberculose verdächtigen Erkrankung (Lungenaffection, Pleuritis Peritonitis etc.) es nicht gelingt, Tuberkelbacillen mikroskopisch nachzuweisen. In solchen Fällen vermag mitunter die Impfung noch ein positives Resultat zu geben und damit die Diagnose zu klären.

Man impft zu diesem Zwecke entweder Kaninchen oder Meerschweinchen; erstere entweder in die vordere Augenkammer oder in das subcutane Gewebe, letztere in die Bauchhöhle oder ebenfalls in das subcutane Zellgewebe. Da die zu prüfenden Massen flüssig sind, so mischt man sie mit steriler physiologischer Kochsalzlösung und injicirt sie den Thieren mittelst einer ebenfalls vorher sterilisirten Pravaz'schen Spritze.

Fünftes Kapitel.

Elektrodiagnostische Untersuchung.

Sie besteht in der Prüfung des Verhaltens der Nerven und Muskeln gegenüber dem elektrischen Strome und zwar dem galvanischen, constanten und dem unterbrochenen, faradischen Strome.

Das zu wissenschaftlichen Untersuchungen erforderliche Instrumentarium besteht aus: 1. einem *galvanischen feststehenden* Apparate, da das Desiderium, einen brauchbaren und dabei wirklich transportáblen Apparat zu construiren, bis heute noch nicht erfüllt ist. Der Apparat muss enthalten die nöthige Anzahl von Elementen, einen Stromwähler, resp. falls ein guter Rheostat vorhanden ist, nur eine Vorrichtung, um entweder eine geringe oder grössere Anzahl von Elementen einschalten zu können, Stromwender, absolutes Horizontalgalvanometer, zwei Leitungsschnüre, eine grosse Plattenelektrode von etwa 50 □ cm, und eine kleinere mit Unterbrechungsvorrichtung. Die letztere, die *differente* Elektrode, muss bei den Untersuchungen stets von einer bestimmten Grösse sein; dazu empfiehlt sich deshalb entweder eine knopfförmige oder eine Normalelektrode (nach Erb oder Stintzing).

2. Einem *faradischen* Apparat. Dieselben werden sehr vorzüglich in transportabler Form billig hergestellt; sie enthalten ein oder zwei Elemente, das Inductorium, die Unterbrechungsvorrichtung, ferner Schnüre und Elektroden wie 1.

Technik der elektrodiagnostischen Untersuchung. Es empfiehlt sich die faradische Untersuchung zuerst vorzunehmen. Man setzt die vorher gut angefeuchtete plattenförmige Elektrode als *indifferente* auf das Sternum des Kranken, resp. auf die Kreuz- oder

Schulterblattgegend, die ebenfalls befeuchtete knopfförmige bei mittelst
der Unterbrechungsvorrichtung geöffnetem Strom auf die einzelnen,
vorher gleichfalls gut angefeuchteten Hautstellen, die den motorischen
Punkten (s. sp.) entsprechen, und macht, indem man den Strom allmählich durch Uebereinanderschieben der Rollen verstärkt, kurze
Schliessungen, bis die erste Contraction des oder der betreffenden
Muskeln eintritt. Die dazu erforderliche Stromstärke notirt man sich
in cm R(ollen) A(bstand).

Eine absolute Maasseinheit existirt leider für den faradischen Strom
nicht; ob der neuerdings von Edelmann angegebene Faradometer seinen
Zweck erfüllen wird, ist noch zu prüfen.

Bei der galvanischen Untersuchung setzt man die indifferente
Elektrode als positiven Pol (*Anode*) auf das Sternum resp. die Wirbelsäule, die differente als negativen Pol (*Kathode*) auf den jedesmaligen
motorischen Punkt und macht kurzdauernde Schliessungen, indem
man bei offener Kette den Strom allmählich entweder durch stufen-
weises Einschalten weiterer Elemente oder durch Verringerung des
Widerstandes des Rheostaten verstärkt, bis die erste, eben bemerk-
bare minimale Zuckung sich manifestirt. Man bemerkt darauf den
Ausschlag, den die Nadel des absoluten Galvanometers bei geschlossener Kette giebt, und notirt die so ermittelte Stromstärke in M(illi)
A(mpères). Darauf wendet man, ohne die Elektroden abzuheben, mittelst des Commutators, so dass die differente Elektrode jetzt die
Anode ist, und geht in der Verstärkung der Stromintensität weiter
vor, bis die ersten Muskelzuckungen bei Schliessung und bei Oeffnung
des Stromes eintreten. Auch von diesen wird die Stromstärke, bei
der sie bemerkbar werden, in M. A. notirt und so weiter erforderlichen Falles noch die Stromintensität, bei der Kathoden-Oeffnungs-
Zuckung resp. Dauertetanus sich einstellt, ermittelt. In dieser Weise
werden sämmtliche für die betreffende Erkrankung in Betracht
kommende elektromotorischen Punkte untersucht und die erhaltenen
Stromstärken in einem Schema in übersichtlicher Weise notirt. Eine
Ermittelung des Leitungswiderstandes der Haut, wie sie Erb will, ist
nach Stintzing für gewöhnlich nicht erforderlich.

Die weiteren Einzelheiten der Elektrodiagnostik in physikalischer
Hinsicht hier ausführlich zu erläutern, würde zu weit führen, und sei
in Betreff derselben auf die Specialbücher der Elektrodiagnostik
(Erb, Lewandowski u. a.) verwiesen.

Um zu ermitteln, welcher Pol der positive ist, hält man die metallenen
Enden der beiden Leitungsschnüre bei genügender Stromstärke in ein Glas
Wasser; dasjenige, an dem Gasbläschen (Wasserstoff) aufsteigen, ist die
Kathode, da der an der Anode sich entwickelnde Sauerstoff sofort zur Oxy-
dation des Metallendes verbraucht wird.

Physiologisches elektrisches Verhalten der Nerven und Muskeln. Für die einzelnen peripheren Nerven und Muskeln existiren Punkte, von denen aus sie am leichtesten elektrisch erregbar sind. Es sind dies bei den Nervenpunkten solche Stellen, wo der Nerv sehr ·oberflächlich verläuft, bei den sogenannten Muskelpunkten solche, wo der Nerv in den Muskel eintritt resp. ebenfalls sehr oberflächlich liegt. Die Lage dieser *elektromotorischen Punkte* (Remak), *Points d'élection* (Duchenne) ist aus Fig. 95—100 zu ersehen und soll später noch besprochen werden.

Bei der elektrischen Reizung eines Nerven, der sogenannten *indirecten Reizung*, reagiren die von demselben versorgten Muskeln, bei Reizung eines Muskels (*directe Reizung*) dieser selbst durch eine Contraction, deren Intensität selbst von der Stromstärke, der eigentlichen Muskel- und Nerven-Erregbarkeit, sowie dem histologischen Verhalten der betreffenden Nerven und Muskeln abhängig ist und sich bei stärkerer Reizung durch das Auftreten der dem betreffenden Muskel zukommenden Wirkung zu erkennen giebt. Auf diese Wirkung der einzelnen Muskeln können wir jedoch hier nicht näher eingehen, sondern müssen in dieser Hinsicht auf die Lehrbücher der Anatomie resp. die ausführlichen Specialwerke der Elektrodiagnostik verweisen. Ausserdem ist diese Contraction nun aber nach der Art der Elektricität noch etwas verschieden.

Bei Einwirkung der galvanischen Elektricität besteht die Contraction des Muskels in einer *blitzartigen, kurzdauernden Zuckung*, die nur im Momente des Auftretens oder des Verschwindens des Stromes erfolgt, während bei fliessendem Strome, mit Ausnahme sehr hoher Stromwerthe, der Muskel in Ruhe verharrt. Diese Zuckung tritt zuerst auf bei Schliessung des Stromes und Reizung mittelst der Kathode, und wird als Ka(thoden-) S(chliessungs) Z(uckung) bezeichnet; steigert man die Stromstärke, so wird die KaSZ stärker und intensiver, und es tritt dann eine Zuckung bei Schliessung und bei Oeffnung des Stromes und Reizung mittelst der Anode auf (An S Z und An O Z; welche von beiden eher auftritt, ist verschieden). Steigert man die Stromstärke noch weiter, so tritt, während Ka S Z, An O Z und An S Z weiter an Intensität zunehmen, dabei Ka S Z stärker wie (>) An O Z und An S Z bleibt, jetzt auch eine *dauernde tetanische Contraction* bei Kathodenschluss (Ka D Te) auf, eventuell auch Ka O Z; bei ganz hohen Stromstärken erfolgt schliesslich auch ein An D Te.

Bei der faradischen Reizung fällt zunächst die Differenz der Polwirkung fort; ferner reagirt der resp. die Muskeln nicht durch eine Zuckung, sondern durch eine *tetanische Contraction*, da der fara-

3*

dische Strom aus einer grossen Zahl sehr kurzdauernder Ströme, deren Richtung fortwährend abwechselt, besteht.

Es ist Regel, dass beide Körperhälften sich der elektrischen Reizung gegenüber ziemlich gleich verhalten, d. h. die Contractionen entsprechender rechter und linker Muskeln treten bei fast gleicher Stromstärke auf, wenn auch kleinere Differenzen, die bei der Galvanisation innerhalb 0,1—1,0 M A und bei der Faradisation unter 1,6 bis 1,8 cm R A liegen, noch physiologisch sind. Ferner zeigen überhaupt die einzelnen Muskeln in der Norm insofern ein gesetzmässiges Verhalten, als zu ihrer Reizung, wenn auch verschiedene, so doch im Allgemeinen mittlere Werthe hinreichend sind, so dass, wenn ein Muskel erst auf bedeutend gesteigerte, resp. auf ganz geringe Stromstärken reagirt, dies ein pathologisches Zeichen ist.

Von Stintzing sind zwar durch sehr sorgfältige Versuche absolute Ziffern von Reizungsgrössen, sogenannte Grenzwerthe ermittelt worden, doch ist die Verwendbarkeit derselben noch keineswegs allgemein anerkannt.

Als pathologische Befunde sind einerseits *quantitative*, andererseits *qualitative* Anomalien zu bemerken.

Die ersteren bestehen entweder in einer *Herabsetzung* der elektrischen Reizbarkeit oder in einer *Steigerung* derselben.

Die elektromotorische Reizbarkeit eines Nervs oder Muskels ist *herabgesetzt*, wenn bedeutend höhere Stromintensitäten nöthig sind, die Contraction hervorzurufen, als gewöhnlich, oder ganz *erloschen*, wenn der Muskel überhaupt nicht mehr auf den elektrischen Strom reagirt; die elektromotorische Erregbarkeit ist *gesteigert*, wenn schon eine geringe Stromintensität genügt, um Contractionen auszulösen.

Von quantitativen Anomalien sind vorzugsweise zu erwähnen: 1. Veränderungen der normalen *Reihenfolge* der Zuckungen bei galvanischer Reizung, so dass zuerst z. B. An S Z, dann An O Z, erst spät Ka S Z eintritt und dgl. und 2. Aenderung im *Verlauf* der Contraction, so dass dieselbe nicht mehr blitzartig schnell, sondern *träge, langsam, wurmartig* erfolgt.

Zweite Abtheilung.

Untersuchung mittelst des Gefühlssinnes.

Man bezeichnet dieselbe als Palpation im weiteren Sinne des Wortes.

Bekanntlich setzt sich diejenige Sinnesart, die man gemeiniglich als Gefühl bezeichnet, aus verschiedenen Empfindungsarten zusammen. Wir werden bei der Untersuchung des Nervensystems sehen, dass in dieser Hinsicht ein Sinn für Tastempfindung, für Schmerzempfindung, für Temperaturempfindung etc. besteht. Wir verwerthen sie sämmtlich mehr oder weniger zur Krankheitsdiagnose und können danach, sowie je nachdem wir allein unsere Hände zur Untersuchung gebrauchen oder dieselben mit Apparaten verbinden oder durch Apparate ersetzen, verschiedene Abtheilungen unterscheiden:

1. Untersuchung vorzugsweise mittelst des Tastsinnes und Verwendung der Hand, Palpation im engeren Sinne.

2. Untersuchung von Höhlen, wobei man den tastenden Finger durch Instrumente: Sonden, Bougies, Katheter etc. ersetzt: Instrumentelle Palpation.

3. Ebenso wie bei der Inspection, kann man eine Anzahl von Palpationsergebnissen, speciell solche, bei denen der Kraftsinn und der Drucksinn verwerthet wird, mittelst geeigneter Apparate in absolute Zahlen umsetzen. Man bezeichnet diese Untersuchungsmethoden, falls das Gewicht des Körpers ermittelt wird, als Ponderation, falls die Körperkraft bestimmt wird, als Dynamometrie.

4. Eine Anzahl von Bewegungsvorgängen, die der Palpation — und auch oft der Inspection — wahrnehmbar sind, lassen sich in Gestalt von graphischen Curven der Inspection zugänglich machen. Man bezeichnet diese als graphische Untersuchungsmethoden.

5. Die Prüfung der Temperatur des Körpers mittelst des Temperatursinnes resp. eines denselben ersetzenden Instrumentes: Thermometrie.

Erstes Kapitel.

Palpation im engeren Sinne.

Dieselbe ist ebenfalls eine sehr alte Untersuchungsmethode. Man kann sie in zwei Gruppen theilen, und zwar in Palpation der äusseren Körperoberfläche, wozu man gewöhnlich die ganze Hand resp. sämmtliche Fingerspitzen verwendet, (wenn auch Ausnahmen vorkommen, wo man nur eine Fingerspitze gebraucht) und die man deshalb auch als manuelle Palpation bezeichnen kann, und in die Palpation der Körperhöhlen, wozu man sich nur eines eingeführten Fingers bedient, Digital-Palpation oder auch Exploration, seltener Indagation genannt.

A. Manuelle Palpation.

Dieselbe wird ausgeübt, indem man eine oder beide Hände flach auf die Körperoberfläche auflegt und mit ihnen einen verschieden starken Druck ausübt; man sucht sich dabei zu orientiren

1. über die *Beschaffenheit* der *Haut* und der oberflächlich unter ihr gelegenen Theile. Ist diese betreffende Region weich (z. B. Hals, Abdomen, Extremitäten), so dringt man vorsichtig tiefer ein und sucht sich Aufschluss zu verschaffen über die *Beschaffenheit, Form* und *Grösse* der dort gelegenen *Organe.* Diese tiefe Palpation ist ein äusserst wichtiger Theil der Diagnostik, jedoch auch ein ebenso schwierig auszuführender und bei unrichtiger Anwendung zu den mannigfachsten Irrthümern führender. Die Art und Weise wie die tiefe Palpation speciell des Abdomens vorzunehmen ist, soll später ausführlicher erläutert werden.

2. Da wir beim Eindringen der Hand überall einem gewissen Widerstand begegnen, und zwar einmal von der Haut aus und dem Unterhautzellgewebe, zweitens von der darunter gelegenen Muskulatur, eventuell (beim Thorax) dem Brustkorbe, schliesslich bei der tiefen Palpation von Seiten der betasteten Organe, so taxiren wir denselben ab, ob er der Norm entspricht oder von derselben abweicht. Wir kommen so zu Schlüssen über die *Resistenz* aller dieser Theile, über die *Spannung* und *Elasticität* der Haut und Muskulatur, über die *Oberflächenbeschaffenheit* und *Consistenz* der tiefer gelegenen Organe etc.

Die Resistenz können wir aber auch dadurch prüfen, dass wir die betreffenden Körperstellen mittelst eines oder zwei gekrümmter Finger der rechten Hand direct beklopfen oder dies auf einen auf die betreffende Stelle aufgelegten linken Finger thun. Diese sogenannte **palpatorische Percussion** muss aber sehr schonend ausgeführt werden, so dass die später zu besprechende Gehörempfindung fast gänzlich zurücktritt. Man erhält dann über luftleeren Organen, z. B. infiltrirter Lunge, ein' viel stärkeres Gefühl des Widerstandes als wie über lufthaltigen Partien.

3. Wir achten ferner bei der Palpation auf die subjectiven Angaben der Patienten, ob sie die Berührung normal empfinden, ob sie *Schmerzen* oder sonstige Sensationen dabei fühlen. Hierbei ist freilich nicht ausser Acht zu lassen, dass einmal die Palpation in geeigneter Weise vorgenommen werden muss, da eine ungeschickt ausgeführte Untersuchung an sich schon schmerzhaft sein kann bei ganz normalen Organen, und dass zweitens die Angaben der Patienten eben doch nur ein subjectives diagnostisches Zeichen sind. Vielfach ist es deshalb zu empfehlen, nicht nur auf die mündlichen Angaben der Patienten allein sich zu verlassen, sondern auch auf das Vorhandensein von mimischen Schmerzäusserungen zu achten.

4. Schliesslich untersuchen wir die bei Bewegung der verschiedenen Körpertheile auftretenden palpatorischen Phänomene; wir achten auf die *Excursionsfähigkeit* und *Beweglichkeit*, auf *Lage-* und *Formveränderungen* der einzelnen Organe, auf stossende oder reibende Empfindungen u. s. w.

Die Palpation erstreckt sich auf alle Körpertheile, und zwar einmal auf **Kopf** und **Gesicht**. Sie ist ein Theil der Untersuchung des Nervensystems und hat, da die tief gelegenen Theile ihr unzugänglich sind, vorzugsweise nur den Zweck, die Inspection zu vervollständigen.

Weiter folgt die Palpation des **Halses** und der **Brust**. Der erstere ist einer ziemlich tiefen Palpation leicht zugänglich, wogegen am Thorax nur die oberflächliche ausgeführt werden kann. Diese untersucht zunächst den Thorax im Allgemeinen in der Ruhe (Dimensionen, Resistenz, Schmerzhaftigkeit) und ferner in Bewegung, einmal von Seiten des Respirationssystems, (Athmung, Phonation) und dann von Seiten des Circulationssystems (Herzstoss, Pulsationen).

Das **Abdomen** ist der tiefen Palpation in ausgedehntem Maasse zugänglich, sehr wenig hingegen der **Rücken**. Die Untersuchung richtet sich auf das Verhalten der Digestionsorgane, ferner der uropoëtischen und innern Geschlechtsorgane.

Die Palpation der **Extremitäten** erstreckt sich auf dieselben bei innern Krankheiten nur, soweit es das Nervensystem anbetrifft.

B. Digitalpalpation.

Die Untersuchung von Körperhöhlen mittelst eines eingeführten Fingers hat bei folgenden statt.

1. **Mundhöhle.** Man kann bei geöffnetem Munde, eventuell unter Controle der Augen, sehr leicht und bequem mit dem vorher gereinigten Zeigefinger die Zähne, die Schleimhaut der Wangen, die Zunge, den Gaumen befühlen; bei Kindern hat man sich vor dem Gebissenwerden, am einfachsten durch Einschieben eines Korks oder eines Mundsperrers zwischen die seitlichen Zähne, zu schützen.

Man kann ferner auch den unteren Theil des Nasenrachenraumes palpiren. Zu diesem Zwecke stellt man sich hinter den Patienten, lässt ihn den Mund öffnen und geht mit dem hakenförmig gekrümmten Zeigefinger, so dass die Volarfläche nach oben sieht, rasch längs des Gaumens ein und hinter dem Gaumenbogen nach oben. Auch hierbei hat man sich, speciell bei Kindern, vor dem Gebissenwerden wie oben zu hüten.

Ferner kann man bei weit geöffnetem Munde auch den Aditus laryngis und die Epiglottis abtasten; man geht dabei mit dem gekrümmten Finger so ein, dass die Volarfläche nach unten steht. Hervorziehen und Festhalten der Zunge erleichtert die Untersuchung.

2. **Vagina.** Man lässt die zu Untersuchende die Rückenlage einnehmen, die Beine anziehen und geht mit dem vorher gut desinficirten und dann etwas eingeölten Zeigefinger derart in die Vagina ein, dass der etwas abducirte Daumen oben sich befindet, die drei übrigen Finger entweder eingeschlagen oder auf das Perineum gelegt werden. Diese Untersuchung giebt Aufschluss über Beschaffenheit der Scheide und der Vaginalportion. Will man sich über die Beschaffenheit der innern Genitalien orientiren, so ist combinirte Untersuchung erforderlich: während die eine Hand explorirt, drückt die andere oberhalb der Symphyse die Bauchdecken möglichst tief ein und drängt auf diese Weise Uterus und Adnexa desselben dem explorirenden Finger entgegen. Man kann im günstigsten Falle, besonders bei schlaffen Bauchdecken, so Uterus, Ovarien, Tuben mehr oder weniger vollständig abtasten; in anderen Fällen freilich, so bei sehr festen Bauchdecken, bei vielen pathologischen Processen der Organe des kleinen Beckens, bei denen die Untersuchung sehr schmerzhaft ist, etc. kommt man auf diese Weise nicht zum Ziele. Man muss dann die Untersuchung entweder per Vaginam oder per Rectum in Chloroformnarkose vornehmen.

Nach Simon kann man die weibliche Urethra durch Bougies dermassen ausdehnen, dass man die Innenfläche der Harnblase leicht palpiren kann

Doch hat diese Untersuchungsmethode vorwiegend chirurgische Bedeutung.

3. **Rectum.** Die Palpation desselben wird entweder in Rückenlage oder in Knieellenbogenlage vorgenommen. Man lässt den Patienen erst die Bauchpresse etwas in Thätigkeit setzen und geht dann langsam und rotirend mit dem sehr gut geölten Finger so weit als möglich in den Mastdarm ein. Man palpirt einmal denselben selbst (es ist natürlich erforderlich, dass er keine Kothballen enthält, sondern vorher nöthigenfalls durch Arzneimittel oder Clysma entleert ist), beim Manne ferner Prostata und Hinterwand der Blase; beim Weibe kann man in der Rückenlage und bei combinirter Untersuchung in der Chloroformnarkose ebenfalls die inneren Genitalien auf diese Weise genau und meist viel besser wie von der Scheide aus abtasten (Hegar).

Zweites Kapitel.

Instrumentelle Palpation.

Wie wir bei der Inspection gesehen haben, gelingt es durch besondere Hilfsmittel, eine Anzahl sonst nicht zugänglicher Höhlen zur Inspection zu bringen. Viele derselben sind nun für den tastenden Finger nicht zugänglich, indem derselbe zu kurz oder zu dick ist, um in die genannten Höhlen gelangen zu können. In solchen Fällen verwendet man zur Palpation Untersuchungssonden. Dieselben sind entweder dünne biegsame Metalldrähte, die an einem Ende knopfförmig sind und als Metallsonden bezeichnet werden; oder man gebraucht solche, die aus einer elastischen Substanz (Fischbein, Kautschukröhren) bestehen (elastische Sonden).

Mittelst dieser kann man untersuchen:

a) Die Nasenhöhle von vorn. Man verwendet einfache, winkelig gebogene Metallsonden, die sich an einem Handgriff durch eine Schraube befestigen lassen, und vergewissert sich mittelst derselben vor Allem über die Resistenz der einzelnen Theile und die Beschaffenheit ihrer Oberfläche (ob mit Schleim bedeckt etc.)

b) Den Pharynx; man bedarf dieselbe Sonde wie sub a).

c) Den Nasenrachenraum. Die Sonden sind S-förmig gekrümmt und ebenfalls meist an einem Handgriff zu befestigen. Sie werden unter Leitung des Spiegels eingeführt. Zweck der Untersuchung ist einmal derselbe wie bei der Untersuchung der Nasenhöhle von vorne, sodann die Feststellung von Taschen oder Höhlen.

d) **Den Kehlkopf.** Die Sonde ist einfach gekrümmt und wird unter Leitung des Spiegels eingeführt.

e) **Den äussern Gehörgang.** Man verwendet einfache, winkelig gebogene Sonden wie sub a). Ausserdem kann man mittelst Einführung besonderer röhrenförmiger Instrumente (Tubenkatheter) durch den untern Nasengang die Mündung der Tuba Eustachii sondiren und ihre Durchgängigkeit prüfen.

f) **Den Oesophagus.** Man gebraucht entweder eine etwas über 40 cm lange Fischbeinsonde, an deren Ende man Elfenbeinknöpfe von verschiedener Dicke (3—11 mm) aufschrauben kann, oder man verwendet weniger gut einen biegsamen Kautschuckschlauch oder ein starres Kautschuckrohr. Der Hauptzweck der Untersuchung ist vor allem der, über die Durchgängigkeit des Oesophagus sich zu unterrichten; die Instrumente sind zum Gebrauch gut einzuölen.

g) **Urethra und Harnblase.** Man verwendet hierzu besondere dickere Metallsonden oder auch metallene Katheter, die (zur Untersuchung bei Männern und Frauen) einfach gekrümmt sind oder nur eine ganz kurze schnabelförmige Biegung zeigen (bei Frauen). Schliesslich hat man auch elastische Sonden (Bougies). Man orientirt sich 1. über die Durchgängigkeit der Urethra, 2. über Fremdkörper, speciell Steine in der Harnblase. Auch diese Instrumente sind vor dem Gebrauche sehr gut einzuölen.

h) **Uterus.** Als Instrument dient die Uterussonde. Ihre Beschreibung und Anwendung gehört in das Gebiet der Gynäkologie und sei deshalb hier übergangen.

Alle die verwandten Instrumente sind in den mannigfachsten Constructionen angegeben worden; besondere und vielfache Veränderungen erfuhren sie dann, wenn sie ausser diagnostischen zu gleicher Zeit auch therapeutischen Zwecken dienten.

Drittes Kapitel.

Ponderation und Dynamometrie.

Bekanntlich kann man das Gewicht eines Gegenstandes abschätzen nach dem Druck, den derselbe auf die Hand ausübt, oder nach der Kraft, die man entfalten muss, um ihn zu heben. Natürlich giebt dieses Verfahren noch weniger wie bei der Mensuration sichere Resultate, und ersetzt man deshalb das subjective Gefühl des Untersuchers durch Instrumente, die es gestatten, das Gewicht bequem in absoluten Zahlen zur Anschauung zu bringen. Diese Bestimmung wird als Ponderation oder Wägung bezeichnet und geschieht mittelst der Wage. Was die diagnostische Verwendung derselben anbetrifft, so ist es vor Allem das *Körpergewicht*, das hier in Betracht kommt und dessen Feststellung besonders im Kindesalter einen wesentlichen diagnostischen Werth besitzt. Es sind gegenwärtig fast ausschliesslich Decimalwagen, die zur Anwendung kommen, und sind zum Wägen von Kindern, aber auch von kranken Erwachsenen die verschiedensten Modelle construirt worden.

Womöglich soll die Wägung im unbekleideten Zustande geschehen; wenn dies nicht angängig ist, so muss wenigstens die Kleidung möglichst leicht, auf die unentbehrlichsten Stücke beschränkt und jedesmal genau dieselbe sein. Die Wägungen müssen ferner zu einer bestimmten Zeit, Morgens früh oder kurz vor dem Mittagessen stattfinden, da durch Nahrungsaufnahme das Körpergewicht bekanntlich alterirt wird.

Verhalten des Körpergewichtes. Ueber das Gewicht des Neugeborenen sind verschiedene Zahlen angegeben; dieselben schwanken von 3100 bis 3500 g für Knaben, 3000 bis fast 3400 g für Mädchen. Im Mittel kann man das Gewicht des neugeborenen Knaben auf 3300 g, das des Mädchens auf 3200 g ansetzen. In den ersten Lebenstagen erfolgt stets eine Gewichtsabnahme, die sich dann durch Zunahme wieder ausgleicht, so dass das Kind nach wenig Tagen sein früheres Gewicht wieder erreicht. Die Gewichtszunahme erfolgt weiter in der ersten Lebenszeit viel rascher, so dass am Ende des 4. bis 5. Monats das Kind das doppelte, Ende des 14. Monats das dreifache Gewicht des Neugeborenen besitzt. Das Körpergewicht des Mädchens bleibt hinter dem des Knaben stets etwas zurück bis zum 12. Jahre; in dieser Zeit der Pubertätsentwickelung kann vom 12. bis 15. Jahre das weibliche Körpergewicht das männliche übertreffen, während vom 15. Lebensjahre an wieder das umgekehrte Verhältniss eintritt. Im 11. Lebensjahre erreicht das Gewicht bei Knaben 25 k, im 18. ca. 50 k, während Mädchen erst mit 19 Jahren letzteres erreichen. Das Gewicht der ausgewachsenen Männer ist im Mittel 65 k, der Weiber 55 k. Im hohen Alter — vom 50. Jahre an — findet eine Gewichtsabnahme statt.

Die Angaben der Autoren differiren natürlich sehr, da das Gewicht noch viel mehr als die Länge des Körpers von den verschiedensten physiologischen Umständen beeinflusst wird. Die betreffenden Zahlen sind ausführlich angegeben in VIERORDT's Tabellen.

Unter Dynamometrie versteht man die Untersuchung der Körperkraft mittelst besonderer Instrumente. Dieselbe ist einmal von allgemeinem Interesse, da sie uns gestattet, von derselben einen Schluss auf den allgemeinen Körper- und Ernährungszustand zu ziehen; ferner ist sie ein wichtiger Theil der Untersuchung des Nervensystems, da sie Aufschluss über die Functionsfähigkeit der motorischen Nerven und der von ihnen versorgten Muskeln giebt.

Zu letzterem Zwecke nimmt der Arzt die Untersuchung so vor, dass er die den einzelnen Muskeln zukommenden Bewegungen von dem Kranken ausführen lässt, während er dieselben zu verhindern sucht. Aus dem Maasse der Kraft, das er selbst zu diesem Behufe anwenden muss, schliesst er auf die Grösse der Muskelkraft bei dem Untersuchten.

Diese Art der Untersuchung hat natürlich etwas subjectiv Willkürliches. Man hat aus diesem Grunde Instrumente angegeben, die bezwecken, die Grösse der geleisteten Kraft in Zahlen auszudrücken und so brauchbare Vergleichsobjecte zu gewinnen; diese sind nach Art der Federwagen construirt, indem durch den auf eine Feder ausgeübten Druck dieselbe zusammengedrückt und durch einen Zeiger dabei die Grösse der Belastung in Kilogrammen notirt wird, und werden als *Dynamometer* bezeichnet (nach CHARRIÈRE u. A.). Freilich sind die Resultate, die man bei solchen Untersuchungen erhält, schwankend, selbst bei denselben Personen; man kann die Ergebnisse dieser Untersuchungsmethode deshalb nur mit Vorsicht zur Diagnose verwenden.

Viertes Kapitel.

Graphische Untersuchungsmethoden.

Diese Methoden bezwecken, eine Anzahl von am Körper theils schnell, theils langsam sich vollziehenden Bewegungssymptomen graphisch darzustellen. Je nachdem sich diese Darstellung auf den Herzschlag, den Puls, die Athmung, die Muskelbewegungen etc. erstreckt, zerfallen die graphischen Untersuchungsmethoden in verschiedene Unterabtheilungen.

Die zur Darstellung verwendeten Apparate haben alle das Gemeinsame, dass die betreffende Bewegung mittelst eines Hebels direct oder indirect in vergrössertem Maassstabe auf die Registrirfläche übertragen wird. Letztere besteht meist aus berusstem Papier, dass entweder auf ebenen Flächen oder rotirenden Trommeln befestigt wird. Die so erhaltenen Curven sind mithin weiss auf schwarzem Grunde und lassen sich durch Eintauchen in Kanadabalsam-Chloroform u. dgl.

fixiren und conserviren. Die feineren zu physiologischen Versuchen vorzugsweise benutzten Instrumente zeigen ferner noch einen Apparat, der zur Zeitmessung dient und dieselbe graphisch registrirt.

A. Cardiographie.

Dieselbe umfasst die Registrirung der fühlbaren **Herzbewegung**, des sogenannten Spitzenstosses (S. sp.). Man verwendet dazu entweder einen Sphygmographen, z. B. den von Marey, oder ähnlich construirte und nur ad hoc eingerichtete Instrumente, die als *Cardiographen* bezeichnet werden. Sie werden auf die Stelle des Spitzenstosses aufgesetzt.

Die Herzstosscurve, das *Cardiogramm*, zeigt zwei Abschnitte, einen, der der Systole der Ventrikel, und einen zweiten, der der Diastole derselben und der Systole der Vorhöfe entspricht. Ersterer besteht aus einem aufsteigenden Schenkel, der der Zusammenziehung der Ventrikel bei geschlossenen Vorhofs- und Gefässklappen, und einem absteigenden, der der Systole bei geöffneten Gefässklappen entspricht. Der zweite Abschnitt markirt sich in seinem Beginne durch den Schluss der Gefässklappen und zeigt in seinem weiteren Verlaufe nach Erreichung des tiefsten Punktes in Folge vollständiger Erschlaffung der Ventrikel eine Anzahl von Hebungen, die noch nicht vollständig erklärt sind, wahrscheinlich aber mit der Contraction der Vorhöfe und der Gefässe zusammenhängen.

Ueber die Deutung der einzelnen Abschnitte des Cardiogramms gehen die Meinungen der Autoren etwas auseinander; in neuerer Zeit hat sich besonders die Erklärung von Martius, wie sie im Obigen kurz angeführt ist, allgemeinere Geltung verschafft. Doch bedarf auch diese noch der Erklärung einzelner dunkeler Punkte, vor Allem der Diastole.

Die Cardiographie hat einstweilen noch keinen bedeutenden diagnostischen Werth; immerhin steht zu erwarten, dass sie sich bei weiterer Erforschung als ein nützliches Hilfsmittel der klinischen Untersuchung erweisen wird.

B. Sphygmographie.

Dieselbe besteht in der Aufzeichnung der **Pulsbewegung** der **Körperarterien**. Bekanntlich wird durch die Herzbewegung das Blut rhythmisch in das Arteriensystem hineingetrieben; bei jeder Herzsystole entsteht dadurch eine Ausdehnung, eine Diastole der Arterien, bei jeder Herzdiastole umgekehrt sinkt die Arterie zusammen, Arteriensystole. An den oberflächlich gelegenen Pulsadern ist diese Erscheinung der Palpation leicht zugänglich; man bezeichnet sie als *Puls*. Die Prüfung des Pulses ist von grossem diagnostischen

Werthe, da er bei vielen Krankheiten charakteristische Anomalien und Aenderungen zeigt.

Da der tastende Finger natürlich nur von begrenzter Feinheit, die freilich durch die Uebung sehr ausgebildet werden kann, ist, so hat man ebenfalls Instrumente construirt, die die Pulsbewegung graphisch darstellen. Dieselben werden als *Sphygmograph* bezeichnet und existiren viele Modelle derselben, die theilweise auch andere Namen (*Angiograph*, *Polygraph*, *Pansphygmograph* etc.) führen; die bekanntesten und am meisten verwendeten sind der Sphygmograph von MAREY (zugleich der älteste 1856), von SOMMERBRODT, LANDOIS, DUDGEON u. A.

Die normale registrirte Pulscurve zeigt drei Theile: einen aufsteigenden, der Herzsystole entsprechenden Schenkel, einen Gipfel und einen absteigenden, der Herzdiastole entsprechenden Schenkel. Der ascendirende Schenkel geht in der Norm gerade ohne Unterbrechung eine bestimmte Strecke in die Höhe (Fig. 40 g c), und dann sofort in den descendirenden über, so dass der Curvengipfel c ein ziemlich spitzer ist; nur in pathologischen Fällen besitzt der aufsteigende Schenkel mitunter Absätze oder Erhebungen, die man als *anakrote* bezeichnet. Der absteigende Curvenschenkel (Fig. 40 c h) geht hingegen allmählich herunter und zeigt normaliter stets mehr oder weniger deutlich eine Anzahl von Erhebungen, die man als *katakrote* (LANDOIS) bezeichnet. Unter diesen letzteren unterscheidet man die sogenannte *Rückstosselevation* d, die durch Anprallen des Blutes gegen die geschlossenen Semilunarklappen der Aorta erzeugt wird und die bedeutendste ist, und die kleineren *Elasticitäts-elevationen* (e und f), die durch die elastischen Schwingungen der Arterienwand hervorgerufen werden.

Der diagnostische Werth der Sphygmographie wird mitunter überschätzt, andererseits aber auch vielfach zu gering angeschlagen. Es ist ja richtig, dass ein sehr geübter Untersucher den Charakter des Pulses stets schon durch die Digitalpalpation erkennen kann; andererseits prägt sich derselbe im Sphygmogramm viel schärfer und deutlicher aus, so dass besonders im Laufe von Erkrankungen eintretende qualitative Pulsveränderungen mittelst dieser Methode sich sehr leicht und übersichtlich darstellen lassen.

C. Phlebographie.

Auf dieselbe Art und mittelst derselben Apparate vermag man auch, die an den peripheren *Venen* öfters auftretenden pulsatorischen Erscheinungen aufzuzeichnen.

Man beobachtet — ausser respiratorischen Schwankungen in der Füllung der Venen — an letzteren zwei Arten von Puls: einen, der in die letzte Zeit der Diastole, die sogenannte Praesystole fällt, und als *negativer* bezeichnet wird, und einen, der in die Zeit der Ventrikelsystole fällt, *positiver Venenpuls*. An beiden unterscheidet man gleichfalls einen aufsteigenden und einen absteigenden Schenkel, sowie den Curvengipfel. Im Gegensatz zum Arterienpuls erfolgt hier der Anstieg langsam und allmählich und mit einem oder mehreren Absätzen, der Puls ist anakrot. Der Abfall erfolgt beim negativen Venenpuls meist ziemlich rasch, beim positiven oft allmählicher, immer jedoch ohne Unterbrechung.

Die diagnostische Bedeutung der Phlebographie ist, da die geschilderten Erscheinungen schon durch eine genaue Inspection in genügender Deutlichkeit constatirt werden können, verhältnissmässig gering.

D. Plethysmographie.

Diese Methode giebt Aufschluss über die Volumschwankungen, die die Extremitäten in Folge des Blutkreislaufes erfahren.

Der dazu verwendete, als *Plethysmograph* bezeichnete Apparat besteht aus einem Kasten, der mit Luft oder Wasser gefüllt ist und in dem eine Extremität, meist ein Arm, luftdicht eingeführt wird. In Folge der arteriellen Blutzufuhr nimmt bei jeder Herzsystole das Volum des Armes zu, bei der Diastole ab. Diese Volumsänderung theilt sich dem umgebenden Wasser etc. mit und kann entweder graphisch in Curven aufgezeichnet (Fick, Mosso u. A.) oder einer empfindlichen Gasflamme mitgetheilt (v. Kries) werden.

Besondern diagnostischen Werth besitzt die Methode zur Zeit noch nicht.

E. Stethographie.

Man versteht hierunter die graphische Darstellung der Respirationsbewegungen. Die dazu verwendeten Instrumente werden als *Stethograph* (Riegel), *Phrenograph* (Rosenthal) etc. bezeichnet. Die Athembewegung wird in Form einer Curve registrirt; der aufsteigende Schenkel entspricht meist der Inspiration, steigt steiler an und ist kürzer wie der der Exspiration entsprechende absteigende. Der Curvengipfel ist abgerundet.

Da die Athembewegungen so langsam vor sich gehen, dass sie der Inspection und einfachen Palpation bequem zugänglich sind, ausserdem alle bisherigen zur Stethographie verwendeten Apparate Mängel besitzen und der diagnostische Werth der Methode ziemlich gering ist, hat sie keine besondere Verbreitung gefunden.

F. Myographie.

Mittelst dieser Methode ist man im Stande, den Verlauf der Muskelcontraction graphich darzustellen. Beim Menschen verwendet man dazu Apparate, die als *Myographen* bezeichnet werden. Sie werden auf der Oberfläche des ruhenden Muskels befestigt und durch die Erhärtung desselben die Bewegung durch sogenannte Upham'sche Kapseln und Gummischläuche auf den registrirenden Hebel übertragen. Die Curve besteht gleichfalls aus einem aufsteigenden Schenkel, der der spontan oder unwillkürlich oder auf elektrische Reizung erfolgenden Contraction des Muskels, und einem absteigenden, der seiner Erschlaffung entspricht.

Sechstes Kapitel.

Thermometrie.

Die diagnostische Methode der Thermometrie ist erst um die Mitte dieses Jahrhunderts zur eigentlichen Ausbildung gekommen. Besondere Verdienste erwarben sich dabei Traube, von Bärensprung, und Wunderlich.

Der menschliche Körper besitzt bekanntlich, wie alle Warmblüter, die Fähigkeit, seine Körperwärme auf einer gewissen Höhe constant zu erhalten. Dies geschieht durch Regulirung einmal der Wärmeproduction im Körper, andererseits der Wärmeabgabe, die vorzugsweise durch die äussere Haut erfolgt. In Folge dessen ist die Temperatur der äusseren Haut einmal stets niedriger, wie die des Körperinnern, andererseits variirt sie je nach den Körperstellen. An den unbedeckten Hautpartien (Gesicht, Hände) ist die Differenz zwischen Haut- und Körpertemperatur grösser und variabler, wie an bedeckten; am geringsten ist sie, wenn allseitig von Haut umgebene Höhlen gebildet werden, wie es z. B. beim Andrücken des Oberarmes gegen die Brust in der Achselhöhle der Fall ist. Die letztere erlangt dann nach einer gewissen Zeit (10—20 Minuten) eine gleichbleibende, 0,5—1,0° niedrigere Temperatur wie die des Körperinnern. Eine noch geringere Differenz und dabei ebenfalls Constantbleiben der Temperaturen zeigen die Höhlen des Körpers (Mundhöhle, Rectum, Vagina).

Methodik und Technik. Das erforderliche Instrument zur Thermometrie ist der in Centigrade getheilte *Thermometer*. Derselbe muss so beschaffen sein, dass er, da auf der äusseren Haut nicht gemessen wird, zur Einführung in Körperhöhlen geeignet ist, und ferner eine Eintheilung besitzen, welche die beim Menschen zur Beobachtung kommenden Temperaturgrade enthält und es gestattet, die Temperatur bis auf Zehntelgrade genau abzulesen.

Es sind vielfache Arten von Krankenthermometern angegeben worden; erwähnt seien hier und empfohlen die gegenwärtig wohl meistens bevorzugten Maximalthermometer.

Man kann zur Thermometrie benutzen: Rectum (Vagina), Achselhöhle und Mundhöhle.

Die Einführung des eingeölten Thermometers in das Rectum ist am meisten zu empfehlen, da sie zuverlässige Werthe in verhältnissmässig kurzer Zeit liefert; bei nicht zu grosser Quecksilberkugel genügen 5 Minuten, um ganz sichere Resultate zu erhalten, oft auch weniger, besonders wenn man das (Nicht-Maximum-) Thermometer bis auf 42⁰ vorwärmt. Ebenso verhält es sich mit der Vagina, doch kann letztere nur in wenigen Fällen begreiflicherweise zur Messung verwandt werden.

Die Messung in der Achselhöhle ist weniger empfehlenswerth, wenn sie auch in der Praxis vielfach gebraucht wird und gebraucht werden muss. Einmal erfordert sie lange Zeit (wenigstens 15 Minuten) wegen der langsam eintretenden Annahme der Körpertemperatur von Seiten der künstlich gebildeten Höhle und ist ferner bei Bewusstlosen, abgemagerten Personen etc. schwierig in wünschenswerther Zuverlässigkeit auszuführen. Die in der Achselhöhle erhaltene Temperatur ist 0,2—0,5⁰ niedriger als die des Rectums.

Die Messung in der Mundhöhle empfiehlt sich nicht.

Das Ablesen der Temperaturen geschieht bei den gewöhnlichen Thermometern in situ, bei den Maximalthermometern beliebig lange Zeit nach der Entfernung.

Die Messung in Krankheiten wird zweimal täglich vorgenommen, Morgens um 8 Uhr und Nachmittags um 5 Uhr. Je nach dem Charakter der Krankheit muss man jedoch vielfach auch zu anderen Zeiten Messungen vornehmen. Die erhaltenen Temperaturen markirt man auf einem nach Tagen und Temperaturgraden eingetheilten Schema und verbindet sie durch Linien; auf diese Weise erhält man die für die Diagnostik sehr wichtigen Temperaturcurven.

Die Körpertemperatur hält sich, wie oben erwähnt, im normalen Zustande innerhalb gewisser Grenzen, und zwar zwischen 36,2⁰ und 37,6⁰ (diese und alle folgenden Zahlen beziehen sich auf Messung in der Achselhöhle). Dabei zeigt sie im Laufe des Tages Schwankungen, und zwar erreicht sie ihren höchsten Stand gewöhnlich Nachmittags, den niedrigsten am frühen Morgen.

In pathologischen Zuständen kommen sowohl Steigerung wie abnorme Erniedrigung der Temperatur vor.

In neuester Zeit ist unter dem Namen Thermopalpation eine Untersuchungsmethode angegeben worden, (Jónás und Benczúr), die es ermöglichen soll, aus der Temperatur der Körperoberfläche Schlüsse auf den Luftgehalt der darunter gelegenen Organe zu ziehen; es bleibt abzuwarten, ob diese Art der Untersuchung den bisherigen Methoden vorzuziehen sein wird.

Dritte Abtheilung.

Untersuchung mittelst des Gehörsinnes.

Dieses Gebiet der Untersuchung steht an Wichtigkeit den beiden vorigen nicht nach, ja übertrifft sie sogar in vieler Beziehung. Man bezeichnet sie auch als physikalische Untersuchung im engeren Sinne.

Sie zerfällt naturgemäss in zwei Abtheilungen:

Einerseits kann sich die akustische Untersuchung auf die spontan im Körper entstehenden Schallerscheinungen richten. Man bezeichnet diese Art der Untersuchung als Auscultation im weiteren Sinne.

Eine zweite Art der Untersuchung besteht darin, dass wir durch Anschlagen der Körperoberfläche erst Geräusche erzeugen, deren Charakter dann einen Schluss auf die Beschaffenheit der unter der betreffenden Stelle gelegenen Organe gestattet. Man bezeichnet sie als Percussion.

Erstes Kapitel.

Auscultation.

Der Entdecker der eigentlichen Auscultation ist Laënnec; sein bahnbrechendes Werk: Traité de l'auscultation médiate et des maladies du poumon et du coeur erschien 1819. Die physikalische Deutung der Auscultationsphänomene gab Skoda (1839). Seitdem haben sich zahlreiche Kliniker um die Bereicherung unserer Kenntnisse in Betreff der auscultatorischen Erscheinungen verdient gemacht.

Die zur akustischen Wahrnehmung gelangenden Schallerscheinungen bilden sich nur an solchen Theilen und Organen, wo eine Bewegung stattfindet. Man beobachtet sie deshalb

1. stets und fortlaufend über dem Circulationsapparat,
2. periodisch auftretend über dem Respirationsapparat,
3. unregelmässig und nicht typisch über dem Digestionsapparat.

Methoden und Technik der Auscultation. Die akustischen Phänomene sind entweder solche, die schon per Distance hörbar sind und die man deshalb als *grob akustische* bezeichnen kann; am Circulationsapparat sind diese sehr selten, häufiger dagegen am Respirations- und Digestionsapparat.

Ihnen gegenüber stehen die eigentlichen auscultatorischen Phänomene sensu strictiori, die nur beim Anlegen des Ohrs an die Körperoberfläche wahrnehmbar sind. Dies letztere kann nun entweder direct oder indirect erfolgen, und zerfällt dadurch die Auscultation in eine *directe* oder *unmittelbare* und eine *indirecte* oder *mittelbare*.

Die directe Auscultation besteht im Anlegen des blossen Ohres an den zu untersuchenden Körpertheil; man soll dabei womöglich stets das Ohr auf die blosse Körperoberfläche auflegen und allerhöchstens und nur, falls es sich absolut nicht vermeiden lässt, eine Bedeckung durch ein einfaches Hemd zulassen. Diese unmittelbare Auscultation ist dann anzuwenden, wenn man die Schallphänomene eines grössern Bezirkes untersuchen will; sie ist demnach bei der Untersuchung der Lungen fast ausschliesslich zu empfehlen und nur, wenn sie unmöglich (z. B. bei Untersuchung der Supraclaviculargruben im Liegen) oder unangenehm ist (bei Hautaffectionen), durch die indirecte zu ersetzen.

Bei der letzteren bedient man sich eines Instrumentes, das als Schallleiter und zugleich Resonator dient. Dasselbe ist ein hohles Rohr, das an seinem einen Ende eine Vorrichtung zum Anlegen des Ohres trägt, am anderen zum Aufsetzen auf die Körperoberfläche eingerichtet ist und als *Stethoskop* bezeichnet wird. Von diesem Instrumente existiren zahlreiche Formverschiedenheiten. Im Allgemeinen hört jeder Arzt mit dem Instrumente am besten, mit dem er die Auscultation gelernt hat. Das eine nur ist zu fordern, dass das untere Ende keine zu scharfen Ränder besitzt. Solide Hörrohre (*Akuoxylon*, Niemeyer) haben keinerlei Vorzüge, ebensowenig *binaurale* Stethoskope. Diese mittelbare Auscultation wird erstens dort angewendet, wo die directe unmöglich ist, ferner dann, wenn es darauf ankommt, die Geräusche einer kleinen umschriebenen Stelle zur genauen Untersuchung zu bringen. Man verwendet sie deshalb auch fast stets zur Untersuchung des Circulationssystems, sowie bei ganz bestimmten, später zu besprechenden Respirationserscheinungen.

Dabei ist als Regel zu betonen, dass das Stethoskop nur leise, nicht zu fest aufgesetzt wird; es empfiehlt sich deshalb, dasselbe mit einer Hand zu halten, damit man stets den Druck desselben controlliren kann.

A. Auscultatorische Schallerscheinungen am Circulationsapparat.

Was die am Circulationsapparate wahrnehmbaren akustischen Erscheinungen anbetrifft, so ist hierbei die Action des Herzens das ursächliche Moment, das dieselben erzeugt. Und zwar beruhen die Klangerscheinungen, die über dem Circulationsapparate gehört werden, auf fünf Factoren.

Erstens kommt bei der Contraction des Herzmuskels ein Muskelton zu Stande. Derselbe ist mithin nur an den Ventrikeln selbst, nicht an den Gefässen, und nur bei der Systole zu hören.

Zweitens werden Klänge erzeugt durch plötzliche Anspannung der am Herzen vorhandenen Klappen (Klappenton). Es entsteht derselbe an der Mitralklappe und der Tricuspidalklappe mithin nur während der Systole des Herzens, an den beiden Semilunarklappen hingegen nur während der Diastole.

In pathologischen Fällen wird — übrigens selten — auch über den Klappen der peripheren Venen (Jugularis, Cruralis) ein Klang in Folge der Anspannung derselben gehört.

Drittens beruhen die Auscultationserscheinungen des Circulationssystems auf einer Anspannung der Wandung der Gefässe durch die in dieselben eintretende Blutmenge. Töne aus dieser Ursache werden deshalb nicht über dem eigentlichen Herzen, sondern nur über den Arterien, sehr selten auch Venen, und nur bei der Systole beobachtet. Doch sind sie ausserdem auch über den Semilunarklappen des Herzens, da an denselben ja Aorta, resp. Arteria pulmonalis ihren Anfang nehmen, hörbar. Dieser Gefässton ist bei den peripheren Arterien oft nur über den dem Herzen näheren (Carotis, Subclavia) hörbar; man kann einen ähnlichen in oberflächlich gelegenen (Cruralis) oft aber auch künstlich erzeugen, wenn man mit dem Stethoskope einen so starken Druck ausübt, dass das Gefässlumen beinahe ganz verschlossen wird (*Druckton*).

Es kommen also am Herzen sechs verschiedene Töne zu Stande, von denen vier in die Systole, zwei in die Diastole fallen.

1. Ein Ton entsteht bei der Systole durch Schluss der Mitralklappe und gleichzeitige Contraction des linken Ventrikels.

2. Ein zweiter Ton entsteht gleichfalls bei der Systole durch

den Schluss der Tricuspidalklappe und gleichzeitige Contraction des rechten Ventrikels.

3. Ein Ton entsteht bei der Systole in Folge plötzlicher Anspannung des Anfangstheiles der Aortenwand durch die hineingeworfene Blutmenge.

4. Ein Ton entsteht gleichfalls bei der Systole durch ebensolche Anspannnung des Anfangstheiles der Arteria pulmonalis.

5. Ein Ton entseht in der Diastole durch Anspannung der Semilunarklappen der Aorta.

6. Ein Ton entsteht schliesslich gleichfalls in der Diastole durch Anspannung der Semilunarklappen der Pulmonalis.

Alle diese Klänge sind zwar keine eigentlichen Töne im physikalischen Sinne des Wortes, sondern eigentlich Geräusche. Da dieselben jedoch, besonders die durch Klappenschluss und Gefässspannung zu Stande kommenden, ziemlich scharf begrenzt sind, und ferner eine gewisse Schallhöhe erkennen lassen, so bezeichnet man sie als Herz- und Gefässtöne, zum Unterschiede von den eigentlichen Herz- und Gefässgeräuschen. Dieser tonähnliche Charakter beruht auf der gleichmässigen und synchronen Anspannung der elastischen Membranen; bei Fortfall eines dieser Factoren wird deshalb auch der Ton mehr oder weniger den Charakter eines wirklichen Geräusches annehmen können.

Die eigentlichen Geräusche entstehen jedoch meist durch den vierten Factor, nämlich durch Wirbelbewegungen im strömenden Blute selbst und stellen echte Geräusche von blasendem, hauchendem, rauschendem etc. Charakter dar. Solche Wirbel können auf zwei verschiedene Arten hervorgerufen werden.

Entweder durch Störungen im Mechanismus der Klappen derart, dass die Klappen nicht vollkommen schlussfähig, insufficient, sind, mithin Blut nach rückwärts regurgitirt wird und mit dem ihm entgegenströmenden Blute zusammentrifft. Diese Geräusche finden wir mithin nur am Herzen vorkommend (ganz selten auch an Klappen von Venen).

Oder sie werden hervorgerufen durch Wirbelbewegungen, die in dem nach einer Richtung strömenden Blute dadurch entstehen, dass letzteres eine verengte Stelle zu passiren hat und nun plötzlich in ein relativ weites Lumen gelangt. Solche Stenosengeräusche können am Herzen über den Klappen beobachtet werden, falls dieselben verengert sind; sie werden ferner sehr oft über den grösseren peripheren Arterien gehört, wenn man einen mittleren Druck mit dem Stethoskop auf dieselben ausübt (*Druckgeräusche*), und zwar um so leichter, je oberflächlicher dieselben gelegen sind. Schliesslich kommen sie auch über Körpervenen zur Beobachtung; in diesem Falle beruht ihr Zustandekommen mitunter ebenfalls auf dem plötzlichen Übertritt des Blutes aus engeren in weitere Partien, doch ist es noch nicht für alle Fälle befriedigend erklärt.

Schliesslich können noch fünftens Geräusche am Pericard entstehen, wenn sich auf den beiden Blättern desselben fibrinöse Auflagerungen in Folge von Entzündung gebildet haben, die dann bei der Bewegung des Herzens an einander reiben. Man bezeichnet dieselben als pericardiale Reibegeräusche.

B. Auscultatorische Erscheinungen des Respirationsapparates.

Die auscultatorischen Erscheinungen, die am Respirationsapparate zur Beobachtung kommen, sind zweierlei Art in Hinsicht auf die Aetiologie. Einmal sind sie an den Act der Respiration als solche geknüpft, treten also synchron mit ihm auf, cessiren, falls die Athmung durch Anhalten des Athmens z. B. sistirt wird, und werden bei tiefer energischer Respiration fast stets deutlicher als bei leichter oberflächlicher gehört. Zweitens können sie von der Stimmbildung, der Phonation, abhängen, sind dann natürlich nur bei derselben wahrnehmbar und beruhen stets auf Anspannung und Schwingung der Stimmbänder.

a) Respiratorische Geräusche.

Wie oben angeführt, unterscheidet man solche, die auf Distanz hörbar sind, und solche, die erst bei dem Anlegen des Ohres an die Körperoberfläche über den betreffenden Organen zur Wahrnehmung kommen. Die ersteren, die grob akustischen Geräusche, werden unter physiologischen Verhältnissen für gewöhnlich vermisst, die Respiration erfolgt lautlos. Sie können aber sich einstellen:

1. Bei forcirter, an Tiefe gesteigerter Respiration, wie sie spontan oder in Folge körperlicher Anstrengungen (Laufen, Steigen u. dgl.) erfolgt; es macht sich die gesteigerte Respiration dann als Keuchen, Schnauben u. dgl. bemerkbar.

2. Bei Verengerung (Stenose) der zuführenden Luftwege. Sitzt dieselbe nur in der Nase, so wird das betreffende zischende Geräusch natürlich nur bei Respiration durch die betreffende Nasenhälfte bei geschlossenem Munde und anderem Nasenloche sich bemerkbar machen. Sitzt sie dagegen im Kehlkopf oder der Trachea, so ist jede Respiration, und zwar gewöhnlich eine Phase derselben allein, selten die ganze Dauer begleitet von einem zischenden oder stöhnenden Geräusche (*Stridor*).

3. Bei Einlagerung von fremden flüssigen Massen, besonders Schleim (in Kehlkopf oder Trachea) entsteht ein Rasselgeräusch (S. sp.), *Trachealrasseln*.

4. Schliesslich kann, falls sich in der Pleurahöhle Luft und nicht zu dicke Flüssigkeit befindet, durch Schütteln des Patienten ein gewöhnlich schon auf Distanz, nur selten erst beim Anlegen des Ohres hörbares Plätschern erzeugt werden (*Succussio Hippocratis*). Selten kann dasselbe auch durch den Inhalt sehr grosser Cavernen hervorgerufen werden.

Die eigentlichen auscultatorischen Respirationsgeräusche im engeren Sinne zerfallen in reine Athmungsgeräusche und in Nebengeräusche.

1. Die verschiedenen reinen Athmungsgeräusche sind in Wirklichkeit nur ein Geräusch, dessen Entstehungsort die Stimmritze ist. Indem die Luft bei der In- und Exspiration an dieser verengten Stelle vorbeistreicht, entstehen in ihr Wirbel und dadurch ein hauchendes Geräusch, das den Charakter eines Ch trägt, als *laryngeales Athmen* bezeichnet und mittelst des Stethoskopes über dem Larynx deutlich, bei der Exspiration, bei der die Stimmritze etwas enger ist, als bei der Inspiration, auch etwas lauter gehört wird.

Dieses Geräusch pflanzt sich nach beiden Seiten hin fort. Nach aufwärts zu wird es über Mundhöhle und Nase ebenfalls gehört, ist jedoch weicher und leiser.

Auch nach abwärts zu verbreitet es sich mit etwas weicherem Charakter; über der Trachea ist es deutlich zu hören (*Trachealathmen*), und zwar sowohl vorn am Halse als auch am Nacken, besonders über dem 7. Halswirbel und von da schwächer werdend bis zur Gegend der Bifurcation und eine geringe Strecke nach beiden Seiten hin, in die beiden Hauptbronchien (*Bronchial*- oder *Röhrenathmen*; diese letztere Bezeichnung hat sich überhaupt als Sammelname für das den Charaker eines Ch tragende Athmungsgeräusch eingebürgert.)

Weiter pflanzt es sich durch die Bronchien bis in die Alveolen fort, gelangt in die Brustwand und kann über der ganzen Ausdehnung derselben, soweit sie Lungengewebe bedeckt, gehört werden. An dieser Stelle kommt es nun aber nicht in seiner ursprünglichen Gestalt an, sondern wird auf seinem Wege durch das lufthaltige und elastische Lungengewebe ganz beträchtlich modificirt. Und zwar wird es hier einmal nur während der Inspiration gehört und trägt ferner keinen hauchenden, sondern einen schlürfenden Charakter, der dem Geräusche entspricht, das entsteht, wenn man bei einer Stellung des Mundes, als ob man ein W aussprechen wollte, die Luft

langsam einzieht. Dieses Athmungsgeräusch wird als *vesiculäres*
oder *Zellenathmen* bezeichnet.

Ueber das Zustandekommen des vesiculären Athmens sind die mannigfaltigsten Theorien früher aufgestellt worden. Die älteste und lange Zeit
hindurch vorherrschende, der auch das Vesiculärathmen seinen Namen
verdankt, war die Laennec'sche, nach der dieses Athmungsgeräusch in den
Infundibula durch Reibung der Luft an den Wänden derselben zu Stande
käme. Andere nahmen Wirbelbildung der inspirirten Luft in den feinsten
Bronchiolen, Schwingungen des Lungengewebes selbst etc. an. Gegenwärtig ist die obige von Baas und Penzoldt aufgestellte Ansicht, weil am
besten auf physikalischen Verhältnissen begründet, am meisten anerkannt.

Bei der Exspiration hingegen hört man über der gesunden Lunge
entweder gar nichts oder nur ein ganz kurzes, nur einen kleinen
Theil der Exspirationsdauer ausfüllendes hauchendes, den Charakter
eines H tragendes Geräusch, das als *unbestimmtes Athmen* bezeichnet
wird. Dieses unbestimmte Athmen beruht darauf, dass die Fortleitung
des laryngealen Athmens zur Brustwand nur in sehr geringem Grade
stattfindet, einmal wegen des entgegengesetzt gerichteten Exspira-
tionsstroms, in Folge dessen sich dasselbe gut nach dem Munde hin,
aber viel weniger leicht nach der Lungenperipherie hin fortpflanzt,
und ferner wegen des exspiratorischen Kleinerwerdens und dadurch
bedingten geringeren Luftgehaltes der Alveolen und feinsten
Bronchien.

2. Die Neben- oder Aftergeräusche, die in normalen Zuständen
nicht vorkommen, entstehen entweder in den Lungen oder an der
Pleura.

Die in den Lungen entstehenden werden als Rasselgeräusche
im weiteren Sinne des Wortes bezeichnet. Sie entstehen:

I. Durch Schwellung der Bronchialschleimhaut und dadurch bedingte Verengerung des Bronchiallumens, so dass der respiratorische
Luftstrom ein Hinderniss vorfindet und sich an den vorspringenden
verdickten Bronchialwänden reibt. Häufig kommt noch der Umstand
hinzu, dass die geschwollene Schleimhaut mit zähem, trocken gewordenen Secret bedeckt ist, das sich in Folge des Luftstromes aneinander reibt. Diese Aftergeräusche heissen *Rhonchi* (oder auch
trockene Rasselgeräusche). Man unterscheidet *Rhonchi sonori*, die den
Charakter des Brummens oder Schnurrens, und *Rhonchi sibilantes*, die
den Charakter des Pfeifens und Giemens tragen. Erstere entstehen
in den grösseren, letztere in den feineren Bronchien.

II. Bei Vorhandensein von Flüssigkeit in den Bronchien dadurch,
dass der respiratorische Luftstrom durch die Flüssigkeit hindurchtritt,
und dieselbe dabei zu Blasen, die dann zerplatzen, aufwirft. Man
bezeichnet diese Aftergeräusche, die man leicht künstlich hervor-

rufen kann, indem man Luft mit einer Glasröhre in ein Wasserglas bläst, als eigentliche *Rasselgeräusche* im engeren Sinne des Wortes oder auch als *feuchte Rasselgeräusche* und unterscheidet je nach der Grösse der Blasen *gross-* oder *grobblasige*, *mittelgrossblasige* und *klein-* oder *feinblasige* Rasselgeräusche. Erstere entstehen in den grossen, die mittelgrossblasigen in den mittleren, und die feinblasigen in den kleinsten Bronchien.

Die an der Pleura entstehenden Nebengeräusche beruhen ganz ebenso wie beim Pericard auf Reibung fibrinöser Niederschläge der beiden Pleurablätter aneinander in Folge der Respiration. Dieses Geräusch trägt einen reibenden, kratzenden oder schabenden Charakter und wird als *Reibegeräusch* der Pleura bezeichnet.

b) Phonatorische Geräusche.

Auch diese zerfallen in solche, die auf Distanz hörbar sind, und solche, die erst beim Anlegen des Ohres an die Körperoberfläche erkennbar werden.

Die ersteren werden durch die Stimme repräsentirt. Die dabei eintretenden Schwingungen der Stimmbänder pflanzen sich auf die umgebende Luft fort und gelangen in das Ohr des Hörers.

Ebenso wie nach oben pflanzen sich die Vibrationen der Ligamenta vocalia aber auch nach abwärts fort bis zur Brustwand hin. Jedoch werden sie ebenso wie das Laryngealathmen gewöhnlich durch das lufthaltige Lungengewebe stark modificirt, so dass man bei der directen Auscultation nur ein undeutliches Summen, das aus dem Innern des Thorax zu kommen scheint, hört.

Ein combinirtes Respirations- und Phonationsgeräusch stellt schliesslich der Husten dar. Es ist derselbe ein eigenthümliches Geräusch, das dadurch entsteht, dass die fest geschlossene Glottis durch den unter einem stärkeren Drucke stehenden Exspirationsstrom plötzlich gesprengt wird. Dadurch werden die Ligamenta vocalia in stärkere Schwingungen versetzt, und es entsteht das oben genannte Geräusch, das einmal an sich von diagnostischem Werthe ist, und zweitens durch seine Klangfarbe und Beschaffenheit Besonderheiten zeigen kann.

Auch der Husten kann an der Brustwand, gerade wie die Stimme auscultirt werden. Sein Schall erscheint dabei unter normalen Verhältnissen ziemlich schwach.

C. Auscultatorische Erscheinungen am Digestionsapparat.

Die an den Unterleibsorganen auftretenden Geräusche zeigen nach ihrer Aetiologie verschiedenes Verhalten.

Einmal werden an ihnen Geräusche beobachtet, die durch den Blutkreislauf bedingt sind, also eigentlich zur Auscultation des Circulationsapparats gehören. Dahin fällt das Auftreten von Gefässtönen oder Geräuschen über Aorta abdominalis, Leber, gravidem Uterus.

Zweitens können Geräusche durch den Respirationsact erzeugt werden, die also eigentlich unter die vorige Abtheilung zu rangiren sind. In dieser Hinsicht ist besonders das peritonitische Reibegeräusch zu erwähnen, das auf ganz analoge Weise wie das Reiben der Pleura bei Auflagerungen auf dem Peritoneum, besonders an der Leber zu Stande kommt und dann bei tiefer Athmung, übrigens selten, zu hören ist.

Von den Digestionsorganen selbst ausgehende Geräusche giebt es nur wenige. Sie sind bedingt durch die Bewegung des Inhaltes des Digestionstractus, der ja theilweise aus Speisen, theilweise aus Gas besteht. Es gehört hierher das am Oesophagus entstehende Schluckgeräusch, das nur beim Anlegen des Ohres vernehmbar ist, die schon auf Distanz hörbaren gurrenden oder plätschernden Geräusche, die über Magen und Darm auftreten, entweder spontan, oder bei Druck oder schliesslich beim Schütteln des Kranken, schliesslich auch die durch das Entweichen von Gasen aus dem Munde oder Anus bedingten (Ructus und Flatus). Ihr diagnostischer Werth ist sehr gering.

Zweites Kapitel.

Percussion.

Der Erfinder der Percussion ist AUENBRUGGER (sein Werk: Inventum novum ex percussione thoracis humani ut signo abstrusos interni pectoris morbos detegendi erschien 1761). Seine Erfindung fand jedoch wenig Beachtung und kam erst durch CORVISART 1808 zur Geltung. 1826 erfand PIORRY das Plessimeter und die Percussion des Abdomens, 1841 WINTRICH den Hammer. Die physikalische Theorie der Percussion wurde besonders durch SKODA begründet und bis auf die Jetztzeit von zahlreichen Klinikern weiter ausgebildet und vervollständigt.

Die Percussion bezweckt, durch Beklopfen der Körperoberflächen über den Luftgehalt der darunter gelegenen Theile Aufschluss zu geben. Sie ist mithin bloss an solchen Körpertheilen verwendbar, wo lufthaltige Organe allein, oder mit luftleeren zusammen sich vorfinden, also vorzugsweise am Thorax und Abdomen. An Körpertheilen hingegen, die ausschliesslich luftleer sind, (z. B. Schädel und Extremitäten) besitzt die Percussion keinen diagnostischen Werth.

Methoden und Technik der Percussion. Die Percussion der Oberfläche der Körper kann auf verschiedene Art und Weise ausgeübt werden. Man unterscheidet darnach eine *unmittelbare* oder *directe* und eine *mittelbare* oder *indirecte* Percussionsmethode.

Bei der ersteren werden die Körpertheile direct mit dem gekrümmten Finger beklopft. Diese Methode ist heute im Allgemeinen verlassen und wird nur noch bei der Percussion der Clavicula und auch nicht einmal immer geübt.

Die mittelbare Percussion besteht darin, dass auf die Körperoberfläche ein Gegenstand (Finger oder Plessimeter) aufgelegt und das Beklopfen dann auf letzterem mittelst eines Fingers oder des Hammers geschieht. Man unterscheidet demnach:

1. Finger-Fingerpercussion. Dabei wird der linke Zeige- oder Mittelfinger fest und glatt auf den Körper aufgelegt und auf die zweite, seltener die Nagelphalanx desselben mit dem hakenförmig gekrümmten rechten Mittel- oder Zeigefinger geklopft. Das Klopfen muss hierbei, wie überhaupt auch bei den folgenden Arten rasch und stossweise und stets aus dem Handgelenk heraus geschehen.

2. Finger-Plessimeterpercussion. Hierbei wird anstatt des linken Fingers ein sogenanntes *Plessimeter* mit der linken Hand auf der Körperoberfläche fest angedrückt gehalten und auf diesem percutirt. Es existiren zahlreiche Modelle von Plessimetern, die sich einmal durch ihre Form (länglich, rund, Seitz'sches) andererseits durch ihr Material (Elfenbein, Hartgummi, Metall, Glas etc.) von einander unterscheiden. Die Form ist im Allgemeinen irrelevant, doch sind zu breite Plessimeter weniger empfehlenswerth.

3. Hammer-Plessimeterpercussion. Man verwendet ein Plessimeter wie oben, anstatt des rechten Fingers jedoch einen *Percussionshammer*. Auch von diesem Instrumente existiren zahlreiche Modelle, die sich durch Form, Schwere, Beschaffenheit der klopfenden Fläche etc. unterscheiden; welches man vorzieht, ist Sache der Gewohnheit.

4. Hammer-Finger-Percussion. Allein für sich wird sie selten verwendet. Mitunter greift jedoch der an Hammerpercussion gewöhnte Untersucher dazu, wenn er die Grenzen lufthaltiger und luftleerer Organe scharf bestimmen will, als zu einer Art linearer Percussion.

Es ist empfehlenswerth, sich auf jeden Fall vollkommene Beherrschung der Technik in der Finger-Finger-Percussion zu erwerben, da sie die Grundlage der Percussionstechnik überhaupt bildet und

in manchen Fällen nicht durch die anderen Methoden ersetzt werden
kann. Ausserdem gewährt sie den Vortheil, dass der Arzt von seinem
Instrumentarium unabhängig ist. Andererseits ist die Hammer-Plessimeter-Percussion viel bequemer und wegen der Lautheit des Schalles
instructiver als die Fingerpercussion, letzteres besonders bei starkem
Anschlage.

Die Percussion kann ferner eine verschiedene sein nach ihrer
Stärke, und unterscheiden wir eine *starke* und eine *schwache* Percussion. Die durch die starke Percussion erzielte Erschütterung pflanzt
sich in die Tiefe auf 6—7 cm fort, in die Fläche auf 4—6 cm, die
schwache dagegen nur etwa 4 cm in die Tiefe, 3 cm in die Breite
(WEIL). Wir werden deshalb, je nachdem es uns angezeigt erscheint,
grössere oder geringere Abschnitte der unter der Körperoberfläche
gelegenen Organe auf ihr Verhalten zu prüfen, die eine oder die
andere Methode verwenden.

Percussorische Schallerscheinungen. Die Wirkung des
Percussionsschlages ist wie gesagt die, dass die darunter gelegenen
Theile (also bei der Brust Thoraxwand, Lungengewebe und die in
letzteren enthaltene Luft, bei dem Abdomen Bauchwand, die Abdominalorgane und etwa in ihnen enthaltene Luft) in Schwingungen
versetzt werden. Sie theilen dieselben der umgebenden Luft mit:
es kommt zum Percussionsschall.

Dieser Schall ist im akustischen Sinne betrachtet, da die ihn
erzeugenden Schwingungen nicht periodisch sind, ein Geräusch.
An diesem unterscheidet man drei Arten von Eigenschaften, deren
Bezeichnung man vom musikalischen Ton herüber genommen hat,
wenn sie sich auch mit diesen nur zum Theil decken, und zwar einmal seine *Höhe*, ferner seine *Intensität* und schliesslich seine
Klangfarbe.

A. Intensität des Percussionsschalles.

Bei der Bestimmung der Intensität des Percussionsschalles lassen
wir uns von der Dauer leiten, mit welcher derselbe im Ohre nach-
klingt. Geschieht dies nur ganz kurze Zeit, entsteht durch das
Anklopfen nur ein leises kurzdauerndes Geräusch, so bezeichnet
man den Schall als *kurz*, bildet sich hingegen bei der Percussion
ein lauteres und dabei länger dauerndes Geräusch, so bezeichnet
man diesen Schall als *lang*.

Einen kurzen Schall erhält man dann, wenn sämmtliche durch
die Percussion in Schwingungen gerathenen Theile absolut luftleer
sind; am exquisitesten ist dies an den Extremitäten der Fall, und

bezeichnet man deshalb auch den ganz kurzen Schall als Schenkel-schall.

Einen langen Schall hingegen bekommt man, wenn direct unter der Körperwand, die ja selbst stets luftleer ist, sämmtliches in Schwingungen versetztes Gewebe lufthaltig ist; am ausgeprägtesten ist dieser Schall über der normalen Lunge, besonders vorn dicht unter der Clavicula. Man bezeichnet ihn deshalb auch als Lungen-schall. Ausserdem geben auch die Knochen beim unmittelbaren An-schlagen einen mehr oder weniger langen Schall (Knochenschall); am deutlichsten manifestirt sich dieses Verhalten und ist für die Untersuchung von grosser Wichtigkeit an dem Sternum.

Zwischen diesen beiden Extremen existiren natürlich alle mög-lichen Uebergänge; man bezeichnet solche in der Mitte zwischen lang und kurz stehenden Schallqualitäten als *verkürzt* oder *abge-kürzt*.

Ich habe im Vorhergehenden für die Bezeichnung der Intensität die Termine *lang* und *kurz* vorangestellt, da sie meines Erachtens am besten den Charakter der betreffenden Schallqualität angeben. Es existiren jedoch gerade für diese Eigenschaft des Schalles viele und verschiedene Bezeichnungen. Von Skoda rühren die Bezeichnungen *hell (sonor)* — *dumpf* — *gedämpft* her, die heutzutage am meisten angewandt werden, wenn auch mit einigen Modificationen (Vierordt z. B. ersetzt *gedämpft* durch *relativ gedämpft*, *dumpf* durch *absolut gedämpft*), und die ich auch in den folgenden Zeilen mit den oben angeführten Be-zeichnungen promiscue gebrauchen werde. Ferner sind gleichbe-deutend: *laut* — *leise*, resp. *matt* — *abgeschwächt*, sowie *stark* — *schwach* — *abgeschwächt*.

Die von Skoda ebenfalls aufgestellte und durch die Ausdrücke *voll* — *leer* bezeichnete Qualität hat man heutzutage wohl meist fallen lassen: ein voller Schall deckt sich mit einem langen und zugleich tiefen, ein leerer mit einem kurzen und zugleich hohen Schall.

Wie oben erwähnt giebt es zwischen dem absolut dumpfen oder ganz kurzen Schall und dem ganz langen, hellen Lungenschalle eine Anzahl von Uebergängen; je nachdem der Schall sich mehr dem hellen oder dumpfen nähert, bezeichnet man ihn als mehr oder weniger (*etwas*, *wenig*, *mässig*, *stark*, *beträchtlich* etc. *gedämpft* oder *verkürzt*).

Da der helle Percussionsschall entsteht in Folge der durch den Percussionsschlag in der Körperwand hervorgerufenen und von dort dem unter ihr gelegenen lufthaltigen Gewebe mitgetheilten Schwin-gungen, so wird die Länge des Schalles abhängen

a) Von der Stärke des Percussionsschlags. Zwei ganz in

ihrem Bau und Luftgehalt identische Stellen geben bei gleich starkem Anschlage auch gleich langen Schall. Ist hingegen an einer Stelle der Anschlag stärker, so wird auch der Schall dort etwas heller. Es beruht dies zwar zum Theil darauf, dass durch die grössere Stärke des Anschlags auch ein grösserer Theil der unter der Körperbedeckung gelegenen lufthaltigen Partien erschüttert wird (cf. c. 1.), sowie dass die stärkere Erschütterung sich besser in die Breite hin fortpflanzt (s. u.), andererseits aber auch darauf, dass in Folge des stärkeren Anschlages die Amplitude der Schwingungen und damit die Lautheit des Schalles zunimmt. Es geht hieraus die Regel hervor, dass, wenn man die Intensität des Schalles an sich prüfen will, man meist stark percutiren und dabei nur einzelne, durch Pausen von einander getrennte Schläge ausführen muss, um die Länge des im Ohr nachklingenden Schalles gut beurtheilen zu können. Freilich muss man fast stets auch eine Intensitätsprüfung mit leiserem Anschlag nachfolgen lassen (s. sp.). Ferner muss man bei dem Vergleichen der Intensität zweier Stellen gleich stark percutiren.

b) Von der Beschaffenheit und den besonderen Verhältnissen der bedeckenden (Brust- und Bauch-) Wand. Es kommen dabei in Betracht:

1. Die *Dicke* der Wand; je dicker dieselbe ist, desto grösser ist natürlich der Antheil, der von dem ganzen in Schwingungen versetzten Bezirk auf die luftleere Wand und desto geringer der auf die etwaigen darunter gelegenen lufthaltigen Organe kommt. Aus diesem Grunde ist die Länge des Schalles ceteris paribus um so geringer, je dicker die dazwischen liegende Wand selbst ist; der Schall ist also z. B. auf dem Rücken, über den Pectorales bei Männern etc. gedämpfter als an Stellen oder bei Personen, wo die Musculatur verhältnissmässig dünn ist; bei Zunahme des Panniculus (Adipositas, über der weiblichen Mamma), bei Dickenzunahme der Haut durch Anasarca wird der Schall ebenfalls verkürzt. (Vergl. unten c. 2).

2. Die *Elasticität* der Wand, wie sie besonders beim Thorax zur Geltung kommt. Je elastischer der Thorax ist, desto leichter kann er die Schwingungen auf die darunter liegenden Theile der Lunge fortleiten; der Schall ist deshalb bei Kindern stets heller als bei alten Leuten mit starrem Brustkorbe.

3. Die *Krümmung* der Wand, auch wieder speciell am Thorax am meisten hervortretend. Ebene Flächen pflanzen die Erschütterung des Percussionsschlages besser fort als gekrümmte. Deshalb ist der Schall vorn und hinten am Thorax heller als an den Seiten und wird ferner bei Erkrankungen der Wirbelsäule mit consecutiver

Verkrümmung der Rippen der Schall über der betreffenden Stelle beträchtlich verkürzt.

4. Die *Spannung* der Wandung; je stärker dieselbe ist, desto kürzer wird der Schall. Denselben Einfluss hat auch die Zunahme der Spannung der Wandungen der direct unter der Körperbedeckung gelegenen Theile (Lungenparenchym, Magen- und Darmwand).

c) Von der Masse der in Schwingungen versetzten unter der Körperwand gelegenen Luft. Wie gross die in Schwingungen versetzte Luftmasse ist, hängt ab einmal von der Stärke des Percussionsschlags, dann von der Dicke der Wandung, schliesslich von dem Luftgehalt der Organe selbst.

1. Im Allgemeinen nimmt man an, dass die Dicke der hier vorzugsweise in Betracht kommenden Thoraxwand gleich 2 cm zu setzen ist. Es wird nach dem oben (S. 60) Gesagten folglich bei schwachem Percussionsschlage eine etwa 2 cm, bei starkem eine etwa 4—5 cm dicke Organ-Schicht in Schwingung versetzt werden, und ist bei letzterem, wie sub a erwähnt, der Schall daher stets etwas lauter. Ferner pflanzt sich wie gleichfalls oben erwähnt, der Schall bei starker Percussion aber auch weiter in die Breite fort. Klopft man nun über einer Stelle, unter der nicht zu breite, wenn auch stark in die Tiefe gehende luftleere Partien liegen (z. B. Herz), mit leisem Anschlag, so wird man einen dumpfen Schall erhalten. Percutirt man hingegen laut, so pflanzt sich der Schall beträchtlich in die Breite auf die dort angrenzenden Lungenpartien fort, und der Schall wird nur etwas verkürzt.

2. Was den Einfluss der *Dicke* der *Wand* auf die schwingende Luftmasse anbetrifft, so ist derselbe klar: wenn bei starker Percussion in der Norm der schwingende Lungenbezirk 4 cm beträgt, so werden, falls die Dicke der Brustwand auf etwa 4 oder 6 cm steigt, sich die Schwingungen nur einer etwa 1—2 cm dicken Schicht des Lungengewebes mittheilen, mithin die schwingende Luftmasse erheblich vermindert und dadurch der Schall verkürzt werden. (Vergl. oben b. 1).

3. Endlich ist von grösstem Werthe der *Luftgehalt* der percutirten *Organe*. Wie oben angeführt geben Organe, die in einer Tiefe von 5—6 cm luftleer sind, kurzen Schall, solche die hingegen in derselben Ausdehnung stark lufthaltig sind, ganz hellen Schall. Mehr oder weniger verkürzt hingegen ist der Schall dann, wenn die durch den Anschlag in Schwingungen versetzten Theile, abgesehen von der Wand, theils luftleer, theils lufthaltig sind. Dies ist nun der Fall

I. *Ueberall da, wo lufthaltige Organe an luftleere angrenzen.*

Bekanntlich geht die Grenze zwischen zwei Körperorganen in der Mehrzahl der Fälle nicht senkrecht in die Tiefe, sondern mehr oder weniger schräg dadurch, dass dieses Angrenzen gewöhnlich derart stattfindet, dass das eine Organ sich mit einem keilförmigen oder ähnlich gestalteten Rande oder Fortsatz ein Stück über das andere hinüberschiebt und es überlagert. Percutirt man also an solchen Stellen, so pflanzt sich einmal die Erschütterung in die Tiefe auf das überlagernde Organ und eventuell noch auf einen Theil des darunterliegenden fort; andererseits kann auch die Erschütterung in die Breite gehen und auf das benachbarte Organ übergreifen. Der letztere Umstand macht sich zwar weniger, am meisten noch beim elastischen Thorax der Kinder geltend, da die Schwingungen sich ja weniger in die Breite als in die Tiefe fortpflanzen. Der erstere hingegen ist von bedeutendem Einfluss auf die Intensität des Percussionsschalles. Es wird deshalb an allen solchen Stellen, wo in der für die Percussion in Betracht kommenden Tiefe — 2 cm bei schwacher, 4—5 cm bei starker Percussion, die Körperwand nicht mitgerechnet — sich ein luftleeres Organ von einem lufthaltigen wandständigen überlagert findet, z. B. die Lungenränder gegen Leber und Herz, und vice versa z. B. der Leberrand gegen Magen und Darm, schliesslich an den Lungenspitzen, wo das Gewebe überhaupt eine geringere Dicke besitzt, der Percussionsschall, da für seine Helligkeit bei der absoluten Leere, die luftleere Organe geben, nur die Mächtigkeit der lufthaltigen Schicht in Betracht kommt, einen gedämpfteren Schall geben, als über solchen Stellen, wo in der wirksamen Ausdehnung nur lufthaltiges Gewebe schwingt.

Dass die Abdämpfung des Schalles an solchen Stellen, wo luftleere Organe unter lufthaltigen liegen, nicht auf einem wirklichen dämpfenden Einflusse des luftleeren Organes, sondern auf der Abnahme der Masse der schwingenden Luft des lufthaltigen Organes beruht, haben Niemeyer, Weil u. A. sicher nachgewiesen. Dagegen wird bei der Ueberlagerung lufthaltiger Organe durch luftleere ziemlich allgemein angenommen, dass ausser dem Einfluss des geringeren lufthaltigen schwingenden Gewebes die luftleeren Massen auch selbst die Fortleitung der Schwingungen des Percussionsschlages auf die ersteren, sowie umgekehrt die Fortleitung des Schalles von ersteren nach aussen abschwächen und dadurch dämpfend wirken.

Es erhellt aus dem Vorhergehenden, dass in solchen Fällen die Percussionsergebnisse nun etwas verschieden ausfallen werden, je nachdem man starke oder schwache Percussion anwendet.

Ist das wandständige Organ lufthaltig, das in der Tiefe gelegene luftleer, so wird, falls die Dicke des ersteren kleiner als ca. 2 cm ist, der Schall bei schwacher Percussion wenig, bei starker aber deutlich gedämpft klingen. Beträgt die Dicke des ersteren ca. 2 bis 5 cm, so klingt der schwache Schall hell, der starke etwas gedämpft. Ueberschreitet die Dicke des wandständigen Organs hingegen 5 cm, so ist sowohl der starke wie der schwache Schall hell, wenn auch der erstere heller wie letzterer.

Ist hingegen das wandständige Organ luftleer, das darüber gelegene lufthaltig und ist die Dicke des ersteren geringer als 2 cm, so erhält man bei schwacher Percussion mehr oder weniger gedämpften, bei starker hingegen viel helleren, wenn auch immer noch deutlich gedämpften Schall. Beträgt die Dicke 2—5 cm, so erscheint der schwache Schall absolut dumpf, der starke nur stark gedämpft; und bei einer Dicke von über 5 cm ist der Schall stets ganz kurz und dumpf.

Es geht hieraus die Thatsache hervor, dass es keineswegs irrelevant ist, welche Art der Percussion man anwendet, sondern dass für die Ermittelung der Grenzen der Organe das abwechselnde planmässige Anwenden der starken und der schwachen Percussion von der grössten Wichtigkeit ist, da es vielfach allein uns ermöglicht, die Grösse der betreffenden Organe, ihre Lage etc. zu bestimmen. Man bezeichnet diese Methode der Percussion, die uns in den Stand setzt, luftleere von lufthaltigen Organen abzugrenzen, als *topographische Percussion;* dagegen gelingt es nicht, die Grenze zwischen zwei aneinander stossenden luftleeren Organen z. B. Leber und Herz mittelst Percussion festzustellen.

Technik der topographischen Percussion. Will man die Linie bestimmen, in der zwei Organe, ein lufthaltiges und ein luftleeres, direct unter der Körperwandung aneinandergrenzen, so muss man stets ganz schwach percutiren. Man geht in solchen Fällen am besten so vor, dass man zuerst über einer Stelle des lufthaltigen Organs, die ganz hellen, und darauf über einer Stelle des luftleeren, die ganz dumpfen Schall liefert, leise und öfter percutirt, indem man das Plessimeter so hält, dass es der supponirten Grenze parallel steht. Dann percutirt man wieder, indem man 1—2 cm in senkrechter Linie auf die vermuthete Grenze zurückt, über dem lufthaltigen, und dann ebenso etwas der Grenze zurückend über dem luftleeren Organ; indem man nun so sich allmählich immer mehr nähert und den zwischen den beiden Schallbezirken liegenden Raum verkleinert, macht man schliesslich eine Linie von der Länge des Plessimeters ausfindig, auf deren einer Seite absolut kurzer, auf deren anderer deutlich heller Schall vorhanden ist, wo also der Bezirk der *absoluten* resp. *oberflächlichen Dämpfung* und des hellen Schalles zusammenstossen. Ohne das Plessimeter wegzunehmen, markirt man die ermittelte Grenze auf der Haut mit einem Blau- oder Schreibstifte, oder wenn man dies Zeichen längere Zeit conserviren will, mit Höllenstein; diese Methode der Grenzaufzeichnung wird als *Dermographie* bezeichnet. Indem man nun an den verschiedenen Stellen den Berührungspunkt der zwei Organe ermittelt und mit einander durch Linien verbindet, gelangt man schliesslich dazu, die vollständige Grenze der beiden Organe zu bestimmen und graphisch darzustellen.

Bei einiger Uebung gelingt eine scharfe Grenzbestimmung mittelst topographischer Percussion bei Anwendung der gewöhnlichen Plessimeter, falls sie nicht zu breit sind, oder des Fingers. Genauer, aber meist überflüssig ist die lineare Percussion, wobei man entweder das Plessimeter auf die Kante stellt oder besonders construirte keilförmige Plessimeter verwendet.

Anders muss man hingegen vorgehen, wenn man ermitteln will, ob unter einem lufthaltigen resp. luftleeren Organ ein anderes liegt, und wie weit diese Ueberlagerung in der Tiefe reicht. Es erhellt aus dem oben Erwähnten, dass dies nur in beschränktem Maasse möglich ist; wenn nämlich die Dicke des wandständig gelegenen Organes eine bestimmte Grösse (etwa 4—5 cm) überschreitet, so lässt sich das Vorhandensein eines darunter liegenden anders beschaffenen Organes percussorisch nie nachweisen. Beträgt hingegen die Dicke unter 4 cm, so gelingt der percussorische Nachweis sehr häufig; man muss nur, um diese sogenannten *relativen* resp. *tiefen Dämpfungsbezirke* zu ermitteln, stets eine möglichst starke Percussion ausüben, und ist deshalb hier die Hammer-Plessimeter-Percussion der mittelst des Fingers vorzuziehen. Die Grenze dieser Bezirke gegen die absolut hellen resp. absolut dumpfen Schall gebenden Zonen wird sonst gerade so wie oben geschildert, bestimmt.

II. *Wenn an die Stelle von in der Norm luftleeren Organen Luft in grösserer oder geringerer Quantität tritt.*

Dies kann verursacht sein α) durch Entwickelung von Luft in den soliden Organen selbst, ein Vorkommniss, das zu den pathologischen Seltenheiten gehört. β) Können luftleere Organe von der Körperwand abgedrängt werden, indem sich entweder lufthaltige Organe oder freie Luft zwischen die Körperwand und das luftleere Organ einschieben. Wie hierbei der Schall wird, erhellt aus dem oben Gesagten; beträgt die Dicke der Luftschicht unter 2 cm, so wird der schwache Schall weniger, der starke mehr gedämpft werden. Beträgt die Dicke hingegen 2 bis 4—5 cm, so wird der schwache Schall hell, der starke gedämpft, und bei einer Dicke der Luftschicht von über 4—5 cm werden beide Arten, wenn auch in verschiedener Intensität hell klingen.

III. *Kann mehr oder weniger gedämpfter Schall über Partien vorkommen, die in der Norm einen hellen Schall in Folge ihres Luftgehaltes liefern.*

Es kommen dabei vorzugsweise Lungen, Magen und Darm in Betracht. Diese Abdämpfung des normalen hellen Schalles kann auf drei Factoren beruhen.

α) auf Luftleerwerden der betreffenden Organe dadurch, dass in die normaliter lufthaltigen Hohlräume feste oder flüssige Massen eingelagert werden, so dass die Luft verdrängt wird.

Am Magen und Darmcanal wird dies hervorgerufen durch totale Anfüllung derselben mit Inhaltsmassen (Speisebrei, Faeces); es wird dann der Schall über diesen Partien ganz dumpf. Füllen sie den Magen oder Darm hingegen nur theilweise an, so dass daneben noch Luft sich vorfindet, so wechselt der Schall, da Gase und feste Massen meist getrennt bleiben, oft nach der Lage (s. sp.).

An den Lungen sind die Verhältnisse complicirter.

Eine Anfüllung der Alveolen mit Flüssigkeit (frischer hämorrhagischer Infarct, starker Katarrh, Oedem) dämpft meistens den Schall nicht, oder wenigstens nicht beträchtlich ab, da gewöhnlich noch genügende Luftmengen neben der Flüssigkeit vorhanden sind. Nur wenn die Luft vollständig verdrängt wird, kann, falls die Herde genügend gross sind (s. u.), Dämpfung eintreten.

Anders ist es bei Luftleerwerden von Abschnitten der Lunge in Folge von Einlagerung fester geronnener Massen in Alveolen und Bronchien. Dieser Process, als *Infiltration* bezeichnet, kann die Schallintensität in dem verschiedensten Maasse beeinflussen, und zwar nach seiner Grösse und Ausdehnung, sowie nach seiner Lage.

Ganz kleine infiltrirte Herde beeinflussen, selbst wenn sie sich in grossen Mengen (z. B. Miliartuberkel) finden, die Länge des Schalles nicht (Timbre s. sp.), da das dazwischen liegende Gewebe noch in genügender Ausdehnung lufthaltig ist. Mittlere Herde machen vereinzelt ebenfalls keine deutlich wahrnehmbaren Erscheinungen, z. B. kleinere hämorrhagische Infarcte; liegen sie hingegen in grösserer Anzahl zusammen, die durch Inseln lufthaltigen Gewebes getrennt sind (z. B. Bronchopneumonien), so bewirken sie eine mehr oder weniger intensive, niemals aber absolute Dämpfung des Schalles. Erst grössere Herde, die über 5 cm in die Breite, und 2 cm in die

Tiefe messen, können isolirt nachgewiesen werden; hierbei ist wieder das oben erwähnte verschiedene Verhalten der starken und schwachen Percussion heranzuziehen: wandständige Herde von dieser Grösse zeigen bei leiser Percussion fast absolute, bei starker relative Dämpfung; in der Tiefe derart gelegene, dass sie von der Lungenoberfläche ca. 2—3 cm entfernt bleiben, sind dagegen nur durch die bei starker Percussion auftretende relative Dämpfung des Schalles nachzuweisen. Liegen die Herde schliesslich tiefer als 4—5 cm, so ist ihr Nachweis unmöglich. Sind die grösseren Herde zahlreicher, confluiren sie, so dass schliesslich nur noch geringe Abschnitte lufthaltig sind, so wird die Dämpfung natürlich ausgebreiteter und intensiver; ganz leerer Schall tritt selbst bei lobären Pneumonien nur selten auf, da gewöhnlich wenigstens noch die mittleren und kleineren Bronchien lufthaltig bleiben. Nur wo auch diese von der Infiltration befallen sind, erhält man Schenkelschall.

Denselben Effect wie verdichtete Herde erzielen Tumoren der Lunge, Abscesse u. dgl.

β) Auf Luftleerwerden der Organe dadurch, dass die Luft entfernt wird, und die elastischen Wandungen sich zusammenlegen.

Am Magen und Darmkanal beobachtet man diesen Zustand, wenn dieselben leer sind. Es ziehen sich dann die Wandungen derselben zusammen, und erhält man, falls keine Luft in den betreffenden Abschnitten ist, einen leeren Schall.

An den Lungen kommt dieses Luftleerwerden auf zwei Arten zu Stande. Einmal durch passives Aneinanderlegen der Alveolenwände in Folge von *Compression* und ferner durch actives Zusammenfallen derselben in Folge von Aufsaugung der in ihnen befindlichen Luft, *Atelectase*.

Die letztere, auch *Obstructionsatelectase* genannt, entsteht bei Verschluss von Bronchien durch die verschiedensten Ursachen. Je nach ihrer Intensität und Ausdehnung vermag sie den Schall abzuschwächen, wie überhaupt über das percussorische Erkennen von atelectatischen Herden alles eben über die Verdichtungen Gesagte gilt.

Das Luftleerwerden der Lunge durch Compression (*Compressionsatelectase*) ist bedingt durch Druck, der von aussen auf sie ausgeübt wird. Ein solcher kann von Seiten der Bauchhöhle (Ergüsse, Geschwülste) ferner des Herzens (Vergrösserung, Pericardialerguss), des Mediastinums (Geschwülste) erfolgen; jedoch ist die dadurch verursachte Compression meist nur gering und auf die der comprimirenden Ursache benachbarten Gebiete beschränkt, abgesehen von der relativen Seltenheit derartiger Affectionen. Die häufigste Ursache der Compression sind indess Flüssigkeitsansammlungen in den Pleurahöhlen. Dieselben (Exsudate, Transsudate, Blut) beeinflussen den Percussionsschall in zweierlei Hinsicht; einmal dadurch, dass sie die Lunge von der Brustwand abdrängen und damit an die Stelle des lufthaltigen Organes treten (s. γ), und zweitens dadurch, dass sie die Lunge in mehr oder weniger grosser Ausdehnung luftleer machen. Man kann in solchen Fällen eine fortschreitende Verkürzung des Schalles, besonders über den dem Ergusse angrenzenden, also unteren und hinteren Partien beobachten, zugleich eine Veränderung der Klangfarbe (s. B); andererseits findet man jedoch auch mitunter einen abnorm lauten und tiefen Schall, der durch Veränderungen in der Spannung der Lunge bedingt ist (s. C). Ganz dumpfer Schall tritt erst dann ein, wenn die Lunge vollkommen luftleer geworden ist, dadurch dass die Flüssigkeit die ganze eine Thoraxhälfte einnimmt. Einen ähnlichen, wenn auch nicht ganz so intensiven Effect üben die im Allgemeinen seltenen Geschwülste der Pleura aus.

γ) Darauf, dass an die Stelle der lufthaltigen Organe andere luftleere Massen treten.

Beim Magen und Darm kommt dies vor, wenn entweder feste Massen oder Flüssigkeiten die lufthaltigen Organe von der Bauchwand abdrängen. Je nach der Dicke dieser luftleeren Schichten wird der Schall mehr oder weniger gedämpft werden und das oben beschriebene wechselnde Verhalten bei der starken und schwachen Percussion zeigen.

Bei den Lungen können die betreffenden Massen ebenfalls solide sein; in der grössten Mehrzahl der Fälle handelt es sich jedoch um Flüssigkeiten, die in die Pleurahöhle ergossen werden und ausserdem, dass sie die Lunge comprimiren (s. o.), sie auch noch in mehr oder weniger grosser Ausdehnung von der Brustwand abdrängen. Diese Verdrängung tritt, da sich die Flüssigkeit an den tiefsten Stellen ansammelt, zuerst hinten unten auf und schreitet von dort allmählich nach oben vor. Wie sie vorschreitet, hängt einmal von der Art der Flüssigkeit, ob serös, eitrig oder fibrinös, ab, indem im letzteren Falle früh Verklebungen der beiden Pleurablätter eintreten, die natürlich den Weg der Flüssigkeit beeinflussen, sowie ferner von der Gegenwart älterer Verwachsungen und Adhäsionen der Lunge ab. Die Intensität der Abdämpfung ist bedingt durch die Dicke der luftleeren Schicht, indem dieselbe ganz so wirkt wie ein luftleerer infiltrirter Herd. Es gilt deshalb von dem Verhalten der Dämpfung bei den verschiedenen Percussionsarten mutatis mutandis alles oben Gesagte: an den Stellen, wo die luftleere Masse über 5 cm dick ist, findet man ganz dumpfen Schall, an den Stellen wo

sie unter 2 cm dick ist, wie es bei kleineren Exsudaten gewöhnlich
am oberen Rande der Flüssigkeitsschicht der Fall ist, oft in beträchtlicher Breite eine Zone nur wenig gedämpften Schalles und
zwar mehr bei schwacher wie bei starker Percussion etc.

d) Zum Schluss hängt die Intensität des Schalles noch ab von
der Art der Fortleitung zum Ohr des Untersuchers. Der Schall
erscheint z. B. heller, wenn sich das Ohr des Untersuchenden gerade
der percutirten Stelle gegenüber befindet. Weiter können die Beschaffenheit des Lagers, Stellung der Kranken u. dgl. auf die Länge
des Schalles einen wenn auch geringfügigen Einfluss zeigen.

B. Klangfarbe des Percussionsschalles.

Eine besondere Klangfarbe, Timbre kommt nur dem hellen und
dem relativ gedämpften Schalle, nicht dem ganz dumpfen zu.

Wie oben erwähnt, ist der Percussionsschall ein Geräusch, das
entsteht in Folge der Schwingungen der verschiedenen durch den
Percussionsschlag erschütterten Theile. Man beobachtet nun am
Körper Schallerscheinungen, die dadurch charakterisirt sind, dass
sie sich dem musikalischen Ton mehr oder weniger nähern, zum
Klang werden, an dem man die Höhe leicht bestimmen kann; freilich bleibt auch dieser Klang stets ein Geräuch, das nie zum eigentlich musikalichen Ton wird. Diesen Klang oder Beiklang bezeichnet
man als *Tympanie* und bezeichnet diesen Percussionsschall als
tympanitischen im Gegensatze zum *nicht tympanitischen*, dem
Lungenschall.

Tympanitischer Schall tritt auf

a) wenn Luftmassen in Schwingung versetzt werden, die sich
in nach aussen geöffneten, also mit der äusseren Luft communicirenden Hohlräumen befinden und letztere von glatten Wänden,
die nicht im Stande sind, mitzuschwingen, sondern die
Schwingungen reflectiren, umgeben sind.

Dabei können diese Wandungen entweder starr und unnach-
giebig sein, und dann hängt die Höhe des tympanitirten Schalles
von dem *Volumen* des Hohlraumes und der *Grösse* der *Oeffnung* ab:
je kleiner erstere und je grösser letztere ist, desto höher ist der Schall.

Oder die Wandungen können nachgiebig und membranös
sein; dann hängt die Höhe ausser von den beiden eben genannten
Factoren auch noch von der *Spannung* der die Wand bildenden Membran ab: je gespannter letztere ist, desto höher ist der Schall.

Dieser tympanitische Schall, von WEIL als offener bezeichnet,
wird in der Norm über Mundhöhle, dem Kehlkopf und der Luftröhre

beobachtet. Unter pathologischen Verhältnissen erhält man ihn auch über Stellen der Lunge.

b) wenn Luftmassen in allseitig geschlossenen Hohlrämen in Schwingungen versetzt werden und die Wandungen der ersteren membranös, nicht starr und nicht zu stark gespannt sind.

Dieser tympanitische Schall wird als geschlossener (WEIL) bezeichnet; seine Höhe hängt von dem *Volumen* der schwingenden Luft und von der *Spannung* der Membran ab: je kleiner ersteres und je gespannter letztere, um so höher ist der Schall. Der geschlossene tympanitische Schall wird in der Norm meistens über Magen und Darmkanal erhalten; ist die Wandung derselben jedoch zu stark gespannt, so dass sie selbst mitschwingt, so erhält man gerade ebenso wie über geschlossenen Hohlräumen mit starrer Wand, einen nicht tympanitischen, mehr oder weniger hellen Schall. In pathologischen Verhältnissen wird der geschlossene tympanitische Schall selten über der Lungen- und Herzgegend beobachtet.

c) über der aus dem Thorax herausgenommenen collabirten und dadurch entspannten Lunge. Es findet sich deshalb tympanitischer Schall über dem Thorax in allen solchen Fällen, wo der Zustand der Lunge ein ähnlicher ist, wie der der herausgenommenen zusammengefallenen d. h., wo die Spannung der Lunge abgenommen hat, so dass ihre Elasticität die Oberhand gewann, und eine mehr oder weniger beträchtliche Retraction eintrat. Dabei ist die Höhe des Schalles abhängig von der *Grösse* der in Schwingung versetzten Luftmasse und von der *Entspannung* des Lungengewebes; je kleiner erstere und je geringer die letztere, um so höher ist der Schall.

Diese Art des tympanitischen Schalles ist stets pathologisch und wird über der Lunge bei verschiedenen Erkrankungen derselben beobachtet.

Zum Nachweise der Tympanie empfiehlt es sich, häufige, rasch aufeinander folgende, nicht zu starke Percussionsschläge anzuwenden.

Ausser dem tympanitischen Beiklange werden noch zwei andere beobachtet: Der *Metallklang* und das *Münzenklirren*.

Der Metallklang oder metallische Beiklang beruht darauf, dass in Folge einer ganz regelmässigen Reflexion der Schallwellen die entstehenden hohen Obertöne unter sich harmonisch sind, so dass der entstehende Schall fast vollständig den Charakter eines Tones trägt. Dabei ist die Reflexion mitunter eine so vollständige, dass er nicht nach aussen dringt; in solchen Fällen kann man ihn dadurch zu Gehör bringen, dass man über der betreffenden Stelle mit dem

Stethoskope auscultirt und zugleich mit dem Stiel des Percussions-hammers auf das daneben aufgelegte Plessimeter klopft (Heubner's Stäbchen-Plessimeter-Percussion).

Er kann in der Norm mitunter am Magen und Darm, über dem Thorax hingegen nur in pathologischen Fällen vorkommen.

Das Münzenklirren, Geräusch des gesprungenen Topfes (bruit du pôt fêlé) besteht in einem klirrenden, schepperndem Geräusch, das den Percussionsschall begleitet und dem Geräusche entspricht, das man erhält, wenn man beide Hände leicht zusammenlegt und da-mit auf das Knie schlägt. Es kommt dadurch zu Stande, dass die in der Lunge befindliche Luftsäule plötzlich durch den Druck des — kräf-tigen — Percussionsschlages comprimirt wird und durch eine enge Oeffnung entweicht. Diese enge Oeffnung bildet in einer Anzahl der Fälle, wo bruit du pôt fêlé beobachtet wird, die Stimmritze, in andern enge Bronchien oder Perforationsöffnungen der Pleura. Schliesslich wird mitunter das Geräusch gehört, falls der Untersucher das Plessi-meter nicht genau der Brustwand adaptirt.

C. Höhe des Percussionsschalles.

Dieselbe verhält sich etwas verschieden, je nachdem der Schall tympanitisch oder Lungenschall ist.

Die Höhe des nicht tympanitischen Schalles ist gewöhnlich nicht sehr deutlich ausgeprägt. Sie hängt ab:

a) von der Masse der percutirten Luft; je geringer das Volumen der in Schwingungen versetzten Luft ist, um so höher ist der Per-cussionsschall. In Folge dessen ist der Percussionsschall schon phy-siologisch über den Lungenspitzen etwas, wenn auch nicht stets sehr deutlich, höher als unterhalb der Clavicula. Ferner geht in krank-haften Zuständen Dämpfung des Lungenschalles meistentheils mit Höherwerden desselben Hand in Hand.

b) von der Spannung der Thoraxwand und des Lungen-gewebes; je mehr dieselbe zunimmt, um so höher ist der Schall.

Es zeigt die Lunge deshalb in solchen Fällen, wo die Spannung abgenommen hat — über pleuritischen Exsudaten, in den gesunden Theilen bei Pneumonia fibrinosa — mitunter einen sehr tiefen und dabei lauten Schall; in anderen Fällen ist der Schall dann vorzugsweise tympanitisch (s. B c). Ferner beeinflusst die Respiration die Höhe deshalb schon in normalen Zuständen, noch mehr beim Vorhanden-sein von tympanitischem Schall, indem verschiedene Stellen, beson-ders deutlich die Spitzen béi der tiefsten Inspiration eine wenn auch geringe Zunahme der Höhe erkennen lassen (Friedreich's respiratorischer Schallwechsel).

Die Höhe des nicht tympanitischen Percussionsschalles prüft man stets durch leises häufiges und rasch auf einander folgendes Percutiren.

Ueber das Verhalten der Höhe des tympanitischen Schalles ist sub B. schon gesprochen.

Ausser der constanten Höhe beobachtet man nun beim tympanitischen Schall unter besonderen Verhältnissen auch ein Wechseln der Höhe während der Percussion analog dem eben erwähnten Wechsel bei der Respiration. Man bezeichnet dieses Phänomen als *Schallwechsel* und unterscheidet je nach den den Wechsel hervorrufenden Momenten folgende Arten desselben:

a) Einen Schallwechsel, der durch Oeffnen und Schliessen des Mundes entsteht. Der Schall klingt hierbei tympanitisch, dabei oft mehr oder weniger gedämpft und wird beim Oeffnen des Mundes plötzlich höher, lauter und deutlicher tympanitisch. Dieses Höherwerden kommt dadurch zu Stande, dass die Mundhöhle als Resonator dient und den Schall beeinflusst.

Die frühere Erklärung durch das Princip der offenen und geschlossenen Pfeife hat man als nicht begründet fallen gelassen.

Dieser Schallwechsel findet sich normaliter über Mundhöhle, Kehlkopf und Trachea.

Ueber den Lungen hingegen ist er pathologisch. Man beobachtet ihn dort:

1. vorzugsweise bei Cavernen, die mit einem Bronchialaste frei communiciren, selten ferner bei einigen anderen Lungenaffectionen; er wird als einfacher Wintrich'scher Schallwechsel bezeichnet und tritt am deutlichsten bei leiser Percussion auf.

2. bei Affectionen des Oberlappens, wenn das Gewebe vollkommen luftleer, der oberflächlich liegende Hauptbronchus hingegen frei ist. Er tritt nur bei starker Percussion auf und wird als Williams' Trachealton bezeichnet.

b) Einen Schallwechsel, der von der Stellung des Kranken abhängig ist.

Er kommt vor einmal derart, dass sich beim Aufrichten des Kranken der tympanitische Schall ändert, und zwar meist höher, seltener tiefer wird als beim Liegen, und zweitens in Verbindung mit dem vorigen in der Weise, dass in der einen Körperlage der Wintrich'sche Schallwechsel deutlich ist, in der anderen hingegen fehlt.

Die erste Erscheinung wird als GERHARDT'scher Schallwechsel bezeichnet, findet sich nur über Cavernen und beruht einmal auf durch den Lagewechsel hervorgerufenen Aenderungen der Spannung der Cavernenwand und des Thorax, andererseits auf Aenderungen der Durchmesserverhältnisse, falls die — ovale — Caverne theilweise mit Secret gefüllt ist.

Die zweite bezeichnet man als unterbrochenen WINTRICH'schen Schallwechsel; er beruht darauf, dass der in die Caverne einmündende Bronchus einmal offen, in anderer Lage durch das Secret verschlossen ist.

Schliesslich kann auch bei Metallklang Schallwechsel beim Aufsetzen beobachtet werden, indem dabei der Schall meist höher wird; dies Phänomen findet sich bei Pyopneumothorax und wird als BIERMER'scher Schallwechsel bezeichnet.

c) Einen Schallwechsel, der von der Respiration abhängig ist (FRIEDREICH'scher oder respiratorischer Schallwechsel, s. a. oben). Er besteht darin, dass bei der Inspiration der Schall höher, leiser und weniger deutlich tympanitisch wird. Dieser Wechsel wird durch die Zunahme der Spannung bedingt; er ist am meisten über den Spitzen ausgeprägt und kommt dort nicht allein vor, wenn Cavernen vorhanden sind, sondern kann auch bei Pneumothorax, ferner bei allen mit Retraction des Lungengewebes einhergehenden Affectionen beobachtet werden.

Die palpatorische Percussion ist S. 38 und 39 erwähnt.

Drittes Kapitel.
Sonstige Methoden.

Man hat ferner die Percussion mit der Auscultation combinirt und dies Verfahren als *Percussions-Auscultation* bezeichnet. Es besteht darin, dass der Untersucher mittelst des Stethoskopes an einer Stelle auscultirt, während an einer anderen, benachbarten oder entfernten der Untersucher oder ein anderer Hammerplessimeterpercussion ausübt. Im Allgemeinen hat diese Methode, da sie keine Vortheile gewährt, wenig Anklang gefunden; nur zur Ermittlung des metallischen Beiklanges wird sie regelmässig angewandt (*Stäbchen-Plessimeterpercussion* s. o.).

Eine besondere Abart derselben ist von SEHRWALD als Ersatzmittel der Auscultation der Stimme über der Lunge angegeben worden; sie besteht darin, dass über dem Kehlkopf (resp. der Trachea)

Hammer-Plessimeter-Percussion ausgeübt wird, und die durch Trachea, Bronchien und Lunge bis zur Brustwand sich fortpflanzenden Schwingungen dort auscultirt werden, und wird von dem Erfinder als *Plegaphonie* bezeichnet. Sie ergiebt sehr prägnante Resultate, doch kommt man wohl für die Mehrzahl der Fälle mit der palpatorischen und einfachen auscultatorischen Prüfung der Phonation aus; kommt es jedoch gelegentlich auf genaue Prüfung des Fremitus an, so kann die Methode mit Vortheil verwerthet werden.

Von BAAS wurde ferner eine Modification der Percussion angegeben und als *Phonometrie* bezeichnet. Sie besteht darin, dass eine angeschlagene und tönende Stimmgabel mittelbar — auf den Finger oder ein Plessimeter — auf die Körperoberfläche aufgesetzt wird. Sind die unterliegenden Theile luftleer, so zeigt der Ton fast gar keine, sind sie hingegen lufthaltig, so zeigt er deutliche Resonanz. Letztere ist wieder verschieden je nach dem Luftgehalte, der Spannung etc. der lufthaltigen Organe. Die stärkste Resonanz entsteht über Theilen, die tympanitischen Schall, mittlere über solchen, die Lungenschall, geringe über solchen, die gedämpften Schall geben. Auch diese Methode hat sich, da die Erscheinungen, die sie zeigt, keinen diagnostischen Aufschluss geben, den man nicht schon mittelst der einfachen Percussion erhalten könnte, nicht einbürgern können.

Vierte Abtheilung.

Untersuchung mittelst des Geruchssinnes.

Die diagnostische Verwerthung dieses Sinnes ist viel seltener als die drei bisherigen. Bekanntlich können nur diejenigen festen oder flüssigen Körper riechen, von denen Theilchen bei normaler Temperatur in Dampfform übergehen.

Solche sind beim Menschen einmal in den Se- und Excreten und finden wir deshalb auch bei diesen, wie Schweiss, Nasenschleim, Urin, Faeces u. s. w. öfter einen Geruch, der für die Diagnose mitunter wichtige Fingerzeige darbietet.

Auch die rein gasförmigen Producte des Körpers können einen Geruch besitzen. Die normale Ausathmungsluft ist zwar in der Regel geruchlos, erlangt einen Geruch jedoch mitunter durch Beimischung riechender Stoffe von Seiten des Sputums, des Nasen- und Mundhöhlenschleims und -Beleges oder von Mageninhalt, ferner dadurch, dass Stoffwechselproducte des Körpers oder Arzeneimittel von den Lungen ausgeschieden werden.

Die Ructus sind ebenfalls gewöhnlich geruchlos, nur falls Mageninhalt mitgerissen wurde, zeigen sie einen bestimmten Geruch. Derselbe kommt wohl allein dem Kranken zur Perception, und wird der Arzt sich deshalb mit den Angaben des letzteren begnügen müssen.

Sehr häufig zeigen ferner einen Geruch die Flatus; diagnostischen Werth hat derselbe jedoch nicht.

Fünfte Abtheilung.

Untersuchung mittelst des Geschmackssinnes.

Sie wird vom Arzte selbst heutzutage gar nicht mehr geübt; er verlässt sich in dieser Hinsicht auf die Mittheilungen der Kranken, die ja manche ihrer Krankheitsproducte, z. B. Sputum, Erbrochenes schmecken müssen.

Sechste Abtheilung.

Aufnahme der Anamnese.

Wie oben erwähnt, erstreckt sich die objective Untersuchung eines Kranken auf die Feststellung seines Zustandes in dem Momente, wo der Arzt sich bei ihm befindet; man bezeichnet sie deshalb auch als Aufnahme des Status praesens. Ihr gegenüber steht nun die Ermittelung des bisherigen Verlaufes der Krankheit durch Erzählung von Seiten des Kranken oder seiner Angehörigen — die *Anamnese.*

Eine einfache Ueberlegung zeigt schon, dass der letzteren für die Diagnose kein so grosser Werth zukommen kann wie der objectiven Untersuchung. Einmal kann die Anamnese nur über dem

Kranken oder seiner Umgebung augenfällige Erscheinungen, nicht hingegen über semiotische Vorgänge berichten; und ferner sind selbst diese je nach dem Charakter, der Krankheit u. dgl. des Patienten, fast stets stark subjectiv gefärbt.

Andererseits würde es aber durchaus falsch sein, den Werth der Anamnese zu sehr zu unterschätzen; es ist ja wahr, dass man zur Diagnostik vieler Krankheiten sie entbehren kann. Dem gegenüber giebt es jedoch Affectionen, wo die Aufnahme der Anamnese für die Diagnose von hohem Werthe ist; schliesslich ist ihre Bedeutung für die Prognose allgemein anerkannt. Es kommt also auch hier darauf an, die goldene Mittelstrasse zu halten.

Vor Allem ist es erforderlich, die Anamnese mit einer gewissen Kritik aufzunehmen. Diese muss man sich selbst gegenüber üben, indem man ohne vorgefasste Meinung und ohne auf den Kranken durch Suggestion einzuwirken, ihn examinirt und ferner seinen Angaben gegenüber nicht zu vertrauensselig ist. Denn die Angaben des Patienten können zwar ohne seinen Willen von der Wahrheit abweichen; aber es kommt auch vor, dass Kranke mit Bewusstsein und Willen unrichtige Mittheilungen machen, indem sie entweder etwas verschweigen oder umgekehrt Zustände gänzlich simuliren oder wenigstens stark übertreiben. Besonders wenn man weiss, dass von dem Krankheitszustande des Patienten pecuniäre Vortheile abhängen, wird man dieser Seite der Anamnese häufig begegnen.

Wie man die Anamnese aufnimmt, ist weniger von Wichtigkeit. Man kann sie entweder vor der Untersuchung im Ganzen ermitteln; dieser Gang ist der beste und sicherste, da man noch nicht durch den objectiven Befund beeinflusst ist, aber auch der zeitraubendste. Selten verwendet ist die Methode, nach Schluss der Untersuchung die Anamnese sich erzählen zu lassen. Schliesslich kann man auch die Aufnahme der Anamnese theilen, indem man vor der Untersuchung die allgemeine Anamnese ermittelt und dann während der Visitation bei oder vor jeder Systemuntersuchung nach dem Vorhandensein der betreffenden Symptome fragt.

Der praktische Arzt, dessen Zeit öfters gemessen ist, wird hierbei ferner mit einer gewissen Auswahl verfahren müssen. Nimmt man die Anamnese vor der Untersuchung auf und soll sie eine ausführliche sein, so beginnt man, nachdem man Namen, Stand, Alter und eventuell Wohnung des Patienten erfahren hat, mit der allgemeinen, und schliesst daran die specielle Anamnese, indem man sich nach den einzelnen Symptomen, die den Erkrankungen der einzelnen Systeme entsprechen, erkundigt. Vielfach wird ein geübter Untersucher hierauf sich schon ein mehr oder weniger klares Bild der

Erkrankung und des Wesens derselben haben bilden können und auf diejenigen Organe, die vorzugsweise zu untersuchen sind, hingewiesen worden sein.

Nimmt man die Anamnese während oder nach der Untersuchung auf, so erkundigt man sich zunächst nach dem Sitze des Leidens. „Was fehlt Ihnen?" „Worüber klagen Sie?" ist in solchen Fällen ja die stereotype Frage des Arztes an den Kranken. Allzu lange lässt man sie aber ihr Leid nicht klagen; denn gewöhnlich werden die Patienten, wenn sie ihre Leiden schildern und man ihnen den Faden des Gesprächs überlässt, sehr redselig und erzählen allerlei unwichtige Dinge. Es ist deshalb stets besser, wenn der Arzt, nachdem er den Patienten einige Zeit hat sprechen lassen, selbst die Unterhaltung aufnimmt, indem er durch bestimmte Fragestellung das Wichtigste herausholt, das Unwichtige übergeht. Hat man sich so über den allgemeinen Verlauf der jetzigen Erkrankung und die wichtigsten Symptome orientirt, so wird man die Untersuchung der in Betracht kommenden Organe vornehmen und dazwischen die Anamnese in verschiedener Hinsicht vervollständigen, einmal, indem man bei der Untersuchung eines Systems sich nach den demselben zukommenden Erscheinungen genauer erkundigt, andererseits, indem man während oder nach der Untersuchung nach den wichtigsten Daten der allgemeinen Anamnese fragt.

Wie erwähnt, zerfällt die Anamnese in eine *allgemeine* und eine *specielle*. Die erstere erstreckt sich auf die Vergangenheit des Kranken, die letztere auf die gegenwärtig vorliegende Krankheit.

Die **allgemeine Anamnese** hat sich zu erstrecken:

a) Auf den Gesundheitszustand der **Familie** des Patienten in aufsteigender und absteigender Linie, resp. wenn Mitglieder gestorben sind, auf die Ursache ihres Todes.

Dies hat zu geschehen wegen des Einflusses der *Heredität*. Einerseits können nämlich gewisse Krankheiten erblich übertragen werden. Dies gilt besonders von der *Syphilis*, ferner kommen *Haemophilie*, *Fettsucht*, gewisse *Missbildungen* in manchen Familien erblich vor. Andererseits wird häufig die Disposition zu gewissen Krankheiten vererbt; dies kommt vor bei *Tuberculose*, *Geisteskrankheiten* und gewissen *Neurosen*, sowie bei *Carcinom*.

b) Nach früher überstandenen Krankheiten, überhaupt nach dem **bisherigen Gesundheitszustande** bis zum Beginne der vorliegenden Affection.

Die Constatirung derselben ist von Werth, weil einmal gewisse Krankheiten den Menschen nur einmal zu befallen pflegen; hierher gehört die Mehrzahl der acuten Infectionskrankheiten, bei denen ein zweimaliges Ueberstehen zu den Seltenheiten gehört. Ausnahme davon sind fibrinöse Pneumonie, Erysipel, Diphtherie u. A., deren Ueberstehen sogar oft eine Disposition zu abermaliger Erkrankung hinterlässt. Andere Erkrankungen, z. B. Cholera, verleihen wieder nur für gewisse Zeit Immunität gegen ein nochmaliges Befallenwerden.

Ferner giebt es Erkrankungen, die oft ihren Ausgang unmittelbar oder erst nach längerer Zeit von einer früheren Krankheit nehmen können, z. B. Nephritis von Scarlatina, Tuberculose von Scrofulose, Pertussis oder Morbillen, Herzfehler von acutem Gelenkrheumatismus, Lähmungen nach Diphtheritis, Nervenaffectionen, besonders Tabes von früherer Syphilis u. v. a.

c) Nach den äusseren Lebensverhältnissen des Kranken, seiner Lebensweise, Beruf, Aufenthalt etc.

1. Wohnung. Einmal ist der Aufenthalt von Wichtigkeit insofern, als den verschiedenen Ländern und Klimaten gewisse Krankheiten eigen sind. Ferner das Verhalten der Wohnung selbst, Lage, Beschaffenheit, Feuchtigkeit etc. derselben.

2. Nahrung. Ob gut und reichlich, ob ärmlich. Man fragt ferner auch nach der Anwendung von Genussmitteln (Alkohol, Tabak etc.).

3. Kleidung. Obwohl der Einfluss der „Erkältung" von Laien, aber auch von Aerzten vielfach überschätzt wird, giebt es doch Erkrankungen, die erfahrungsgemäss ihren Anfang öfter von einer Durchkältung oder Durchnässung des Körpers hernehmen können.

4. Beschäftigung. Von Wichtigkeit ist einmal der Beruf des Patienten. Sowohl zeigen verschiedene Berufsarten Prädisposition zu gewissen Erkrankungen, z. B. Arbeiter, die Stein- oder Metallstaub einzuathmen haben, zu Lungenkrankheiten, Gewerbe, die mit giftigen Metallen arbeiten, zu den betreffenden Intoxicationen (Blei, Quecksilber, Phosphor), als auch sind solche Gewerbe mehr als besser situirte gewissen Schädlichkeiten ausgesetzt, und zwar besonders der Einwirkung von Traumen (Fall, Sturz, Verletzung etc.).

5. Sonstige Lebensverhältnisse der Kranken: Familienverhältnisse (ob verheirathet, ledig, Zahl der Kinder), Lebenswandel (speciell in sexueller Beziehung) psychische Verhältnisse (Kummer, Sorge etc.) u. s. w.

Die Aufnahme der speciellen Anamnese wird im folgenden Theile besprochen werden.

Zweiter Abschnitt.
Specielle Diagnostik.

Um zu einer richtigen Krankheitsdiagnose zu gelangen, ist vor Allem eine genaue und sorgfältige Untersuchung des menschlichen Körpers nothwendig. Wie man diese vornimmt, ist jedoch einigermassen verschieden. Im Allgemeinen ist es üblich, hierbei so vorzugehen, dass man die einzelnen Systeme der Reihe nach einer genauen objectiven Untersuchung, nachdem man eine Allgemeinbesichtigung der Constitution des Kranken, sowie der Beschaffenheit der äusseren Decke (Haut und Unterhautzellgewebe) vorausgeschickt hat, unterwirft. Gewöhnlich prüft man zuerst das Respirationssystem, hierauf das Circulationssystem, dann den Digestionsapparat, schliesslich das uropoëtische System. Falls die anamnestischen Angaben darauf hinweisen, sind auch der Sexualapparat und das Nervensystem zu untersuchen. Doch kann man selbstverständlich auch eine andere Reihenfolge einschlagen, die Untersuchung mit dem Systeme eröffnen, auf dessen Erkrankung die Anamnese hinzudeuten scheint, und dann die anderen folgen lassen. In solchen Fällen, wo der Sitz der Erkrankung ausschliesslich in einem Organe sich befindet, wird man auch eventuell dies betreffende System allein genau untersuchen und sich damit begnügen, die Untersuchung der anderen Systeme nur ganz kurz vorzunehmen; ganz sie zu unterlassen dagegen empfiehlt sich nicht, sondern würde in vielen Fällen ein Fehler sein, der sich häufig durch diagnostische Irrthümer schwer rächt.

Bei der Untersuchung der einzelnen Organe geht man nach den im ersten Abschnitte geschilderten Untersuchungsmethoden vor.

In zweiter Reihe dient dann zur Ermittelung der Krankheitsdiagnose die Kenntniss des bisherigen Verlaufes der Krankheit, die specielle Anamnese; über die Art der Aufnahme der allgemeinen ist im ersten Abschnitte das Wichtigste gesagt worden.

Erste Abtheilung.

Untersuchung des Allgemeinzustandes, der Haut und des Unterhautzellgewebes.

Erstes Kapitel.

Anamnese.

Man erkundigt sich, ob während der vorliegenden Krankheit vorhanden gewesen sind:

1. **Störungen des Ernährungszustandes**, und zwar vor allem Abmagerung mit mehr oder weniger deutlichem Verlust der Körperkräfte. Es giebt Krankheiten, die stets mit einer solchen Abmagerung verbunden sind, z. B. die sogenannten *Consumptionskrankheiten*, und solche, bei denen sie fast regelmässig fehlt.

2. **Störungen des Allgemeingefühles**, Mattigkeit, Müdigkeit, die schliesslich den Kranken eventuell nöthigte, das Bett zu hüten. Man ermittelt auch die Dauer der Bettlägerigkeit. *Fieberhafte acute Krankheiten* zwingen den Kranken gewöhnlich sehr bald das Bett aufzusuchen.

3. Die später zu erwähnenden **Veränderungen der Haut**, die bei der Inspection sich manifestiren, speciell das Vorhandensein von Ausschlägen, abnormen Färbungen, Abschuppungen, sowie Anschwellungen (Oedem, s. sp.) der Beine, des Gesichts etc.

4. **Subjective Fiebererscheinungen.** Dieselben manifestiren sich dem Patienten durch

a) **Frost.** Derselbe besteht entweder in einem mehr oder weniger starken und deutlichen Frösteln, das meist, wenn auch mit Unterbrechungen, Stunden bis Tage lang andauert, oder in einem mehr oder weniger heftigem Schüttelfrost mit klonischen Zuckungen der Muskeln, Zähneklappern, kühler blasser Haut, subjectivem lästigen Kältegefühl etc. Der Frost kommt, abgesehen von der durch kühle Aussentemperatur hervorgerufenen nicht pathologischen Frostempfindung, besonders als *Initialsymptom* des *Fiebers* vor. Und zwar äussert sich rasches Ansteigen der Temperatur meist durch heftigen Schüttelfrost (*Pneumonie*, *Erysipel*, *Pyämie* etc.), langsameres entweder gar nicht oder durch Frösteln (*Abdominaltyphus* u. a.).

b) **Hitze.** Dieses subjective Zeichen ist viel weniger sicher als der Frost, da abgesehen davon, dass es ebenfalls durch die Aussentemperatur hervorgerufen werden kann, nicht nur beim Fieber, sondern in den mannigfachsten Affectionen, ja oft bei Gesunden, das Gefühl von vorübergehender Hitze allgemein oder local beobachtet wird. Nur dauerndes allgemeines Hitzegefühl spricht deshalb für das Vorhandensein von erhöhter Körpertemperatur.

c) Schweiss. Falls Fieber bestand, ist derselbe oft ein Zeichen eines plötzlichen *Abfalles, (Krise, nächtliche Schweisse der Phthisiker* etc.), andererseits kommt er aber auch bei *bestehenden Fiebern* z. B. bei *acutem Gelenkrheumatismus* vor.

d) Durst. Er fehlt bei fieberhaften Zuständen nur selten, wird freilich aber auch bei vielen anderen Affectionen angetroffen.

Zweites Kapitel.

Untersuchung des Allgemeinzustandes.

Dieselbe (Inspection und Palpation) erstreckt sich auf die *Constitution* des Kranken (s. S. 5), ferner auf seine *Lage* und *Haltung* (s. S. 8).

A. Constitution des Kranken.

1. Die Grösse des Kranken ist von nur geringem Werthe für die Diagnose; z. B. bleiben Individuen, die in ihren ersten Jahren lange an *Rhachitis* gelitten haben, oft abnorm klein.

2. Das Alter der Patienten ist insofern von Werth, als es Krankheiten giebt, die nur oder wenigstens fast nur bestimmten Altersklassen zukommen.

So erkranken Kinder in den ersten Lebensjahren ausser an lobärer oft an *lobulärer katarrhalischer Pneumonie*, ebenso alte Leute, während bei älteren Kindern und erwachsenen Menschen letztere Affection recht selten ist. Kinder zeigen ferner eine grössere Neigung zur Erkrankung an gewissen acuten Exanthemen (*Varicellae, Morbilli, Scarlatina* etc.) als Erwachsene; bei der *Diphtherie* erfolgt bei ihnen leichter Stenosirung des Larynx durch Croup als bei Erwachsenen etc.

Während der Pubertätszeit entwickelt sich *Phthise* häufiger als zu anderen Zeiten, entsteht die *Chlorose* etc.

Andere Krankheiten hingegen kommen ausschliesslich oder vorzugsweise im höheren Alter vor; ein Beispiel hiervon ist das *Carcinom*.

3. Das Geschlecht ist ebenfalls von gewisser Wichtigkeit für die Diagnose, als es einmal Erkrankungen giebt, die ein Geschlecht

ganz ausschliesslich, andererseits solche, die ein Geschlecht viel häufiger wie das andere befallen.

Zu den ersteren Affectionen gehören die speciellen Krankheiten der betreffenden Geschlechtsorgane sowie die von den Functionen derselben abhängigen Leiden; Beispiele der letzteren sind *Tabes dorsalis, Diabetes, Lebercirrhose* etc. beim männlichen, *Cholelithiasis, Struma* u. a. beim weiblichen Geschlechte.

4. Die Körperentwicklung ist vorwiegend von prognostischem Interesse.

5. Der Ernährungszustand dagegen besitzt diagnostischen Werth. Man prüft ihn durch Inspection und Palpation, sowie ferner durch Wägung. Die letztere ist ein ausgezeichnetes diagnostisches Hülfsmittel und verdient viel mehr Anwendung, als ihr bis jetzt zu Theil wird. Normaler Ernährungszustand wird erkannt an dem Vorhandensein eines den Jahren entsprechend entwickelten Fettpolsters; zugleich ist die Musculatur meist straff. Die Wägung ergiebt bei Erwachsenen im wesentlichen Gleichbleiben des Gewichtes mit mässigen Schwankungen. Bei Kindern dagegen muss das Gewicht stetig zunehmen (cf. S. 43).

Abnorm starkes Fettpolster findet sich bei *Lipomatosis universalis*, wie sie bei Leuten, die sich wenig Bewegung machen und dabei gut leben, ferner bei dem Alkoholgenuss ergebenen Individuen, bei Arthritikern, schliesslich erblich beobachtet wird. Solche Leute erreichen auch ein abnorm hohes Körpergewicht. Ein geringer Ernährungszustand ist nicht immer als pathologisch zu betrachten. Es giebt Individuen, die ganz gesund sind und trotz ausreichender Ernährung doch mager bleiben. Pathologisch ist er nur dann, wenn ausser der geringen Entwicklung der Musculatur und des Fettgewebes entweder die Anamnese oder besser und sicherer die Wägung ein stetes, wenn auch oft nur langsames und geringes Abnehmen des Körpergewichts, eine fortschreitende Abmagerung (*Macies*) ergiebt.

Letztere kommt vor

1. wenn dem Körper nicht genügend Nahrung zugeführt wird (*Inanition, Stenose des Oesophagus*);

2. wenn die genügend zugeführte Nahrung nicht verarbeitet und assimilirt werden kann (*chronische Affectionen des Digestionssystems, speciell des Magens, Darms, der Leber*);

3. wenn in Folge von Zerfall des Körpereiweisses die Ausgaben des Organismus vermehrt sind (*Carcinomerkrankungen, Diabetes mellitus* etc.). Bei *fieberhaften Erkrankungen* wirken das zweite und dritte Moment gleichzeitig consumirend.

B. Lage und Haltung des Kranken.

Die active Rückenlage wird bei der Mehrzahl der Krankheiten, die keine grosse Erschöpfung und keine Störung des Bewusstseins erzeugen sowie ohne besondere Schmerzen verlaufen, beobachtet.

Die passive Rückenlage findet man bei Krankheiten, die mit Kraftlosigkeit und Benommenheit des Sensoriums einhergehen, speciell bei schweren *Typhen*, in den letzten Stadien der *Phthisis*, öfter bei *Meningitis*, bei *Apoplexien* etc.

Die Seitenlage wird bei *Pneumonie*, bei *Pleuritis* und *Pneumothorax* angetroffen.

Bei der croupösen lobären Pneumonie liegt der Kranke fast stets auf der afficirten Seite, da er dann besser mit der gesunden Lunge athmen kann.

Im Beginn der Pleuritis liegen die Patienten auf der gesunden Seite, da dabei die Schmerzen geringer sind. Im Stadium der Exsudation hingegen suchen sie die umgekehrte Lage, da dadurch das Exsudat den geringsten Druck ausübt und die gesunde Lunge nicht am Athmen hindert. Im Stadium der Resorption schliesslich nehmen sie wieder die erste Lage ein.

Bei Pneumothorax liegt der Patient meist auf der gesunden Seite.

Eine sitzende Stellung suchen die Patienten auf einmal bei Affectionen, bei denen entweder ein Theil der respirirenden Lungenoberfläche, sei es durch Infiltration oder Compression ziemlich rasch weggefallen ist (ausgedehnte *Pneumonie* oder *Pleuritis* mit starkem und rasch entstandenem Exsudat) oder bei denen der Luftzutritt zur Lunge in Folge von *Stenose* der zuführenden Wege (Kehlkopf und Trachea) beschränkt ist. Die Kranken thun dies aus dem Grunde, weil sie bei dieser Stellung besser alle Auxiliarmuskeln zum Athmen verwenden können. Zweitens nehmen die Kranken diese Lage ein, falls *Hohlräume* in der Lunge oder *pleuritische Exsudate* mit den Bronchien derart communiciren, dass bei liegender Stellung die Flüssigkeit fortwährend in die Bronchien laufen und Hustenreiz hervorrufen würde.

Die Bauchlage ist nicht von diagnostischer Bedeutung. Unruhige Rückenlage wird beobachtet bei verschiedenen Hirnkrankheiten, sowie bei fieberhaften Infectionskrankheiten. Potatoren zeigen dieselbe häufiger als andere Kranke.

Unruhe in sitzender Stellung kommt vorzugsweise bei *Pericarditis, Endocarditis* und Insufficienz des Herzens in Folge von *Klappenfehlern* vor.

Von den Abarten des Ganges werden beobachtet:

der taumelnde Gang bei verschiedenen *Hirnaffectionen*, besonders solchen, die einen Druck auf das Cerebellum bewirken;

der paralytische, einseitige Gang bei *Hemiplegien;*

der spastische Gang kommt zur Beobachtung bei verschiedenen Spinalaffectionen, (*Myelitis chronica, spastische Spinalparalyse* etc.);

der ataktische Gang vorzugsweise bei *Tabes dorsalis;*

ein stelzenähnlicher Gang wird bei manchen Formen von *Poliomyelitis anterior* beobachtet;

watschelnder oder hinkender Gang findet sich bei *Deformitäten* des *Beckens,* der *Oberschenkel* etc.

Drittes Kapitel.

Untersuchung der Haut.

Hierzu werden vorzugsweise die Inspection und Palpation herbeigezogen. Die Untersuchung mittelst des Gehörs kommt hingegen kaum zur Anwendung.

Die Untersuchung erstreckt sich auf *Farbe, Aussehen, Elasticität, Feuchtigkeit, Temperatur* der Haut, sowie Untersuchung des *Hautsecretes.*

A. Hautfarbe.

Physiologisches Verhalten. Die normale Haut ist von weisser Farbe mit einem Stich ins Röthliche, welche Farbennuance man bekanntlich als fleischfarben bezeichnet. Einzelne Stellen sind jedoch stärker geröthet; dies ist der Fall bei den Wangen und den sichtbaren Schleimhäuten (Lippen und Conjunctiva), die schon in der Norm eine stärkere Röthung von freilich individuell sehr wechselnder Intensität zeigen. Andererseits sind eine Anzahl Hautstellen in Folge stärkerer Anhäufung von Pigment oft von mehr bräunlicher Färbung; und zwar sind dies die Brustwarzen und der sie umgebende Hof, die äusseren Genitalien (Vulva, Scrotum), der Anus, wie überhaupt Stellen, die einer stärkeren Schweisssecretion unterliegen (Axilla, Perineum). Bemerkt sei noch, dass die Hautfärbung und Pigmentirung auch von der Haarfarbe bedingt wird; Brünette sind im Allgemeinen stärker pigmentirt als Blonde, während letztere dafür häufiger stärkere Röthung der Wangen zeigen.

In pathologischen Zuständen kann die Hautfarbe die mannigfachsten Aenderungen zeigen.

a) **Abnorme Blässe.** Die Haut ist dabei mehr oder weniger rein weiss gefärbt, wachsartig, öfter in hochgradigen Fällen mit einem Stich ins Grünliche. Die Röthe der Wangen fehlt gewöhnlich, die Schleimhäute (Lippen, Zahnfleisch, ferner auch Zunge, Gaumen, Larynx) sind abnorm blass, in extremen Fällen fast rein weiss oder grünlichweiss. Die pigmentführenden Stellen sind ebenfalls sehr blass, bräunlich oder gelblich. Mitunter zeigt die Blässe einen charakteristischen erdfahlen oder graugelblichen Schimmer; man bezeichnet sie dann als *kachektische* Blässe und wird letztere bei *Carcinom* der verschiedenen Organe besonders beobachtet.

Die abnorme Blässe beruht stets darauf, dass die Hautgefässe weniger Blutfarbstoff als in der Norm enthalten. Dies kommt entweder dadurch zu Stande, dass das Blut bloss von den Hautgefässen verdrängt wird und sich dafür in anderen Gefässbezirken ansammelt, oder dass die Blutmenge oder schliesslich bloss der Gehalt derselben an Blutfarbstoff vermindert ist.

1. Blässe, bedingt durch **Blutmangel der Hautgefässe**, bei sonstiger normaler Blutbeschaffenheit wird gefunden bei Contraction der Hautgefässe in Folge von Reizung des vasomotorischen Centrums (*Schreck*, *Furcht*, im *Fieberfrost*), stets vorübergehend; bei Herzschwäche, und zwar auch vorübergehend bei plötzlich eintretender (*Ohnmacht*, *Synkope*, *Collapszustände*), chronisch bei dauernder (*Herzaffectionen*, spec. *Fettherz*).

2. Blässe findet sich ferner bei solchen Erkrankungen, die mit einer **Abnahme der Blutmenge** (*Anämie*, besser *Oligämie*) verbunden sind. Hierher gehören erstens Blutverluste, seien sie acut (*Blutungen* nach äusseren oder inneren *Traumen*, *Magen*- und *Darmblutungen*, *Bersten* von *Aneurysmen* etc.) oder sich öfter wiederholend und chronisch (*Anchylostomiasis*, *Blutungen der weiblichen Genitalien* etc.)

Ferner kann sie vorkommen bei vielen chronischen Erkrankungen, bei denen ein gesteigerter Zerfall von Körpersubstanz überhaupt, resp. eine ungenügende Zufuhr von Nährmaterial vorliegt; solche sind: *chronische Eiterungen*, *Tuberculose*, *Krankheiten des Verdauungsapparates*, *Nephritis chronica*, *Carcinomkrankheiten* etc. Mitunter ist damit auch eine Abnahme der rothen Blutkörperchen verbunden (s. 3.).

Von manchen (z. B. von Hösslin) wird das Vorkommen von Oligämie bei den meisten dieser Krankheiten jedoch für unwahrscheinlich und die abnorme Hautblässe als eine Anämie allein der äusseren Hautbedeckung, bedingt durch Absinken der Wärmebildung im Körper erklärt.

3. Blässe bei **Abnahme des Hämoglobins** findet sich entweder durch Abnahme der rothen Blutkörperchen bedingt oder durch Abnahme des Hämoglobins selbst. Erstere Erscheinung (*Oligocythämie*)

wird beobachtet bei *perniciöser Anämie,* bei *Leukämie* sowie oft als sogenannte *secundäre Anämie* bei den unter 2 erwähnten zur Oligämie
führenden chronischen Erkrankungen; speciell ist dies beim *Carcinom*
der Fall, während z. B. bei *Tuberculose* Oligocythämie oft fehlt.

Abnahme des Hämoglobins allein (*Oligochromämie*) ist ein fast
pathognomonisches Symptom der *Chlorose.*

Einen genauen Schluss über das Verhalten des Blutes bei der Hautblässe gewährt jedoch oft nur die Zählung der rothen Blutkörperchen
und Bestimmung des Hämoglobingehaltes des Blutes, die später beschrieben wird.

b) **Abnorme Röthe.** Die Haut ist hierbei mehr oder weniger
stark röthlich, blassroth bis scharlachroth und noch dunkler gefärbt.
Die Schleimhäute sind stark geröthet, die Wangen ebenfalls stark
roth gefärbt. Diese Rothfärbung verschwindet auf Fingerdruck. Die
abnorme Röthung beruht auf einer Hyperämie der Hautgefässe und
zwar entweder einer rein localen Blutüberfüllung der Haut oder in
Folge von allgemeiner Zunahme der Blutmenge, resp. des Blutfarbstoffes überhaupt.

1. Aus der ersten Ursache findet sich Rothfärbung durch eine
Erweiterung der Hautgefässe bedingt. Dieselbe ist allgemein (mitunter bei *starkem Fieber;* die durch Exantheme bedingte
Hautröthung gehört nicht hierher) oder local beschränkt. Und zwar
wird sie am Gesicht beobachtet in Folge von psychischen Ursachen
(speciell *Scham,* seltener *Zorn, Aufregung*), von erhitzenden Einflüssen
(*Ausgesetztsein* der *Sonne,* dem *Feuer*), beim Fieber (bei Tuberculose
öfter auf die Wangen beschränkt und als *hektische Röthe* bezeichnet),
halbseitig bei der paralytischen Form der *Hemicranie.* Ferner kann
sie sich an den verschiedenen Stellen zeigen bei localen Traumen
(*Contusionen, Erfrierungen* und *Verbrennungen*).

2) Der zweite Grund kann vorkommen bei sogenannten plethorischen Zuständen (*Plethora polycythämica,* plethorische Form der
Fettsucht).

c) **Blaufärbung der Haut, Cyanose.** Am ausgeprägtesten
und in leichten Fällen allein bemerkbar ist diese blaurothe Verfärbung bei Vorhandensein an den peripheren Theilen (Nasenspitze, Ohren,
Finger- und Zehenglieder, bei welch letzteren es bei längerer Dauer
des ursächlichen Leidens öfters zu kolbigem Anschwellen kommt)
und an den sichtbaren Schleimhäuten. In schweren Fällen ist die
Cyanose aber auch an den Wangen, im Gesichte, an den Extremitäten,
ja am Rumpfe sichtbar; solche sind meist Folgen von angeborenen
Herzfehlern und werden als *Blausucht* bezeichnet. Die cyanotische
Verfärbung weicht stets auf Fingerdruck. Sie ist eine Folge der

Ueberladung des Blutes in den Hautcapillaren mit Kohlensäure. Eine solche kommt zu Stande:

1. bei **verminderter Oxydation des Blutes in den Lungen.** Bekanntlich vermag die normale Lunge ein bestimmtes Quantum Blut innerhalb einer bestimmten Zeit zu decarbonisiren, falls ihr ein genügendes Quantum Luft zu Gebote steht; sind Anomalien eines dieser beiden Factoren vorhanden, so erfolgt diese Arbeit nicht, und ein Theil des Blutes bleibt mit Kohlensäure gesättigt. Man findet also Cyanose:

I. bei Verminderung der respiratorischen Oberfläche der Lunge durch Infiltration (*Pneumonie, Phthise*) oder Compression (*Pleuritis, Pneumothorax, Tumoren im Thoraxraum, Hochstand des Zwerchfells bei Abdominalkrankheiten*) oder Elasticitätsverlust (*Emphysem*). Dabei ist zu bemerken, dass je langsamer sich die Verminderung ausbildet und je geringer die Blutmenge des Individuums an sich ist, auch die Cyanose um so geringer ausfällt; sie ist deshalb stärker bei Pneumonie und Emphysem als bei Phthisis.

II. Bei Verhinderung des Zutrittes genügender Luftmenge zu den Lungen: *Oedema* und *Spasmus glottidis, Croup, Tumoren, Narben* oder *Fremdkörper* in *Larynx* oder *Trachea, Pertussisanfälle;* ferner bei *Struma, Aneurysmen der Aorta, Tumoren des Mediastinum,* falls sie die Trachea comprimiren, *asthmatischen Anfällen, Lähmung* und *Krampf des Zwerchfells.*

2. Bei **vermehrter Desoxydation und Carbonisation in den Körpercapillaren.** Besteht eine Stauung im Kreislauf, so ist die Circulation in den Capillaren und kleinen Venen verlangsamt; es wird deshalb dort mehr Sauerstoff abgegeben und mehr Kohlensäure aufgenommen als in normalen Verhältnissen. Diese Cyanose findet sich mithin oft bei angeborenen und erworbenen *Herzklappenfehlern,* bei *Erkrankungen* des *Herzmuskels, Pericardialexsudaten* und *Tumoren* und ist in diesen Fällen eine allgemeine. Liegt jedoch das Hinderniss nur in einem bestimmten Gefässgebiet, z. B. bei *Thrombose* oder *Compression* einer Körpervene, so ist die Cyanose eine locale, auf das betreffende Glied beschränkte.

3. Falls sich **venöses Blut dem arteriellen beimischt.** Dies kommt vor bei angeborenen Anomalien des Herzens (*Offenbleiben des Foramen ovale, des Septum ventriculorum, des Ductus Botalli*).

4. Durch **Uebergehen des Hämoglobins in Methämoglobin und Freiwerden desselben aus den rothen Blutkörperchen:** bei verschiedenen Vergiftungen (*Anilin und Derivate desselben, chlorsaures Kalium, Arsenwasserstoffgas* u. a.).

Cyanose mit Blässe verbunden, wird als *Livor* oder livide Färbung bezeichnet. Sie findet sich, falls die eben erwähnten Affectionen bei Anämischen vorkommen.

d) **Gelbfärbung, Icterus.** Dabei sind die Haut und Schleimhäute mehr oder weniger intensiv gelb gefärbt. Die Färbung ist am stärksten, bei leichteren Fällen sogar allein an der Sclera ausgeprägt. Bei Gelbsucht mittleren Grades ist jedoch die ganze Haut so gefärbt, und in schweren Fällen ist die Färbung eine grünlichgelbe bis schwärzliche (*Melanicterus*). Falls die normale Rothfärbung der Schleimhäute, Wangen etc. die Gelbfärbung in leichteren Fällen verdeckt, so kann man sie sich durch Fingerdruck, wodurch die Rothfärbung, nicht jedoch die Gelbfärbung verschwindet, sichtbar machen. Bei künstlicher Beleuchtung ist die Gelbfärbung nicht zu erkennen.

Sie kommt vor:

1. Bei **Gelangen von Gallenfarbstoff in's Blut** (auch als *hepatogener* oder *Resorptions-, mechanischer Icterus* bezeichnet); Verschluss der Gallenwege durch *Duodenalkatarrh, Steine, comprimirende Tumoren* (speciell Krebs des Magens, Pankreas, Leber), *Erkrankungen der Leber*, (acute gelbe Leberatrophie, hypertrophische Cirrhose, Abscesse, Lebersyphilis, Echinococcus, Fettleber bei Phosphorvergiftung).

2. Bei **Zerfall von Blutfarbstoff** und **Verwandlung** desselben in der Blutbahn in **Bilirubin**: bei verschiedenen Vergiftungen (*Chloroform, Aether, Phenol*), bei einigen Infectionskrankheiten (*gelbes Fieber, Pyämie, biliöses Typhoid*); man bezeichnet diese Form als *hämatogenen Icterus*. Ferner **local** nach *Blutungen* in die Haut, wenn der ausgetretene Blutfarbstoff sich umbildet.

Bei Neugeborenen wird sehr häufig in den ersten Tagen Icterus (*I. neonatorum*) beobachtet, die Genese desselben ist noch strittig, indem die einen Autoren ihn als hepatogen, die anderen als hämatogen betrachten.

Gegen die Berechtigung des Bluticterus als ausschliesslich hämatogenen Ursprungs sind vielfache Zweifel, besonders in den letzten Jahren erhoben worden; vollständig widerlegt ist sie jedoch noch nicht.

Schliesslich wird selten Icterus beobachtet bei *Urobilinurie* (s. sp.).

Icterus kann mit Cyanose vergesellschaftet vorkommen, falls die Ursachen desselben bei Herzleidenden entstanden sind; die Gelbfärbung tritt bei Fingerdruck deutlich hervor.

e) **Broncefärbung.** Sie besteht in einer dunkelgelben bis dunkelbraunen Verfärbung der Haut, die besonders Anfangs stets fleckweise auftritt, meist an den unbedeckten Hautstellen, auch an der Rachenschleimhaut am ausgeprägtesten ist, und erst später confluirt. Die Conjunctiva bulbi und die Nägel bleiben stets frei. Sie verschwindet nicht auf Druck.

Sie kommt vor bei der als *Morbus Addisonii* bezeichneten Krankheit.

f) **Graufärbung.** Sie kommt zu Stande bei längerem Gebrauche metallischer Arzneimittel und Substanzen. Man unterscheidet eine solche nach a) Silbergebrauch (*Argyrosis* oder *Argyrie*), die nicht auf Druck verschwindet, an den unbedeckten Stellen und am Rachen am intensivsten, von grauer bis schwärzlicher Färbung ist; b) nach übermässigem Quecksilbergebrauch (*Hydrargyrosis*); c) nach chronischer Bleivergiftung; die Hautfarbe ist dabei mehr grauweiss. Ausserdem tritt für gewöhnlich frühzeitig eine charakteristische Graufärbung des Zahnfleischrandes (Bleisaum) auf.

B. Aussehen der Haut.

Hierunter lassen sich alle localen Veränderungen der Haut, soweit sie nicht blosse Anomalien der Farbe, die auch local sein können, darstellen, sondern zugleich mit sonstigen Veränderungen der Haut verknüpft sind, zusammenfassen; es sind dies Pigmentirungen, Exantheme und Hautveränderungen durch Wunden und Narben.

a) **Chloasma.** Es sind hellgelbe oder braune Flecke, die namentlich im Gesicht auftreten und bei *Gravidität, Uteruskrankheiten,* aber auch *Krebskrankheiten* und *Lungenphthisis* sich finden können.

b) **Pigmentirungen** werden nach Application stärkerer Hautreize wie Senfpflaster u. dgl., nach lang dauernden Wunden (Unterschenkelgeschwüren etc.), nach lang dauernder Einwirkung der Sonne (Gesicht, Vorderarme) beobachtet.

c) **Roseola.** Man bezeichnet so stecknadelkopfgrosse, runde, rothe Flecken, mitunter leicht erhaben, die auf Fingerdruck verschwinden. Sie kommen bei *Typhus abdominalis* auf Brust und Bauch in geringer, bei *Typhus exanthematicus* hingegen in reichlicher Menge, schliesslich selten bei *acuter Miliartuberkulose* vor.

d) **Petechien** sind kleine rothe bis schwarze Flecken, die durch wirkliche capilläre Blutungen bedingt sind und deshalb nicht auf Fingerdruck verschwinden. Sie kommen ausser durch Umwandlung der Roseolen beim *Typhus exanthematicus* noch vor bei schweren Infectionskrankheiten (*Pyämie, Variola, Scharlach, Endocarditis maligna*) ferner bei *Scorbut, Purpura haemorrhagica, Peliosis rheumatica, intensiven Cachexien,* sowie bei *hochgradiger venöser Stauung*). Sie können sich übrigens beträchtlich vergrössern.

e) **Miliaria** sind kleine wasserhelle Bläschen mit flüssigem Inhalt, die oft von einem rothen Hof umgeben sind (M. rubra), doch desselben auch ermangeln (M. alba s. crystallina). Sie kommen bei fieberhaften Krankheiten mit reichlichem Schweissausbruch (*Sudamina*) vor, z. B. *Typhus, acuter Gelenkrheumatismus* u. a.

f) **Herpes.** Man bezeichnet so Bläschen, die in Gruppen stehen, zuerst solide Papeln sind, sich dann in Bläschen mit einem wasserhellen Inhalt verwandeln, der dann trübe wird und schliesslich zu Krusten eintrocknet.

Je nach dem Sitze unterscheidet man H. facialis, labialis (häufig bei *Pneumonie, Magenkrankheiten, Meningitis cerebrospinalis epidemica*, sehr selten bei *Typhus abdominalis*), sowie endlich H. zoster (falls er in Gruppen angeordnet ist, die dem Verlaufe eines Nerven (oder Gefässes?) entsprechen; dabei sind oft Neuralgien der betreffenden Nerven vorhanden).

Exantheme kommen ausserdem vor als Kennzeichen verschiedener deshalb auch als acute Exantheme bezeichneter Krankheiten (*Variola, Varicellae, Masern, Scharlach, Rötheln*), ferner bei Gebrauch von Arzneimitteln (Brom, Jod, Antipyrin etc); eine eingehende Beschreibung desselben kann hier unterlassen werden.

g) **Wunden.** Als besondere Art von Wunden ist (eigentliche chirurgische Affectionen gehören nicht hierher) zu erwähnen der Decubitus; er beruht auf durch Druck hervorgerufenen Ernährungsstörungen und besteht in leichten Graden und im Beginn in einer circumscripten Röthung und darauf folgenden Entzündung der Haut. Dieselbe stösst sich dann ab, es entstehen Substanzverluste, die immer tiefer greifen und schliesslich zu umfangreichen geschwürigen Zerstörungen führen. Der Decubitus findet sich an dem Drucke besonders ausgesetzten Stellen, vorzugsweise am Kreuzbein, dann aber auch an den Fersen, Knien, bei Seitenlage an den Trochanteren etc. Die Krankheiten, bei denen er vorkommt, sind einmal solche, die mit starker Prostration der Kräfte einhergehen: *Typhus*, *Lungenphthise* etc., dann solche bei denen ausgedehnte Lähmungen vorliegen: *Myelitis, Tabes dorsalis* etc.

h) **Narben** bleiben nach der Heilung von Wunden zurück. Erwähnenswerth sind die Narben, die nach *Variola*, ferner diejenigen, die von strahliger Gestalt am Arm nach der *Impfung*, weiter die nach *blutigen Schröpfköpfen* in Gruppen gestellt, weiss, strichförmig zurückbleiben, schliesslich noch die nach verheilten *scrofulösen* und *syphilitischen* Ulcerationen.

C. Hautelasticität.

Die normale Haut ist elastisch, d. h. sie schmiegt sich jeder Formveränderung des Körpers an und kehrt, wenn man sie in Falten aufhebt, beim Freilassen wieder von selbst in ihre alte Lage zurück.

Verlust der Hautelasticität beobachtet man einmal bei atrophischen Zuständen der Haut; die Haut ist trocken (s. D.) und dünn und bleibt nach dem Aufheben einige Zeit in Falten stehen. Diese Atrophie findet sich bei *Greisen*, ferner bei *kachektischen* Zuständen (Carcinom, Tuberculose etc.). Weiter kommt Verlust der Hautelasticität vor bei Zuständen, wo die Haut ihren natürlichen Turgor und ihren Gehalt an Blut und Lymphe eingebüsst hat (*Cholera asiatica* und *nostras*).

Abnorme Elasticität der Haut wird sehr selten als Curiosum gefunden.

D. Feuchtigkeit der Haut.

Die normale Haut ist in Folge von Absonderung von Schweiss- und Talgdrüsensecret von einer gewissen Feuchtigkeit. Dieselbe kann schon unter physiologischen Verhältnissen zunehmen.

Stärkere Zunahme der Hautfeuchtigkeit ist stets eine Folge von starker Schweissabsonderung, *Hyperhidrosis*. Letztere findet sich: 1. bei fieberhaften Krankheiten, conform dem starken Sinken der Temperatur (*Pneumonie, Recurrens, Febris hectica bei Phthise, Intermittens, Pyaemie*, in der *Agonie*, im *Collaps*); 2. bei Affectionen, die mit starken psychischen Impressionen (Angst und dgl.) einhergehen: *Dyspnoe, Angina pectoris, Perforationsperitonitis* und sonstige sehr schmerzhafte Affectionen; 3. beim *acuten Gelenkrheumatismus;* 4. local, meist halbseitig (*Hemidrosis*), im Gesicht oder am Körper, bei Gesunden wie bei verschiedenen Nervenkrankheiten.

Abnahme der Feuchtigkeit, abnorme Trockenheit und Sprödigkeit der Haut (*Anidrosis*), wird beobachtet 1. bei continuirlich hohem *Fieber*, 2. bei Consumptionskrankheiten (*Phthise, Carcinom*), 3. bei grossen Wasserverlusten (*Cholera, Diabetes, Nephritis chronica*).

E. Temperatur der Haut.

Wie oben (S. 48) erwähnt, steht die Temperatur der Haut gewöhnlich in einem bestimmten Verhältniss zur Temperatur des Körperinnern, so dass wir unter gewissen Cautelen aus dem Verhalten der Temperatur der Haut Schlüsse auf die eigentliche Körpertemperatur ziehen können. Unter pathologischen Verhältnissen beobachtet man einmal abnorme Steigerung der Haut- und Körpertemperatur, andererseits abnormes Fallen der allgemeinen Haut- und Körpertemperatur, schliesslich locale Alteration der Hauttemperatur. Dieses Verhalten der Hauttemperatur wird oft schon durch einfache Palpation erkannt. Genauen Aufschluss giebt jedoch nur die Thermometrie.

a) Die pathologische Steigerung der Haut- und Körpertemperatur wird als Fieber bezeichnet. Dieselbe zeigt die verschiedensten diagnostisch sehr wichtigen Verschiedenheiten in Höhe, Dauer, Verlauf etc. und ist deshalb die Beobachtung des Fieberverlaufes einer Erkrankung von der eminentesten Bedeutung für die Diagnose. Bei jeder fieberhaften Affection unterscheidet man drei, bzw. vier Perioden, nämlich das Ansteigen des Fiebers, die Zeit der erhöhten Temperatur, den Abfall zur Norm und schliesslich die öfters noch eigenthümliche Erscheinungen darbietende Zeit der normalen Temperatur nach dem Fieber.

1. Das Ansteigen des Fiebers, *Stadium incrementi* zeigt Verschiedenheit in seiner Zeit und in seiner Beschaffenheit. Es erfolgt entweder schnell in wenigen bis höchstens 48 Stunden und wird dann oft durch einen Schüttelfrost eingeleitet, oder langsam, d. h. es dauert mehrere Tage bis die Temperatur ihren Höhepunkt er-

---

Erklärung zu den Figuren 1—9 (auf Seite 94).

Fig. 1. Mittelschwere *Variola vera*. Dauer des Prodromalstadiums 3 Tage. Am 4. Tage Eruption des Exanthems (*), gefolgt von kritischem Abfall am 5. Tage. Vom 7. bis 15. Tage Suppurationsfieber.

Fig. 2. Leichte *Variolois*. Dauer des Prodromalstadiums 3 Tage; am 3. Tage Ausbruch des Exanthems (*), hierauf kritischer Abfall am nächsten Tage. Am 11. und 12. Tage geringes Desiccationsfieber.

Fig. 3. *Varicellae*. Beginn der Eruption des Exanthems am 1. Fiebertage (*).

Fig. 4. Mittelschwere *Scarlatina*. Dauer des Prodromalstadiums 1 Tag. Eruption des Exanthems (*) am 2. Tage, Dauer des Stadium eruptionis bis zum 6. Tage. Von da bis zum 12. Tage lytische Defervescenz.

Fig. 5. Uncomplicirte *Morbilli*. Dauer des Prodromalstadiums 2 Tage; am 3. Ausbruch des Exanthems (*). Dauer des Stadium eruptionis vom 3. bis 6. Tage. Am 7. Tage kritische Defervescenz.

Fig. 6. Einfaches *Erysipelas faciei*. Ausbruch des Exanthems (*) am 2. Tage. Kritischer Abfall am 7. Tage.

Fig. 7. Schweres *Erysipelas migrans* mit mehreren Nachschüben und lytischer Defervescenz.

Fig. 8. Mittelschwerer *Typhus exanthematicus* mit Perturbatio critica und kritischer Defervescenz.

Fig. 9. Leichter *Typhus exanthematicus* mit lytischer Defervescenz.

Thermometrie I.

Fig. 1.

Fig. 2.

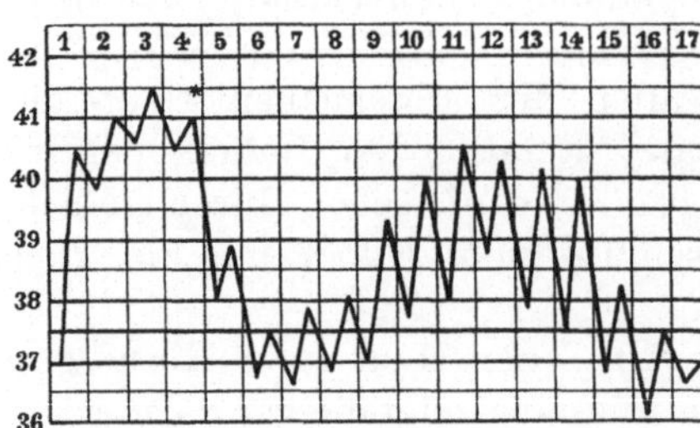

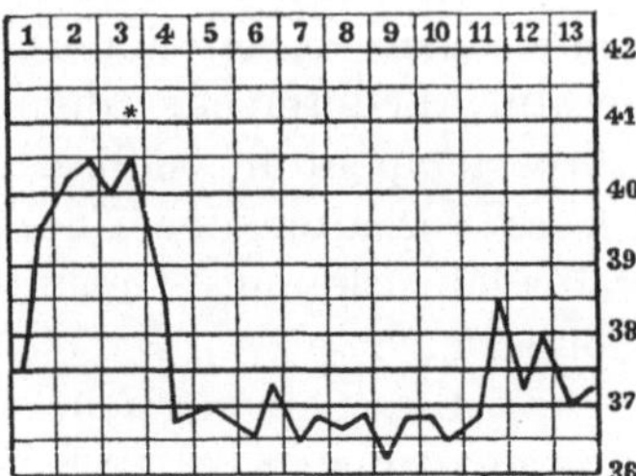

Fig. 3.

Fig. 4.

Fig. 5.

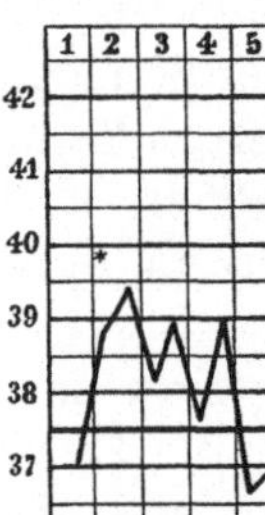

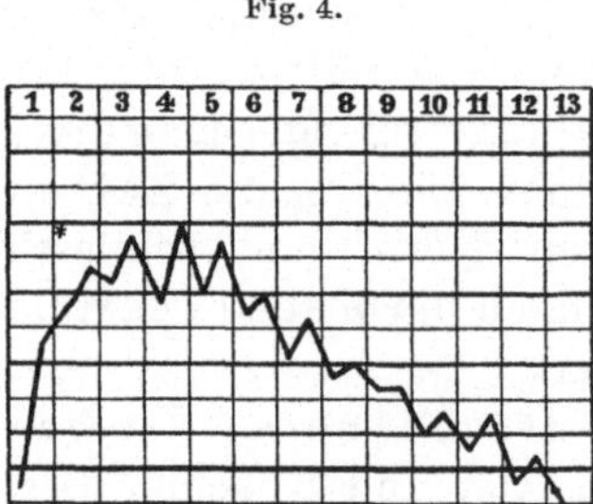

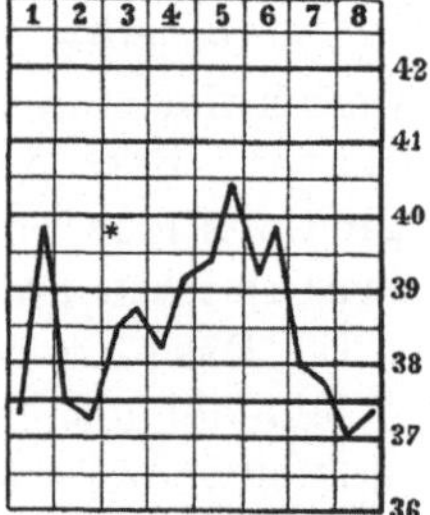

Fig. 6.

Fig. 7.

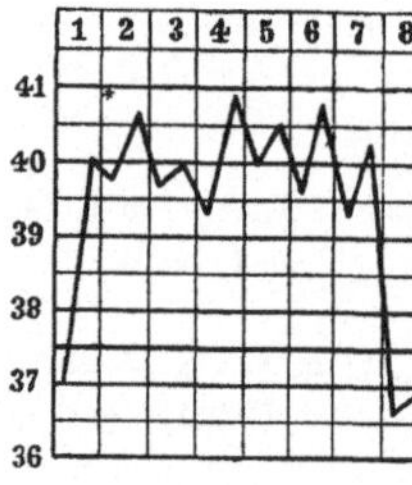

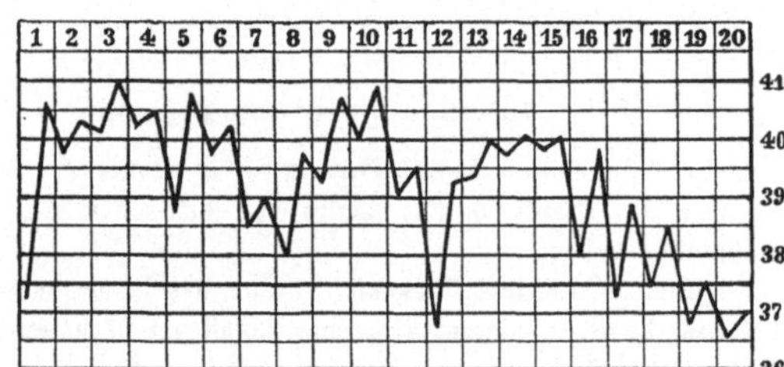

Fig. 8.

Fig. 9.

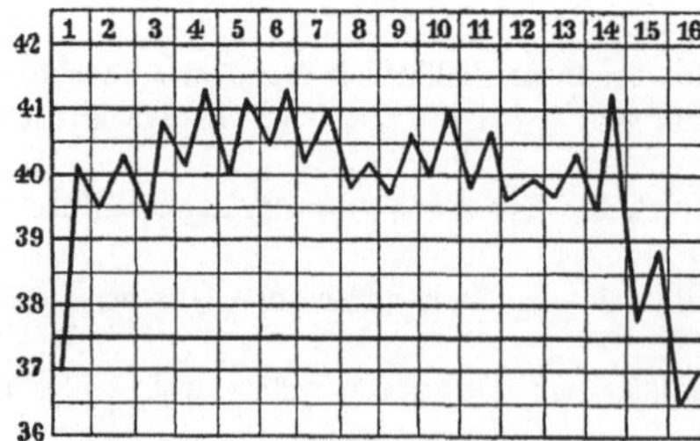

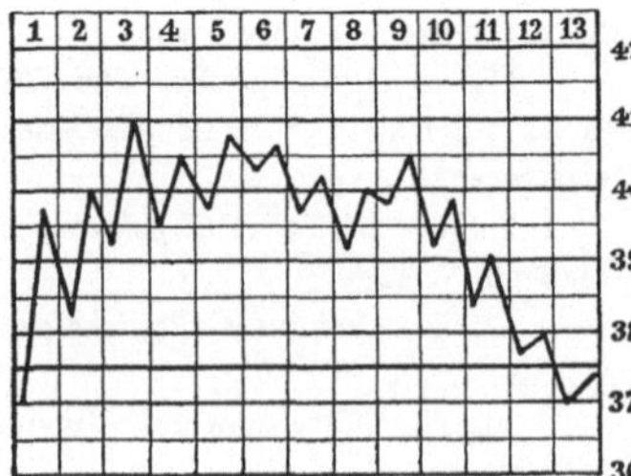

Fig. 10.

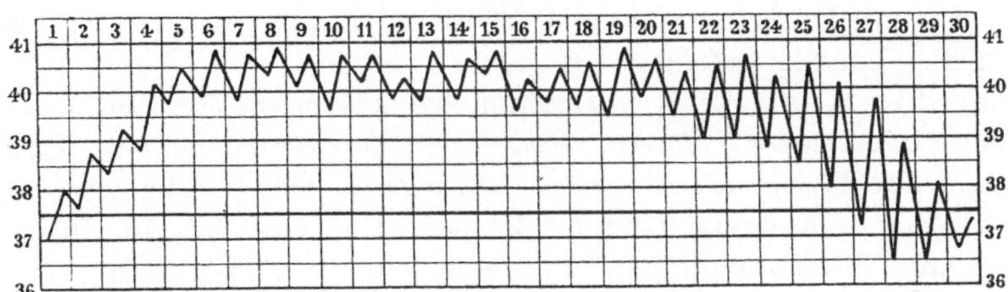

Fig. 11.

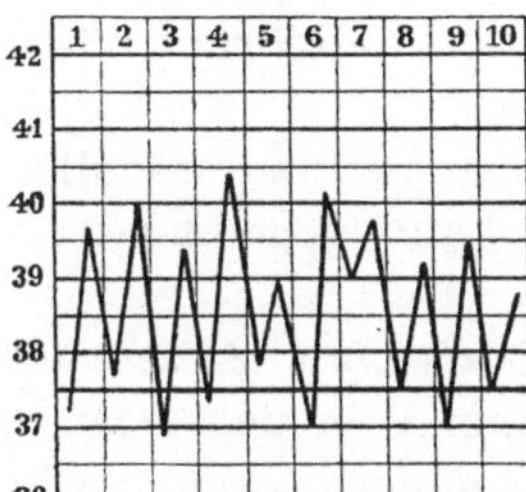

Fig. 12.

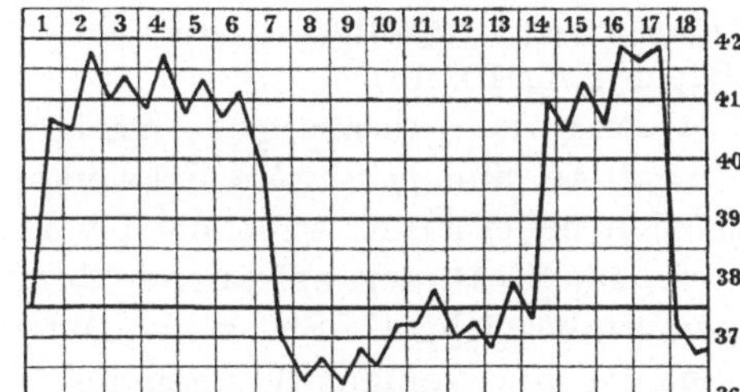

Fig. 13.

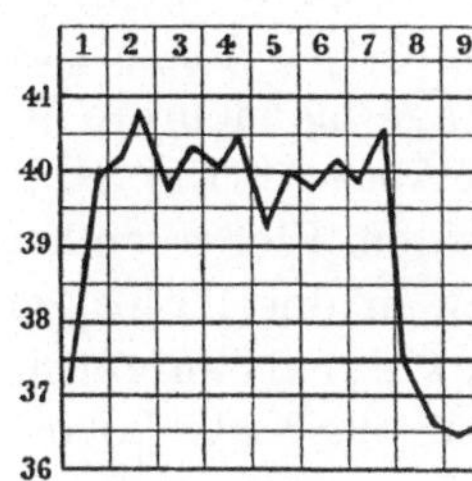

Fig. 14.

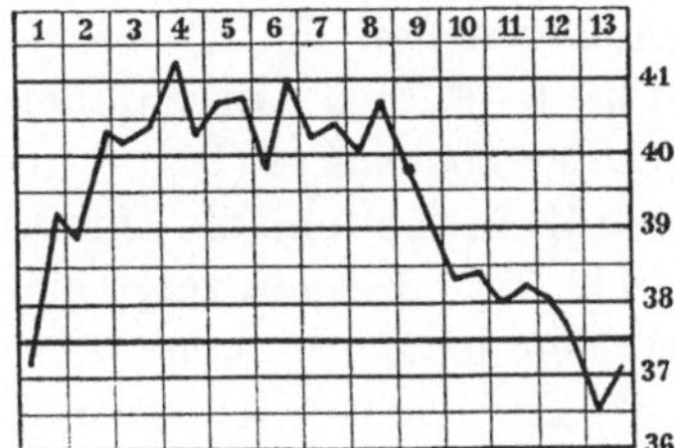

Fig. 15.

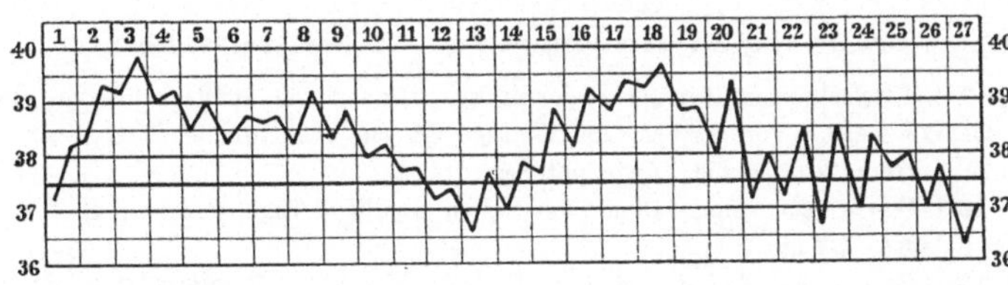

Fig. 16.

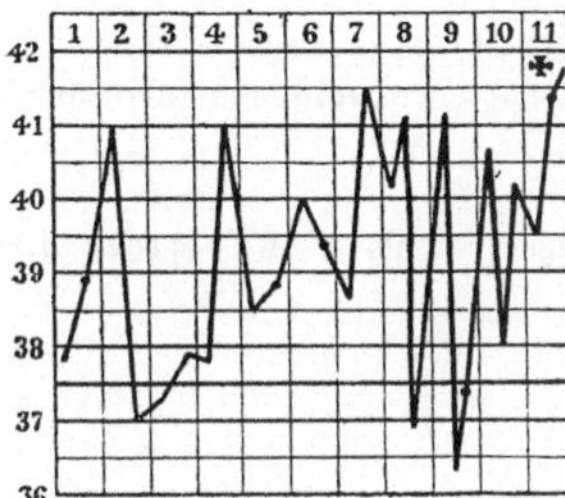

Fig. 17.

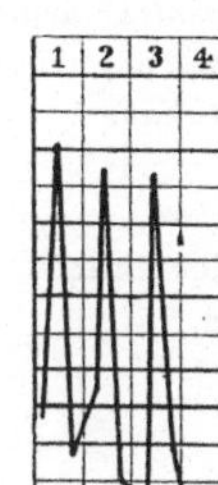

Fig. 18.

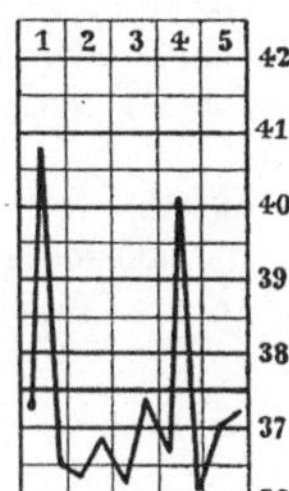

reicht; ferner geht die Temperatur in gleichmässigem Zuge in die Höhe oder mit Unterbrechungen. Schliesslich kann der Anstieg auch ganz unregelmässig erfolgen.

Rascher Anstieg ist vorhanden bei *Pneumonia fibrinosa, Pyämie, den acuten Exanthemen* (*Masern, Scharlach, Varicellen, Variola*), *Typhus exanthematicus, Erysipelas, Recurrens, Intermittens*. Gewöhnlich geht derselbe in gleichmässigem Tempo (Beispiele Fig. 1—8, 12, 13, 16—18), seltener mit Unterbrechungen (Beispiele Fig. 9, 14) vor sich.

Langsames Ansteigen findet sich bei *Typhus abdominalis*, oft bei *Polyarthritis rheumatica* sowie im zweiten Anstieg bei *Masern*. Das Ansteigen erfolgt gewöhnlich mit Unterbrechungen staffelförmig (Beispiele Fig. 5, 10, 15).

Ganz unregelmässiges Ansteigen wird beobachtet hauptsächlich bei *septischen* und *pyämischen* Erkrankungen und kann ausnahmsweise bei allen fieberhaften Affectionen vorkommen.

2. Die Zeit der erhöhten Temperatur wird als *Akme* oder *Fastigium* bezeichnet. Sie zeigt Differenzen einmal in der Dauer, indem sie von wenigen Stunden bis zu Wochen dauern kann. Sehr kurz, nur einige Stunden ist sie beim *Wechselfieber* (Fig. 17 und 18), einen bis zwei Tage bei *Ephemera, Varicellen* (Fig. 3), mehrere Tage bis 1 bis 2 Wochen bei *Pneumonie* (Fig. 13 und 14), den *acuten Exanthemen* (Fig. 1—6) etc., lange dauernd, acht Tage bis mehrere Wochen, bei *Typhus exanthematicus* (Fig. 8 und 9) und *abdominalis* (Fig. 10), ferner bei vielen Krankheiten, die mit unregelmässigem Fieber einhergehen (Fig. 7, 11, 15). Ferner zeigt sie Differenzen in der Höhe; man bezeichnet Temperaturen von 37,6—38,0° (in axilla) als subfebril, 38,0° bis 39,5° als leichtes oder mässiges, über 39,5° als hohes, über

---

Erklärung zu den Figuren 10—18 (auf Seite 95).

Fig. 10. Mittelschwerer *Typhus abdominalis*. Dauer des Anstiegs 5 Tage, des Fastigiums bis zum 23. Tage. Von da bis zum 29. Tage lytische remittirende Defervescenz.

Fig. 11. *Febris hectica* bei Lungenphthise.

Fig. 12. *Febris recurrens*. Dauer des ersten Anfalls 7 Tage, der Periode der Apyrexie 6 Tage, des Relapses 4 Tage.

Fig. 13. *Pneumonia fibrinosa acuta*. Typische Form von 7 tägiger Dauer mit Krisis.

Fig. 14. *Pneumonia fibrinosa acuta*. Lentescirende Form von 12 tägiger Dauer mit Lysis.

Fig. 15. *Polyarthritis rheumatica acuta*.

Fig. 16. *Puerperale Pyaemie* mit tödtlichem Ausgange.

Fig. 17. *Intermittens quotidiana*. Nach Chiningebrauch Aufhören der Anfälle am 4. Tage.

Fig. 18. *Intermittens quartana*.

Die Abbildungen sind theils eigenen Beobachtungen, theils Wunderlich, Liebermeister u. a. Autoren entnommen.

40,5° als sehr hohes Fieber. Ganz hohe Temperaturen über 42° werden als hyperpyretische bezeichnet. Mässiges Fieber haben gewöhnlich *Varicellen* und der *acute Gelenkrheumatismus*, sehr hohes oft *Variola, Typhus exanthematicus, Recurrens, Pyämie*, mittelhohes die meisten andern Affectionen.

Schliesslich zeigt jedes Fieber während seiner Dauer bestimmte Temperaturschwankungen, und zwar ist die Morgentemperatur fast stets niedriger (*Remission*) als die Abendtemperatur (*Exacerbation* des Fiebers); das umgekehrte (*Typus inversus*) ist selten der Fall. Gemäss diesen Differenzen unterscheidet man:

I. Continuirliches Fieber, (*Febris continua*), d. h. solches, wo die Morgentemperatur höchstens ½ bis 1 Grad niedriger ist als die höchste Abendtemperatur. Die Continua kann entweder gleichmässig verlaufen, d. h. die Mitteltemperatur bleibt während des ganzen Fiebers ziemlich dieselbe, oder sie zeigt ansteigenden oder absteigenden Typus, d. h. die Tagesmitteltemperatur wird höher, resp. niedriger.

Continuirliches Fieber findet man bei *fibrinöser Pneumonie* (Fig. 13 und 14), den *meisten acuten Exanthemen, Abdominaltyphus* im zweiten Stadium (Fig. 10), mitunter bei *Phthise* sowie *acuter Miliartuberculose*.

II. Remittirendes Fieber, (*Febris remittens*). Bei diesem beträgt die Differenz zwischen Morgen- und Abendtemperatur wenigstens einen Grad, kann bis zu 3 oder 4 Grad steigen, so dass die Morgentemperatur schon normal sein kann. Auch dieses zeigt einen ebenmässigen, ansteigenden oder absteigenden Typus.

Remittirendes Fieber findet man bei *Unterleibstyphus* in dem 3. Stadium (Fig. 10), ferner oft bei *Lungenphthise* und anderen *tuberculösen* Affectionen (als *hektisches* Fieber Fig. 11), bei *Pyämie* (Fig. 16), *acutem Gelenkrheumatismus*, (Fig. 15), bei *Eiterungen* z. B. beim Suppurationsfieber der Variola (Fig. 1). Ferner werden Remissionen der Febris continua erzeugt durch eine *antipyretische* Behandlung (kalte Bäder, fieberwidrige Medicamente), ferner oft durch *Complicationen* (innere Blutungen, Collaps etc.), schliesslich als *Pseudokrise* beobachtet.

Besondere Abarten sind das intermittirende und recurrirende Fieber.

Das erstere, Febris intermittens, ist ein solches, bei dem die Krankheit aus Fieberanfällen (*Paroxysmen*) besteht, die mit fieberfreien Intervallen (*Apyrexien*) abwechseln; sowohl die Dauer der fieberhaften Zeit wie der Apyrexie ist kurz. Diese Anfälle treten entweder sehr unregelmässig auf, und findet sich dieses Verhalten bei der *Pyämie* (Fig. 16), oder sie erfolgen nach bestimmten Typen, und dann ist diese Fieberform für *Malariaerkrankungen* charakteristisch.

Bei letzteren unterscheidet man: *Febris quotidiana*, wenn die Anfälle täglich
(Fig. 17), *F. tertiana*, wenn sie alle zwei, *F. quartana*, wenn sie alle drei
Tage (Fig. 18) zu derselben Zeit sich einstellen. Treten die Anfälle
immer etwas früher auf, so dass die Zwischenzeit nicht 24, 48 resp.
72 Stunden, sondern weniger beträgt, so bezeichnet man das Fieber
als *anteponens*, treten sie später auf als *postponens*. Weiter können sich
mehrere Cyclen von Intermittens combiniren; man bezeichnet solche
als *Intermittens quotidiana* resp. *tertiana, quartana duplicata*.

Die **Febris recurrens** charakterisirt sich als eine Anzahl von
Fieberanfällen, deren Dauer jedesmal 2—9 Tage beträgt, die von
fieberfreien, 3—7 Tage dauernden Intervallen unterbrochen sind.
Die Anzahl dieser Anfälle beträgt zwei bis fünf; diese Fieberform
wird bei der als *Typhus* s. *Febris recurrens* (Fig. 12) bezeichneten Krankheit gefunden, ist ausserdem auch neuerdings bei anderen, jedoch
seltenen Affectionen beobachtet worden.

3. Das Stadium des Fieberabfalles, (*Stadium decrementi,
Defervescenz*). Demselben geht öfter eine als *amphiboles* Stadium
bezeichnete Periode voraus, in der die Temperatur gewisse Unregelmässigkeiten zeigt, besonders öfter kurz vor dem Abfall noch zu
bedeutender Höhe ansteigt (*Perturbatio critica* Beispiel Fig. 8).
Der Abfall erfolgt entweder schnell, in 1—2 Tagen (*Krisis*), oder in
längerer Zeit, langsam (*Lysis*).

Die **Krisis** erfolgt entweder in einem Zuge (Beispiel Fig. 2, 6, 12, 13)
oder es schiebt sich noch höchstens einmal eine kleine Erhöhung
wieder ein (Beispiel Fig. 1, 8), *protahirte* Krise. Sie wird beobachtet
bei *Variola, Erysipel, Pyämie, Febris recurrens, Intermittens*, ferner häufig
bei *Pneumonie* und *Typhus exanthematicus*.

Die **Lysis** ist entweder ein gleichmässiger oder ein remittirender
allmähliger Abfall. Ersterer findet sich bei *Scarlatina*, (Fig. 4),
ferner oft bei *Pneumonie* (Fig. 14) und *Typhus exanthematicus*, der letztere
bei *Typhus abdominalis* (Fig. 10) fast regelmässig, ferner bei *Polyarthritis
rheumatica* (Fig. 15), mitunter bei *Typhus exanthematicus* (Fig. 9).

4. Die Zeit der normalen Temperatur nach dem Fieberan-
fall wird als *Apyrexie* bezeichnet. Sie ist entweder eine dauernde,
bei vollständiger Genesung, oder es erfolgen noch einige kleinere
Temperaturschwankungen (*Recrudescenzen*) oder ein Rückfall (*Recidiv,
Relaps*) der Krankheit, oder schliesslich sie ist nur vorübergehend,
da die Krankheit während derselben fortbesteht, und wird von neuen
Fieberanfällen abgelöst (*Malaria, Pyämie, Recurrens*).

Ausnahmen von diesem typischen Verhalten der Körpertemperatur
in fieberhaften Affectionen können natürlich vielfach sich einstellen;
dieselben sind meist durch äussere Umstände (Behandlung, Compli-

cationen etc.) bedingt, und wird dadurch der Fieberverlauf ein mehr oder weniger atypischer. Ein solches atypisches Fieber kommt auch allen übrigen hier nicht erwähnten febrilen Affectionen der verschiedenen Organe zu.

b) Die pathologische Verminderung der Haut- und Körpertemperatur wird, wenn sie mit Zunahme der Pulsfrequenz bei Abnahme der Pulsstärke einhergeht, als *Collaps* bezeichnet. Derselbe wird im Verlaufe *fieberhafter Erkrankungen*, bei starken *Blutverlusten*, bei *Geisteskranken* etc. beobachtet. Subnormale Temperaturen (unter 36,2°) beobachtet man ferner öfter bei dem *kritischen Abfall* des Fiebers; dabei fällt die Pulsfrequenz ebenfalls, während sich die Stärke desselben hebt.

Schliesslich kommt allgemeine Herabsetzung der Hauttemperatur bei gleichzeitiger Steigerung der Temperatur des Körpers vor beim *Fieberfrost*, bei *Cholera*, mit normaler Körpertemperatur bei allgemeiner *Cyanose*, *Herzschwäche* etc.

c) Locale Temperaturerhöhung der Haut wird beobachtet bei Lähmung der vasomotorischen Nerven über den entsprechenden Hautpartien (*Motorische Lähmungen im Beginne, Hysterie, Sympathicus-Affectionen*), ferner bei circumscripten Entzündungen. Die Haut fühlt sich an den betreffenden Stellen heisser als an den entsprechenden der anderen Seite an, und man kann mittelst besonderer Thermometer eine deutliche Differenz constatiren.

Locale Herabsetzung der Hauttemperatur ist eine Folge von Circulationsstörungen; sie findet sich in *späteren* Stadien von *motorischen Lähmungen*, und bei *Venenthrombose*.

F. Untersuchung des Hautsecretes.

Das Secret der Haut besteht vorzugsweise aus Schweiss, dem etwas Talgdrüsensecret beigemischt ist. Es ist farblos; bei *Icterus* kann es gelb sein, bei Nierenleiden speciell *Urämie* kann es zur Ausscheidung von Harnstoffcrystallen durch den Schweiss kommen Ferner ist es (bei *Hyperidrosis*) mitunter übelriechend.

Die chemische Untersuchung ist wenig geübt. Sie könnte sich auf den Nachweis des Harnstoffes, sowie von Zucker (bei *Diabetes*) erstrecken.

Die mikroskopische Untersuchung des normalen Hautsecrets zeigt besonders an den Stellen, wo dasselbe sich anhäufen kann (zwischen den Zehen, in der Achselhöhle etc.), verhornte Epidermiszellen, mitunter noch in Lamellen zusammenhängend. Dieselben enthalten zahreiche unschädliche Mikrococcen und Bacillen.

Von Wichtigkeit sind vorzugsweise die Parasiten der Haut.
Thierische Parasiten.

1. *Acarus folliculorum.* Derselbe findet sich in den Talgdrüsen besonders des Gesichtes; pathologisch ist er nicht. Er ist 90—130 μ lang (Fig. 71, Taf. VI).

Er scheint übrigens ziemlich selten zu sein; wenigstens ist es mir trotz vielfachen Suchens nicht gelungen, ihn in Comedonen aufzufinden.

2. *Acarus scabiei*, Krätzmilbe. Derselbe findet sich in der Epidermis. Die Milbe gräbt daselbst Gänge, die häufig schon makroskopisch erkannt werden können, weil sie durch die Excremente des Parasiten braun gefärbt sind. Am Ende sitzt als weisses Pünktchen der Parasit, und zwar stets die weibliche Milbe; mittelst einer feinen Nadel, die man in den Gang einführt, kann man sie bei einiger Uebung extrahiren. Sie ist 0,45 mm lang; die Eier, die sich häufig in den Gängen finden, sind oval, circa 0,16 mm lang, 0,11 mm breit (Fig. 72, Taf. VI).

Der Parasit verursacht die als *Scabies* bezeichnete Hautaffection. Er findet sich besonders zwischen den Fingern, sowie in den Ellenbogenbeugen, am Rücken, den Oberschenkeln.

3. Von weiteren Parasiten seien noch kurz erwähnt die drei Läusearten: *Pediculus capitis*, *Kopflaus*, die sich auf der behaarten Kopfhaut, im Barte etc. findet, ihre Eier, die die Grösse eines Sandkorns haben, an die Haare etwas oberhalb der Wurzel heftet und Veranlassung zu hartnäckigen Ausschlägen der Kopfhaut besonders im kindlichen Alter, zu Anschwellungen und Vereiterungen der benachbarten Drüsen etc. geben kann. *Pediculus pubis*, *Filzlaus*, in der Behaarung der Pubes, der Axilla, des Bartes, der Augenbrauen, der Brust, der Beine vorkommend, kann ebenfalls Gelegenheit zu allerlei ekzematösen Hautausschlägen in Folge des Juckreizes und dadurch verursachten Kratzens geben. *Pediculus vestimenti*, *Kleiderlaus*, lebt in den Kleidern, besucht den Körper nur behufs Nahrungsaufnahme. Ihre Stiche geben Gelegenheit zur Quaddelbildung, sowie in Folge des starken Juckreizes und dadurch erzeugten Kratzens zu kleinen Blutungen, die zu Krüstchen eintrocknen. Dieselben finden sich besonders an den Stellen der Haut, die den Falten der Kleidungsstücke entsprechen.

Schliesslich können noch die Stiche von *Pulex irritans*, *Cimex lectularius* etc. mehr oder weniger intensive Erscheinungen von seiten der Haut bedingen; besonders die durch den so häufigen ersten Parasiten erzeugten Stiche sehen oft Roseolaflecken etwas ähnlich, doch sind sie durch die Gegenwart des dunkelrothen, stecknadelspitzengrossen Fleckes (Stigma) im Centrum des hellrothen Hofes stets leicht von denselben zu unterscheiden.

Pflanzliche Parasiten.

1. Schimmelpilze. Es kommen von pathogenen auf der Haut vor das *Mikrosporon furfur*, das die Ursache der als *Pityriasis versicolor* bezeichneten Hautaffection ist, das *Achorion Schoenleinii*, Erzeuger des *Favus*, und das *Trichophyton tonsurans*, das *Eczema marginatum* auf der unbehaarten, den *Herpes tonsurans* auf der behaarten Haut hervorruft. Letztere beide finden sich ausser in der Epidermis auch noch in den Haaren. Man weist sie so nach, dass man entweder Schuppen von der Haut abschabt, auf dem Objectträger erst einen Tropfen Kalilauge hinzufügt und in Glycerin untersucht oder, dass man aus den erkrankten Stellen Haare auszieht und ebenso mit denselben verfährt. Man beobachtet dann einmal 2—3 μ breite, gegliederte und verzweigte Fäden mit oder ohne Scheidewände (Mycelien), ferner Sporen, die rund oder oval, 3—6 μ gross und glänzend sind (Conidien); die letzteren liegen entweder einzeln oder in Haufen (häufig bei Pityriasis) oder in Ketten und Reihen (häufig in den Haaren bei Favus). Doch lassen sich die drei Mikroorganismen allein mikroskopisch nur schwer von einander unterscheiden.

Von Schizomyceten, die durch Färbung in Deckgläschentrockenpräparaten nachgewiesen werden, sind zu erwähnen:

2. Eitercoccen (*Staphylococcen, Streptococcen*. Fig. 76 B, Taf. VII), sich nach Weigert und Gram färbend, finden sich in *Abscessen*, in den *Bläschen* verschiedener acuter *Exantheme*.

3. Milzbrandbacillen (Fig. 76 A, Taf. VII) sind in der *Pustula maligna* vorhanden.

4. Tuberkelbacillen (Fig. 75 A, Taf. VII) finden sich in dem Secrete von tuberculösen Ulcerationen (*Lupus, Geschwüre* etc.), doch nur in einem Bruchtheil der Fälle.

5. Rotzbacillen sind in den *Malleusknoten* vorhanden.

6. Leprabacillen (Fig. 78 B, Taf. VII) bei *Lepra tuberosa* in den Knoten.

Viertes Kapitel.

Untersuchung des Unterhautzellgewebes.

Die Untersuchung richtet sich auf den *Fettgehalt* des Unterhautzellgewebes, ferner ob *pathologische Massen* (Flüssigkeit, Luft) in demselben enthalten sind, schliesslich auf das Verhalten der in ihm gelegenen *Drüsen*.

A. Fettgehalt.

Derselbe schwankt sowohl im Allgemeinen nach Alter, Geschlecht, und Individualität als auch an den einzelnen Körperstellen. Man prüft ihn durch Aufheben einer Hautfalte.

Die diagnostische Bedeutung der Zunahme und Abnahme des Fettgehaltes der Haut ist schon S. 83 besprochen.

B. Abnormer Inhalt.

a) Flüssigkeit. Man bezeichnet die abnorme Ansammlung von seröser Flüssigkeit in den Körpergeweben überhaupt als Hydrops und unterscheidet einen Hydrops anasarca oder besser Oedem des subcutanen Gewebes, einen Hydrops cavernosus, Ansammlung in den mit serösen Häuten überzogenen Höhlen (*Hydropericardium*, *Hydrothorax* in den Pleurahöhlen, *Ascites* in der Peritonealhöhle, *Hydrocele* in der Tunica vaginalis des Hodens, *Hydrocephalus* im Subarachnoidealraum und den Ventrikeln des Gehirns) und einen Organhydrops oder Organödem (Lungen, Hirn etc.) Letztere beiden Arten werden bei den betreffenden Organen besprochen.

Die Diagnose des Anasarca ist durch Inspection und Palpation zu stellen. Die ödematösen Theile sind mehr oder weniger geschwollen, das Gesicht, falls es befallen ist, erscheint gedunsen. In leichten Graden ist die Schwellung zuerst deutlich an den Malleolen, im Gesicht an den Augenlidern. In mittleren Graden sind die hydropischen Theile deutlich vergrössert, die Schwellung ist dann besonders an den Theilen mit lockerem Unterhautzellgewebe, z. B. den Genitalien, stark ausgeprägt. In sehr hochgradigen Fällen ist die Körpergestalt mehr oder weniger stark verändert, die normalen Conturen des Gesichtes oder der Gliedmaassen verstrichen. Die Haut ist dabei glatt, stark glänzend und mehr oder weniger stark gespannt; sie kann entweder cyanotisch oder blass aussehen. Ferner sieht man bei starkem Hydrops öfter bläuliche Streifen auftreten, die auf Zerreissung der Cutis beruhen; nach Verschwinden des Hydrops können an ihrer Stelle weisse glänzende, streifenförmige Narben zurückbleiben, die mit den nach Gravidität beobachteten identisch sind. In ganz hochgradigen Fällen und bei langem Bestande des Oedems kann es zu Berstungen der Haut mit oder ohne Blasenbildung kommen, und es fliesst dann die Oedemflüssigkeit continuirlich aus. Derartige Wunden heilen sehr schwer und geben bei Unreinlichkeit leicht Gelegenheit zu langwierigen Eiterungen und Wundinfectionen, speciell Erysipel.

Bei der Palpation bieten die ödematösen Theile eine eigenthümliche teigige Beschaffenheit dar; die durch Fingerdruck entstehende Grube gleicht sich nicht wie in der Norm sofort wieder aus, sondern es bleibt durch längere Zeit eine erst nach und nach wieder verschwindende Delle zurück.

Bei der Percussion erhält man über den Extremitäten überall dumpfen Schall. Hochgradiges Anasarca kann den hellen Schall über Lunge und Abdomen abdämpfen (s. S. 62).

Arten und Aetiologie des Anasarca. Der Hydrops ist stets nur ein Symptom, keine Erkrankung sui generis. Man unterscheidet nach der Ursache zwei Arten:

1. Stauungshydrops, mechanischer Hydrops. Normal enthält das Unterhautzellgewebe dauernd kein Blutserum, da das in geringer Menge transsudirte Serum nicht im Gewebe bleibt, sondern zum geringern Theil durch die Lymphwege, zum grösseren durch die Venen stets wieder abgeführt wird. Stellen sich nun dem Abflusse des Blutes im venösen Kreislaufe grössere Schwierigkeiten entgegen, so dass zur Bewältigung des Transsudirten die Lymphgefässe nicht ausreichen, selbst wenn sie nicht, was oft der Fall ist, ebenfalls eine Erschwerung des Abflusses zeigen, so kann das transsudirte Serum nicht entfernt werden und es kommt zu Oedem.

Diese Art des Oedems ist stets an den abhängigen Körpertheilen am ehesten und auch am stärksten vorhanden, also an den Malleolen, später an den unteren Extremitäten, dann den Genitalien, dem Abdomen, während Gesicht und obere Extremitäten in der Regel frei bleiben. Leichtere Grade verschwinden nach längerer horizontaler Lagerung, so dass dann Morgens das Oedem fehlt, Abends am stärksten ist. Die serösen Höhlen betheiligen sich gewöhnlich erst spät am Hydrops.

Je nachdem das Hinderniss überhaupt im venösen Kreislauf oder nur in einer Vene Platz gegriffen hat, kommt es zu mehr oder weniger allgemeinem oder nur zu localem Oedem.

I. Allgemeines Oedem entsteht *α*) bei Stauungen vom Herzen aus; besonders sind es die verschiedenen *Herzfehler*, und zwar besonders die der *Cuspidalklappen*, ferner Erkrankungen des *Herzmuskels*, die Anasarca hervorrufen, *β*) bei gehindertem Blutdurchfluss durch die Lungen; besonders bei *Emphysem*, wo eine Anzahl Lungencapillaren verödet, *γ*) durch Druck auf die Vena cava inferior in ihrem oberen Theil entweder durch Tumoren (*Lebercarcinom, Tumoren des Mediastinums* etc.) oder durch starken *Ascites* oder bei *Thrombose* derselben.

II. Locales Oedem entsteht bei *Thrombose* von Venen oder bei

Druck auf dieselben durch *Tumoren*; auch der *schwangere Uterus* kann als solcher wirken.

2. **Hydrops ex hydraemia, entzündlicher Hydrops.** Die Ursache dieses Hydrops ist noch nicht allseitig klargestellt. Es existiren drei Hypothesen; nach der einen wird die Zusammensetzung des Blutes verändert entweder dadurch, dass es an Eiweissstoffen verarmt, *Hypalbuminose* eintritt (Bright), oder dadurch, dass Wasser im Körper zurückgehalten wird, wie es bei verschiedenen Erkrankungen, speciell Nierenleiden statthat (Bartels), *Hydrämie* eintritt und dass nun dieses an Wasser reichere und an festen Bestandtheilen ärmere Blut leichter transsudirt als das normale. Nach der anderen wird der Hydrops als eine Folge von einer *Erkrankung* der *Gefässwandungen*, hervorgerufen durch mangelhafte oder schädliche Ernährung und dadurch bedingte abnorme Durchlässigkeit der Gefässwände angesehen (Frerichs, Cohnheim und Lichtheim). Schliesslich ist von Landerer in neuerer Zeit die Ansicht aufgestellt, dass eine Abnahme der Elasticität des Gewebes das hauptsächlichste ursächliche Moment sei. Wahrscheinlich wirken diese drei Umstände vielfach zusammen.

Der Hydrops ex hydraemia kann ebenfalls zuerst an den abhängigen Theilen (Fussknöcheln) auftreten; gewöhnlich ist er aber sehr früh auch im Gesichte ausgeprägt. Er ergreift ferner ebenfalls die oberen Extremitäten und sehr frühzeitig auch die serösen Höhlen. Ausserdem zeigt er häufig die Neigung, seine Stelle zu wechseln (Oedema migrans seu fugax). Auch diese Form des Hydrops kann mehr oder weniger allgemein oder local sein.

I. **Allgemeiner Hydrops** findet sich α) am häufigsten bei **Nierenerkrankungen.** Am stärksten ist das Oedem bei *acuter Nephritis* und bei *chronischer parenchymatöser Nephritis* vorhanden, gering, spät, sogar fehlend bei *Schrumpfniere* und *Amyloid,* β) bei **Bluterkrankungen** (*Chlorose, Leukämie, Anämie*), γ) bei **consumptiven Erkrankungen** (*Tuberculose, Carcinom, langdauernde Eiterungen* etc.).

II. **Localer Hydrops** findet sich einmal bei **Entzündungen** in der Nähe oder, falls die Entzündung tief liegt, darüber. Man bezeichnet ihn als *collaterales Oedem*; Beispiele sind das Oedem des Thorax bei *Empyem,* der Haut bei beginnender *Knochencaries,* des Gesichtes bei *Periostitis des Kiefers* etc.).

Ein besonders im Gesichte und an den Stellen, wo die Parasiten sich anhäufen, stark entwickeltes Oedem sieht man bei *Trichinosis*; schliesslich beobachtet man noch locale Oedeme auf nervöser Basis durch *Affectionen* der *vasomotorischen Nerven* bedingt.

b) **Luft.** Man bezeichnet die abnorme Ansammlung von Luft im Unterzellgewebe als **Hautemphysem.**

Bei der Inspection bieten die betreffenden Theile dasselbe Aussehen wie beim Hydrops dar, sie sind mehr oder weniger geschwollen. Diese Schwellung kann entweder local sein, oder grössere Partien des Körpers ergreifen. Sie tritt zuerst dort auf, wo die Luft in das Unterhautzellgewebe gelangte, also bei Rippenfracturen, z. B. am Thorax, bei Oesophagusruptur oder Zerreissung von Lungenalveolen in der Fossa jugularis etc. Wird der Luftzutritt nicht sistirt, so breitet sich die Anschwellung sehr rasch aus und kann in wenigen Stunden grosse Gebiete befallen im Gegensatz zum Oedem, das sich mit einer gewissen Langsamkeit nur ausbildet.

Die Anschwellung fühlt sich ferner bei der Palpation mehr weich, elastisch an, es hinterbleibt keine Delle und fühlt und hört man dabei ein mehr oder weniger deutliches knisterndes Geräusch.

Ist das Emphysem ferner einigermaassen beträchtlich, so erhält man über Stellen mit normalem dumpfen Schalle, z. B. Scrotum, Extremitäten einen hellen Schall.

Arten und Aetiologie des Emphysems. Das Hautemphysem entsteht entweder durch Gelangen von Luft vom Respirationssystem (Kehlkopf, Trachea, Lungen) oder Digestionssystem (Oesophagus, Magen, Darm) oder von aussen her unter die Haut (aspirirtes E.) oder durch Spontanentwicklung von Gasen im Unterhautzellgewebe (spontanes E.).

1. Aspirirtes Hautemphysem. Es findet sich I. Von der Lunge ausgehend bei Zerreissung von Lungenalveolen (*Pertussis*, überhaupt starke *Hustenanfälle* bei Kindern, *starkes Pressen*); *Rippenfracturen*, die die Lunge verletzen; *Pneumothorax* mit Durchbruch bis in das Unterhautzellgewebe, *Lungencavernen*, die bei verwachsenen Pleurablättern in das Unterhautzellgewebe sich fortentwickeln). II. Von Trachea und Larynx aus bei *Verletzungen*, *Ulcerationen* etc. derselben. III. Bei Oesophagusruptur. IV. Vom Magen und Darm aus bei *Geschwüren*, die nach aussen perforiren, sobald die Perforation bis in das Unterhautzellgewebe gelangt ist. V. Von aussen bei *Wunden*, besonders am Thorax und Hals.

2. Spontanes Hautemphysem. Man beobachtet es, wenn sich in Blutextravasaten, Entzündungsherden u. dergl. in Folge von Zersetzung durch verschiedene Mikroorganismen Gase entwickeln.

C. Verhalten
der im Unterhautzellgewebe gelegenen Lymphdrüsen.

Anatomische Vorbemerkung. Man unterscheidet nach der Lage Submaxillardrüsen (am Unterkieferrande), Cervicaldrüsen (am vorderen Rande des Musc. cucullaris), Jugulardrüsen (am Rande des M.

sternocleidomastoideus), Supra- und Infraclaviculardrüsen (in den betreffenden Fossae gelegen), Axillardrüsen (in der Achselhöhle), Cu-
bitaldrüsen (im Sulcus bicipitalis internus), Inguinaldrüsen (am Ligamentum Poupartii), Poplitealdrüsen (in der Kniekehle).

Im normalen Zustande sind alle diese Drüsen nicht palpabel.
In pathologischen Zuständen können sie sich vergrössern, von Kirsch-
kern- bis zu Apfelgrösse und noch mehr.

Durch die Inspection sind nur stärkere Vergrösserungen direct
erkennbar, dagegen sind schon geringere durch die Palpation wahrzunehmen. Man fühlt sie als harte, runde oder längliche, ovoide
Geschwülste, die sich meist leicht verschieben lassen, entweder nicht
druckempfindlich oder schmerzhaft sind.

Aetiologie der Drüsenschwellungen. Es können entweder
sämmtliche Drüsen oder wenigstens eine grosse Anzahl von ihnen
oder nur einzelne Drüsengruppen vergrössert sein.

a) Mehr oder weniger allgemeine Schwellung findet sich
bei *constitutioneller Syphilis*, *Leukaemia lienalis und lymphatica*, *Pseudo-
leukämie, asiatischer Pest*.

b) Schwellungen einzelner Drüsengruppen (*Circumscripte
Lymphadenitis*) kommen vor 1. bei vielen acuten infectiösen
Erkrankungen, und zwar schwellen stets die von der Infectionsstelle central gelegenen Drüsen zuerst und häufig auch allein an.
Bei infectiösen Erkrankungen des Rachens und der Tonsillen sind
die Submaxillar-, in hochgradigen Fällen (*Diphtherie*, *Scharlachangina*)
auch die Jugular-, Cervical- und Supraclaviculardrüsen geschwollen;
in ganz schweren Fällen ist die vordere Halsgegend gleichmässig
bretthart infiltrirt. Bei *Wundinfectionen* und bei *Lymphangoitis* schwellen
die entsprechenden Lymphdrüsen oft an. Dasselbe ist bei *Milzbrand*,
Rotz, *Helkose*, *Gonorrhoe*, *Erysipel*, *Gangrän* der Fall. In allen diesen
Fällen ist die Drüsenanschwellung stets schmerzhaft, dabei acut verlaufend. 2. bei chronischen Erkrankungen, *Scrofulose* (besonders
Schwellung der Submaxillar-, eventuell auch der anderen Halsdrüsen)
und *Tuberculose* (bei Lungentuberculose mitunter dieselben Drüsen,
bei Knochentuberculose die entsprechenden Drüsen etc.), *Carcinom*
(bei Mammacarcinom sind die Axillardrüsen der betreffenden Seite,
bei Carcinom der retroperitonealen Gegend, sowie des Magens mitunter eine oder mehrere linke, bei Lebercarcinom eine oder mehrere
rechte Supraclaviculardrüsen vergrössert), bei *Eczemen, chronischen Ulcerationen* (speciell die Inguinaldrüsen bei Ulcus cruris). 3. Schliesslich
giebt es noch eine idiopathische, sogenannte rheumatische,
übrigens seltene Form der Lymphadenitis.

Zweite Abtheilung.
Untersuchung des Respirationssystems.

Die Untersuchung hat sich zu erstrecken auf Nase und Nasen-rachenraum, sowie Kehlkopf, Trachea und die Lungen.

Erstes Kapitel.
Anamnese.

Die Anamnese bei Affectionen des Respirationsapparates hat vorzugsweise folgende Punkte als die wichtigsten in das Auge zu fassen.

1. Von Seiten der Nase ist einer der wichtigsten Symptomencomplexe der Schnupfen (*Coryza*). Man bezeichnet so ein Symptombild, dessen hauptsächlichste Punkte in vermehrter Secretion und Behinderung der Nasenathmung bestehen; weiter ist meist Niesen vorhanden, mitunter ferner Nasenbluten (*Epistaxis*). Die Intensität, die Dauer, der Verlauf etc. dieser beiden Erscheinungen kann sehr verschieden sein, und hat sich das Examen deshalb auf dieselben zu erstrecken.

Der Schnupfen ist ein Symptom, das am öftesten bei den verschiedenen Nasenaffectionen angetroffen wird; ferner ist er ein wichtiges Symptom des *Jodismus*.

2. Von Seiten des Kehlkopfes ist von Bedeutung das Vorhandensein von Heiserkeit. Dieselbe kann die verschiedenen Grade von einfacher Belegtheit der Stimme bis zur vollständigen Stimmlosigkeit, *Aphonie*, zeigen.

Sie ist ein Symptom der verschiedenen Larynxaffectionen und wird bei *Katarrhen, Stimmbandlähmungen, Geschwülsten* des Kehlkopfes etc. beobachtet.

3. Eines der häufigsten Symptome krankhafter Affectionen des Respirationsapparates ist der Husten, und hat sich deshalb die Anamnese mit ihm ausführlich zu beschäftigen. Das Zustandekommen des Hustens ist S. 57 kurz geschildert worden.

Er findet sich a) bei Erkrankungen des Respirationssystems, und zwar kann er von der *Nase, Pharynx, Larynx* (besonders von der Regio interarytaenoidea), *Trachea* (von der Hinterwand derselben) und *Bronchien* aus zu Stande kommen; ob von der Lunge und Pleura aus, ist noch sehr fraglich, für letztere jedoch wahrscheinlich (Kohts); b) reflectorisch ausgelöst von anderen Körperstellen aus: *Ohr, Magen, Leber* und *Milz;* c) bei Nervenaffectionen: *Hysterie,* Erkrankungen des *Centralnervensystems.*

Was nun den bei Erkrankungen des Respirationssystems sich findenden Husten anbetrifft, so wird er ausgelöst durch mechanische oder chemische Reize. Von diesen kommen in Betracht *Fremdkörper,* dann als solche wirkendes *katarrhalisches Secret,* ferner der *Respirationsstrom;* ist die Respirationsluft durch Staub, Rauch u. dergl. verunreinigt, so ist ihre reizende Wirkung noch beträchtlicher, ebenso falls sie abnorm warm oder kalt ist.

Der Husten zeigt Verschiedenheiten a) in seinem Klang. Da er im Kehlkopfe zu Stande kommt, so sind Anomalien des Larynx am häufigsten von Klangveränderungen gefolgt. So beobachtet man einen rauhen, bellenden und dabei klanglosen Husten bei *Croup* des Kehlkopfes, aphonischen Husten bei *Lähmung* der *Stimmbänder* u. dergl.; b) in seiner Häufigkeit. Oft tritt er in Anfällen auf, die so lange dauern bis der Hustenreiz aufgehört hat; so wird bei *Cavernen,* besonders bei *bronchiektatischen* beobachtet, dass die Hustenanfälle zu bestimmten Zeiten, oft Morgens auftreten und nach der Expectoration eines reichlichen Auswurfs ihr Ende erreichen. Gleichfalls in Anfällen auftretend, dabei nach einer Anzahl von Hustenstössen von einer tiefen krähenden oder seufzenden Inspiration gefolgt und oft mit Erbrechen endigend, ist der Husten bei *Tussis convulsiva;* c) von der Expectoration. Man unterscheidet einen Husten mit mühsamer Expectoration und ohne oder mit spärlichem Auswurf, *trockenen,* und einen mit meist leichter Expectoration und mit oft reichlichem Auswurf, *feuchten* Husten. Der erstere findet sich bei allen Affectionen, wo die Secretabsonderung fehlt (*acute Laryngitis, Tracheitis* und *Bronchitis* im *Beginn, chronische Bronchitis sicca, Pleuritis* etc.), letzterer bei vorhandener Secretion (fast *alle anderen Lungenkrankheiten*), wenn auch in der Quantität des Auswurfs sehr wechselnd. Dabei ist zu bemerken, dass mitunter der Auswurf nicht expectorirt, sondern verschluckt wird; es ist das bei Kindern und Geisteskranken regelmässig, aber auch bei Erwachsenen mitunter der Fall. Man muss sich über das Vorhandensein und die Beschaffenheit des Auswurfs aber nicht bloss durch die Anamnese, sondern auch durch die objective Untersuchung (s. sp.) überzeugen.

4. Weiter hat sich die Anamnese zu richten auf das Vorhandensein von Dyspnoë. Man hat die Patienten zu fragen, ob sie Athemnoth empfinden, und zwar entweder schon bei ruhiger Lage, oder ob dieselbe erst bei stärkeren Anstrengungen, Treppensteigen,

Laufen etc. eintritt. Diese sogenannte *subjective Dyspnoë* wird nur bei gleichzeitig vorhandener objectiver Dyspnoë angetroffen, kann jedoch trotz Vorhandenseins der letzteren auch vermisst werden; ihre diagnostische Bedeutung wird im fünften Kapitel bei der Besprechung der Dyspnoë überhaupt erörtert werden.

5. Schliesslich erkundigt man sich nach **Schmerzen**. Schmerzhaftigkeit im Kehlkopf wird verhältnissmässig selten beobachtet. Am wichtigsten sind Brustschmerzen; dieselben können jedoch von den verschiedensten Theilen des Brustkorbes stammen, und zwar von der *Thoraxmusculatur*, den *Rippen*, den *Intercostalnerven*, schliesslich der *Pleura* herrühren. Die Lunge selbst erzeugt keine Schmerzempfindungen, sondern sind die bei Lungenaffectionen auftretenden schmerzhaften Sensationen stets auf eine Betheiligung. der Pleura zurückzuführen. Die Schmerzen wechseln natürlich ihren Sitz, Charakter (stechend, reissend), Intensität; sie können ferner sowohl durch die Athmung als auch durch Druck (s. u. Palpation) gesteigert werden.

Zweites Kapitel.

Untersuchung der Nase und des Nasenrachenraumes.

Die Nase ist der Inspection und Palpation zugänglich; beides kann von vorn oder vom Nasenrachenraume aus erfolgen. Schliesslich kann das Secret derselben der Untersuchung unterzogen werden. Hat man eine Untersuchung der Nase resp. der oberen Luftwege vorzunehmen, so geht man am besten so vor, dass man zuerst die Pharyngoskopie und die Rhinoskopia posterior, darauf die Laryngoskopie, und zuletzt die Rhinoskopia anterior ausführt.

A. Inspection.

a) Die **Inspection von vorn** erstreckt sich zunächst auf die **äussere Gestalt** der Nase.

Man achtet dabei:

1. Auf die **Form** der Nase. Eine vollständig symmetrische Nase wird so gut wie nie beobachtet, sondern fast stets zeigen beide Seiten Differenzen, durch Verbiegung der Scheidewand hervorgerufen. Im Allgemeinen haben dieselben keinen pathologischen Werth; nur wenn sie hochgradig sind, können sie zur Verlegung eines Meatus Anlass geben.

2. Auf die **Farbe**. Starke Röthung der Nase, durch Capillarerweiterung verursacht, findet sich bei *Potatoren*, nach *Erfrierung*, aber

auch als *locales Leiden*. Locale Röthung des Orificium nasi ist bei *Rhinitis* und auch anderen Nasenerkrankungen häufig, öfters mit Eczem verbunden. Blässe, Cyanose etc. sind Theilerscheinungen einer allgemeinen Hautverfärbung.

3. Auf die Nasenathmung. Im normalen Zustande soll durch die Nase geathmet werden, wobei die Nasenflügel jedoch nur wenig bewegt werden. Besteht Dyspnoë, so werden hingegen die Nasenflügel stark hin- und herbewegt. Bei hereditär syphilitischen Kindern beobachtet man oft ein eigenthümliches Schnüffeln. Ist ein Nasengang verschlossen, so erkennt man dies dadurch, dass beim Zuhalten des anderen der Patient entweder gar keine Luft durch ersteren oder nur mit grosser Kraft und einem gewissen Geräusche hindurchblasen kann.

b) Bei der inneren Inspection, der *Rhinoskopia anterior*, achtet man auf:

1. Farbe der Schleimhaut. Normaliter ist dieselbe ein mittleres Fleischroth. Dunkelroth ist die Schleimhaut bei Entzündungen, speciell *acuten Katarrhen*, aber auch vielen *chronischen*. Dabei sieht man öfter einzelne Gefässe stark erweitert. Blass ist sie bei *allgemeiner Anämie*, ferner bei *chronischem atrophirenden Katarrh*.

2. Schwellung. Bei acuter wie chronischer hypertrophirender Rhinitis (*Rhinitis chronica simplex* und *purulenta*) ist die Schleimhaut stark geschwollen. In Folge davon sind die Muscheln vergrössert, und können das Septum berühren, so dass die Passage stark verengert ist. Umgekehrt ist bei chronischer atrophirender Rhinitis (*Rhinitis chronica foetida*) die Schleimhaut und das submucöse Gewebe sehr stark geschwunden; in Folge dessen ist die Nasenhöhle sehr weit und geräumig, die unteren Muscheln sehr verkleinert. In solchen Fällen kann man durch die ganze Nase hindurch bis zur hinteren Rachenwand, beim Schlucken ferner die Hebung des weichen Gaumens sehen. Eine circumscripte Schwellung findet man bei *Abscessen*.

3. Belag. In der Norm ist die Schleimhaut feucht und wenig glänzend in Folge geringen Schleimbelages. Fehlt die Schleimabsonderung, so ist sie trocken und stellenweise stark glänzend, wie lackirt, ist sie umgekehrt gesteigert, so findet man Secret in abnormer Menge vor von grauweisser bis grüngelblicher Farbe; dieses katarrhalische Secret kann mehr schleimig (bei *Rhinitis simplex*), oder mehr eitrig (bei *Rhinitis purulenta*, *Nasendiphtherie*), mitunter auch sehr übelriechend sein (*Rhinitis foetida*). Im letzterem Falle theilt sich der Foetor auch der Exhalationsluft mit, so dass man ihn deutlich riecht, wenn die betreffenden Personen kräftig durch die Nase

exhaliren. Trocknet das Secret ein, so findet man an den verschiedensten Stellen Krusten und Borken, besonders bei *Ozaena*. Fibrinöse Pseudomembranen werden bei *croupöser Rhinitis*, nach operativen Eingriffen (*Galvanokaustik*) angetroffen, diphtheritische, festhaftende bei *Diphtherie*.

4. Geschwüre kommen vor bei *Diphtherie*, *Rotz*, *Tuberculose* und *Syphilis*. Im letzteren Falle greifen sie tief und führen zur Zerstörung von Knorpel und Knochen, Perforation des Septums, Einfallen des Nasenrückens (*Sattelnase*) etc. Bei Tuberculose (Lupus) der Nase finden sich ausser Geschwüren, die ebenfalls zur theilweisen Zerstörung der Nase führen können, auch diffuse Infiltrate. Nach Verheilung der syphilitischen und lupösen Geschwüre entstehen Narben, die zu Stenosirungen Anlass geben können.

5. Geschwülste. Es kommen von denselben in der Nase zur Beobachtung am häufigsten *Schleimpolypen*, dann *Papillome*, *Sarkome* etc.

6. Fremdkörper werden besonders bei Kindern angetroffen; durch Incrustirung mit Kalksalzen können dieselben zur Entstehung von *Rhinolithen* Anlass geben.

c) Ausserdem ist die Inspection von hinten (*Rhinoskopia posterior*) vorzunehmen. Man untersucht hierbei auf alle diejenigen Veränderungen, die schon bei der Rhinoskopia anterior erwähnt sind. Bei den Geschwülsten ist hier zu erwähnen, dass einmal Polypen sich häufiger nach dem Nasenrachenraum als nach vorne hin entwickeln. Ferner gehören zu den Geschwülsten die häufig beobachteten *adenoiden Wucherungen* des Rachens.

B. Palpation.

Man übt die Palpation einmal von vorne aus, und zwar von aussen, nur um die Inspection zu unterstützen, wobei man auf Schmerzhaftigkeit zu achten hat, und ferner von innen; zu letzterer verwendet man Sonden, um die Art von durch die Inspection erkannten Veränderungen besser zu beurtheilen. Man erhält dadurch Auskunft, ob irgend eine Stelle sich weich anfühlt, also aus Schleimhaut besteht, oder ob sie hart erscheint, von Knochen gebildet wird, oder einen Fremdkörper darstellt, ob Schleim oder Membranen sich leicht abstreifen lassen, wie tief Geschwüre oder Hohlgänge sich erstrecken etc.

Die Palpation des Nasenrachenraumes geschieht entweder mit dem Finger oder mit einer Sonde. Mittelst des ersteren (s. S. 40) kann man leicht das Vorhandensein von *adenoiden Vegetationen* constatiren. Mittelst Sonde untersucht man in derselben Richtung wie bei der vordern Untersuchung.

C. Untersuchung des Nasensecretes.

Im normalen Zustande ist die Secretion sehr gering und besteht bloss aus farblosem zähen Schleim, der alkalisch reagirt.

Makroskopische Untersuchung. Die Menge nimmt bei *Rhinitis acuta* und *chronica simplex* zu; das Secret wird dabei mehr dünnflüssig. Bei schleimigem Secret ist die Farbe farblos bis grau, bei eiterigem gelblich bis gelbgrünlich. Durch Blutbeimischung wird sie roth. Bei *Ozaena* hat das Secret einen sehr fötiden Geruch.

Chemische Untersuchung. Dieselbe ist für die Diagnose ohne Bedeutung.

Mikroskopische Untersuchung. Der spärliche Schleim des Beginnes des acuten Katarrhs zeigt viel Mucin, wenig Leukocythen, spärlich rothe Blutkörperchen, Pflasterepithelien und Flimmerepithelien; letztere sind entweder gut erhalten oder mehr oder weniger durch Quellung verändert (Fig. 34 C, Taf. V). Im spätern Stadium, sowie bei chronischen Katarrhen sind die Eiterkörperchen sehr zahlreich, während dafür die Epithelien abnehmen.

Von pflanzlichen Parasiten werden gefunden und sind für die Diagnose ausschlaggebend Rotzbacillen bei *Malleus*, die sich nach WEIGERT und nach GRAM färben, Tuberkelbacillen bei *tuberculösen Ulcerationen*.

Die bakteriologische Untersuchung hätte event. die Identität des Rotzbacillus festzustellen, die durch die Färbung allein nicht genügend gesichert ist, während Tuberkelbacillen mit nichts anderem verwechselt werden können.

Drittes Kapitel.

Larynx.

Er ist der Inspection und Palpation zugänglich, ausserdem der Auscultation. Schliesslich wird das Secret desselben mitunter der Untersuchung unterworfen.

A. Inspection.

Dieselbe kann entweder eine äussere oder innere sein.

a) Aeussere Inspection. Der Kehlkopf prominirt besonders bei mageren Leuten, bei Männern mehr als bei Frauen (*Pomum Adami*).

In solchen Fällen erkennt man die Vorderfläche des Schild- und Ringknorpels. Mitunter sind bei Zerstörungen, z. B. durch *Perichondritis*, Differenzen zwischen rechts und links zu constatiren.

Auch *Tumoren* können, falls sie aussen sitzen, durch die externe Inspection erkannt werden.

Beim Schlucken steigt der Kehlkopf erst auf-, dann abwärts. Beim ruhigen Athmen bewegt er sich gewöhnlich nicht; beim forcirten Athmen hingegen kann er deutliche Excursionen zeigen. Besonders ist dies der Fall, wenn *Stenosen* in den zuführenden Luftwegen vorhanden sind. Es wird, falls die stenosirte Stelle in oder oberhalb der Rima glottidis liegt, der Kehlkopf bei der Inspiration sehr stark, falls sie unterhalb, in Trachea und Bronchien liegt, hingegen nur sehr wenig nach abwärts gedrängt, um bei der Exspiration wieder in die Höhe zu steigen (GERHARDT).

b) Innere Inspection. Bei der laryngoskopischen Untersuchung beachtet man:

1. Farben-Anomalien. Stärkere Röthung, so dass das Kehlkopfinnere dunkelroth, die Stimmbänder geröthet, einzelne Gefässe sichtbar sind, findet man bei *acuten Katarrhen* stets, bei *chronischen* häufig. Blasse Färbung ist bei allgemeiner *Anämie*, sowie bei *chronischen Katarrhen* mitunter zu sehen; im letztern Falle ist die Färbung mehr eine grauweisse.

2. Schwellung der Schleimhaut. Allgemeine Schwellung derselben kommt stets vor bei *Laryngitis acuta*, häufig bei *Laryngitis chronica*. Circumscripte Schwellung findet sich am Aditus laryngis bei *Oedema glottidis*, einer Aryknorpelgegend bei *Perichondritis* daselbst, unterhalb der Stimmbänder, so dass starke Wülste in das Lumen vorspringen, bei *Chorditis vocalis inferior*, an den verschiedensten Stellen bei *Tuberculose*, *Abscessen* etc. des Larynx. Ist die Schwellung hochgradig, so kommt es zur Verengerung der Kehlkopfshöhle und Behinderung der Athmung.

Atrophie der Schleimhaut wird sehr selten beobachtet.

3. Abnormer Belag. Vermehrter Schleim findet sich bei *Laryngitis acuta*, anfangs spärlich, später reichlicher; bei *chronischer* ist er stets vorhanden und spannt sich häufig in Fäden durch die Rima vocalis. Pseudomembranen sind bei *Kehlkopfscroup* vorhanden.

4. Geschwüre. Sie kommen einmal bei *Tuberculose* vor, wo sie alle Theile des Kehlkopfes, besonders häufig die Hinterwand desselben, die Stimmbänder, aber auch die Epiglottis etc. ergreifen können; sie entwickeln sich aus tuberculösen Infiltraten und führen umfangreiche Zerstörungen herbei. Ferner kommen Ulcerationen sich aus Infiltrationen entwickelnd bei *Syphilis* vor.

Heilen dieselben spontan oder in Folge der Behandlung, so bleiben Narben zurück, die Gelegenheit zu Stenosen geben können; dies ist besonders bei Syphilis der Fall.

5. **Geschwülste.** Es kommen im Kehlkopf vor *Papillome, Fibrome, Schleimcysten* etc., von bösartigen *Sarkome* und *Carcinome.* Behufs der Differential-Diagnose muss auf die laryngologischen Lehrbücher verwiesen werden.

6. **Fremdkörper** wie Gräten, Knochenstücke etc. sind meist leicht zu erkennen.

7. **Beweglichkeit der Kehlkopftheile, insonderheit der Stimmbänder.** Beim Anlauten gehen wie erwähnt die Stimmbänder aneinander und schliesst sich die Rima vocalis vollständig, während die Rima respiratoria etwas geöffnet bleibt (Fig. 21).

Anomalien in der Beweglichkeit sind entweder durch *Geschwülste, Entzündungen* und dgl., oder durch directe *Lähmung* eines oder mehrerer Kehlkopfmuskeln bedingt. Je nachdem dieselben ergriffen sind, ist das laryngoskopische Bild ein anderes und meist sehr charakteristisches.

Bei Lähmung der **Musculi crico-arytaenoidei postici** (der Glottisöffner), steht das gelähmte Stimmband stets sowohl bei Respiration wie Phonation nahe der Mittellinie (Fig. 28); ist die Lähmung doppelseitig, so bleibt nur ein schmaler Spalt, durch den die Inspiration sehr behindert ist, während Exspiration und Phonation ungehindert von Statten gehen (Fig. 29). Diese sogenannte Posticuslähmung wird als *idiopathisches Leiden* beobachtet.

Lähmung des Musculus arytaenoideus transversus zeigt

Tafel I.

Rhinoskopie und Laryngoskopie. Figurenerklärung.

Fig. 19. *Rhinoskopisches Bild* der vordern und eines Theiles der Seitenwände des Nasenrachenraumes (nach Türck). a) Hintere Fläche des weichen Gaumens und der Uvula, b) Septum der Choanen, c) obere Nasenmuscheln, d) mittlere Nasenmuscheln, e) untere Nasenmuscheln, f) Mündung der Tuba Eustachii, g) Tubenwulst, h) Rosenmüller'sche Grube.

Fig. 20. *Normales laryngoskopisches Bild* bei tiefer *Respiration.*

Fig. 21. *Normales laryngoskopisches Bild* bei *Phonation.*

Fig. 22. *Lähmung beider Musculi thyreoarytaenoidei, Phonationsstellung.*

Fig. 23. *Lähmung des Musculus arytaenoideus, Phonationsstellung.*

Fig. 24. *Lähmung beider Musculi thyreoarytaenoidei,* sowie des *arytaenoideus, Phonationsstellung.*

Fig. 25. *Linksseitige Recurrenslähmung, Respirationsstellung.*

Fig. 26. *Linksseitige Recurrenslähmung, Phonationsstellung.*

Fig. 27. *Beiderseitige Recurrenslähmung (Cadaverstellung).*

Fig. 28. *Lähmung des rechten Musculus crico-arytaenoideus posticus, Respirationsstellung.*

Fig. 29. *Lähmung beider Musculi crico-arytaenoidei postici, Respirationsstellung.*

Die Abbildungen 20—29 sind theils nach v.Ziemssen, theils nach Eichhorst gezeichnet.

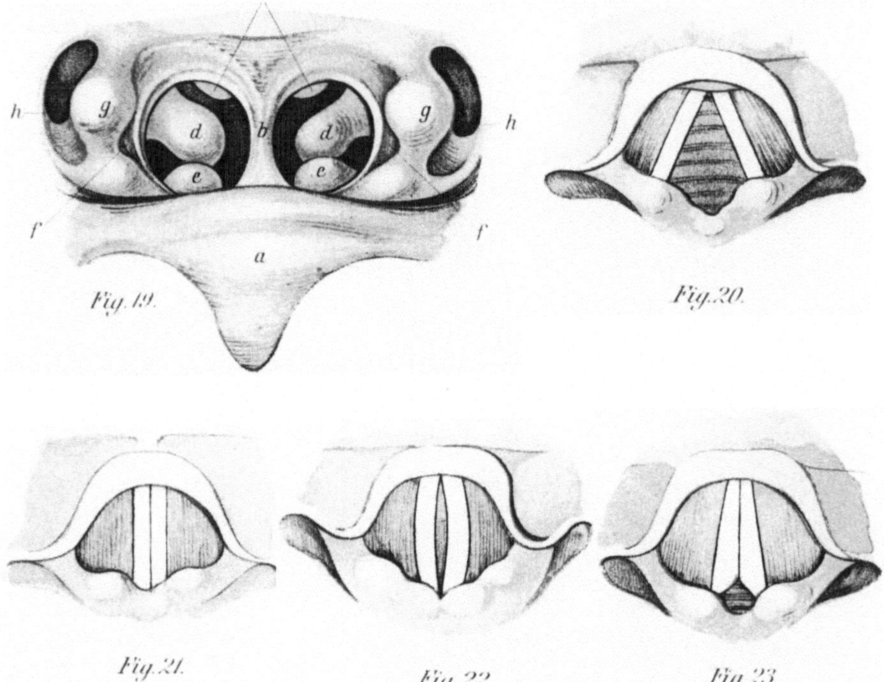

Fig. 19.   Fig. 20.

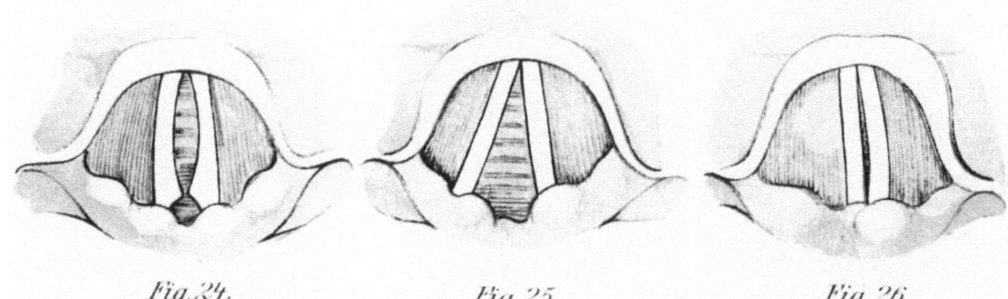

Fig. 21.   Fig. 22.   Fig. 23.

Fig. 24.   Fig. 25.   Fig. 26.

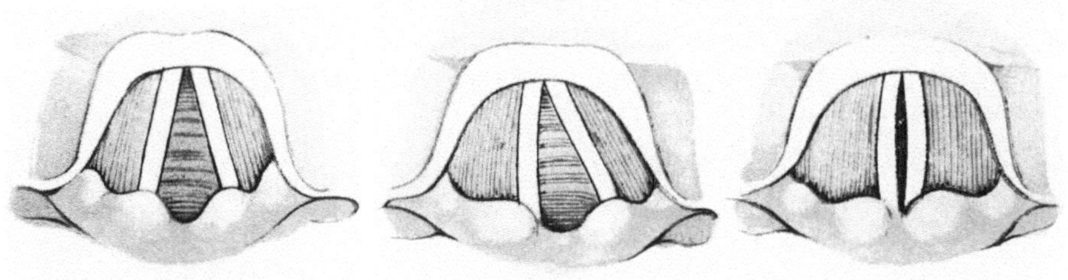

Fig. 27.   Fig. 28.   Fig. 29.

Verlag von Julius Springer in Berlin N   Lith. Anst. von C. L. Keller in Berlin S

sich dadurch, dass die Glottis vocalis beim Versuche der Phonation sich schliesst, während die Glottis respiratoria ein offenes Dreieck bildet (Fig. 23). Sie kommt bei *acuter Laryngitis* öfter vor.

Bei Lähmung der Musculi thyreo-arytaenoidei interni bildet das erkrankte Stimmband eine Bogenlinie, sind beide afficirt, so bleibt ein elliptischer Spalt offen, während die Rima respiratoria sich schliesst (Fig. 22). Sie wird bei *Laryngitis chronica*, sowie bei *Hysterie* beobachtet.

Sind diese Muskeln und ausserdem der arytaenoideus transversus gelähmt, so bildet die Rima glottidis einen doppelten Spalt, dessen vordere elliptische Partie durch die Stimmbänder, die hintere dreieckige durch die Rima respiratoria gebildet wird (Fig. 24).

Bei Lähmung der vom Nervus recurrens versorgten Glottisschliesser, der thyreo-arytaenoidei interni, arytaenoideus transversus und crico-arytaenoidei laterales bildet die ganze Rima glottidis einen dreieckigen Spalt, und bleiben die Stimmbänder auch bei Phonationsversuchen in der Respirationsstellung (Fig. 20) stehen. Kommt mitunter bei *Hysterie* vor.

Sind schliesslich alle vom Recurrens versorgten Muskeln nicht nur die oben erwähnten Glottisschliesser, sondern auch die Glottisöffner gelähmt. so steht das betreffende Stimmband in *Cadaver-Stellung*, einer Mittelstellung zwischen Phonations- und Respirationsstellung unbeweglich (Fig. 25). Ist diese Lähmung doppelseitig, so ist diese Stellung sowohl bei Respiration wie bei Phonation vorhanden (Fig. 27); ist dagegen die Lähmung nur einseitig, so zeigt ausserdem nach einiger Zeit das gesunde Stimmband ein eigenthümliches Verhalten. Während es bei der Respiration in Respirationsstellung steht (Fig. 25), zeigt es bei Phonationsversuchen eine gesteigerte Excursionsfähigkeit, indem es dabei die Mittellinie überschreitet und durch Kreuzung seines Santorini'schen Knorpels mit dem der gelähmten Seite einen gewissen Verschluss der nun schräg stehenden Stimmritze und damit eine leidliche Intonation zu Wege bringt (Fig. 26). Die Recurrenslähmung ist entweder centralen (*progressive Bulbärparalyse, Erkrankungen der Medulla oblongata*) oder peripheren Ursprungs (Druck auf einen oder beide Nervi recurrentes durch *Tumoren des Mediastinums, des Oesophagus, der Drüsen, Aneurysma Aortae* etc.).

Beobachtungen über reine Lähmungen in den vom Nervus laryngeus superior versorgten Muskeln liegen noch nicht einwandfrei vor.

B. Palpation.

Von aussen kann man sich durch die Palpation vergewissern, ob der Kehlkopf noch elastisch oder ob er verknöchert ist; letzteres kommt im höheren Alter vielfach vor. Ferner achtet man dabei auf Schmerzhaftigkeit; bei *circumscripten Entzündungen, einseitiger Perichondritis* etc. ist die betreffende Seite auf Druck empfindlich. Schliesslich palpirt man, während man den Patienten zählen lässt, und prüft so den laryngealen Fremitus; derselbe ist, falls eine *Stimmbandlähmung* besteht, auf der betreffenden Seite schwächer als auf der anderen, kann sogar ganz aufgehoben sein.

Die Palpation von innen kann durch das Gefühl des Widerstandes, den die Sonde erfährt, Aufschluss geben, über die Beschaffenheit der untersuchten Theile, besonders ob Schleimhaut resp. weiche Theile oder entblösster Knorpel bei einer Ulceration vorliegt, ferner durch Ausbleiben des normaliter bei der Sondenberührung auftretenden Hustens, ob eine Sensibilitätsstörung der Kehlkopfschleimhaut vorhanden ist.

C. Auscultation.

Beim gesunden Menschen hört man per Distance vom Kehlkopf ausgehend beim Athmen kein Geräusch, beim Auscultiren mittelst des Stethoskops scharfes laryngeales Athmen.

Bei Verengung im Kehlkopf (*starke Schwellungen bei Kindern, Posticuslähmung, Pseudomembranen bei Diphtherie und anderen Infectionskrankheiten, stenosirende Narben* etc.) entsteht bei der Respiration ein Stenosengeräusch, das als *Stridor* (s. S. 54) bezeichnet wird.

Ferner erstreckt sich die Auscultation auf die Stimme; dieselbe ist rauh, heiser, bei *verschiedenen Kehlkopfaffectionen*, sobald die Stimmbänder afficirt sind. Erloschen ist sie (*Aphonie*) bei *totaler Lähmung* der *Stimmbänder*, ferner bei Ueber- und Dazwischenlagerung von fremden Massen (*Pseudomembranen, Tumoren*), schliesslich bei *hochgradiger Zerstörung* der *Stimmbänder*. In solchen Fällen ist auch das Geräusch des Hustens modificirt, klanglos oder rauh.

D. Untersuchung des Larynxsecretes.

Gewöhnlich mischt sich dasselbe dem übrigen Auswurfe bei, mitunter wird es auch durch Räuspern separat entleert. Will man es gesondert untersuchen, so kann man auch (nach Fränkel) mit einem kleinen Schwämmchen das Kehlkopfinnere auswischen und das so erhaltene Secret mikroskopisch prüfen.

Viertes Kapitel.
Trachea nebst benachbarten Drüsen.

Die Luftröhre ist vorzugsweise der Inspection und Palpation
zugänglich. Es empfiehlt sich mit ihr die Untersuchung der Thyreoidea und Thymusdrüse, die ihr anliegen, zu verknüpfen,
obwohl die Function derselben nichts mit der Respiration zu thun hat.

A. Inspection.

Die äussere Inspection ergiebt wenig über die Beschaffenheit der
Trachea, desto mehr über Verhalten und Grösse der Thyreoidea.
Letztere ist in der Norm kaum bemerkbar; ist sie vergrössert
(*Struma*, ferner bei *Morbus Basedowii*), so manifestirt sich dies durch
eine Veränderung in der Configuration des Halses, die von der Intensität der Vergrösserung, und den befallenen Theilen abhängig ist.
Der Umfang des Halses nimmt dabei zu (mit dem Bandmass zu bestimmen; mit letzterem ist, da der normale Halsumfang sehr wechselt,
nur ein etwaiges Grösser- oder Kleinerwerden der Struma leicht zu
constatiren). Dabei muss das Bandmass über die Vertebra prominens,
sowie über den vorspringendsten Theil der Struma gelegt werden.
Durch hochgradige einseitige Vergrösserung der Schilddrüse wird
die Trachea seitwärts gedrängt, ebenso mitunter der Kehlkopf.
Dies ist besonders durch interne Untersuchung der Trachea
zu constatiren; letztere ist verschoben, dabei oft säbelscheidenförmig
verengt. Bei dieser achtet man ferner auf Farbe (blass bei *Anämie*,
stark geröthet bei *Tracheitis*), Schwellung der Schleimhaut (bei
Tracheitis), Belag (Schleim bei *Katarrh*, Membranen bei *Croup*), Geschwüre (meist *tuberculös*, selten *syphilitisch* und dann beim Heilen
oft Stenosen hinterlassend), Geschwülste (selten), Fremdkörper
(oft an der Bifurcationsstelle sitzend).

B. Palpation.

Dieselbe wird nur von aussen ausgeübt und ergiebt im Allgemeinen wenig diagnostisch Wichtiges. Bei *Geschwüren* ist die Luftröhre mitunter schmerzhaft, ferner ist die Verbiegung häufig leicht
zu constatiren. Weiter palpirt man die Thyreoidea. Man fühlt, ob
ein etwa vorhandener Tumor weich, fluctuirend, oder ob er hart,
derb ist. Letzteres ist bei malignen Tumoren (*Krebs, Sarkom*) der Fall,

kommt jedoch auch bei *einfacher Struma* vor. Ferner wird Schmerzhaftigkeit der Schilddrüse beobachtet bei der seltenen *Thyreoiditis*
sowie bei der häufigeren *Strumitis*.

Die Thymusdrüse ist bekanntlich ein embryonales Organ, das
nur bis zum 2. Lebensmonate wächst, von da an stationär bleibt und
vom 15. Lebensjahre an sich verkleinert, um im höheren Alter fast
vollkommen zu verschwinden. Nur bei ganz beträchtlicher Vergrösserung im Kindesalter könnte sie möglicherweise über dem
Sternum zur Palpation kommen.

C. Andere Untersuchungsmethoden.

Die Percussion und Auscultation der Trachea giebt keinerlei
diagnostisch wichtige Resultate. *Vergrösserung* der *Thymusdrüse* könnte
eventuell durch eine sich auf dem Manubrium sterni manifestirende
Dämpfung nachgewiesen werden, ebenso eine starke *Struma sub-
sternalis*.

Fünftes Kapitel.

Lungen.

Die Untersuchung der Lungen geschieht durch Inspection,
Palpation, Percussion und Auscultation; schliesslich unterliegt der Prüfung das Secret derselben, das Sputum, sowie die durch
Punction erhaltenen pathologischen Flüssigkeiten der Pleurahöhle
und der Lungen.

A. Inspection.

Dieselbe ist einmal eine Ocularinspection, die sich auf die
Gestalt des Thorax in der Ruhe, seine anatomische Anlage,
sowie auf sein Verhalten bei der Athmung, seine Functionsthätigkeit, richtet; ferner wird aber auch die Mensuration mehr oder weniger verwerthet.

a) Inspection der Thoraxform.

1. Normale Topographie des Brustkorbes.

Die beiden Lungen — nebst dem Herzen und den grossen Gefässen,
dem unteren Theil der Trachea und den beiden Bronchien — liegen innerhalb des Thoraxraumes.

Der Thorax hat die Form von zwei abgestumpften Kegeln, deren
gemeinschaftliche Basis die 8. Rippe bildet. Dem oberen sind ausserdem
zu beiden Seiten noch zwei kleinere mit den Spitzen nach unten angesetzt,
die die Schultergürtel repräsentiren.

Der Thorax wird gebildet von den 12 Rippenpaaren, die hinten an die Brustwirbelsäule befestigt sind. Vorne sind die 7 oberen wahren mittelst Knorpel an das Sternum befestigt, die drei darauffolgenden endigen im Knorpel der 7. Rippe, die letzten zwei frei.

Die Wirbelsäule zeigt eine Anzahl von Biegungen, und zwar ist die Halswirbelsäule nach vorn, die Brustwirbelsäule nach hinten, die Lendenwirbelsäule wieder nach vorn convex ausgebuchtet.

Die Räume zwischen den Rippen werden durch die Intercostalmuskeln ausgekleidet; die untere Apertur des Brustkorbes ist durch das Zwerchfell geschlossen, die obere wird zeltförmig von den Hals- und Nackenmuskeln bedeckt.

Um nun die Lage der im Thorax befindlichen Theile von aussen zu bestimmen, hält man sich:

I. An die festen Theile: Brustwirbel, Sternum, Rippen, Clavicula und Scapula.

Die Wirbel sind meist leicht zu bestimmen, wenn ihre Processus spinosi vorspringen; man zählt sie entweder von oben oder von unten ab, indem man vom Processus spinosus des letzten Halswirbels, der deutlich vorspringt, oder von dem Ansatz der 12. Rippe, der sich am 12. Brustwirbel befindet, ausgeht.

Das Sternum ist stets leicht zu erkennen und gut zu palpiren; häufig springt die Verbindungslinie von Manubrium und Corpus stark vor (*Angulus Ludovici*, Louis'*scher Winkel*).

Die erste Rippe ist gewöhnlich nicht zu palpiren, dagegen die zweite von ihrem Ansatz am Angulus Ludovici ab; man zählt von derselben ab und bestimmt dadurch die Zahl der Rippen, resp. der Intercostalräume. Die elfte und zwölfte Rippe sind meist leicht an ihren frei vorragenden Spitzen zu erkennen.

Die Clavicula springt stets deutlich vor, besonders wenn man die Schultern nach vorn biegen lässt. Von der Scapula ist die Spina meist leicht zu palpiren, nicht immer der untere Winkel.

II. An eine Anzahl von Linien, die man sich durch und auf dem Thorax gezogen denkt. Es sind dies:

α) Die drei Längendurchmesser. Der kleine entspricht der in der Medianebene gezogenen Verbindung von dem obern Rand des Manubrium sterni bis zur Basis des Processus xiphoideus. Die beiden grossen erstrecken sich von der höchsten Stelle der Clavicula (an der Grenze vom mittleren und äusseren Drittel derselben) bis zum tiefsten Punkte des Rippenbogens. Ihr normales Verhältniss zum kleinen Längendurchmesser ist wie 2 : 1.

β) Der grösste Breitendurchmesser geht quer durch den Thorax, indem er die äussersten Punkte des 8. Rippenpaares verbindet; er verhält sich zum grössten Längendurchmesser wie 7 : 8.

γ) Der grösste Tiefendurchmesser entspricht einer im Liegen des Kranken gezogenen Linie, die vom höchsten Punkte des Sternums senkrecht zur Wirbelsäule geht. Dieser höchste Punkt befindet sich beim Manne an der Basis des Processus xiphoideus, beim Weibe am Ansatze des 3.

Rippenknorpels. Die grösste Tiefe soll sich zur grössten Breite wie 3 : 4 verhalten.

♂) Eine Anzahl von Orientirungslinien.

Die Medianlinie geht durch die Mitte des Körpers. Ihr parallel am Rande des Sternums gehen die beiden Sternallinien. Durch die Mamilla (die beim Manne und bei der Jungfrau im 4. Intercostalraum oder auf der 5. Rippe liegt, bei Frauen in ihrer Lage wechselt) denkt man sich beiderseits eine Linie gezogen, die als Mamillar- oder Papillarlinie bezeichnet wird; ist die Mamilla, wie es bei Frauen die Regel ist, verlagert, so zieht man die Linie von dem innersten Punkte der MOHRENHEIM'schen Grube (s. u.) parallel der Mittellinie nach abwärts. In der Mitte zwischen Sternal- und Mamillarlinie liegen die beiden Parasternallinien. Die Axillarlinie geht von der Mitte der Achselhöhle nach abwärts; fühlt man das Bedürfniss nach weiteren Linien, so kann man sie auch als mittlere Axillarlinie bezeichnen, und noch eine vordere, die von der vorderen Begrenzung der Achselhöhle durch den Musculus pectoralis major, sowie eine hintere, die vom Rande des Latissimus dorsi, der hinteren Begrenzung der Achselhöhle, ausgeht, construiren. Die Scapularlinie geht durch die Spitze des Angulus scapulae bei herabhängenden Armen hindurch; die Vertebrallinie verbindet die Processus spinosi der Brustwirbel, deckt sich also in der Norm mit der Medianlinie. In der Mitte zwischen Scapular- und Vertebrallinie schliesslich zieht man die Paravertebrallinien.

III) An eine Anzahl von am Thorax sich findenden Gruben und besonders construirten Regionen.

Oberhalb der beiden Claviculae liegen die beiden Fossae supraclaviculares. Sie sind nach aussen vom vorderen Rande des Musculus cucullaris, nach innen vom Musculus sternocleidomastoideus begrenzt. Zwischen diesen beiden letzteren, oberhalb der Incisura sterni liegt die Fossa jugularis. Unterhalb des Schlüsselbeins liegen die Fossae infraclaviculares; der äussere Theil derselben, der nicht über dem Thorax, sondern über der Muskulatur des Schultergürtels sich befindet, wird auch als Fossa Mohrenheimii bezeichnet.

Am Rücken sind gewöhnlich keine Gruben vorhanden, höchstens bei sehr magern Menschen. Man spricht deshalb von einer Regio supraspinalis (oberhalb der Spina scapulae), infraspinalis (unterhalb der Spina bis zum Angulus, der der 8. Rippe oder dem 7. Intercostalraum anliegt), infrascapularis (unterhalb des Angulus scapulae) und interscapularis (zwischen beiden Schulterblättern).

2. Pathologie der Thoraxform.

Die pathologischen Veränderungen des Brustkorbes sind entweder durch primäre Veränderungen der Wirbelsäule, die der Träger des Thorax ist, bedingt oder eine Folge von Erkrankungen der im Thorax gelegenen Organe. Von letzteren werden wir nur die durch Erkrankung der Lungen bedingten besprechen, die in Folge von Herzerkrankung dagegen im nächsten Kapitel.

I. Pathologische Veränderungen der Brustwirbelsäule. Dieselbe kann

α) eine abnorm starke Convexität nach hinten besitzen. Diese wird *Kyphose* genannt und ist entweder gleichmässig, bogenförmig oder ungleichmässig, winkelförmig.

Die bogenförmige Kyphose wird als senile Kyphose bezeichnet; sie beruht auf Atrophie der Zwischenwirbelscheiben im Alter, aber auch durch das Tragen schwerer Lasten, gebückter Arbeiten etc. und wird bei *alten Leuten, Lastträgern* etc. angetroffen. Sie ist meist nicht durch eine Lordose compensirt. Die winkelförmige Pott'sche Kyphose zeichnet sich dadurch aus, dass an einer Stelle der Wirbelsäule dieselbe dadurch, dass in Folge von Zerstörung eines oder mehrerer Wirbelkörper die Wirbelsäule geknickt worden ist, winkelförmig vorspringt. Sie kommt vor bei der *tuberculösen Wirbelcaries*, kann von Senkungsabcessen, Rückenmarksaffectionen etc. begleitet sein und ist regelmässig durch Lordose in den anderen Abschnitten der Wirbelsäule compensirt.

β) eine abnorme Convexität nach vorn zeigen. Diese als *Lordose* bezeichnete Affection kommt primär in der Brustwirbelsäule kaum und überhaupt selten vor, ist jedoch secundär eine sehr häufige Begleiterscheinung der Kyphose und Scoliose (s. o.).

γ) eine abnorme Ausbiegung nach der Seite hin zeigen. Man bezeichnet dieselbe als *Scoliose* und unterscheidet

1. habituelle Scoliose. Sie kommt zu Stande bei vorwiegendem Gebrauche einer oberen Extremität, bei *schlechter Haltung, einseitiger Thätigkeit* etc. im Pubertätsalter und vor demselben. Ausser der Ausbiegung der Wirbelsäule nach der Seite und gewöhnlich auch nach hinten (*Kyphoscoliose*) findet dabei zugleich eine Drehung der betreffenden Wirbelkörper um ihre Längenachse statt, so dass die Processus spinosi nach der Seite, nach der die Krümmung sich ausbildet, hinsehen. Ausserdem ist damit stets eine Verkrümmung und Knickung der Rippen verbunden und ein Verschieben des Sternums mit seinem unteren Ende nach der entgegengesetzten Seite.

2. rhachitische Scoliose. Sie findet sich bei *Rhachitis* und ist in eine Folge der abnormen Weichheit der Knochen. Sie ist oft mit Kyphose sowie gewöhnlich mit anderen rhachitischen Veränderungen der Knochen verbunden. Solche sind: 1. Der *rhachitische Rosenkranz*, kolbige Auftreibungen der Verbindungsstellen der Rippen mit ihren Knorpeln. 2. *Pectus carinatum, Hühnerbrust,* erzeugt durch Infraction der Rippen an ihren Knorpelansätzen und dadurch bedingte kielähnliche Vortreibung des Sternums. 3. Eine dem *Ansatz des Zwerchfells* am *Thorax* entsprechende *Einziehung*, bedingt durch ab-

norme Nachgiebigkeit der Rippen bei Contraction des Diaphragma. 4. *Incurvationen der Röhrenknochen* der Extremitäten mit Verdickung ihrer Epiphysen. 5. Veränderungen der Schädelknochen, und zwar abnorme Weichheit und Dünnheit derselben, verbunden mit langdauerndem Offenbleiben der Fontanellen (*Craniotabes*). 6. *Retardation* der *Zahnentwickelung*.

II. Pathologische Veränderungen des Thorax bedingt durch Krankheiten des Thoraxinhaltes. Sie bilden sich ebenfalls vielfach nur bei noch wachsendem Thorax in intensivem Maasse aus; sie sind ferner besser und deutlicher bei einem elastischen Thorax ausgeprägt als bei einem starren, können bei letzterem sogar trotz hochgradiger Affection des Thoraxinhaltes fehlen.

Die beobachteten Veränderungen sind eine Vergrösserung oder eine Verkleinerung des Thorax.

α) Erweiterung des Thorax kommt zu Stande durch Vermehrung des Thoraxinhaltes; diese Erweiterung kann doppelseitig oder einseitig sein.

Die doppelseitige Erweiterung kommt vor

1. bei Volumen pulmonum auctum. Dabei sind Breiten- und Tiefendurchmesser beide, wenn auch häufig in verschiedenem Grade vergrössert durch Hebung der Rippen, und der grosse Längendurchmesser in Folge dessen verkleinert. Am ausgeprägtesten ist dies der Fall beim *vesiculären Emphysem* der *Lungen*. Und zwar betrifft beim *substantiellen* Emphysem die Erweiterung des Thorax entweder den ganzen Brustkorb oder besonders die oberen und mittleren Partien, weniger die unteren; in extremen Graden sind auch die Supraclaviculargruben vorgewölbt. In Folge der Erweiterung verliert der Thorax seine normale Doppelkegelgestalt; wenn der Breitendurchmesser dem grossen Längendurchmesser gleich ist oder grösser wird, erhält der Thorax eine quadratische Gestalt, wenn er ihn erheblich überschreitet und die vordere Thoraxfläche dabei eine stärkere Wölbung zeigt, spricht man von fassförmigem Thorax.

Im Gegensatze dazu erstreckt sich bei dem *vicariirenden Emphysem* der *Unterlappen*, wie es bei Tuberculose und anderen Affectionen der Oberlappen oft beobachtet wird, die Erweiterung nur auf den unteren Abschnitt des Thorax; ein solcher Brustkorb zeigt dann oft ein Abstehen der unteren Thoraxränder, so dass der Thorax mehr die Gestalt eines einfachen abgestumpften Kegels erhält.

2. bei Hydrothorax. Die Ausdehnung betrifft hierbei nur die untere Partie und ist von verschiedener Mächtigkeit, jedoch nie sehr hochgradig.

Eine einseitige Ausdehnung durch Hydrothorax ist selten; sie wird nur dann beobachtet, wenn von früher her Verwachsungen zwischen Lunge und Pleura auf einer Seite bestehen, die die Ansammlung einer grösseren Flüssigkeitsmenge unmöglich machen, und nur eine gleichmässige sulzige Durchtränkung der Adhäsionen oder das Zustandekommen kleiner abgekapselter Transsudate erlauben.

3. bei Affectionen, die eine Vergrösserung des Inhaltes der Bauchhöhle erzeugen; dabei betrifft die Ausdehnung nur die unteren Abschnitte. Solche sind *Ascites, Peritonitis, Uterus gravidus, Ovarialtumoren, Tympanites peritonei, Meteorismus.*

Die einseitige Erweiterung des Thorax kann entweder die ganze Hälfte oder nur Theile desselben betreffen. Sie wird beobachtet

1. bei Pleuritis. Dabei sind je nach dem Grade des Ergusses nur die unteren Partien oder fast die ganze Hälfte erweitert, die Intercostalräume abgeflacht oder gar vorgedrängt. Ist ein Pleuraexsudat an einer bestimmten Stelle abgekapselt, so kann sich die Ausdehnung auf diese beschränken und ist oft nur gering.

2. bei Pneumothorax. Dabei ist stets die ganze Seite ausgedehnt, die Intercostalräume mehr oder weniger vorgewölbt. Ist der Pneumothorax durch alte Verwachsungen abgekapselt, so ist jedoch die Erweiterung auf diese Stelle beschränkt und meist nicht bedeutend.

3. Echinococcus und Tumoren der Lunge, sowie Tumoren der Pleura; sie sind sehr selten und bedingen nur locale Verwölbung.

4. Tumoren der Mediastinaldrüsen, ebenfalls selten.

5. Affectionen des Circulationsapparates können Vortreibung der Herzgegend bedingen (s. unter Circulationsapparat).

6. Vergrösserung der Leber kann rechtsseitige, solche der Milz linksseitige locale Erweiterung der unteren Thoraxapertur erzeugen; (s. Digestionsapparat).

7. schliesslich können natürlich noch Erkrankungen der Rippen (*Caries* etc.), des Unterhautzellgewebes der Brust (*Abscesse, Phlegmone*) und dgl. Gelegenheit zu localen Vorwölbungen geben.

β) Verkleinerung des Thorax. Hierbei kommt es zu Einziehungen desselben. Ursachen hiervon sind Schrumpfungsprocesse in den Lungen, und zwar entweder active oder passive; bei den ersteren ist die Einziehung doppel- oder einseitig, bei den letzteren nur einseitig.

1. Die doppel- oder einseitige Einziehung in Folge von activer Lungenschrumpfung entsteht dadurch, dass durch Volumenabnahme der Lungen in Folge des negativen Druckes die Thoraxwand eingetrie-

ben wird. Diese Processe in den Lungen werden bei *Phthisis*, bei *chronischer interstitieller Pneumonie* etc. beobachtet, und da sie oft in den Spitzen beginnen, so tritt auch dort gewöhnlich zuerst die Einziehung auf. Es wird dabei vorzugsweise der Tiefendurchmesser verringert, es erleidet ferner das Sternum in der Verbindung zwischen Manubrium und Corpus eine Knickung, der Angulus Ludovici tritt sehr scharf hervor. Ausserdem folgen gewöhnlich noch andere Veränderungen; die Fossae supra- und infraclaviculares, in hochgradigen Fällen auch die supraspinales sinken ein; zugleich werden die Intercostalräume flacher und breiter, einmal in Folge der Verringerung des Tiefendurchmessers, dann auch in Folge von Paralyse der Muskeln. Dadurch wird zugleich der Thorax länger als in der Norm. Den ganzen Symptomencomplex bezeichnet man als *erworbenen Thorax paralyticus*.

Davon zu unterscheiden ist der *angeborene Thorax paralyticus*; man bezeichnet mit diesem nicht ganz passenden Namen eine angeborene geringe Tiefe des Brustkorbes, verbunden mit Vergrösserung in die Länge, breiten Intercostalräumen und flacher Beschaffenheit der Vorderfläche, eine Thoraxform, die nach den älteren Autoren zu Lungenphthise disponiren sollte, übrigens auch vielfach bei Nichtlungenkranken angetroffen wird.

Die Einziehung kann, wie erwähnt, ein- oder doppelseitig sein, je nachdem die sie bedingenden Processe nur auf einer oder auf beiden Seiten verlaufen.

2. Die einseitige Einziehung in Folge passiver Lungenschrumpfung, auch als *Retrécissement* bezeichnet, kommt dadurch zu Stande, dass die Lunge längere Zeit durch ein *pleuritisches Exsudat* comprimirt gewesen ist. In Folge dessen kann die Lunge einerseits atrophisch, mit Verlust ihrer Elasticität, der Fähigkeit sich wieder auszudehnen, werden, andererseits entstehen dabei pleuritische Verwachsungen, bindegewebige Stränge etc., die die comprimirte Lunge fixiren. Schwindet nun die Flüssigkeit, sei es durch spontane Resorption, sei es durch Entleerung nach aussen, so würde ein leerer Raum entstehen, da die Lunge nicht mehr im Stande ist, ihn auszufüllen. Es kommt deshalb ebenfalls in Folge des Atmosphärendruckes zu Einziehungen, die, da die Affection meist einseitig ist, ebenfalls gewöhnlich nur eine Seite befallen. Sie finden sich naturgemäss vorzugsweise in den unteren und hinteren Partien des Thorax; andererseits kann dabei die Schulter herabgezogen, die Intercostalräume der betreffenden Seite verkleinert werden, ja dies kann soweit gehen, dass die Rippen sich theilweise decken. Im weiteren Verlaufe kann es zur Ausbildung einer secundären Scoliose mit der Convexität nach der gesunden Seite, mitunter jedoch auch umgekehrt, kommen.

Seltener wird eine Einziehung beobachtet bei der Pleuritis sicca, wo die Fibrinauflagerungen ebenfalls sich zu Bindegewebe organisiren und einen Zug ausüben können.

b) Inspection der Functionsthätigkeit der Lungen.

1. **Normales Verhalten.**

Normaliter sind an der Inspiration drei Muskelgruppen betheiligt: 1. das Zwerchfell, das durch seine Contraction besonders den Längendurchmesser des Thoraxraumes vergrössert; 2. die Intercostalmuskeln, die die Rippen einander nähern, sie heben und damit besonders den Breitendurchmesser vergrössern; 3. die Musculi scaleni, die die erste und zweite Rippe und damit die übrigen heben. Die Lunge erweitert sich dabei, indem sie sich vorzugsweise bei einfacher Respiration nach unten und vorn ausdehnt.

Beim Manne überwiegt die Thätigkeit des Zwerchfelles; beim Inspiriren wölbt sich deshalb das Abdomen, speciell das Epigastrium vor, der Thorax dehnt sich nur wenig aus. Man bezeichnet diesen Athmungstypus als *abdominal* oder *costoabdominal*.

Beim Weibe und Kinde wirken besonders die zweite und dritte Muskelgruppe; der Athmungsprocess ist deshalb vorwiegend *costal*.

Die normale Exspiration geschieht bloss durch Erschlaffung der oben erwähnten Muskeln, die Elasticität der Lungen und Rippen und durch die Schwere der letzteren. Active Muskelbetheiligung fehlt dabei oder ist ganz gering.

Die Athmung ist von bestimmter Frequenz, 16—20, im Mittel 18 Athemzüge in der Minute beim Erwachsenen, dabei von mittlerer Tiefe. Sie ist abhängig vom *Alter*, insofern als sie in der Jugend frequenter ist — 35 im Mittel beim Neugeborenen, 28—20 vom 2. bis 10. Lebensjahre, 24—16 vom 16. Lebensjahre an (nach Vierordt's Tabellen) —; ferner kann vorübergehend die Frequenz physiologisch zunehmen bei *grösseren Muskelanstrengungen* z. B. beim Laufen, Steigen, *psychischen Einflüssen, nach Mahlzeiten*, oder abnehmen, z. B. im *Schlafe*, bei *Temperaturerhöhung der Luft*. Dabei wird die Athmung bei steigender Frequenz flacher, bei abnehmender tiefer. Die Dauer der Inspiration ist etwas kürzer als die der Exspiration (Verhältniss 10 : 14—24); die Athembewegungen erfolgen regelmässig; dabei dehnt sich der Brustkorb beiderseits gleichmässig aus.

Bei forcirter tiefer Respiration treten insofern Unterschiede auf, als der Brustkorb sich bedeutend stärker erweitert, beim Manne werden hierbei die sub 2 und 3 erwähnten Muskeln, beim Weibe das Zwerchfell mit zu Hülfe genommen. Die Frequenz ist dabei in das Belieben gestellt; doch sind auch hier die Athemzüge regelmässig, die Erweiterung beiderseits gleich.

2. **Pathologisches Verhalten.** Man beobachtet Anomalien des Typus, der Frequenz, Dauer und Tiefe der Athemzüge, der Regularität und schliesslich der Thoraxausdehnung.

I. **Anomalien des Typus.** Man findet costalen Typus bei Männern mit Erkrankung der Bauchorgane (*Peritonitis, Tumoren, Meteorismus*), *Zwerchfelllähmung*, sowie *Pleuritis diaphragmatica*, rein abdominalen Typus bei Frauen mit sehr *starrem Thorax*, sowie bei *schmerzhaften Brustkrankheiten*.

II. **Anomalien der Frequenz, Dauer und Tiefe.** Dieselben sind eine Folge von Behinderung der Athmung und kommen in der verschiedensten Weise combinirt vor. Man bezeichnet diesen Zustand der Behinderung, der sich vor Allem durch eine angestrengte Respiration manifestirt, als *Dyspnoë*, das so veränderte Athmen als *dyspnoisches* Athmen und unterscheidet eine **subjective** Dyspnoë, wenn die Kranken selbst die Behinderung der Respiration als Luftmangel empfinden, und eine **objective**, die sich dem Untersucher durch verschiedene Symptome zu erkennen giebt. Beide kommen gewöhnlich zusammen vor, doch kann sich auch jede allein vorfinden.

Ferner unterscheidet man bei der objectiven Dyspnoë, je nachdem dieselbe sich besonders bei der Inspiration oder bei der Exspiration oder bei beiden ausprägt, eine **inspiratorische, exspiratorische und gemischte** Dyspnoë.

Der Dyspnoë ist ferner das eigenthümlich, dass bei der Inspiration ausser den oben erwähnten drei Factoren noch andere auxiliäre Muskelgruppen in Action treten; es sind das in aufsteigender Reihe (d. h. die zuerst genannten wirken allein bei leichteren Graden, bei schwereren treten nach und nach die folgenden hinzu) bei der Inspiration: *Mi. scaleni* beim Manne, *Diaphragma* beim Weibe, dann *Mi. sternocleidomastoidei*, die beiden *Pectorales, Levatores costarum, Serratus posticus superior*, dann die *Rückenmuskeln, M. cucullaris, Levator scapulae, Rhomboidei*, schliesslich die *Nackenmuskeln* und *Armmuskeln* (bei *Orthopnoë* s. S. 84).

Ebenso treten bei dyspnoischer Athmung exspirationsbefördernde Muskeln in Thätigkeit, und zwar die *Bauchmuskeln*, ferner der *M. quadratus lumborum* und *Serratus posticus inferior*.

Dyspnoische Athmung findet sich:

1. bei pathologischen Zuständen des Nervensystems und zwar

a) raumbeschränkenden Krankheiten der Schädelhöhle (*Hämor-*

rhagien, Tumoren, Entzündungen); die Frequenz selbst ist dabei vermindert;

β) verschiedenen Neurosen mit gesteigerter Reflexthätigkeit, speciell *Hysterie;* die Athmungsfrequenz ist dabei gesteigert;

2. **Abnormer Beschaffenheit der Luft**: giftige Gase, Mangel an Sauerstoff etc.

3. **Abnormer Beschaffenheit des Blutes**

α) in Folge von Verminderung der rothen Blutkörperchen (*Anämie, Leukämie*) oder des Hämoglobins (*Chlorose*) und damit des Sauerstoffs im Blute. In solchen Fällen tritt die Dyspnoë besonders bei stärkerer Bewegung, seltener in der Ruhe auf;

β) bei allen *fieberhaften Krankheiten*, da durch die abnorm hohe Temperatur und die im Blute enthaltenen schädlichen Stoffe, schliesslich auch durch den gesteigerten Kohlensäuregehalt das Athmungscentrum gereizt wird; die Dyspnoë ist hierbei oft nur oder vorwiegend objectiv, dabei vorzugsweise nur die Frequenz, nicht die Tiefe der Athemzüge gesteigert;

γ) durch toxische Stoffe im Blute: *Urämie, Coma diabeticum, Coma dyspepticum.* Diese Art der Dyspnoë wird als *Asthma uraemicum* etc. bezeichnet.

4. **Abnormer Beschaffenheit der Thoraxwand** (*Skoliose, Kyphose*).

5. **Lähmung oder Parese der Athmungsmusculatur.** Dieselbe wird am Zwerchfell bei *Abdominalkrankheiten*, speciell *Peritonitis*, sowie *Pleuritis*, an den Intercostalmuskeln bei *Pleuritis* angetroffen. Ferner kommt Lähmung der Respirationsmusculatur bei verschiedenen *Nervenkrankheiten*, nach *Diphtherie* etc. vor; ebenso wirken tonische oder klonische Krämpfe der Respirationsmuskeln (*Tetanus, Epilepsie, Strychninvergiftung*) Dyspnoë erzeugend.

6. **Erkrankungen des Rachens, Kehlkopfes, der Trachea und der Bronchien, die den Luftzutritt behindern**; also einmal *beträchtliche Angina, retropharyngealer Abscess*, weiter *Croup des Larynx, Glottisödem, Lähmung der Glottiserweiterer, Tumoren des Kehlkopfes, Stricturen*, ferner *Stenose der Trachea* durch Compression von Seiten der *Schilddrüse*, der *Lymphdrüsen*, der *Thymus*, durch *Geschwülste* der benachbarten Theile, *Aneurysma Aortae* oder in Folge von *Entzündungen, Ulcerationen* und *Narben, Fremdkörper* etc., schliesslich *starke Schwellung der Bronchialschleimhaut* besonders bei Kindern. Dabei ist die Dyspnoë vorzugsweise inspiratorisch, die Athmung sehr oft verlangsamt, die Athemzüge vertieft. Die untern Thoraxpartien werden dabei, besonders falls der Thorax gut elastisch ist, ebenso das Epigastrium bei der Inspiration eingezogen.

Rein exspiratorisch ist die Dyspnoë nur, falls Tumoren dicht unterhalb der Glottis sitzen.

7. Erkrankungen der Lunge, und zwar

α) solche, die in einer Verkleinerung der respirirenden Lungenoberfläche bestehen, also Infiltration (*Pneumonie*, *Phthise*), *Oedem der Lungen*, Compression durch Exsudat (*Pleuritis*), Transsudat (*Hydrothorax*), Luft (*Pneumothorax*), *Tumoren des Mediastinums, der Pleura*, Hochstand des Zwerchfells (*Abdominalkrankheiten*), ferner Elasticitätsverlust der Lungen (*Emphysem*). Die Dyspnoë ist hierbei gewöhnlich gemischt, bei Emphysem jedoch vorwiegend exspiratorisch; sie ist ferner um so grösser, je grösser die Verkleinerung der Lungenoberfläche ist, je schneller sie sich ausbildet, und je blutreicher das Individuum ist.

β) Asthma bronchiale, eine Affection, die anscheinend auf einem Krampf der Bronchialmuskeln beruht; · die Dyspnoë ist vorzugsweise exspiratorisch.

γ) Affectionen, die das Athmen schmerzhaft machen und deshalb dem Kranken nur gestatten, oberflächliche und häufige Respirationen auszuführen: *Pleuritis sicca, Pleurodynie, Pleurareizung bei Pneumonie und Phthise, Rippenfracturen, Trichinose.*

8. Erkrankungen des Circulationssystems, falls dabei Stauung im kleinen Kreislauf stattfindet: *Klappenfehler* speciell *der Mitralis, Insufficienz des Herzens.*

III. Anomalien der Regularität. Die Ursachen, die Dyspnoë erzeugen, beeinflussen auch häufig die Regelmässigkeit der Athmung, so dass dieselbe dann mehr oder weniger unregelmässig wird. Doch ist zu bemerken, dass mitunter auch bei Gesunden in Folge psychischer Reizzustände Unregelmässigkeit der Respiration beobachtet werden kann.

Unregelmässige Athmung tritt ferner sehr oft in der *Agonie* auf. Eine besondere Anomalie derselben ist das sogenannte Cheyne-Stokes'sche Athmen. Es besteht darin, dass die anfangs frequente und flache Athmung sich allmählich verlangsamt und dabei immer tiefer wird, bis schliesslich eine ganz tiefe, seufzende Respiration erfolgt. Nun werden die Athemzüge allmählich wieder flacher und frequenter, bis schliesslich für $^1/_4$—1 Minute ein vollständiger Stillstand der Respiration (Apnoë) eintritt. Hierauf beginnen allmählich wieder flache Athemzüge, an die sich weitere anschliessen, worauf dann derselbe Cyclus wieder sich abspielt. Uebrigens finden sich oft Abweichungen von dem eben skizzirten Typus, denen jedoch sämmtlich die Apnoë eigenthümlich ist.

Die Ursache dieses merkwürdigen Phänomens ist noch nicht genügend klargestellt; von TRAUBE, FILEHNE, ROSENBACH u. a. sind die verschiedensten Theorien aufgestellt, von denen jedoch keine eine vollständige Erklärung giebt.

Dieses Phänomen ist ein Signum mali, wenn auch nicht immer pessimi ominis, und findet sich bei raumbeschränkenden Gehirnkrankheiten (*Meningitis, Tumoren, Blutungen*), bei *Cor adiposum, Stenose der Aorta, Sclerose der Coronararterien, Urämie, Morphinvergiftung*, gewöhnlich mit mehr oder weniger beträchtlicher Trübung des Bewusstseins verbunden.

IV. Anomalien in der Ausdehnung des Thorax. Wir können beobachten:

1. Verstärkung der Ausdehnung, resp. abnorme Vorwölbungen. Sie findet sich bei vielen Fällen von Dyspnoë, wenn der Thorax noch elastisch ist und die Hülfsmuskeln in Action treten.

2. Abnahme der Ausdehnung kommt einseitig oder doppelseitig vor. Doppelseitig wird sie beobachtet besonders bei *Emphysem* mit starrer Thoraxwand; der Thorax dehnt sich dabei wenig oder fast gar nicht aus, sondern wird nur in toto durch die — oft hypertrophischen — Hals- und Nackenmuskeln gehoben; ferner bei *Lähmung* der *Thoraxmuskeln*.

Einseitige Abnahme der Ausdehnung, so dass Differenzen zwischen beiden Seiten in der Ausdehnung vorhanden sind und die erkrankte Seite bei der Inspiration hinter der anderen zurückbleibt, wird beobachtet bei *Lungenphthise* über dem Oberlappen, bei *Pneumonie, Pleuritis* über den betreffenden Stellen, bei *Pneumothorax* über einer ganzen Seite.

3. Abnorme inspiratorische Einziehungen. Sie kennzeichnen sich dadurch, dass je nach der Intensität der Erkrankung, während der Inspiration die untern Intercostalräume, das Epigastrium und die Hypochondrien mehr oder weniger einsinken. In hohen Graden kann sich diese Einziehung auch auf die oberen Intercostalräume, ja die Supraclaviculargruben erstrecken.

Diese Einziehungen sind stets ein Zeichen, dass innerhalb der Lunge ein beträchtlicher negativer Druck herrscht, indem die Lunge zwar dem Zuge des Thorax zu folgen sucht, aber dabei nicht genügend Luft aufnehmen kann, so dass deshalb die äussere Luft das Uebergewicht erlangt und ihren Druck auf die nachgiebigen Partien des Thorax ausübt. Dieselben kommen vor: 1. bei *Kindern* mit sehr *elastischem Thorax* schon bei *forcirter Respiration*; doch sind die Einziehungen dabei nur gering; 2. bei *Stenosen* des *Larynx* (s. o.) und der *Trachea* und sind dann beiderseitig; 3. bei Stenose eines *Bronchus* oder einer *Anzahl von Bronchialästen* einseitig, entweder die ganze Seite, oder nur einzelne Abschnitte befallend.

Inspiratorische Einziehung eines Hypochondrium allein wird bei einseitiger *Phrenicuslähmung*, sowie bei so hochgradigem *Pleuraexsudat*, dass die Convexität des Diaphragma nach unten sieht, beobachtet, ferner bei *localer Peritonitis*, schliesslich beiderseitig bei *Hysterie*.

4. **Abnorme exspiratorische Vorwölbungen** werden selten bei starkem *Emphysem* der oberen Lappen in den Supraclaviculargruben beobachtet, schliesslich bei *tuberculösen Cavernen*.

c) Mensuration.

Von den im ersten Theile S. 21 ff. erwähnten Methoden werden am Thorax verwendet:·

1. **Die Messung mit Bandmaass und Tasterzirkel** (*Thorakometrie*). Man kann dadurch die bei der Inspection gewonnenen Verhältnisse der verschiedenen Durchmesser und des Thoraxumfanges an sich durch Zahlen ausdrücken und Abweichungen derselben vom normalen Verhalten deutlicher erkennen. Ueber die diagnostische Bedeutung dieser Abweichungen ist schon oben gesprochen worden.

2. **Mittelst des Cyrtometers** oder eines Bleidrahtes lassen sich Differenzen in beiden Thoraxhälften anschaulich und überzeugend zur Darstellung bringen, und zwar die pathologischen Vorwölbungen einer Seite bei *Pleuritis exsudativa*, sowie bei *Tumoren*, und die Verkleinerung bei Rétrécissement nach *Pleuritis*, bei *Lungenschrumpfung*. Besonders deutlich kann das Wachsen resp. Abnehmen dieser Veränderungen graphisch dargestellt werden.

3. **Mittelst der Spirometrie** kann man eine allmähliche Abnahme resp. Zunahme der vitalen Capacität constatiren.

Abnahme der vitalen Capacität, d. h. Sinken derselben unter 3000 cm beim Manne, 2000 cm beim Weibe, findet sich bei denjenigen Lungenaffectionen, bei denen die Ausdehnungsfähigkeit des Organes verringert ist: *Phthise, Pneumonie, Pleuritis* etc., Zunahme der unter die Norm gesunkenen Vitalcapacität bedeutet, aber nur wenn sich zunehmende Uebung mit Sicherheit anschliessen lässt, bei *Phthise Stillstand des Processes*.

4. **Durch die Pneumatometrie** lässt sich ein Abnehmen des Inspirations- oder des Exspirationsdruckes festellen.

Der Inspirationsdruck ist verringert bei den *Affectionen*, bei denen auch die vitale Lungencapacität *abnimmt*.

Der Exspirationsdruck ist herabgesetzt beim *Emphysem* der Lungen.

5. **Die Stethographie** besitzt zur Zeit noch keinen diagnostischen Werth.

B. Palpation.

Man prüft den Zustand des Thorax in der Ruhe (*Elasticität, Schmerzhaftigkeit, Resistenz*) und bei seiner Function (*Bewegungsfähigkeit, Fremitus*).

a) Elasticität: Man übt mit der Hohlhand einen — nicht zu starken — Druck auf das Sternum aus. Ein gesunder Thorax lässt sich leicht eindrücken, wobei man jedoch den Eindruck eines elastischen, federnden Widerstandes erhält. Sehr elastisch ist der Thorax der Kinder; herabgesetzt ist die Elasticität fast stets im Alter. Herabsetzung im mittleren Alter ist eine Begleiterscheinung des *Emphysems.*

b) Schmerzhaftigkeit. Da es darauf ankommt, zu eruiren, von welchen Theilen des Thorax die Schmerzhaftigkeit ausgeht, so hat man nacheinander daraufhin zu palpiren die Rippen (*Fractur, Infraction, Caries*), die Intercostalnerven (*Neuralgie*), die Musculatur (*Rheumatismus, Pleurodynie*) und das Unterhautzellgewebe (*Abscesse* u. dgl.).

Können alle diese Affectionen mit Sicherheit ausgeschlossen werden, so muss die Schmerzhaftigkeit von den innern Thoraxorganen, am häufigsten der Pleura her erzeugt werden. Von letzterer aus kommt Druckschmerz zu Stande oft bei *Pleuritis*, ferner bei *Pneumonie* und *Phthise.*

c) Resistenz. Man prüft dieselbe mittelst der palpatorischen Percussion (s. S. 38 u. 39), wobei die Fingerpercussion der Hammerpercussion (mit auf den Kopf des Hammers gelegtem Zeigefinger) entschieden vorzuziehen ist. Die Resistenz ist dabei gesteigert, gegenüber den normalen Lungenpartien, über *grossen Exsudaten* oder *Schwarten* bei *Pleuritis*, ferner *Tumoren der Pleura*, nicht dagegen bei einfachen Infiltrationen.

d) Bewegungsfähigkeit. Hierdurch kann man speciell das Zurückbleiben einer Thoraxhälfte beim Athmen (s. o.) sehr deutlich erkennen, wenn man beide Hände auf die beiden Thoraxhälften auflegt.

e) Fremitus. Man bezeichnet mit diesem Ausdruck ein Vibriren, Schwirren der Brustwand, das man mit der flach oder mit der ulnaren Kante aufgelegten Hand wahrnimmt. Je nachdem diese Vibration eine Folge von Schwingung der phonirenden Stimmbänder oder von Reibungen beider Pleuren aneinander ist oder von den Bronchien ausgeht, unterscheidet man drei: den *Stimm-* oder *Laryngeal-*, den *Pleural-* und den *Bronchial-*Fremitus.

1. Der Stimmfremitus kommt dadurch zu Stande, dass bei der Phonation die Schwingungen der Stimmbänder sich der Luft

säule unterhalb derselben mittheilen, bis in die Bronchien hinein, wobei die Tracheal- und Bronchialwand dieselben reflectirt. Die feinsten Bronchien jedoch reflectiren nicht mehr, sondern gerathen selbst in Schwingungen, die sich dann bis zur Brustwand fortsetzen.

Die Stärke des Stimmfremitus ist zuerst abhängig von der Tiefe und Stärke der Stimme und von der Schwingungfähigkeit des Thorax; aus ersterem Grunde lässt man bei der Prüfung möglichst laut und tief zählen oder „neunundneunzig" sagen, während man mit der aufgelegten Hand symmetrische Stellen des Thorax nach einander vergleicht. Dabei ist normaliter der Fremitus rechts etwas stärker als links, weil die rechte Lunge grösser ist als die linke, (ihre Capacitätsverhältnisse verhalten sich wie 11 : 10) und der rechte Bronchus weiter und kürzer ist, ferner am stärksten in der Axillarlinie, schwächer bei dicker Thoraxwandung, stärker bei Männern, wie bei Frauen.

Verstärkung des Fremitus findet sich α) bei sehr elastischem Thorax, also bei Kindern, β) wenn ein grösserer Theil der Luftschwingungen an die Thoraxwand als sonst gelangt, und nicht im Lungengewebe verloren geht, also bei allen Verdichtungszuständen des Lungenparenchyms, vorausgesetzt, dass der Pleuraraum frei und die Bronchien nicht verstopft oder comprimirt sind: *Pneumonie, Atelektase, käsige tuberculöse Processe.* Ferner bei Compressionszuständen (*Pleuritis*, *Hydrothorax* etc.) oberhalb des Niveaus der Flüssigkeit; bei Cavernen, falls sie mit einem Bronchus communiciren, der Oberfläche naheliegen und von verdichtetem Gewebe umgeben sind, γ) bei *Pleuritis* bei straff gespannten pleuritischen Adhäsionen.

Abschwächung bis Aufhebung des Fremitus wird beobachtet, α) wenn sich dem Fortschreiten der Schwingungen vom Larynx nach dem Bronchialbaum Schwierigkeiten entgegenstellen, also *Croup des Larynx, Fremdkörper* in der Trachea, *Compression* derselben durch *Divertikel des Oesophagus, Aneurysma der Aorta, Drüsentumoren, Schleim* in den *feinern Bronchien* (im letztern Falle tritt der Fremitus nach kräftigem Husten wieder auf), β) durch flüssige Zwischenlagerungen in der Pleurahöhle (*Hydrothorax*, *Pleuritis*) wird der Fremitus je nach der Dicke abgeschwächt bis ganz aufgehoben. *Schwarten* dämpfen meist ab, namentlich wenn sie zusammenschrumpft sind, γ) ganz aufgehoben bei *Pneumothorax*.

2. Der Pleuralfremitus entsteht, falls Auflagerungen beider Pleurablätter vorhanden sind, die bei der Respiration sich aneinander verschieben können. Derselbe kennzeichnet sich als eine schabende Empfindung, die in Absätzen erfolgt und durch Druck

mitunter deutlicher wird, nach Husten nicht verschwindet und sich stets nur ganz circumscript findet. Er entspricht dem pleuritischen Reiben (s. Auscultation) und kommt bei *Pleuritis sicca*, ferner im *ersten* und *letzten Stadium* der *Pleuritis exsudativa* mitunter zur Beobachtung.

3. Der Bronchialfremitus entsteht unter denselben Bedingungen, wie die trockenen und feuchten Rasselgeräusche (s. S. 56).

Der trockene Bronchialfremitus kennzeichnet sich durch eine Empfindung von Schwirren, die häufig schwer vom Pleurafremitus zu unterscheiden ist. Er wird jedoch durch Druck nicht verstärkt, kann nach Husten verschwinden und ist gewöhnlich ausgedehnter als der Pleurafremitus. Er kommt bei *Bronchitis sicca* vor.

Der feuchte Bronchialfremitus entspricht den feuchten Rasselgeräuschen; er wird selten gefühlt und nur falls infiltrirtes Gewebe vorhanden ist, dass die Empfindung gut nach der Brustwand fortleitet.

Die Prüfung des Fremitus wird gewöhnlich nicht bei der Palpation, sondern nach der Percussion und Auscultation der Lungen vorgenommen.

C. Percussion.
a) Topographische Anatomie der Lungen.
[Hierzu Taf. II und III, Fig. 30 und 31.]

Die Thoraxhöhle wird zunächst von den beiden Pleurae ausgekleidet. Jede Pleura stellt einen allseitig geschlossenen Sack dar, in den die Lunge so hineingestülpt ist, dass das Brustfell die Lunge vollständig überzieht, und nur die Lungenwurzel, die Stelle, wo Bronchus und Gefässe in die Lunge eintreten, frei bleibt. Dort schlägt sich dieser Theil der Pleura — P. pulmonalis oder visceralis — um und bildet ein zweites, etwas grösseres Blatt, das grösstentheils auf der Innenfläche des Thorax und dem Zwerchfell befestigt ist. In Folge dieser Construction kann die Lunge sich erweitern, soweit es die Ausdehnung dieses äusseren Blattes — der P. parietalis — gestattet. Beide Pleurae parietales haben jedoch einen etwas verschiedenen Verlauf.

Die rechte Pleura parietalis kleidet die rechte Thoraxhälfte aus; ausserdem aber geht sie an der Spitze über dieselbe hinaus, und zwar ragt sie etwa 3—4 cm über die Clavicula empor, indem sie zeltförmig über den Ring der ersten Rippe in die Höhe geht und sich zwischen die dort liegenden Muskeln, von denen sie bedeckt wird, einschiebt. Beide Pleurablätter, das rechte und das sich ebenso verhaltende linke convergiren von dort gegen den oberen Rand der zweiten Rippe; in der Höhe derselben treffen sie sich hinter dem Sternum, und zwar geht die rechte Pleura vorn bis zu einer Linie, die, falls man das Sternum in drei verticale Theile theilen würde, der Grenze zwischen mittlerem und linkem Drittel entspräche, sodass also die rechte Pleura zwei Drittel, die linke nur ein Drittel des Sternums

bedeckt. Die Pleuragrenze geht in dieser Linie herab bis zur Basis des
Processus xiphoideus und folgt dann dem 6. Intercostalraum, schneidet
in der Mamillarlinie den oberen Rand der 7. Rippe, in der Axillarlinie
den oberen Rand der 9. Rippe und erreicht die Wirbelsäule etwas unter
dem Ansatz der 12. Rippe. In der eben beschriebenen Linie schlägt sich
die Pleura von der Innenfläche des Thorax auf das Zwerchfell um und
überzieht die rechte Hälfte desselben. Die Vorderfläche der Wirbelsäule
ist nicht von der Pleura bedeckt; letztere überzieht hier die grossen Gefässe und tritt erst etwas vor der Wirbelsäule mit der Pleura der anderen
Seite zusammen, um nach vorne nach dem Sternum hinzuziehen.

Der Verlauf der rechten Pleura pulmonalis entspricht nach oben,
vorn und hinten, innen und aussen genau dem der Pleura parietalis, so
dass sich dort überall die beiden Blätter berühren. Nach unten hin ist er
jedoch anders. Hier weicht die Lunge und damit die Pleura pulmonalis
der rechten Seite, an der Basis des Processus xiphoideus beginnend, von
der Pleura parietalis ab; ihr Rand verläuft im 5. Intercostalraum, schneidet
in der Mamillarlinie den oberen Rand der 6. Rippe, in der Axillarlinie den
oberen Rand der 8. Rippe und zieht dann zur Wirbelsäule zum Ansatz der

---

Tafel II/III.

Erklärung zu Fig. 30 und 31.

Fig. 30 stellt die topographische Lage der Brust- und Bauchorgane von vorne, Fig. 31
dieselbe von hinten dar. Zur Zusammenstellung derselben sind die Werke von Luschka (Die
Brustorgane des Menschen und Die Lage der Bauchorgane des Menschen), Ferber (Situs-
phantom der Organe der Brust und obern Bauchgegend) und Weil (Handbuch und Atlas der
topographischen Percussion) verwendet worden.

Die Lungen sind blau dargestellt; die Grenzen der einzelnen Lappen sind durch blaue
Linien bezeichnet. Der Ansatz der Costalpleuren und die Grenze der Complementärsinus
ist durch Chamoislinien markirt. Die Lage der Trachea vor der Wirbelsäule ist auf
Fig. 31 angedeutet.

Das Herz ist roth gezeichnet und in der Abbildung sowohl der Theil des Herzens
resp. Pericards, der der Thoraxwand direct anliegt, wie der von den Lungen bedeckte leicht zu
erkennen. Die Grenzen der einzelnen Herzabschnitte sind durch rothe Linien angegeben. Von
grossen Gefässen ist oben der Anfang der Vena cava superior (rechts), der Aorta (in der Mitte)
und der Arteria pulmonalis (links) eingezeichnet.

Der Magen ist im mittleren Füllungszustande in gelber Farbe dargestellt. Die Leber
und Gallenblase sind braun wiedergegeben; der Verlauf des höchsten Standes des Zwerchfells ist theilweise durch eine hellrothe Linie bezeichnet.

Beide Nieren sowie Nierenbecken und Anfänge der Ureteren sind von rosa Farbe; das
zwischen beiden gelegene Pankreas ist weiss.

Die Milz erscheint violett. Dünn- und Dickdarm sind gelbbräunlich, im
mittlern Füllungszustande gedacht.

Das grosse Netz fehlt. Die Grösse der Harnblase entspricht einer mässigen
Füllung, und sind die sie sonst bedeckenden Dünndarmschlingen etwas zurückgeschoben, um ihre
Lage sichtbar zu machen.

Weitere Erklärungen siehe im Text.

Topographie I.

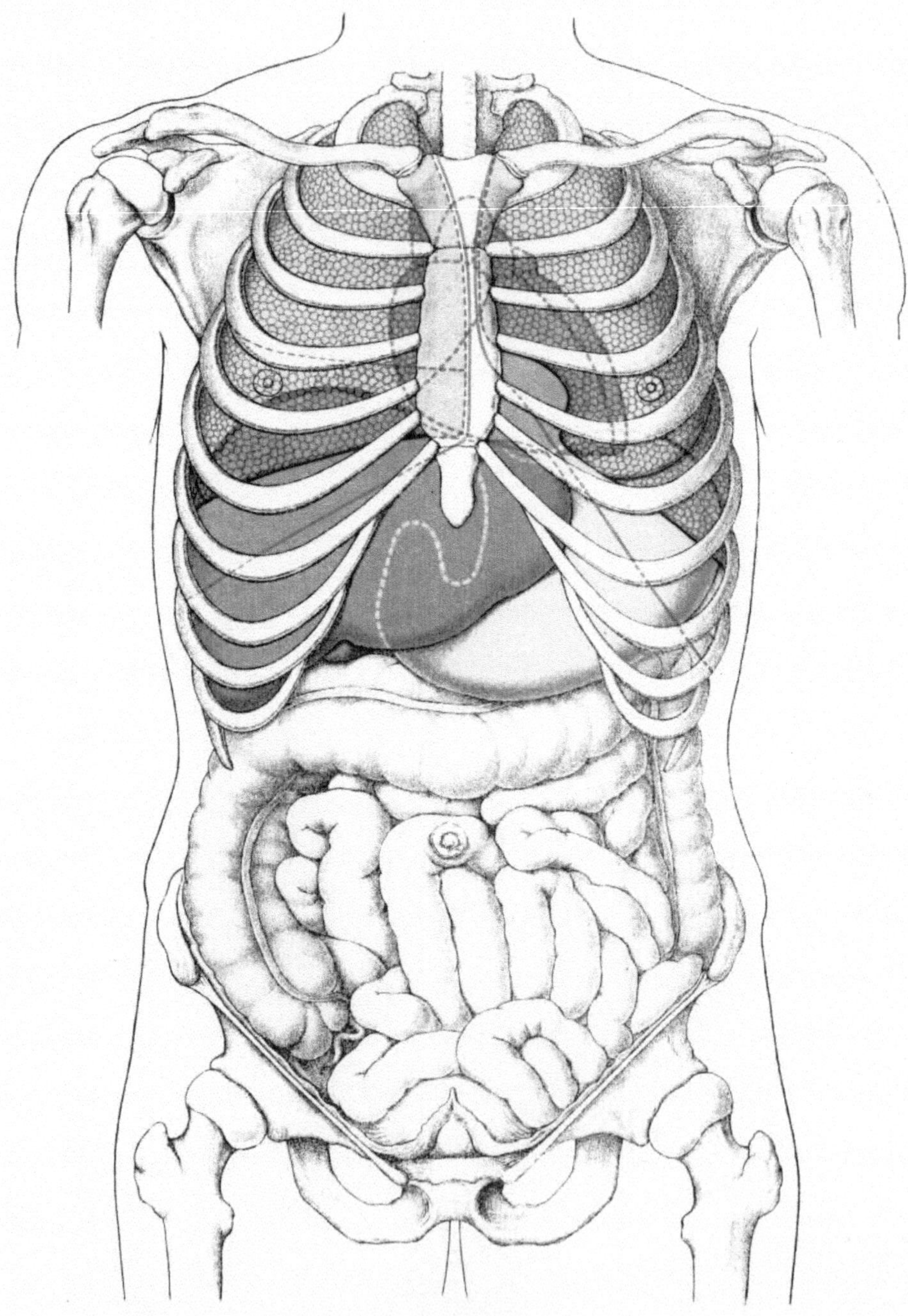

Fig. 30.

Topographie II.

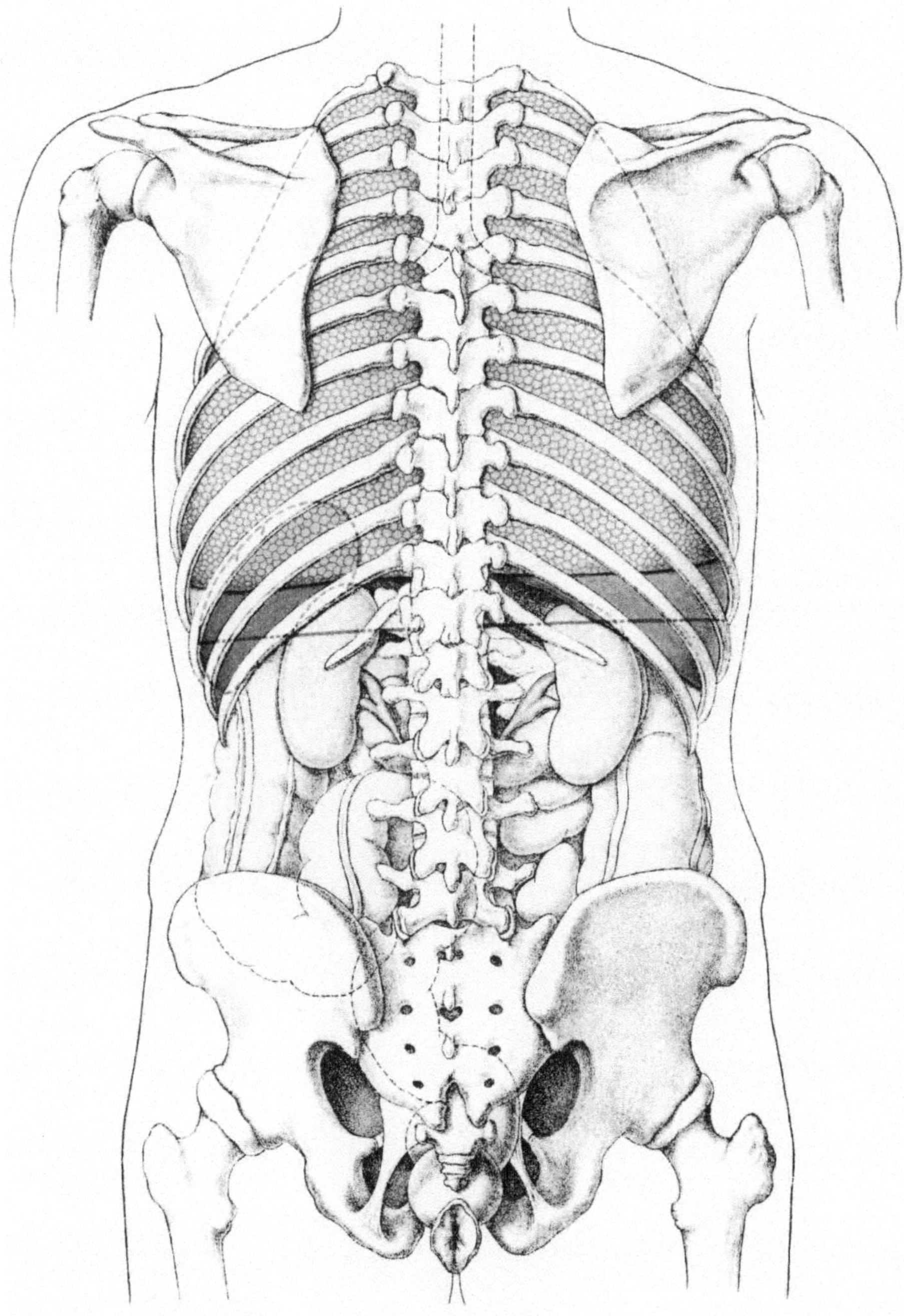

Fig.31.

11. Rippe. Die Unterfläche der Lunge und der Pulmonalpleura wieder ist in inniger Berührung mit der Pleura diaphragmatica.

Die rechte Lunge hat drei Lappen. Die Grenze zwischen oberem und unterem beginnt hinten am untern Rand des 3. Brustwirbels, zieht nach unten und vorn, so dass sie in der Scapularlinie die 5. Rippe schneidet und dann im 5. Intercostalsaum bis zur hinteren Axillarlinie. Dort spaltet sie sich in zwei Grenzlinien. Die untere, jetzt die Grenze zwischen Unter- und Mittellappen, schneidet die 6. Rippe in der mittleren Axillarlinie und zieht im 6. Intercostalraum nach vorn bis zum untern Lungenrand, den sie ausserhalb der Mamillarlinie erreicht; die obere, die Grenze zwischen Ober- und Mittellappen darstellend, schneidet die 5. Rippe und zieht dann im 4. Intercostalraum und am unteren Rande der 4. Rippe bis zum vorderen Lungenrande hinter dem Sternum.

Die linke Pleura parietalis überragt die Clavicula und erste Rippe ebenso hoch wie die rechte, trifft die letztere, wie oben angeführt, hinter dem Sternum in der Höhe der zweiten Rippe, und zieht in der oben beschriebenen Linie nach abwärts. Sie geht jedoch dabei nur bis zur Höhe des 4. unteren Rippenrandes und zieht von da bedeutend steiler als der rechte untere Pleurarand nach abwärts, so dass sie in der Parasternallinie den oberen Rand der 6., in der Mamillarlinie den unteren Rand der 7., in der Axillarlinie den unteren Rand der 9. Rippe schneidet; von dort erreicht sie die Wirbelsäule ebenfalls etwas unterhalb des Ansatzes der 12. Rippe wie rechts.

Der Raum, der vor der Wirbelsäule von beiden Pleuren freigelassen wird, ist das hintere Mediastinum, in dem die grossen Gefässe, Oesophagus und Trachea liegen. Die letztere liegt vor der Wirbelsäule und zwar etwas nach rechts, so dass zwei Drittel von ihr in die rechte und nur ein Drittel in die linke Körperhälfte fällt. Die Bifurcation liegt vor der Verbindung vom 4. und 5. Brustwirbel.

Auch der Verlauf der linken Pleura pulmonalis entspricht nach oben dem der rechten, sowie linken Parietalpleura, nur nach abwärts sind ebenfalls Differenzen. Und zwar zieht die Lungengrenze an der Höhe des unteren 4. Rippenrandes nicht nach abwärts, sondern nach aussen, indem sie dem Rippenrande folgt bis etwas nach aussen von der Parasternallinie; dann geht sie nach unten parallel der Mamillarlinie oder sogar etwas nach innen hin und erreicht in der Parasternallinie am oberen Rand der 6. Rippe wieder die Grenze der Parietalpleura. Darauf verlässt sie dieselbe abermals, schneidet in der Mamillarlinie die 6. Rippe, in der Axillarlinie den unteren Rand der 8. Rippe und zieht zum Wirbelansatz der 11. Rippe.

Die linke Lunge hat nur zwei Lappen; die Theilungslinie beginnt ebenfalls am unteren Rande des 3. Brustwirbels, zieht nach aussen und vorn so, dass sie in der Scapularlinie die 5. Rippe schneidet, und dann im 5. Intercostalraum nach vorn bis etwas nach innen von der Mamillarlinie, wo sie den freien Lungenrand trifft. In Folge davon gehört der oben beschriebene Zipfel (Lingula), der die Grenze der Pleura parietalis in der Parasternallinie nochmals erreicht, dem oberen Lappen an.

Hieraus geht nun hervor, dass in beiden Brustfellhöhlen Räume existiren, die nicht von der Lunge angefüllt sind, sondern wo die Pleura parietalis mit sich selbst in Berührung steht, d. h. die Pleura costalis der Pleura diaphragmatica resp. pericardiaca direkt anliegt. Diese Räume werden als complementäre Pleurasinus bezeichnet und bestehen rechts aus einem einzigen Raume, links hingegen aus zwei, einem grösseren und einem kleineren Raume.

Die Differenz im Verlaufe der rechten und linken Pleurablätter ist dadurch bedingt, dass in dem durch das Auseinanderweichen freiwerdenden Raume, dem Mediastinum anticum, das Herz liegt. Die genaue Topographie des letzteren wird beim Circulationsapparat besprochen. Hier ist nur zu erwähnen, dass das Herz resp. der Herzbeutel nur mit einem dreieckigen Stücke der Brustwand direct anliegt, das ungefähr einem gleichschenkeligen, rechtwinkeligen Dreiecke entspricht, dessen untere Seite die eine Kathete ist und von der Basis des Processus xiphoideus bis zum oberen Rande der 6. Rippe in der Parasternallinie geht, deren obere äussere Seite die Hypotenuse darstellt und von letzterer Stelle zu einem Punkte hinter dem Sternum zieht, der in der Höhe des unteren 4. Rippenrandes an der Grenze vom inneren und mitteren Drittel des Brustbeins sich befindet, und dessen obere innere Seite die andere Kathete bildet und dieser Grenzlinie und damit dem Verlaufe der rechten Pleura entspricht. Daran gelagert ist ein Bezirk von fast derselben Gestalt, so dass die Hypotenusen zusammenfallen; die eine Kathete, die die obere Seite bildet, entspricht dem unteren Rande der 4. Rippe, von dem erwähnten Punkte hinter dem Sternum bis etwas ausserhalb der Parasternallinie, die andere Kathete, die die äussere untere Seite bildet, geht von da abwärts zur Stelle, wo die Parasternallinie den oberen 6. Rippenrand schneidet. Diese beiden Katheten entsprechen also genau dem Verlaufe des linken Lungenrandes, die Hypotenuse dem Verlaufe des Randes der linken Pleura parietalis, und dieses Dreieck ist mithin derjenige Bezirk des Herzens, der von dem kleinen linken Complementärsinus, aber nicht von Lunge bedeckt ist. Beide Dreiecke zusammen bilden ein Viereck von fast quadratischer Gestalt, das mithin den Bezirk des Herzens darstellt, der nicht von Lunge überlagert ist.

Das Zwerchfell bildet eine nach oben gewölbte Kuppel mit zwei höchsten Erhebungen, die beide etwas nach innen von den beiden Mamillarlinien gelegen sind, die rechte bis zum 4. Intercostalraum, die linke bis zur 5. Rippe reichend. Das Centrum tendineum in der Mitte liegt etwas niedriger und entspricht etwa der Basis des Processus xiphoideus. Die rechte Kuppe wird von dem rechten Lappen der Leber ausgefüllt, die also hier vorn direct an die Lunge grenzt. In die linke Kuppe schiebt sich der Fundus des Magens ein, der ebenfalls von der linken Lunge umfasst wird.

Die Leber wird also von der Lunge mit ihren untersten Theilen überlagert; diese Zone beginnt an der rechten Seite der Basis des Processus xiphoideus und erstreckt sich bis fast zur Wirbelsäule. Die untere Begrenzung derselben bildet der untere Lungenrand, die obere der Rand der Leberkuppe. Am vorderen Beginn ist sie am schmälsten und nimmt dann mehr und mehr an Breite zu bis zur Scapularlinie, von da an wieder etwas ab. In der Projection von vorn (von der Medianlinie bis zur Axillarlinie) gesehen, hat dieser Bezirk anscheinend die Figur eines Kreissegmentes. Der Magen hingegen, der nicht bis zur hinteren Thoraxwand reicht, wird von der linken Lunge in einer Zone überlagert, die der Figur eines Halbmondes ähnelt und auch öfter mit dem halbmondförmigen Raum Traube's (s. sp.) verwechselt wurde. Die innere Spitze desselben entspricht der Spitze der Lingula, die äussere liegt in der hinteren Axillarlinie, die untere, öfters ziemlich grade Begrenzung entspricht dem unteren Lungenrande, die obere der Magengrenze und geht von der Lingula in einem Bogen, der in der Mamillarlinie den unteren Rand der 5. Rippe schneidet, zur äusseren Spitze.

b) Normale Percussionsverhältnisse der Lungen.
[Hierzu Taf. IV, Fig. 32 und 33.]

Gemäss dem verschiedenen Verhalten beider Lungen ist das Percussionsergebniss im normalen Zustande bei beiden etwas verschieden.

An der rechten Thoraxhälfte können wir drei Zonen verschiedenen Schalles unterscheiden. Die oberste reicht nach oben bis zu einer Linie, die von der Articulatio sterno-clavicularis dextra schwach S förmig zur Mitte des vorderen Randes des Cucullaris zieht und von da hinten schwach bogenförmig nach unten convex bis zum Processus spinosus des 7. Halswirbels geht (aAo). Nach unten wird sie von einer Linie begrenzt, die sich mit dem Lungenrande deckt (dDr). Von dieser Zone können wir aber noch einen gesonderten Bezirk abgrenzen, den untersten, der nach oben von einer Linie begrenzt wird, die am rechten Sternalrande im 5. Intercostalraum ihren Anfang nimmt, die Mamillarlinie auf der 5. Rippe, die Axillarlinie auf der 7. Rippe schneidet und bis zur Scapularlinie geht, wo sie den oberen Rand der 9. Rippe erreicht; von dort verliert sie sich und ist nicht mehr festzustellen (cCs).

In dieser ganzen Zone liegt die rechte Lunge direct der Brustwand an;. wir haben deshalb bei schwacher Percussion überall hellen Lungenschall, der bei In- und Exspiration sich kaum wenig ändert (s. jedoch S. 72). Bei starker Percussion verhalten sich die Hauptpartien der Zone und der oben umgrenzte untere Abschnitt jedoch etwas anders. Die obere Partie giebt ebenfalls hellen Schall, der über der Spitze vorn in der Supraclaviculargrube freilich etwas weniger hell und wenig höher ist als über den anderen Lungenpartien, ebenso weniger hell über dem Rücken (s. S. 62 u. 64); die eben geschilderte streifenförmige Zone hingegen giebt, da hier unter der Lunge die luftleere Leber in nicht zu grosser Entfernung liegt, bei starker Percussion einen mehr oder weniger gedämpften Schall; sie wird deshalb auch als Zone der relativen oder tiefen Leberdämpfung bezeichnet (s. S. 64—66).

Die zweite Zone wird nach oben von der unteren Lungengrenze dDr, nach unten von der Grenze der Parietalpleura (dEv) begrenzt; diese bandförmige Zone entspricht dem rechten complementären Pleurasinus. Sie zeigt bei gewöhnlichem Athmen und bei tiefer Exspiration kurzen Schall, bei tiefer Inspiration hingegen eine mehr oder weniger beträchtliche Aufhellung des Schalles in Folge des Heruntertretens der Lunge.

Daran schliesst sich die dritte Zone, von dem Verlaufe der Parietalpleura bis zum Rippenrande, wo die Leber direct der Thoraxwand anliegt. Hier ist unter normalen Verhältnissen dumpfer Schall (Genaueres hierüber noch bei der Untersuchung der Leber). Auch hinten ist hier überall der Schall leer, da sowohl luftleere Organe (rechte Niere) der Bauchwand dort anliegen, als auch letztere schon an sich in Folge ihrer Dicke den Schall dämpft.

Tafel IV.

Erklärung zu den Figuren 32 und 33.

Topographische Percussion.

Die Grenzen der Organe, soweit sie nicht mit den percussorischen Grenzen zusammenfallen, sind schwarz durchbrochen bezeichnet, die helle von dumpfen resp. tympanitischen Bezirken trennenden Grenzen blau, sowie falls sie von der Respiration abhängen, blau durchbrochen. Die Grenzen, die erst bei starker Percussion hervortreten, sind roth angegeben. Die Abbildungen sind nach Weil, Luschka und Ferber zusammengestellt.

AabB obere vordere Grenze des hellen Lungenschalles.

DdeijkngG untere vordere Grenze des hellen Lungenschalles.

BoA obere hintere Grenze des hellen Lungenschalles.

GpqrD untere hintere Grenze des hellen Lungenschalles.

eijk Grenze der absoluten Herzdämpfung.

ilmnk Grenze der relativen Herzdämpfung.

vEd untere Grenze des rechten complementären Pleurasinus.

utHhki untere Grenze des linken complementären Pleurasinus.

Ffk untere vordere Grenze der absoluten Leberdämpfung.

Fx untere hintere Grenze der absoluten Leberdämpfung.

Cc vordere Grenze der relativen Leberdämpfung.

Cs hintere Grenze der relativen Leberdämpfung.

fhg untere Grenze des hell-tympanitischen Magenschalles.

kmg obere Grenze des hell-tympanitischen Magenschalles.

fe obere Grenze des gedämpft tympanitischen Magenschalles.

ptw Grenze der Milzdämpfung.

wy Grenze der linken Nierendämpfung.

xz Grenze der rechten Nierendämpfung.

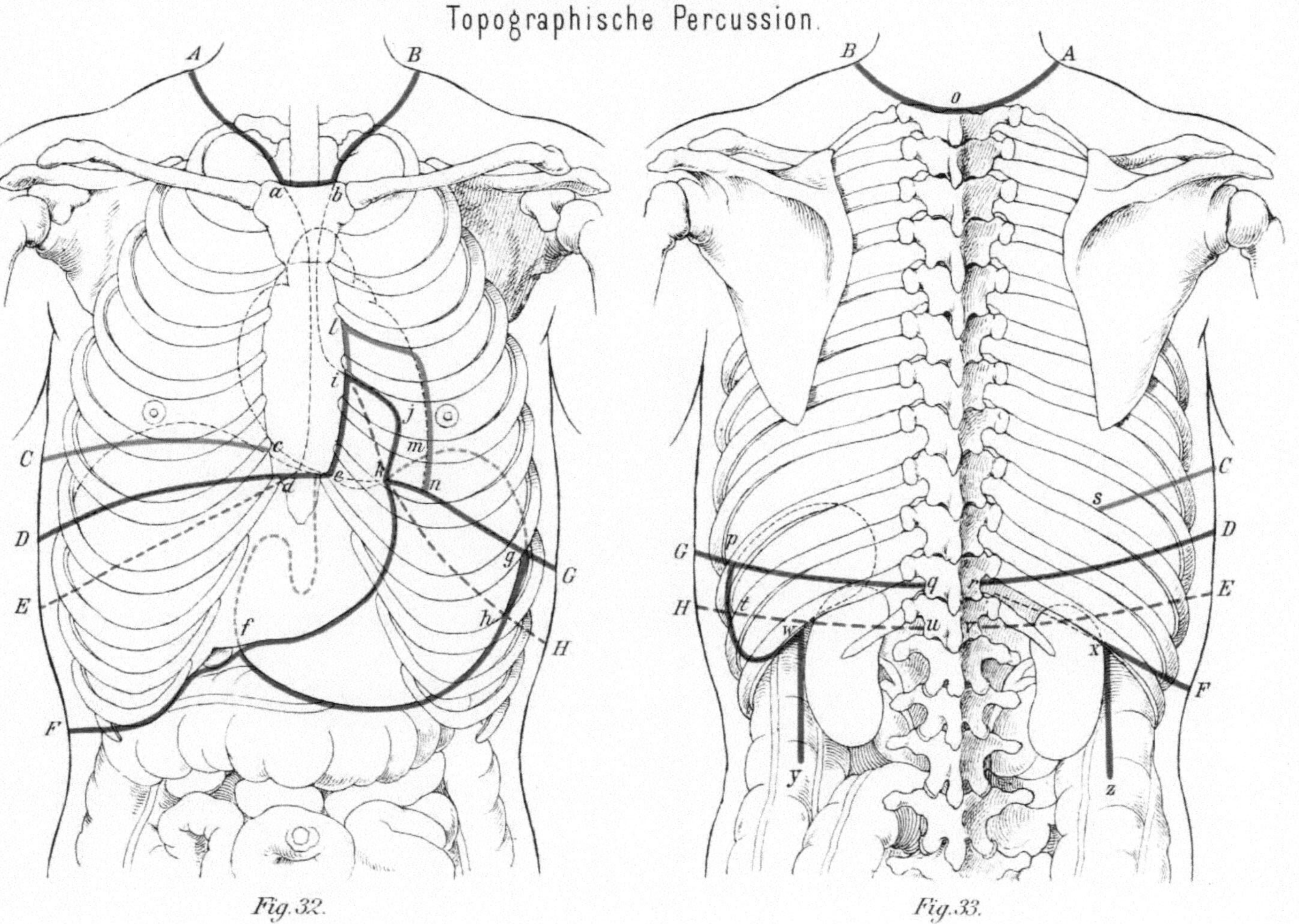

Fig. 32.

Fig. 33.

Links können wir ebenfalls drei Zonen unterscheiden, die jedoch in ihrer Ausdehnung und in ihrem percussorischen Verhalten wesentlich anders sich verhalten.

Die oberste Zone reicht nach oben so weit wie auf der rechten Seite (bBo). Nach unten wird sie von einer Linie begrenzt, die dem unteren Lungenrande entspricht (ijkngGpq). Auch hier ist noch ein gesonderter Bezirk vorhanden, der aber in zwei Theile zerfällt. Der eine Theil wird nach unten von der Herzdämpfung (ijk) begrenzt, nach oben von einer Linie, die am linken Sternalrande am unteren Rande der dritten Rippe beginnt, längs derselben bis fast zur Mamillarlinie und dann nach abwärts läuft, wobei sie sich ziemlich mit der Mamillarlinie deckt (ln). Die zweite gesonderte Zone wird nach unten vom Lungenrande (kng), nach oben von einer Linie begrenzt, die der oberen Grenze des Magens entspricht (kmg). Wie man sieht, haben also beide Bezirke ein kleines dreieckiges Stück (kmn) gemeinsam.

In dieser ganzen Zone liegt die Lunge ebenfalls direct der Brustwand an; man findet deshalb in der Norm hier überall bei der Percussion hellen Lungenschall, mit Ausnahme des zweiten Abschnittes des Sonderbezirks (kmgnk); hier ist, falls der Magen Gas enthält, auch bei schwacher Percussion fast stets, immer bei starker Percussion der Schall tympanitisch. Die Ausdehnung dieses Abschnittes und damit auch die Stärke der Tympanie ist jedoch sehr von dem Füllungszustande des Magens abhängig. Der erste Abschnitt des Sonderbezirks, der an die Herzdämpfung angrenzt, giebt bei schwacher Percussion hellen, bei starker hingegen gedämpften Schall, da hier unter der Lunge in nicht zu grosser Entfernung das luftleere Herz liegt. Ausserdem kann besonders in den unteren Partien der Schall bei starker Füllung des Magens mit Gas tympanitischen Beiklang zeigen. Man bezeichnet diesen Bezirk, der in seiner Gestalt einem rechtwinklig gebogenen Streifen entspricht, als Zone der relativen oder tiefen Herzdämpfung (s. S. 64—66).

Die zweite Zone wird nach oben von der unteren Lungengrenze (ijkngGpq), nach unten von der Grenze der Parietalpleura (ikhHtu) bestimmt und entspricht dem linken Complementärraum; wie oben beschrieben, zerfällt sie in zwei Abschnitte, einen kleineren dreieckigen, der über dem Herzen liegt, und einen grösseren bandförmigen, der von der Lingula sich bis zur Wirbelsäule erstreckt. Dieser kleinere Abschnitt und die hintere Partie des grösseren (von der Axillarlinie resp. vorderen Milzgrenze pt bis zur Wirbelsäule) verhalten sich percussorisch durchaus wie der rechte Complementärraum, d. h. der kurze Schall wird bei tiefer Inspiration mehr oder weniger aufgehellt. Anders hingegen der vordere Abschnitt; hier liegt der Magen (und eventuell die Flexura coli sinistra) der Thoraxwand an und haben wir deshalb hier gewöhnlich lauten tympanitischen Schall, der durch tiefe Inspiration nicht sehr beeinflusst wird.

Die dritte Zone, vom Verlaufe der untern Grenze der Parietalpleura bis zum Rippenrande, zerfällt in drei Theile. Erstens der dreieckige Bezirk des Herzbeutels, der der Brustwand direct anliegt und an ihn anschliessend der linke Leberlappen; man erhält dort dumpfen Schall (s. jedoch später). Ferner die Partie, wo der Magen sich befindet; der Schall ist dort meist tympanitisch. Schliesslich die hintere Partie; dort liegt ein Theil der Milz und die linke Niere der Rückenwand an und geben dumpfen Schall.

Der von der Lunge bedeckte Theil der Milz beeinflusst die Percussion nicht; eine relative Milzdämpfung giebt es nicht. Zwar ist das Vorhandensein einer solchen von einer Anzahl von Klinikern, neuerdings auch wieder von EDLEFSEN behauptet worden, doch kann ich mich nach meinen Erfahrungen nur den Angaben WEIL's anschliessen, dass zwar mitunter in der Milzgegend relative Dämpfung beobachtet wird, dass dieselbe jedoch keinerlei Abhängigkeit von der Lage und dem Verhalten der Milz besitzt.

Schliesslich ist noch das Verhalten des Sternums zu erwähnen; der grösste Theil desselben bedeckt lufthaltiges Gewebe, die beiden vorderen Lungenränder. Aber auch dort, wo luftleeres Gewebe (links unten ein Theil des Herzens, oben in der Mitte ein Theil des Herzbeutels mit den grossen Gefässen) dahinter liegt, giebt dasselbe doch in Folge seiner starken Schwingungsfähigkeit (s. S. 61) in der Norm stets einen hellen Percussionsschall.

Technik der Lungenpercussion. Man percutirt die Vorderfläche des Thorax im Liegen, Sitzen oder Stehen mit herabhängenden, die Hinterfläche im Sitzen oder Stehen mit über der Brust bequem zusammengelegten Armen und nach vorn gestreckten Schultern und Kopfe.

Zunächst percutirt man in beiden Supraclaviculargruben und vergleicht rechts und links; dann auf der Clavicula ebenso und darauf unter beiden Schlüsselbeinen im 2. Intercostalraum, wobei man auf das Verhalten des letzteren Schalles zu dem der Spitzen achtet. Darauf geht man rechts in der Mamillarlinie abwärts und bestimmt die untere Lungengrenze gegen die Leber, dann ebenso links in der Parasternallinie gegen das Herz. Hierauf percutirt man hinten in beiden Fossae supraspinales, dann beiderseits im Interscapularraum, in den Fossae infraspinales und bestimmt beiderseits die Grenzen nach abwärts.

Hieran muss man in den meisten Fällen von Erkrankung des Thoraxinhaltes anschliessen:

1. Eine Untersuchung des Schalles in den Axillargegenden, sowie überhaupt in den seitlichen Partien.

2. Eine genaue graphische Aufzeichnung der unteren Lungengrenzen.

3. Eine Ermittlung der oberen Lungengrenzen.

4. Eine Prüfung des Verhaltens der Complementärsinus.

c) Pathologisches Verhalten der Lungenpercussion.

Die die Lungen afficirenden Erkrankungen können sich percussorisch manifestiren: 1) durch Anomalien des Percussionschalles über den Lungen selbst, 2) durch Anomalien des percussorischen Verhaltens der complementären Pleurasinus, 3) durch Auftreten von abnormem Schalle über dem unterhalb der Grenze der Pleura parietalis gelegenen Thoraxabschnitte.

1) Pathologisches Verhalten des Schalles über den Lungen selbst.

Der Schall kann über diesem Bezirk Aenderungen zeigen in seiner *Höhe*, *Intensität* und *Klangfarbe*.

I. Aenderungen der Schallhöhe.

Es können vorkommen: ein abnormes *Höherwerden*, sowie ein ebensolches *Tieferwerden* des Schalles, ferner Auftreten von *Schallwechsel* des *nicht tympanitischen Schalles* (der des tympanitischen wird unter III. besprochen).

Normaliter bestehen zwischen gleichgelegenen Partien rechts und links auf der ganzen Hinterseite und auf der Vorderseite oberhalb der 2. Rippe meistens keine Differenzen; unterhalb derselben, wo links das Herz in Betracht kommt, finden sich öfter Unterschiede (s. auch sub II). Doch können auch hinten und vorn über den Spitzen kleine Unterschiede in der Höhe des Schalles vorkommen, die von der Dicke der Muskulatur etc. abhängen, und falls der Schall und speciell seine Intensität sonst normal ist, nichts zu bedeuten haben. Als pathologisches Zeichen ist Höherwerden des Schalles fast nur bei gleichzeitiger Verkürzung desselben zu betrachten und nach S. 72 zu erklären.

Abnorm tief ist der Schall über der Lunge oft bei *hochgradigem Emphysem* in Folge von Abnahme der Lungenelasticität; ist er zugleich dabei sehr laut, so bezeichnet man ihn als *Schachtelton*. Er kann ferner abnorm tief und laut sein bei *Pneumothorax* (mit metallischem Beiklang), selten bei grossen *Cavernen*, sowie in der Um-

gebung von die Lunge etwas comprimirenden und damit entspannen-
den (s. S.72) Processen (*Lobärpneumonie, pleuritischem Erguss, Vergrösserung des Herzens, Tumoren, Hochstand des Zwerchfelles u. dgl.*).

Wechsel der Höhe wird (als respiratorischer Schallwechsel)
mitunter bei *starker Dyspnoë* beobachtet.

II. Aenderungen der Schallintensität.

Dieselbe ist entweder eine abnorme *Verlängerung* oder eine abnorme *Verkürzung* des Schalles.

α) **Eine Verlängerung** des Schalles kann sich entweder dadurch manifestiren, dass der Schall überhaupt über Abschnitten
der Lungen abnorm laut wird, oder dass über den Bezirken der
relativen Dämfpungen der Schall selbst bei starker Percussion
keine Abnahme seiner Helligkeit aufweist.

Eine auffallende Länge des Schalles beobachtet man mitunter
bei *Emphysem*, sowie in den eben erwähnten Zuständen, die abnorm
tiefen Ton zeigen können.

Nichtgedämpftwerden des starken Percussionsschalles über den
relativen (Herz- oder Leber-)Dämpfungsbezirken wird beobachtet bei
Volumen pulmonum auctum, wobei gewöhnlich auch die Lungengrenzen
selbst nach abwärts gerückt sind. Näheres bei der Percussion des
Herzens und der Leber.

β) Wichtiger ist jedoch **die Abnahme der Intensität**, die
sich im Gedämpftwerden bis zur vollkommenen Dumpfheit des Schalles
manifestirt. Sie ist über dem eigentlichen Lungenbezirk und dem
halbmondförmigen Raume stets, über dem Bezirke der relativen
Leber- und Herzdämpfung jedoch nur, falls sie bei leiser Percussion
vorhanden ist, als pathologisch zu betrachten.

Diese Dämpfung des Lungenschalles kann in zwei Formen auftreten. Einmal können diejenigen Partien, die gedämpften Schall
geben, an den verschiedensten Stellen der Lunge gelegen und von
der verschiedensten Gestalt und Ausdehnung sein, so dass durch dieselben die normale, keilförmige Lungenfigur mehr oder weniger alterirt erscheint. Liegen solche Partien an den Grenzen, und geben
sie absolut dumpfen Schall, so werden diese Grenzlinien dadurch in
der mannigfachsten Art und Weise verzogen und unregelmässig.

Andererseits können die gedämpften Partien aber auch sich nur
auf die oberen, vorderen oder unteren Randbezirke der Lungen erstrecken und derart gestaltet sein, dass die eigentliche Grenzlinie
ihre Gestalt beibehält und nur nach abwärts (bei der oberen Grenze),
nach aufwärts (an der unteren Grenze) oder nach seitwärts (an der
vorderen Grenze) gerückt erscheint; dabei muss der Schall natür-

lich ganz kurz sein. Man erhält also in solchen Fällen als percussorisches Ergebniss eine einfache Verkleinerung des Bezirkes des Lungenschalles.

A. Das Auftreten einer abnormen Dämpfung über der Lunge findet sich

1. bei Infiltration und ähnlichen Zuständen der Lunge (Erklärung S. 67). Ist dieselbe total, so wird der Schall absolut dumpf, ist sie nur theilweise, so ist der Schall nur gedämpft und kann dabei tympanitisch sein (s. u.). Man erhält also Dämpfung bei *Pneumonia fibrinosa* (*II. Stadium*), *Pneumonia catarrhalis, tuberculöser Lungeninfiltration* (beim Erwachsenen vorzugsweise in den Oberlappen), *sehr ausgedehntem, festem hämorrhagischem Infarct*; denselben Befund zeigen *Abscesse* und *Tumoren* der Lunge, *ausgedehnte bindegewebige Narben* u. dgl. Ueber das Verhalten des Schalles bei starker und schwacher Percussion und die dadurch erkennbare Lage und Ausdehnung der Infiltration s. S. 68.

Sind die Alveolen mit Flüssigkeit angefüllt (*I.* und *III. Stadium der Pneumonia fibrinosa, frischer hämorrhagischer Infarct, Lungenödem, frische katarrhalische Pneumonie*), so wird der Schall meist nur wenig gedämpft, dabei meist tympanitisch (s. III). Einfache Anfüllung der Lunge mit Schleim (*Bronchitis*) dämpft den Schall nicht, dagegen geben *Cavernen*, falls sie vollständig mit Secret gefüllt sind, kurzen Schall.

2. bei Compressions- und Obstructions-Atelectase der Lungen. Der Schall ist dabei abhängig von der Ausdehnung, der Lage und dem Grade der Atelectase (s. S. 68); öfters ist er dabei noch tympanitisch (s. u.).

Dämpfung kommt mithin vor bei *atelectatischen Herden*, sobald sie eine gewisse Ausdehnung besitzen, ferner bei Compressionszuständen der Lungen von der Pleura aus (*Pleuritis exsudativa, Hydrothorax, Hämothorax, Tumoren, dicke Schwarten*), vom Herzen aus (*Dilatation, Pericarditis exsudativa*), vom Mediastinum (*Tumoren*), von Seiten der Abdominalorgane verbunden mit Hochstand des Zwerchfells (*Meteorismus, Tympanites peritonei, Peritonitis, Ascites, Tumoren der verschiedenen Abdominalorgane etc.*).

3. Bei Abwärtsdrängung der Lunge von der Brustwand durch solide oder flüssige Massen.

Von ersteren kommen in Betracht *Tumoren* und *Schwartenbildung* der Pleura, *Affectionen* des *Mediastinums*, von letzteren speciell *Pleuritis exsudativa* und *Hydrothorax*. Dämpfung aus letzterer Ursache findet sich fast ausschliesslich in den unteren Lungenpartien. Das Verhalten des Schalles ist dabei bedingt durch Menge und Lage der

Flüssigkeit, nicht von ihrer Beschaffenheit an sich. Ferner zeigt öfters die obere Abgrenzung des Dämpfungsbezirkes von dem hellen eine charakteristische Beschaffenheit.

Bei *Hydrothorax* nämlich, noch mehr bei Erguss in die Brusthöhle bei Pneumothorax, bildet die obere Grenze der Dämpfung stets eine dem Erdboden parallele Linie, die sich bei Lagewechsel demnach stets, schnell bei Pyopneumothorax, langsamer bei Hydrothorax, in diesem Sinne ändert; dabei ist bei Hydrothorax die Dämpfung meist doppelseitig, wenn auch oft verschieden gross, bei Pyopneumothorax hingegen einseitig.

Bei *Pleuritis* dagegen ist dieselbe mehr unregelmässig und einmal davon abhängig, ob der Kranke während der Entwickelung des Exsudates herumgegangen ist oder bettlägerig war. In letzterem Falle ist die — einseitige — Dämpfung vorzugsweise hinten unten ausgeprägt, bei leichterer Affection ausschliesslich, bei schwererer vorzugsweise, indem sie hinten beträchtlich höher, wie vorn hinaufreicht, so dass ihre obere Grenze in einer mehr oder weniger wellenförmigen Linie nach vorn abfällt. Im ersteren Falle ist die Dämpfung gleich anfangs auch vorn vorhanden, wenn auch das Niveau hier meist etwas tiefer wie hinten steht; auch hier ist die obere Grenzlinie oft wellenförmig. In ganz hochgradigen Fällen ist die ganze Thoraxhälfte gedämpft und verschwindet der helle Schall der comprimirten Lunge, der sich vorn unter der Clavicula am längsten zu halten pflegt, gänzlich; die total luftleere Lunge liegt dann an der Lungenwurzel hinten neben der Wirbelsäule und giebt selbst ebenfalls kurzen Schall wie der Erguss.

Zweitens ist die Begrenzung davon abhängig, ob sich frühzeitig Verklebungen bilden, resp. ältere Adhäsionen der beiden Pleurablätter vorhanden sind. Einmal beruht hierauf der Umstand, dass die Grenzlinie der Dämpfung selbst nach länger dauerndem Lagewechsel sich in der grossen Mehrzahl der Fälle gar nicht oder kaum wesentlich ändert (im Gegensatz zum Hydrothorax). Ferner wird in solchen Fällen die Entwickelung des Exsudates in den verschiedensten Hinsichten modificirt, zeigt die obere Grenze der Dämpfung oft den allerunregelmässigsten Verlauf, und kann die Dämpfung selbst, wenn auch selten, an ungewöhnlichen Stellen (vorn oben u. s. w.) auftreten (circumscripte Pleuritis). Ebenfalls spielen diese Verhältnisse bei der Resorption des Ergusses eine grosse Rolle. Sie bedingen es, dass, da die Resorption, je nachdem der Patient bettlägerig ist oder herumgeht, an einzelnen Stellen rascher, wie an anderen sich einstellt, die obere Dämpfungsgrenze oft die verschiedensten Bogenlinien darstellt (Damoiseau'sche Curven).

B. Dämpfung über den Lungen, derart, dass dadurch eine gleichmässige Verkleinerung des Bezirkes des Lungenschalles erzeugt wird, kann an den Lungenspitzen, den unteren und den vorderen Lungenrändern vorkommen.

1) An der Lungenspitze kennzeichnet sie sich durch Tieferrücken der oberen Grenze; sie wird bei *Lungenphthisis*, sowie bei *Lungenschrumpfung* nach Heilung derselben beobachtet.

2) An der unteren Grenze kann entweder die Grenze der relativen (Herz- oder Leber-) Dämpfung oder die eigentliche Lungengrenze nach aufwärts gerückt sein, oder es kann beides zusammen vorkommen.

Im ersteren Falle ist der Bezirk der relativen Dämpfung allein vergrössert. Dies kommt vor bei *Vergrösserung* der *Leber* resp. des *Herzens*, während gleichzeitig die Lungen entweder *emphysematös* oder durch Verwachsungen mit der Brustwand *fixirt* sind, so dass sie nicht verdrängt werden können. Ueber die Erkrankungen, bei denen Leber- resp. Herzvergrösserung vorkommt s. dritte und vierte Abtheilung.

Der zweite Fall, Verkleinerung des Bezirkes des Lungenschalles durch Höherrücken der unteren Lungengrenze (mit oder ohne Verkleinerung der relativen Dämpfungszone) ist durch Aufwärtsrückung der untern Lungenränder bedingt; letztere ist entweder eine active oder eine passive.

Aktiv ist sie bei Lungenschrumpfung (*Phthise, interstitielle chronische Pneumonie, nach Pleuritis*) und entspricht dann einer wirklichen, fast stets einseitigen Verkleinerung der Lunge.

Passiv ist sie bei Aufwärtsdrängung der Lungen durch Zunahme des Inhalts der Bauchhöhle und dadurch bedingtem Hochstand des Zwerchfelles, und zwar beiderseitig (*Ascites, Meteorismus, Tumoren der Bauchhöhle, Uterus gravidus*), sowie bei *Zwerchfelllähmung*, rechts vorn bei Lebervergrösserungen, links vorn bei Herzvergrösserung. Schliesslich kommt sie sehr selten bei *Exsudaten* der Pleurahöhle, falls deren obere Grenze parallel dem Lungenrande verläuft, zur Beobachtung.

3) An den vorderen Lungenrändern endlich wird eine Verkleinerung des Bezirkes des Lungenschalles beobachtet bei *hochgradigem pleuritischen Erguss* sowie bei *Pneumothorax*. In solchen Fällen erreicht der Lungenschall der gesunden Lunge nicht den entsprechenden Sternalrand, sondern greift bei Pleuritis der dumpfe, bei Pneumothorax der tiefe laute resp. tympanitische Schall auf den Bezirk der normalen Lunge mehr oder weniger über, indem letztere durch die Affection der andern Seite nach aussen gedrängt wird.

Ueber das Auftreten einer relativen und absoluten Herzdämpfung am rechten Sternalrande, sowie von Dämpfung auf dem Sternum im folgenden Kapitel.

III. Anomalien der Klangfarbe.

Während in der Norm der Lungenschall nicht tympanistisch ist, wird in pathologischen Zuständen beobachtet: Auftreten von *tympanitischen* Beiklang eventuell mit *Schallwechsel*, ferner Auftreten von *metallischem* Beiklang, schliesslich Auftreten von *Münzenklirren*.

a) **Tympanie.** Der tympanitische Schall tritt über den Lungen auf

A. **als offener tympanitischer Schall** (s. S. 70) bei

1. **Höhlenbildung in der Lunge** (*Cavernen*). Dieselben sind entweder *tuberkulöser* Natur und dann meist in den Oberlappen, oder *bronchiektatischen* Ursprungs und dann meist in Unterlappen gelegen, selten eine Folge von *Lungenabscess* oder *Lungengangrän*. Dabei ist der tympanitische Beiklang oft von einfachem WINTRICH'schen (wenn die Caverne wenigstens faustgross ist), selten von GERHARDT'schem oder unterbrochenem WINTRICH'schen Schallwechsel begleitet.

Der tympanitische Schall kann jedoch über Cavernen fehlen:

Wenn dieselben **zu klein sind.** Im Allgemeinen muss eine Caverne, um durch die Percussion wahrnehmbar zu sein, wenigstens die Grösse einer Walnuss besitzen.

Wenn dieselben **mit Secret gefüllt sind.** Sie geben dann gedämpften Schall (s. S. 143).

Wenn dieselben **zu weit von der Brustwand entfernt** liegen. Cavernen sind deshalb im Oberlappen besser nachzuweisen als im Unterlappen.

Wenn die Caverne **von verdichtetem Lungengewebe umgeben** ist. Der Schall wird dadurch mehr oder weniger gedämpft.

2. **Bei vollständiger Infiltration oder Schrumpfung mit Verdichtung oder totaler Compression des Oberlappens** (*croupöse Pneumonie, interstitielle Pneumonie, hochgradiger pleuritischer* oder *pericardialer Erguss, grosse Tumoren des Mediastinums, der Pleura*) über dem Bronchus desselben nur bei starker Percussion; damit ist zugleich stets Schallwechsel (WILLIAMS' Trachealton) verbunden.

3. über *Pneumothorax* mit offener Fistel, im Allgemeinen selten. Auch damit ist mitunter WINTRICH'scher Schallwechsel verbunden.

B. **als geschlossener tympanitischer Schall** (s. S. 71).

1. über *Cavernen*, wenn die Höhle nicht durch einen Bronchus mit der Aussenluft communicirt, resp. derselbe vorübergehend verschlossen ist. Der Schall ist dabei viel weniger deutlich tympanitisch

als bei A, zugleich öfter stark gedämpft und zeigt keinen Schallwechsel.

2. bei geschlossenem *Pneumothorax*, äusserst selten und nur, falls die Thoraxwand nicht zu stark gespannt ist.

C. bei Abnahme der Spannung der Lungen (s. S. 71).

1. bei *Emphysem*, wenn die Elasticität der Lunge mehr oder weniger verloren gegangen ist,

2. bei Compression der Lunge, falls dieselbe nicht zu beträchtlich ist, also bei *pleuritischen Exsudaten*, bei *Infiltration, Tumoren der Lunge* etc. über den benachbarten noch lufthaltigen Lungenpartien (über diesen kann in seltenen Fällen dabei auch einfacher Wintrich'scher Schallwechsel vorhanden sein), bei Vergrösserung des Herzens (*Dilatation, Pericarditis exsudativa*), Hochstand des Zwerchfells (*Peritonitis, Ascites, Leber-, Milz-* und andere *Tumoren* etc.) über den anliegenden Theilen der Lunge,

3. bei Obstructions-Atelektase, falls die betreffenden Stellen nicht ganz luftleer sind: *Verstopfung der Bronchien durch Schleim, Blut, Fremdkörper.*

D. Bei theilweiser Anfüllung der Alveolen mit Flüssigkeit: *Pneumonie im 1.* und *3. Stadium* (der *Anschoppung* und der *Resolution*), *Lungenoedem, katarrhalisch-pneumonische Heerde, umfangreiche frische haemorrhagische Infarkte.*

Wie der tympanitische Schall hierbei zu Stande kommt, ist noch nicht ganz sicher gestellt. Wahrscheinlich handelt es sich hierbei ebenfalls um eine durch die Entzündung resp. den Flüssigkeitsdurchtritt hervorgerufene Relaxation des Lungengewebes (Weil), da bei einfacher Anfüllung mit katarrhalischem Secret (bei Bronchitis etc.) Tympanie nicht beobachtet wird.

In vielen Fällen, wo tympanitischer Beiklang vorhanden ist, kann der Friedreich'sche Schallwechsel mehr oder weniger ausgeprägt sein.

β) Metallklang. Er wird beobachtet (am deutlichsten bei Stäbchenplessimeter-Percussion)

1. oft über *Pneumothorax*. Dabei zeigt er mitunter, falls zugleich ein Erguss vorhanden ist, Biermer'schen Schallwechsel,

2. häufig über grossen (von wenigstens 6 cm Durchmesser), regelmässig gebauten, glattwandigen *Cavernen* (*tuberculösen* oder *bronchiektatischem* Ursprungs, seltener bei *Gangrän* oder *Abscess*). Sehr selten kann dabei ebenfalls Biermer'scher Schallwechsel vorkommen.

γ) Münzenklirren. Dasselbe wird mitunter bei gesunden Menschen beobachtet, wenn das Plessimeter nicht fest aufgesetzt wird, ferner bei Kindern, besonders schreienden.

Pathologisch kann es vorkommen

1. über grossen *Cavernen*, falls der zuführende Bronchus offen ist, eventuell mit Schallwechsel,

2. bei *offenem Pneumothorax*,

3. über leicht (durch *pleuritischen Erguss* oder *pneumonische Infiltration*) comprimirten Lungenabschnitten,

4. selten über *pneumonischen Infiltraten* selbst.

2) Pathologisches Verhalten des Schalles über den complementären Pleurasinus.

Man kann beobachten einmal das Vorhandensein von hellem Schalle auch bei gewöhnlicher Athmung und bei der Exspiration, ferner ein Gedämpftbleiben bei tiefer Inspiration, schliesslich das Auftreten von Dämpfung in dem über dem Magen gelegenen Bezirk des linken Complementärraumes.

I. Heller Schall bei ruhiger Athmung findet sich α) normaliter bei Lagerung auf die Seite; es rückt der Rand der nach oben gelegenen Lunge um mehrere Centimeter in den Complementärraum herab; β) falls der Complementärraum durch Lunge ausgefüllt wird, *Volumen pulmonum auctum* bei den verschiedensten Formen des Emphysems; γ) falls er durch Luft ausgefüllt wird, *Pneumothorax* ohne Erguss.

II. Gedämpftbleiben bei tiefer Inspiration ist stets ein Zeichen entweder von Fixation der Lunge durch Adhäsionen oder von Obliteration des Complementärsinus (beides eine Folge von *Pleuritis*). Schliesslich kann auch bei *Hochstand des Zwerchfells* die Excursionsfähigkeit der unteren Lungenränder mehr oder weniger beschränkt sein.

III. Das Auftreten von Dämpfung in dem über dem Magen gelegenen Bezirke des Complementärraumes — im oberen Theil des Traube'schen halbmondförmigen Raumes — ist ein Zeichen einer *linksseitigen Pleuritis* (Traube).

3) Pathologisches Verhalten des Schalles über dem unterhalb der Grenze der Parietalpleura gelegenen Thoraxabschnitte.

Die hierbei sich findenden Veränderungen sind meist ein Zeichen einer Erkrankung der daselbst gelegenen Organe selbst und deshalb später zu erwähnen.

Ein Hellerwerden des oberen Theiles der Bezirke der absoluten (Leber-, Herz-, Milz-) Dämpfung bedingt durch Abwärtsrücken der untern Lungengrenze, beobachtet man bei *hochgradigem Lungenemphysem*, sowie bei stark gespanntem *Pneumothorax*. Der helle Schall kann in excessiven Fällen bis zum Rippenrand herunterreichend angetroffen werden.

D. Auscultation der Lungen.

Dieselbe erstreckt sich auf die Respiration und die Phonation.

a) Auscultation der Respiration.

Man untersucht hierbei 1. *das Verhalten des Athmungsgeräusches* bei der *Inspiration*; 2. *dasselbe* bei der *Exspiration*; 3. auf das *Vorhandensein* von *abnormen Geräuschen*.

Technik der Auscultation der Lunge. Man untersucht zuerst in beiden Supraclaviculargruben (hier mittelst Stethoskopes) und vergleicht dabei den Befund, hierauf unterhalb beider Schlüsselbeine, schliesslich weiter abwärts nur rechts, da ein Vergleich mit der linken Seite wegen des hier gelegenen Herzens nicht statthaft ist. Hinten auscultirt man über beiden Spitzen, ferner in den Fossae supra- und infraspinales, sowie in den Regiones infrascapulares beider Seiten. Sind pathologische Befunde vorhanden, so muss man auch die seitlichen Thoraxpartien genauer untersuchen, event. ganze Abschnitte nach und nach auscultatorisch durchprüfen, wobei man sich oft zweckmässig abwechselnd des blossen Ohres und des Stethoskopes bedient. Ist man sich über den Charakter eines Athmungsgeräusches — ob bronchial oder nicht — nicht ganz klar, so auscultirt man zum Vergleich über Stellen, die stets Bronchialathmen geben (Trachea vorn am Halse oder hinten am 7. Halswirbel).

1. *Verhalten des inspiratorischen Athmungsgeräusches.*

Dasselbe, in der Norm vesiculär, kann einerseits Modificationen zeigen, andererseits durch andere Athmungsgeräusche (unbestimmtes, bronchiales, amphorisches) ersetzt werden.

I. Das Vesiculärathmen ist verschieden in Hinsicht auf *Charakter, Stärke* und *Gleichmässigkeit.*

α) Das vesiculäre Athmen ist entweder ein weiches, einem W, oder ein scharfes, einem F entsprechend.

Weiches Vesiculärathmen ist beim Erwachsenen das Normale.

Scharfes oder verschärftes Vesiculärathmen kommt vor normal bei Kindern bis zur Pubertät (*pueriles Athmen*), jedoch nicht immer. Beim Erwachsenen ist es pathologisch und kann sich finden

1. falls Theile der Lunge stärker athmen als in der Norm und dadurch eine übermässige Ausdehnung erfahren. Dies kommt vor bei *vicariirendem Emphysem* (bei *Pneumonie, Phthise* etc. in den nicht erkrankten Theilen; bei ersterer Affection ist es ein prognostisch wichtiges Zeichen, da es bedeutet, dass die nicht afficirten Lungentheile noch einer genügenden Ausdehnung fähig sind), ferner in

Fällen, wo die unteren Lungenpartien schlecht athmen (*Hochstand des Zwerchfelles*) über dem Oberlappen; falls ein *Bronchus verschlossen* oder *verengert* ist, über der anderen Lunge u. s. w.

2. Bei *beginnender Tuberkulose*, sofern noch keine stärkere Verdichtung vorliegt. Gewöhnlich ist es dann in einer Spitze vorhanden.

3. Bei *trockenen Katarrhen* der Lunge.

Schliesslich kann das Vesiculärathmen auch einen rauhen Charakter zeigen, eine Eigenschaft, die nicht mit verschärfter Beschaffenheit verwechselt werden darf. Rauhes Athmen hört man oft bei *beginnenden trockenen Bronchialkatarrhen*; es bildet den Uebergang zu den Rhonchis.

β) Normaliter ist das Vesiculärathmen überall ziemlich laut, beiderseits gleich oder höchstens links eine Spur lauter als rechts.

Sehr lautes, verstärktes Athmen kommt vor bei *verstärkter Athmung*, ferner mitunter bei *Dyspnoë*.

Leises oder schwaches Vesiculärathmen findet sich in der Norm bei Personen, die nicht tief athmen. Pathologisch ist es abgeschwächt bis aufgehoben

1. bei Verstopfung oder Compression der Bronchien (*Fremdkörper*, *Schleim*, *fibrinöse Massen*, *Infiltration*, *besonders tuberkulöse*; bei *Aneurysma Aortae* — links —, *comprimirenden Tumoren*),

2. wenn die Lungenathmung behindert bis aufgehoben ist: *starkes Emphysem* (dann besonders hinten unten), *Schmerzen bei Pleuritis sicca*, *Fixation* der Lunge durch *pleuritische Schwarten*,

3. wenn die Leitung des Athmungsgeräusches von der Lunge zur Brustwand behindert ist, sei es durch Dicke der Brustwand (*Corpulenz*, *Oedem*) oder durch Zwischenlagerung fester, flüssiger oder luftförmiger Massen (*Tumoren*, *Pleuritis* und *Hydrothorax*, *Pneumothorax*).

γ) Das normale Athmen ist schliesslich stets gleichmässig, in einem Zuge erfolgend.

Athmen in Absätzen kann durch ungeschickte Respiration des Untersuchten bedingt sein; tritt es jedoch auch bei gut Respirirenden auf, und nur einseitig, so ist es speciell in der Spitze ein pathologisches Zeichen. Es wird als unterbrochenes, *saccadirtes* Athmen bezeichnet, ist ein Zeichen eines *trockenen Katarrhes* und bedeutet, falls es auf eine Lungenspitze beschränkt und nicht vorübergehend ist, eine *beginnende*, fast stets *tuberkulöse Infiltration* derselben.

II. Das unbestimmte Athmen bei der Inspiration kommt vor

a) als abgeschwächtes vesiculäres Athmen, das seinen schlürfenden Charakter eingebüsst hat. Es ist fast stets weich und leise, und lässt mitunter bei ganz forcirter, tiefer Inspiration den vesiculären Charakter noch eben hervortreten. Es wird beobachtet bei *Emphysem* (besonders in den wenig sich ausdehnenden hintern untern Partien), bei nicht zu grossen *Exsudaten*, mitunter bei *Pneumothorax*, bei *Verstopfung* und *Compression* der *Bronchien*;

β) als Uebergang zum Bronchialathmen; dann kann es laut oder leise sein. Es findet sich bei Verödung einer grösseren Zahl von Alveolen, speciell durch lobuläre Infiltration (*Phthisis, Bronchopneumonie*).

III. Bronchialathmen im Inspirium kommt über der Lunge zu Stande, falls das im Larynx entstehende Athmen ohne Modification zur Brustwand geleitet wird. Es ist verschieden in Bezug auf Höhe, (*hohes* und *tiefes*), Stärke, (*lautes* und *leises*), Charakter (*weiches* und *scharfes*) und Beiklang (*einfaches* Bronchialathmen und solches mit *metallischem Beiklang*, auch als *amphorisches* bezeichnet; letzteres ähnelt dem hauchenden tonähnlichen Geräusche, das man erhält, wenn man in eine Flasche oder in einen Krug hineinbläst). Während die ersteren Eigenschaften weniger von differentiell-diagnostischem Werthe sind, kommt der Klangfarbe ein solcher zu.

Einfaches Bronchialathmen hört man

α) über luftleerem Lungengewebe, sei es bei Infiltration (*Pneumonie, Tuberculose, Infarct*), sei es bei genügender Compression (*oberhalb pleuritischer Exsudate*), aber auch oft leise über dem *Bezirke* des *Flüssigkeitsergusses* selbst, falls derselbe nicht zu dick ist. Dabei ist es erforderlich, dass die Bronchien selbst noch wegsam, nicht verstopft oder comprimirt sind, sonst hört man gar kein Athmungsgeräusch;

β) über *Hohlräumen* der Lunge, falls diese mit einem nicht verstopften Bronchus communiciren, nicht zu klein und nicht zu weit von der Brustwand abliegen, resp. in letzterem Falle von luftleerem Gewebe bedeckt sind.

Amphorisches Athmen findet sich

α) bei grossen regelmässig gebauten *Lungenhöhlen* von wenigstens 6 cm Durchmesser;

β) bei offenem *Pneumothorax*, selten bei geschlossenem;

γ) sehr selten bei anderen Affectionen (*Pneumonie etc.*).

Als *metamorphosirendes Athmen* bezeichnet man ein Athmungsgeräusch, das mit scharf bronchialem Charakter beginnt und dann plötzlich in ein weiches Bronchialathmen, selten Vesiculärathmen übergeht. Es findet sich selten und nur über *Cavernen*.

2. *Verhalten des exspiratorischen Athmungsgeräusches.*

Normaliter hört man bei der Exspiration nichts oder nur ein ganz kurzes, nur im Beginn der Exspiration wahrnehmbares unbestimmtes Hauchen.

Pathologisch kommt vor unbestimmtes, die ganze Dauer der Exspiration ausfüllendes Athmungsgeräusch, als verlängertes bezeichnet, ferner bronchiales und amphorisches Athmen.

I. Unbestimmtes verlängertes Exspirationsgeräusch bei vesiculärem Inspirationsgeräusch findet man bei *trockenem Katarrh der Lunge,* ferner bei *Emphysem.* Ebensolches Exspirationsgeräusch bei unbestimmtem Inspirationsgeräusch kommt bei allen den Affectionen vor, die das letztere erzeugen. Dabei wird mitunter das Exspirationsgeräusch schon mehr oder weniger deutlich bronchial, während das Inspirium noch unbestimmt bleibt.

II. Bronchiales Exspirationsgeräusch bei bronchialem Inspirationsgeräusch ist stets lauter als das letztere und kommt bei denselben Affectionen vor, bei denen bronchiales Inspirium beobachtet wird.

III. Amphorisches Athmen bei der Exspiration ist stets mit amphorischem Inspirationsgeräusch verbunden.

3. *Auftreten von Aftergeräuschen.*

Es können auftreten einmal sogen. trockene Rasselgeräusche, Rhonchi, ferner feuchte oder eigentliche Rasselgeräusche, schliesslich von der Pleura ausgehende Geräusche.

I. Die Rhonchi sind verschieden nach ihrer *Menge, Lautheit, Ausdehnung* und *Charakter* und finden sich bei Bronchialkatarrh mit spärlichem zähem Secrete (*Bronchitis sicca diffusa, Bronchitis bei Emphysem, tuberculösem Spitzenkatarrh etc.*).

Ihre Menge hängt ab von der Stärke des Katarrhs. Ihre Lautheit ist ebenfalls von der Stärke des Katarrhs bedingt, ferner aber auch von der Entfernung ihres Entstehungsortes zum Ohre abhängig. Die Ausdehnung entspricht der des Katarrhs. Was den Charakter anbetrifft, so kommen Rhonchi sonori (Brummen und Schnurren) bei einer *katarrhalischen Affection* der *grösseren,* Rhonchi sibilantes (Pfeifen und Giemen) bei einer solchen der *kleineren Bronchien* zur Beobachtung.

II. Die eigentlichen Rasselgeräusche sind ein Zeichen von *Bronchitis catarrhalis* und kommen bei allen Lungenaffectionen, die von einem feuchten Katarrh begleitet sind, vor; sie unterscheiden sich durch ihre *Verbreitung, Häufigkeit, Feuchtigkeit, Lautheit, Intensität, Grösse* und *Klangfarbe.*

Ihre Verbreitung — ob *ausgedehnt* oder *wenig verbreitet* — hängt von der Ausdehnung des Katarrhes in den Lungen ab.

Ihre Häufigkeit — ob *selten, spärlich* oder *reichlich* — hängt von der Menge des katarrhalischen Secretes ab.

Der Grad ihrer Feuchtigkeit wird durch die Consistenz des Secretes bedingt. Sind die Rasselgeräusche ungleichmässig, knarrend, so bezeichnet man sie auch als *trockene* eigentliche Rasselgeräusche; letztere bilden den Uebergang zu den Rhonchis.

Die Lautheit ist abhängig von der Entfernung ihres Entstehungsortes vom Ohre des Untersuchers.

In Betreff der Intensität unterscheidet man *dumpfe* oder *nicht consonirende* und *klingende, consonirende*, die den Eindruck machen, als ob sie fast im Ohre des Untersuchers selbst erklingen. Die ersteren werden dann gehört, wenn zwischen dem Ort ihrer Entstehung und der Brustwand lufthaltiges Lungengewebe sich befindet, die letzteren in dem Falle, wenn das dazwischen gelegene Lungengewebe infiltrirt ist und mithin die Rasselgeräusche gut leitet. Sie kommen deshalb zur Beobachtung bei *Pneumonie, Phthise* und ähnlichen Affectionen; doch kommen auch Abweichungen vor, indem speciell über Cavernen, trotzdem sie von lufthaltigem Gewebe umgeben sind, consonirendes Rasseln gehört werden kann.

Grösse. Die grossblasigen Rasselgeräusche kommen zu Stande entweder in der Trachea oder den grossen Bronchien oder abnormen Hohlräumen. Sie sind ein Zeichen, falls sie allein vorkommen, dass der Katarrh auf die grossen Bronchien allein beschränkt ist. Bei reichlicher Anhäufung des Secrets in der Trachea und den grösseren Bronchien können sie auf Distanz hörbar werden; dieses Rasseln — als *Trachealrasseln* bezeichnet — ist oft ein Zeichen der beginnenden *Agone*. Finden sie sich an Stellen, wo normaliter keine grossen Bronchien liegen, z. B. in den Supraclaviculargruben, so beweisen sie die Existenz eines *abnormen Hohlraumes*.

Die mittelgrossblasigen Rasselgeräusche kommen vor bei Katarrh der mittleren Bronchien, sowie in kleineren Hohlräumen.

Die kleinblasigen werden dadurch hervorgerufen, dass in den feinsten Bronchien und Alveolen Secret und Luft sich mischen. Sie finden sich bei *capillärer Bronchitis, Lungenödem* u. A.

Eine besondere Art derselben bezeichnet man als *Crepitation, crepitirendes* oder *Knisterrasseln*; es ähnelt dem Geräusch, das man beim Reiben von Haaren dicht vor dem Ohre aneinander erhält, ist stets consonirend und wird im *ersten Stadium* der *croupösen Pneumonie* (*Cr. indux*), sowie im *dritten Stadium* derselben Erkrankung (*Cr. redux*) meist in grosser Ausdehnung über den erkrankten Theilen gehört. Seltener kommt es bei *Lungeninfarct* und bei *Lungenödem* vor.

Ein knisterndes Geräusch, das jedoch kein Rasselgeräusch ist

und als *atelektatisches Knistern* bezeichnet wird, kann ferner in
den hintern untern Lungenpartien bei *langdauernden erschöpfenden
Krankheiten* dadurch entstehen, dass in Folge der Rückenlage die
Kranken nicht tief athmen, so dass die Alveolen zusammenfallen.
Werden solche Kranken nun in aufrechter Stellung auscultirt, so
hört man bei der Inspiration der ersten 6—12 Athemzüge ein crepita-
tionsähnliches Geräusch, das durch das von der einströmenden Luft
verursachte Auseinanderreissen der collabirten Lungenalveolen bedingt
ist und deshalb rasch verschwindet.

Was die Klangfarbe anbetrifft, so giebt es ausser den *gewöhnlichen* noch *metallisch klingende* Rasselgeräusche. Man hört diese über
regelmässig gebauten *Cavernen* von einer bestimmten Grösse, die von
infiltrirtem Gewebe umgeben sind, sowie bei *Pneumothorax*. Sie sind
das auscultatorische Phänomen, das dem metallischen Percussionsschall und dem amphorischen Athmungsgeräusch entspricht, und
zeichnen sich durch starke Consonanz und eine bestimmte Tonhöhe aus.

Mitunter hört man beim Aufrichten des Kranken nur einzelne
dieser klingenden Töne; dieses Phänomen wird als *Gutta cadens
metallica* bezeichnet und bei *Pyopneumothorax*, sowie selten bei *grossen
Cavernen* angetroffen.

III. Pleurageräusche. Das an der Pleura vorkommende
Reibegeräusch (s. S. 57) tritt oft in Absätzen auf, und kommt bei
Pleuritis und zwar sowohl bei der *P. sicca* als auch bei *P. exsudativa* vor,
bei letzterer jedoch nur dann und an solchen Stellen, wo noch die
beiden Pleurablätter nicht durch Exsudat von einander entfernt sind.

Mitunter ist es schwer von trockenen Rasselgeräuschen zu unterscheiden. Zur Unterscheidung wird herangezogen, dass das Reiben
meistens umschrieben und deshalb am besten mittelst indirecter Auscultation gehört wird (ausgedehnte Geräusche sprechen für Rasselgeräusche), ferner besonders auf der Höhe der Inspiration (Rasselgeräusche werden gleichmässig durch In- und Expiration hindurch
gehört) und durch Druck gesteigert wird (was bei Rasselgeräuschen
nicht der Fall ist).

Ferner ist hier zu erwähnen das Succussionsgeräusch (*Succussio Hippocratis* S. 55). Es wird gewöhnlich schon per distance,
seltener erst beim Anlegen des Ohres gehört und findet sich bei
Pneumothorax mit nicht zu grossem und dabei dünnflüssigem Erguss.

b) Auscultation der Phonation.

Von der directen Auscultation der Stimme ist schon unter Larynx
gesprochen worden; hier sind nur diejenigen Schallerscheinungen zu

besprechen, die sich auf die Lunge fortpflanzen und dort mittelst des Gehöres wahrgenommen werden können. Es entsprechen diese Schallerscheinungen in der Palpation dem Stimmfremitus, und wird die Untersuchung derart vorgenommen, dass man den Patienten zählen oder sprechen lässt, und dabei an verschiedenen Stellen des Thorax bei gut verschlossenem andern Ohre direct auscultirt.

Normaliter hört man nur ein undeutliches Summen. Dasselbe kann pathologisch verstärkt oder abgeschwächt sein.

Abgeschwächt bis aufgehoben ist dasselbe oft bei *Pleuritis* und *Hydrothorax*, ganz aufgehoben bei *Pneumothorax*.

Ist dasselbe verstärkt, so ist auch die Stimme deutlicher und dann oft gleichsam in der Tiefe des Thorax zu hören. Man bezeichnet letzteres als *Bronchophonie* und findet es bei *Pneumonie* und *anderen Infiltrationszuständen*, ferner bei *Cavernen*. Bronchophonie mit metallischem Klang wird *Pectoriloquie* genannt und über *Cavernen*, die auch sonst metallische Phänomene darbieten, gehört.

Als *Aegophonie* bezeichnet man ein eigenthümliches Zittern, Vibriren oder Meckern der Stimme, dass man mitunter bei *Pleuritis exsudativa*, aber auch bei anderen Zuständen hört.

Die Flüsterstimme wird ebenfalls mitunter als undeutliches Summen gehört. Besteht ein Exsudat, so ist sie abgeschwächt, falls dasselbe serös, ganz aufgehoben, falls letzteres eitrig ist (*Bacelli'sches Phänomen*). Doch wird die Zuverlässigkeit dieses diagnostischen Zeichens mit Recht bestritten.

F. Untersuchung des Auswurfs.

Man bezeichnet als Auswurf oder Sputum die Secrete der Respirationsorgane, die durch Husten oder Räuspern nach aussen entfernt werden.

Es sind dies einerseits Secrete des Pharynx und des Kehlkopfs; sie werden gewöhnlich durch Räuspern entleert. Zweitens Secrete der Trachea und Lungen, die durch Husten expectorirt werden, falls sie nicht verschluckt (s. S. 108), oder zunächst durch Husten in die oberen Partien, und erst später durch Räuspern nach aussen gebracht werden.

Der Auswurf wird auf seine *makroskopische* Beschaffenheit geprüft, ferner einer *chemischen*, *mikroskopischen* und *bakteriologischen* Untersuchung unterzogen.

a) Makroskopische Untersuchung.

Es wird hierbei das Sputum untersucht in Hinsicht auf *Menge*, *Consistenz* und *Aussehen*, *Farbe* und *Geruch*. Die *Dichte* desselben ist ohne diagnostischen Werth, die *Reaction*, wenn es nicht mit Mageninhalt vermischt ist stets alkalisch.

Es empfiehlt sich, zur Sputumuntersuchung den Auswurf in besondern Speigläsern (von Porcellan oder von Glas) auffangen zu lassen.

1. **Menge.** Spärlich ist die Menge bei *Rachen-* und *Kehlkopfaffectionen,* ferner bei *acuter Bronchitis im Beginne,* bei *acuter Pneumonie.* Reichlicher bei *acuter Bronchitis im späteren Stadium,* ferner bei *chronischer Bronchitis,* bei *Phthise* (hier vielfach wechselnd). Sehr reichlich (bis 1 Liter pro Tag und mehr) bei *Bronchitis blennorrhoica,* bei *Phthise* mit *Cavernenbildung,* bei *Bronchiektasien;* bei letzteren wird der Auswurf öfter in Anfällen in grösserer Quantität auf einmal entleert. Einmalige Entleerung einer grossen Menge wird ferner bei Durchbruch von *Abscessen, serösen und eitrigen Pleuraexsudaten, Echinococcuscysten* in die Lungen beobachtet.

2. **Consistenz und Aussehen.** Zur Prüfung dieser und der folgenden Eigenschaften muss das Sputum zuerst im Speigefässe und nachher auf einem geschwärzten oder braunen (Steingut) Teller ausgegossen inspicirt werden.

Man unterscheidet darnach ein *schleimiges,* ein *schleimig-eitriges,* ein rein *eitriges,* sowie ein *seröses* Sputum.

Das **schleimige** Sputum ist zähe und fadenziehend in Folge reichlichen Mucingehaltes. Seine Farbe ist verschieden, seine Menge gering. Es wird bei *acuten Katarrhen* der *Schleimhäute* des Respirationssystems (*Pharynx, Larynx, Trachea, Bronchien*) im *Beginne* abgesondert (*Sputum crudum* der Alten).

Rein eitriges Sputum ist gewöhnlich flüssig, leicht im Glase confluirend in Folge von geringem oder fehlendem Mucingehalt. Es kommt vor bei bei *Cavernen, Bronchoblennorrhoe,* sowie bei *Durchbruch* von *Eiter* (von der Pleura oder von Abscessen) in die *Bronchien.*

Noch flüssiger ist das **seröse** Sputum, dabei stark schaumig. Es kommt vor bei *Lungenödem,* sowie bei *Durchbruch seröser Pleuraexsudate* in die *Lungen.*

Das **schleimig-eitrige** Sputum ist eine Mischung der beiden. Dabei ist der Eiter entweder gleichmässig mit Schleim gemischt oder die einzelnen Eitermassen sind in wechselnder Grösse, von kleinen Flöckchen bis grossen Ballen, in Schleim eingebettet.

Je nach der Consistenz des Schleimes unterscheidet man **geballtes, münzenförmiges** (am Boden des Glases zu Münzenform etwas auseinander weichendes), **confluirendes** (die einzelnen Eiterballen fliessen im Glase zusammen) etc. Sputum.

Diese Art des Sputums ist die häufigste. Sie findet sich bei *chronischer Bronchitis* und allen *Lungenkrankheiten* (speciell *Phthise*), die mit dieser einhergehen, ferner im *späteren Stadium* der *acuten Bronchitis* (*Sputum coctum* der Alten).

Schliesslich sind noch makroskopisch erkennbare Beimengungen zu erwähnen. Von diesen sind vorzugsweise die Lungengewebefetzen (bei *Lungengangrän* s. auch sp.) sowie die röhrenförmigen Ausgüsse der Bronchien wichtig. Die letzteren stammen entweder aus den kleinen Bronchien und werden dann am sichersten mikroskopisch erkannt (s. unter d), oder sie rühren aus den grösseren Bronchien oder aus der Trachea her und sind dann schon makroskopisch gut als mehrere Centimeter lange, baumförmig verästelte, solide oder röhrenförmige Gebilde von weisser Farbe sichtbar. Letztere kommen vor bei *Bronchitis fibrinosa acuta und chronica*, ferner bei dem *Croup* des *Kehlkopfs*, der *Trachea* und *Bronchien* bei Diphtherie, Scharlach und anderen Infectionskrankheiten.

3. Farbe. Glashell und durchsichtig ist rein schleimiges Sputum, ferner das seröse.

Grau wird das schleimige und schleimig-eitrige Sputum in Folge von Beimengung von Staub und Kohlenpartikelchen.

Gelb ist das schleimig-eitrige Sputum, grüngelb das rein eitrige. Als Seltenheit ist grasgrünes Sputum beobachtet worden bei *Hysterie*.

Roth ist das Sputum bei Blutbeimengung. Diese Beimengung kann bei jedem Aussehen des Auswurfs vorkommen und ist verschieden je nach ihrer Menge, sowie nach ihrer Vertheilung, indem in letzterer Hinsicht das Blut entweder dem Auswurf gleichmässig beigemischt oder isolirt vorhanden sein kann.

Isolirte geringe Mengen treten als rothe Streifen und Klümpchen auf; sie können entweder aus den oberen Luftmengen (Nase, Kehlkopf, Trachea) und der Mundhöhle (Zahnfleisch, Rachen) stammen oder aus der Lunge (besonders *Tuberculose*). Gleichmässig beigemischte geringe Blutmengen verleihen dem Auswurfe eine hellröthliche Farbe; dies wird bei der *croupösen Pneumonie* beobachtet, sowohl beim einfachen schleimigen als auch beim serösen Auswurf, falls *Lungenödem* hinzutritt (*fleischwasser-* oder *pflaumenbrühartiges Sputum*).

Grössere im schleimig-eitrigen Auswurf isolirte Blutmengen werden bei Lungenblutung in Folge von *Tuberculose* beobachtet; gleichmässig beigemischt hingegen wird reichlicheres Blut gefunden einmal bei *croupöser Pneumonie* (das Sputum ist von rostbrauner Färbung, *Sputum rubiginosum*), bei *Lungengangrän*, *Bronchiectasien* (das Sputum ist eitrig, bräunlichgelb gefärbt), oft bei *Lungeninfarct* (das Sputum ist schleimig, geleeartig, dabei von dunkelrother Farbe), bei *Phthise* einige Zeit nach einer Hämoptoë (das Sputum ist schleimig-eitrig, dunkel- bis schwarzroth).

Bei ganz reichlicher Blutbeimischung besteht der Auswurf fast ausschliesslich aus Blut; dasselbe ist meist hellroth, schaumig, dabei entweder flüssig oder mehr oder weniger geronnen. Eine solche Blutentleerung (*Hämoptoë*) wird beobachtet bei *Lungenphthise*, ferner bei *Durchbruch* eines Gefässes (*Aortenaneurysma*) in Bronchien oder Trachea, sowie mitunter bei *Infarcten*.

4. Der Geruch des Auswurfs ist meist fade; faulig riecht er bei *Cavernen*, speciell *bronchiectatischen*; direct übelriechend und stinkend ist er bei *Bronchitis putrida* und *Lungengangrän*.

b) Chemische Untersuchung.

Von Stoffen, die sich chemisch in ihm nachweisen lassen, sind anzuführen: Mucin, Albumin und Globulin, Fette, Zucker, Blut, Gallenfarbstoff, Pigment und Fermente. Doch ist der rein qualitative Nachweis derselben überflüssig, da diese Körper entweder stets im Auswurf vorkommen, oder falls sie sich nur bei bestimmten Krankheiten finden, auf andere Art leichter nachzuweisen sind, entweder z. B. chemisch im Harn (Zucker, Gallenfarbstoff) oder makro- oder mikroskopisch (Blut, Pigment). Eine quantitative Prüfung hingegen liefert für die Stellung der Diagnose bis jetzt keine entscheidenden Ergebnisse.

c) Mikroskopische Untersuchung.

1. Rothe Blutkörperchen finden sich in grösserer Anzahl, falls Blut im Auswurf ist, also bei *fibrinöser Pneumonie*, bei *tuberculöser Hämoptoë*, bei *Lungeninfarct*. Sie sind meist gut erhalten (Fig. 37 A);

Tafel V.

Mikroskopie I (Erklärung zu Fig. 34—39).

Fig. 34. A. Alveolarepithelien der Lunge, theilweise verfettet, theilweise Blutpigment enthaltend, aus bronchitischem Sputum bei Vitium cordis. B. Epithelien der Mundhöhle, aus Sputum. C. Flimmerepithelien aus Nasenschleim.

Fig. 35. A. Elastische Fasern der Lunge; aus phthisischem Sputum. B. Curschmann'-sche Spirale; aus Sputum bei Asthma.

Fig. 36. A. Schleim aus bronchitischem Sputum nach Essigsäurezusatz. B. Kohlepigment in Alveolarepithelien, frei und in Eiterkörperchen; aus bronchitischem Sputum bei Emphysem. C. Myelin frei und in Zellen; aus bronchiektatischem Sputum.

Fig. 37. A. Rothe Blutkörperchen; aus normalem Blut. B. Desgl. gequollen nach Wasserzusatz. C. Desgl. geschrumpft durch Verdunsten.

Fig. 38. A. Poikilocythen; aus chlorotischem Blut. B. Mikrocythen und Elementarkörnchen; aus anämischem Blut bei Carcinom. C. Eosinophile Zellen, aus leukämischem Blut.

Fig. 39. A. Weisse Blutkörperchen; aus normalem Blut. B. Desgl., mehr oder weniger verfettet, aus Eiter. C. Desgl. nach Essigsäurezusatz.

Sämmtliche Abbildungen nach eigenen Präparaten. Vergrösserung bei 35 B 30 fach, bei 38 C 500 fach, sonst stets 300 fach.

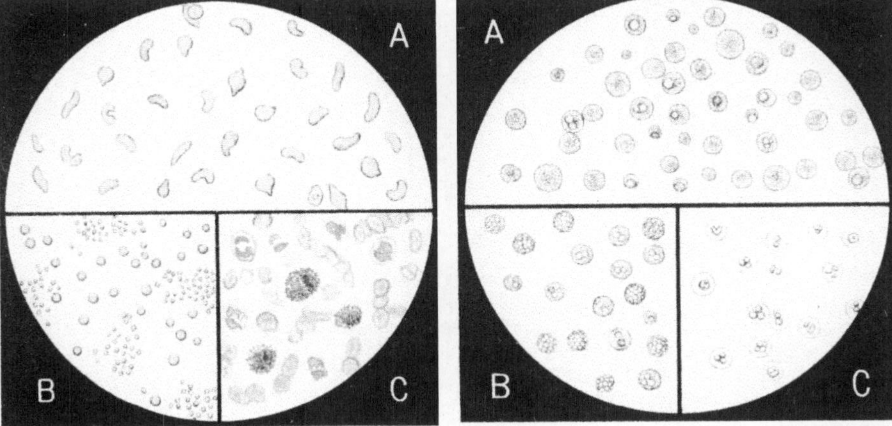

Fig. 34.

Fig. 35.

Fig. 36.

Fig. 37.

Fig. 38.

Fig. 39.

Verlag von Julius Springer in Berlin N

Lith. Anst. von C. L. Keller in Berlin S

häufig jedoch haben sie ihren Farbstoff abgegeben und stellen dann blasse Ringe dar (Fig. 37 B).

2. **Weisse Blutkörperchen**; sie finden sich in jedem Sputum und hängt ihre Menge mit dem *Eitergehalt* des Sputums zusammen. Sie sind spärlich im schleimigen, sehr reichlich im rein eitrigen Sputum. Sie sind entweder gut erhalten (Fig. 39 A) oder sehr häufig verfettet (Fig. 39 B); oft enthalten sie Pigmentkörnchen (Fig. 36 B unten).

3. **Epithelien** verschiedenster Art und zwar I. **Plattenepithelien** aus der Mundhöhle stammend und bei der Passage durch dieselbe dem Sputum beigemischt (Fig. 34 B). II. **Flimmerepithelien**; sie stammen von der Tracheal-, Bronchial- oder Nasenschleimhaut, kommen ziemlich selten zur Beobachtung und lassen häufig die Cilien vermissen (Fig. 34 C). III. **Alveolarepithelien**; sie sind elliptisch oder leicht polygonal, 20—50 μ messend, mit einem, manchmal mehreren Kernen versehen, fein granulirt, enthalten öfter Fetttröpfchen bis zur gänzlichen Verfettung (Fig. 34 A). Ferner findet man in ihnen Myelintropfen (Fig. 36 C) oder Pigment — schwarzes von Kohle (Fig. 36 B oben), braunes von Blutfarbstoff oder von Eisen (Fig. 34 A). — Sie werden bei den *verschiedensten Lungenaffectionen* gefunden; ihre Herkunft ist übrigens noch Gegenstand der Controverse.

4. **Tumormassen**. Bei *Carcinomen*, *Sarkomen* etc. können Geschwulststücke, die aus den charakteristischen Zellen bestehen, dem Sputum sich beimischen. Doch ist dies Vorkommniss sehr selten.

5. **Organmassen**. Von solchen werden gefunden I. **Elastische Fasern** (Fig. 35 A). Es sind dies glänzende Fibrillen, die häufig alveolär angeordnet sind, und der Einwirkung von Kalilauge widerstehen. Sie werden beobachtet bei Zerstörungen des Lungengewebes: *Phthisis*, *Lungenabscess*. Fast stets fehlen sie hingegen bei *Lungengangrän*, da sie durch die dabei entstehenden Fäulnissproducte zerstört werden. II. **Lungenfetzen**. Sie finden sich im Sputum bei *Lungengangrän*, sind öfter schon makroscopisch sichtbar (s. o.) und mikroscopisch daran zu erkennen, dass sie die alveoläre Structur besitzen.

6. Von **Inhaltmassen der Bronchien** kommen vor I. **fibrinöse Ausgüsse der Bronchien**. Sie sind baumförmig verästelt, meist sehr klein, nur wenige mm gross und werden so bei *Pneumonie* und *Bronchitis fibrinosa* gefunden. Ueber die grössern s. oben a 2. II. **Curschmann'sche Spiralen** (Fig. 35 B). Es sind dies spiralige Gebilde von einigen bis 15 mm und mehr Länge und einer Dicke von 0,2—1 mm, die im Centrum einen homogenen Faden zeigen, um den eine mucinähnliche, schlauchartige Masse sich windet, die reichlich weisse Blutkörperchen und oft Charcot-Leyden'sche Krystalle

(s. 81) enthält; sie werden bei *Asthma bronchiale* gefunden, sind jedoch auch bei *andern Lungenkrankheiten* mitunter beobachtet worden.

7. **Schleim** ist in jedem Sputum vorhanden, am reichlichsten im rein schleimigen und schleimig-eiterigen. Er findet sich in Fäden; letztere treten reichlich und deutlich nach Zusatz von Essigsäure auf (Fig. 36 A). Aus den verfetteten Eiterkörperchen und Alveolarepithelien kann ferner das **Fett** frei werden und dann in Gestalt verschieden grosser Tröpfchen im Auswurf auftreten. Sie lösen sich in Aether. Auch die **Myelinkugeln** kommen frei vor (Fig. 36 C). Ferner finden sich feinkörnige **Detritusmassen** von zerfallenen Zellen etc. herrührend in jedem Sputum. Schliesslich kann freies **Pigment** (Fig. 36 B, Mitte) vorkommen.

8. **Krystalle.** Es kommen vor: I. **Charcot-Leyden**'sche K.e (Fig. 91 C auf Taf. IX); sie haben die Form von farblosen Oktaëdern und lösen sich nicht in Aether und Alkohol, dagegen in nicht zu kaltem Wasser, Alkalien und Säuren. Sie sind das phosphorsaure Salz der **Schreiner**'schen Base ($C_2 H_5 N$), finden sich bei *Asthma bronchiale*, aber, wenn auch selten, auch bei *verschiedenen* einfachen *bronchitischen* Affectionen. II. **Hämatoidin**-K.e (Fig. 92 B, Taf. IX) sind von rother Farbe, treten in Form von Nadeln oder rhombischen Säulen auf entweder frei oder in weissen Blutkörperchen. Sie sind ein Zeichen einer *früheren Blutung* von *Lungenabscessen* oder *vereiterten Echinococcuscysten*. III. **Cholesterin**-K.e (Fig. 91 B, Taf. IX) sind rhombische Tafeln, die das Licht stark brechen, in Aether und Alkohol löslich, in Wasser, Alkalien und Säuren unlöslich sind. Bei Behandlung mit verdünnter Schwefelsäure werden sie an den Rändern gelb bis roth, bei Zusatz von Jodtinctur auch noch violett und blau gefärbt. Sie kommen bei *Phthise* und *Lungenabscessen* vor. IV. **Fett**-K.e (Fig. 92 A, Taf. IX) sind lange spitze Nadeln, die in Aether leicht löslich, in Wasser und Säuren unlöslich sind. Sie kommen bei *Lungengangrän, putrider Bronchitis, Phthisis, Abscess, Bronchiectasien* vor. V. **Tripelphosphat** in Sargdeckelform (Fig. 88 A, Taf. IX) findet sich bei *Gangrän* und *Abscess*. VI. Als Seltenheiten sind noch einige andere Krystalle (Kalkoxalat etc.) im Sputum gefunden worden.

9. **Thierische Parasiten.** Von diesen kommt nur der *Echinococcus* in Betracht. Man sieht in dem Auswurf makroskopisch (s. o.) Mémbranen, die mikroskopisch einen eigenthümlichen streifigen Bau zeigen, ferner mitunter Echinococcushaken (Fig. 61, Taf. VI).

10. **Pflanzliche Parasiten.** In jedem Auswurf finden sich mehr oder weniger zahlreiche nicht pathogene Mikroorganismen (Bacillen, Kokken und Spirillen, letztere meist aus der Mundhöhle stammend). Diagnostische Bedeutung haben nur wenige; von diesen sind zu erwähnen:

I. **Bacillus tuberculosis** (KOCH) (Fig. 75 A, Taf. VII). Sie werden an Deckgläschentrockenpräparaten nachgewiesen mittelst Färbung nach EHRLICH (die Präparate müssen 6—24 Stunden in der Färbeflüssigkeit bleiben; erwärmt man letztere, so genügen einige Minuten) oder ZIEHL-NEELSEN (10 Minuten zu färben) oder GABBET (s. u.) und präsentiren sich dann als rothe Stäbchen von 1,5—4 μ Länge und sehr geringer Dicke; häufig haben sie mehr das Aussehen von Mikrokokkenreihen; dies beruht entweder auf Bildung von ungefärbten Sporen oder auf Zerfallsprocessen. Sie kommen nur bei *Lungentuberculose* im Auswurf vor und zwar ist ihr Vorkommen absolut dafür beweisend, ihr längere Zeit hindurch constatirtes Fehlen dagegen nur mit hoher Wahrscheinlichkeit gegen Phthise sprechend; ihre Menge oder Aussehen hat jedoch keine diagnostische oder prognostische Bedeutung.

Mitunter sind die Bacillen sehr spärlich und kann man dann mit Vortheil das von BIEDERT angegebene Verfahren verwenden. Man versetzt 1 Esslöffel Sputum mit höchstens 10 Tropfen Natronlauge und 2 Esslöffel Wasser, kocht, bis das Ganze eine gleichmässige Masse bildet, setzt nochmals 3—4 Esslöffel Wasser hinzu und kocht noch einige Zeit. Die so erhaltene Flüssigkeit lässt man einen Tag im Spitzglase sedimentiren, und fertigt dann von dem Sediment Deckgläschenpräparate an, die man nach ZIEHL-NEELSEN färbt; hierbei kann man die Entfärbung und Nachfärbung (nach GABBET) zugleich vornehmen, indem man die Präparate aus der Fuchsinlösung auf 1 Minute in eine Lösung von 2 Theilen Methylenblau in 100 Theilen 25%ige Schwefelsäure bringt, dann in Wasser abspült.

II. **Diplococcus pneumoniae** (FRÄNKEL-WEICHSELBAUM) (Fig. 75B, Taf. VII). Sie werden nachgewiesen durch 2—3 stündige Färbung in ZIEHL-NEELSEN'scher Flüssigkeit und längeres Abspülen in Alkohol. Nach GRAM färben sie sich ebenfalls (im Gegensatz zu dem Bacillus pneumoniae capsulatus FRIEDLÄNDER). Es sind kleinste Kokken, die einzeln oder zu mehreren in Reihen angeordnet liegen und von einer sich schwächer bis gar nicht färbenden Kapsel umgeben sind. Sie finden sich bei der *fibrinösen Pneumonie;* da sie jedoch auch im *normalen Mundhöhlensecret* vorkommen, ferner mit anderen Kokken verwechselt werden können, so hat ihr alleiniger mikroskopischer Nachweis nur beschränkten diagnostischen Werth.

III. **Sarcina pulmonum** (VIRCHOW), Kokken die zu 4 aneinander liegen, und schon in ungefärbtem Präparat leicht erkannt werden. Sie färben sich nach WEIGERT. Sie kommen bei den verschiedensten ausgedehnten *Ulcerationen* der Lunge vor.

IV. **Leptothrixformen** (Fig. 79 B, Taf. VII). Grosse Bacillen, meist in langen Fäden vorkommend. Sie finden sich speciell bei *Bronchitis putrida,* und *Gangrän* und werden von Jod-Jodkaliumlösung violett gefärbt, während sie Anilinfarben nur schwach annehmen.

V. Actinomyces bovis (HARZ). Dieser Mikroorganismus bildet kugelförmige Drusen von gelber Farbe, die im Centrum aus zahlreichen Fäden bestehen, welche nach der Peripherie hin in keulenförmigen oder gelappten Fortsätzen endigen. Sie werden schon am ungefärbten Präparat bei schwacher Vergrösserung leicht erkannt (Fig. 79 A). Diese Drusen liegen oft zu grösseren Aggregaten vereinigt und sind dann schon mit unbewaffnetem Auge als kleine sandkornähnliche Gebilde zu constatiren. Er wird im Sputum bei *Actinomycose* beobachtet, falls der Abscess entweder direct in der Lunge sitzt, oder seinen Eiter in die Bronchien oder Trachea entleeren kann.

Andere Mikroorganismen (Schimmelpilze etc.) kommen selten vor und haben keine diagnostische Bedeutung.

d) Bacteriologische Untersuchungen.

Sie ist für den practischen Arzt meist zu umständlich und ausserdem für die Diagnose von weniger Werth.

F. Untersuchung
der Punktionsflüssigkeiten der Thoraxhöhle.

Ist durch die physikalische Untersuchung Flüssigkeit in der Thoraxhöhle constatirt worden, so erhebt sich in therapeutischer Hinsicht oft die Frage, welcher Art dieselbe ist, da die einzuschlagende Behandlung durch den Charakter der Flüssigkeit bestimmt wird. Um diese zu beantworten sucht man mittelst Punktion etwas von der fraglichen Flüssigkeit zur Untersuchung zu erhalten. In der Mehrzahl der Fälle handelt es sich um Flüssigkeit in der Pleurahöhle (Transsudat, Exsudat); andererseits können in den Lungen mit Flüssigkeiten gefüllte Hohlräume (Echinococcuscysten, Abscesse, Gangrän etc.) vorkommen, die durch die physikalische Untersuchung allein sich oft nicht von circumscripten oder abgekapselten Flüssigkeitsergüssen der Pleura unterscheiden lassen.

Gewöhnlich macht man zuerst eine Probepunktion mittelst einer vorher sorgfältig sterilisirten PRAVAZ'schen Spritze. Ist die Flüssigkeitsmenge gross, so punktirt man in der Axillarlinie im 7. Intercostalraum, ist sie gering, an der Stelle, wo die Dämpfung am intensivsten ist. Nöthigenfalls lässt man dieser rein diagnostischen Probepunktion die therapeutische Entleerung der Flüssigkeit folgen und kann dann letztere einer eingehenden Untersuchung unterziehen.

a) Makroskopische Untersuchung.

1. **Menge.** Sie kann natürlich nur bei vollständiger Entleerung der Flüssigkeit bestimmt werden.

2. **Specifisches Gewicht** (s. sub b, 1).

3. **Die Reaction** ist stets alkalisch.

4. **Consistenz und Aussehen.** Die Punktionsflüssigkeit ist entweder rein serös und dann entweder klar oder nur wenig trübe; diese Beschaffenheit kann bei *Hydrothorax, Pleuritis* und *Lungenechinococcus* vorkommen. Nach einigem Stehen tritt in ihr mitunter eine Fibringerinnung ein, und zwar ist letztere bei Exsudaten ein regelmässiges Vorkommniss, bei Transsudaten hingegen nur bisweilen zu constatiren. Ferner kann sie serös-eitrig sein; in diesem Falle ist die Flüssigkeit mehr dicklich und mehr oder weniger undurchsichtig, ja kann auch ein rein-eitriges Aussehen darbieten. Solche Flüssigkeit findet sich nur bei *Pleuritis*, nicht bei Hydrothorax, ferner bei *Echinococcus* der *Lunge*, falls Vereiterung des Sackes stattgefunden hat, sowie bei *Abscess*. Schliesslich werden, wenn auch selten, noch chylöse Transsudate beobachtet, die ein milchiges Aussehen darbieten.

5. **Farbe und Geruch.** Seröse Punktionsflüssigkeit ist hellgelblich, eitrige gelbweiss bis grüngelb. Etwaige Blutbeimischungen und dadurch bedingte hämorrhagische Beschaffenheit der Flüssigkeit giebt sich durch eine röthliche Färbung zu erkennen; dieselbe ist bei Transsudaten meist nur schwach, bei Exsudaten hingegen oft sehr deutlich roth. Jauchige Exsudate sind braun, und besitzen einen sehr üblen Geruch.

Hämorrhagische Exsudate sind entweder *tuberculös* oder durch *maligne Tumoren* der Lunge oder Pleura hervorgerufen. Jauchige sind eine Folge von *gangränösen* Processen der Lunge.

b) Chemische Untersuchung.

Dieselbe hat sich vor allem auf den Eiweissgehalt der Flüssigkeit zu erstrecken. Da ein Zusammenhang zwischen demselben und dem specifischen Gewichte der Flüssigkeit besteht, so sei das letztere hier besprochen.

1. **Bestimmung des specifischen Gewichtes.** Ist die Menge der durch Punktion erhaltenen Flüssigkeit genügend, so ermittelt man die Dichte mittelst Urometer, nachdem sich die Flüssigkeit bis auf Zimmertemperatur abgekühlt hat. Hat man nur eine Probepunktion gemacht, so kann man die Bestimmung auch mittelst Wägung vornehmen; man wägt zunächst die leere, darauf gleich

nach der Punktion die gefüllte Spritze. Dann entleert man die Punktionsflüssigkeit, füllt die Spritze mit destillirtem Wasser und wägt abermals. Durch Abzug des Gewichtes der leeren Spritze erhält man die Gewichte der Punktionsflüssigkeit und des gleichen Volumens Wasser; ersteres durch letzteres dividirt ergiebt das specifische Gewicht der Punctionsflüssigkeit.

Ist das specifische Gewicht unter 1,015, so handelt es sich höchst wahrscheinlich um ein *Transsudat*, ist es höher als 1,018 wahrscheinlich um ein *Exsudat*. Beträgt das Gewicht zwischen 1,015 und 1,018, so kann jedes von beiden vorliegen (REUSS). Diese für die Pleuraflüssigkeiten aufgestellte Regel erleidet freilich öfter Ausnahmen.

Das specifische Gewicht von *Echinococcuscysten* schwankt zwischen 1,006 und 1,015.

2. Quantitative Eiweissbestimmung. Nach REUSS berechnet man die Eiweissmenge aus dem specifischen Gewicht nach folgender Formel:

$E = \frac{3}{8} (S - 1000) - 2,8$, wobei E den gesuchten Eiweissgehalt in Procenten, S das specifische Gewicht (das des Wassers $= 1000$) bezeichnet.

Nach RUNEBERG zieht man, falls das specifische Gewicht über 1016 beträgt, 2,88, falls es unter 1013 beträgt, 2,73 anstatt 2,8 ab.

Nach RANKE ist die Formel:

$E = 0,52 (S - 1000) - 5,406.$

Alle diese Bestimmungen geben nur approximative, dabei mitunter stark abweichende Werthe. Doch kommt man meistentheils mit dieser Methode aus. Will man ganz genaue Zahlen haben, so muss man das Eiweiss durch Fällung und Wägung bestimmen (s. u. Harn).

Ist der Eiweissgehalt höher als 4 Proc., so spricht dies mit grosser Wahrscheinlichkeit für das Vorhandensein eines *Exsudates*; ist er niedriger wie 2,5 Proc., für das eines *Transsudates* (REUSS). Die dazwischen gelegenen Werthe können bei beiden Arten von Pleuraergüssen vorkommen.

Der Inhalt von *Echinococcuscysten* enthält meist wenig oder auch gar kein Eiweiss, dagegen fast regelmässig Bernsteinsäure (Nachweis s. später).

Andere Stoffe, die in der Punktionsflüssigkeit sich finden, sind unwichtig.

c) Mikroskopische Untersuchung.

1. Rothe Blutkörperchen in geringer Zahl sind stets, in reichlicher bei *hämorrhagischem* Charakter der Flüssigkeit vorhanden (Fig. 37 A).

2. Auch weisse Blutkörperchen finden sich stets (Fig. 39 A), bei Transsudaten und serösen Exsudaten sehr spärlich, bei eitrigen sehr reichlich, im letzteren Falle oft verfettet (Fig. 39 B).

3. Endothelien der Pleura sieht man seltener, am ehesten noch in Transsudaten; es sind ovale Zellen mit bläschenförmigem Kern, 10—30 μ lang.

4. Tumormassen. Bei *Carcinom* der Pleura können Krebszellen im Exsudate vorkommen. Doch sind dieselben nur dann beweisend, wenn sie sich in alveolärer Anordnung finden, da sie bei freiem Vorkommen nicht genügend von den Endothelien sich unterscheiden. Dagegen würden Spindelzellen die Gegenwart eines *Sarcoms* beweisen.

5. Freie Fettkörnchen und Detritusmassen sind häufig vorhanden.

6. Krystalle. Es können sich finden I. Hämatoidinkrystalle von rother Farbe. Sie sind ein Zeichen *früherer Blutung* (Fig. 92 B, Taf. IX). II. Fettkrystalle (Fig. 92 A, Taf. IX) kommen bei alten *Empyemen* und *jauchigen Exsudaten* vor. III. Cholesterinkrystalle (Fig. 91 B, Taf. IX) und IV. Tripelphosphatkrystalle (Fig. 88 A, Taf. IX). Von ihnen gilt dasselbe wie ad II.

7. Thierische Parasiten. Differentielldiagnostisch kommt hier nur der Echinococcus in Betracht; s. S. 160).

8. Pflanzliche Parasiten. Von solchen finden sich I. Tuberkelbacillen (Fig. 75 A, Taf. VII) bei *tuberculöser Pleuritis*. Sie sind jedoch stets sehr spärlich, und werden deshalb in sehr vielen Fällen bei der gewöhnlichen Untersuchungsmethode nach einfacher Sedimentirung vermisst. Desshalb muss man das Sediment einengen (s. unter Harn) und dann die Deckglaspräparate nach EHRLICH u. s. w. färben. Trotzdem fehlen sie in vielen Fällen von zweifellos tuberculöser Pleuritis, weil sie wahrscheinlich nur in Sporenform im Exsudat vorhanden sind. In diesem Falle kann man den tuberculösen Charakter der Erkrankung durch Impfung (s. S. 32) festzustellen suchen. II. Pneumonie-Kokken (Fig. 75 B, Taf. VII); sie kommen bei serösen und eitrigen Exsudaten entweder *idiopatischer Pleuraerkrankungen* oder *bei und nach Pneumonien* zur Beobachtung und werden am besten mit ZIEHL-NEELSEN'scher Lösung gefärbt (s. oben). III. Eiter-(Staphylo- und Strepto-) Kokken (Fig. 76 B, Taf. VII) sich nach WEIGERT und GRAM färbend; sie finden sich vielfach bei *Empyem*.

Dritte Abtheilung.
Untersuchung des Circulationssystems.

Die Untersuchung erstreckt sich auf das Herz, die Blutgefässe und das Blut.

Erstes Kapitel.
Anamnese.

Die subjectiven Symptome von Seiten der Circulation sind wenige; sie beschränken sich auf Herzklopfen und Schmerzen in der Herzgegend.

1. Das Herzklopfen befällt die Patienten in verschiedener Intensität, ferner in verschiedener Häufigkeit. Es kann entweder nur bei stärkeren Anstrengungen auftreten und bald, besonders bei Ruhe wieder verschwinden, oder es belästigt die Kranken auch bei vollständiger Ruhe und Lage im Bett.

Da das Herzklopfen bei vielen und den mannigfachsten Affectionen nicht nur des Circulationssystems, sondern auch der Respirations- und Verdauungsorgane angetroffen wird, so ist sein diagnostischer Werth im Allgemeinen gering; etwas mehr Bedeutung hat allein das bei vollkommener Ruhe im Bett auftretende Herzklopfen, indem es mit Wahrscheinlichkeit auf eine *Affection* des *Herzens* selbst resp. der *Innervation* desselben hinweist.

2. Der Schmerz in der Herzgegend, wenn er wirklich in derselben resp. hinter dem Sternum localisirt ist und in Anfällen verbunden mit grossem Angstgefühl auftritt, ist ein Hauptsymptom der als *Angina pectoris, Stenocardie* bezeichneten Affection, die bei *Arteriosclerose der Coronararterien, Aortenklappenfehlern, Aneurysma Aorta etc.* beobachtet wird.

Ein weiteres Symptom bei Affectionen des Circulationssystems sind ferner ödematöse Anschwellungen der unteren Extremitäten (s. S. 103), ferner Dyspnoë (*cardiales Asthma*, s. S. 128).

Zweites Kapitel.
Untersuchung des Herzens.

Das Herz ist der Inspection, Palpation, Percussion und Auscultation zugänglich.

A. Inspection.

Man inspicirt die Herzgegend einmal auf ihre *anatomische Form* und ferner auf *Bewegungssymptome*, von der Herzaction herrührend.

a) Form der Herzgegend.

Normaliter ist die Herzgegend in ihrer Configuration der rechten Thoraxhälfte gleich.

In pathologischen Fällen sieht man mitunter eine Hervorwölbung der Herzgegend, die als *Herzbuckel* (*voussure*) bezeichnet wird. Sie ist stets eine Folge eines abnorm grossen Inhaltes des Pericardialsackes, wie er zu Stande kommt: 1. durch *pericardiales Exsudat*, 2. durch *Tumoren* des *Pericardialraumes*, 3. durch *Vergrösserung* des *Herzens* selbst. Dabei ist jedoch erforderlich, dass der Thorax zur Zeit noch nachgiebig ist; ist er starr, so erzeugen die oben erwähnten Processe keine sichtbare Veränderung der Thoraxwand.

b) Sichtbare Pulsationen am Thorax.

Von den Bewegungserscheinungen inspicirt man zunächst den Spitzenstoss. Man bezeichnet so eine synchron mit der Systole auftretende Vorwölbung der Brustwand an einer Stelle, die der Lage der Herzspitze entspricht.

Ueber die Ursache des Spitzenstosses existirten bislang verschiedene Hypothesen. Es sollten zur Hervorbringung desselben wirken: 1. Der Rückprall, welchen das Herz nach Art einer abgeschossenen Kanone bei der Systole erleidet (ALDERSON, GUTBROD, SKODA). 2. Die Streckung der grossen Gefässe bei der Systole, wodurch das Herz ebenfalls nach unten getrieben werden sollte (KORNITZER, WILKENS). 3. Die durch Contraction der Ventrikelmusculatur verursachte Erhärtung der Herzspitze und dadurch bedingte Formveränderung des Herzens (KIWISCH, HAMERNIK). 4. Die Lageveränderung des Herzens, die es bei der Systole erfährt, und die einmal in einer Hebung des Ventrikels und damit der Herzspitze nach vorn oben rechts (FILEHNE und PENZOLDT) und zweitens in einer Drehung des Ventrikels um seine Längsachse (KÜRSCHNER) bestehen soll. Gegenwärtig ist die Ansicht von MARTIUS die am besten gestützte, dass vorzugsweise das dritte Moment die Hervorwölbung des Herzens zu Stande bringt, die andern nur mitwirken und speciell die GUTBROD-SKODA'sche Theorie hinfällig ist.

Der Spitzenstoss kann sowohl in physiologischen wie auch in pathologischen Verhältnissen Modificationen zeigen und zwar einerseits der Lage, ferner der Ausdehnung, und schliesslich der Stärke.

1. Modificationen der Lage.

Physiologisch ist die Lage des Spitzenstosses abhängig:

I. vom Alter. Er liegt bei Kindern höher, im 4. Intercostalraum in oder ausserhalb der linken Mamillarlinie, bei Erwachsenen tiefer, und zwar bei Männern im 5., bei Greisen oft im 6. linken Intercostalraum etwas einwärts von der Mamillarlinie.

II. vom Geschlecht. Während er bei erwachsenen Männern, wie erwähnt, gewöhnlich im 5. Intercostalraum liegt, findet man ihn bei erwachsenen Weibern meistens im 4. Intercostalraum, etwas einwärts von der linken Mamillarlinie.

III. von der Athmung. Die gewöhnliche Respiration hat zwar keinen Einfluss auf ihn; bei ganz tiefer forcirter Inspiration rückt er jedoch etwas nach abwärts, bei der Exspiration dann wieder nach oben.

IV. von der Stellung. Die oben erwähnten Stellen gelten für ruhige Rückenlage. Bei sitzender Stellung rückt der Spitzenstoss etwas nach unten, bei Seitenlage nach der betreffenden Seite hin und zwar nach links mehr wie nach rechts.

Pathologische Verlagerung findet sich:

I. in Folge von Lungenaffectionen.

α) Bei allen Lungenkrankheiten, welche eine Schrumpfung des Lungengewebes herbeiführen (*Phthisis, chronische Pneumonie, Schrumpfung* nach *Pleuritis* u. a.), kann das Herz, wie alle benachbarten Organe, und damit auch der Spitzenstoss nach der geschrumpften Seite hin verzogen werden.

β) Bei *Emphysem* der Lungen kann der Spitzenstoss entweder gänzlich verschwinden (s. u.) oder er rückt etwas nach unten und aussen; nach unten, weil die durch das Emphysem erweiterte Lunge das Zwerchfell nach abwärts drängt, nach aussen, weil Emphysem häufig mit Dilatation des rechten Ventrikels verbunden ist (s. sp.).

γ) Bei *Pleuritis exsudativa* wird oft der Spitzenstoss verlegt und zwar bei rechtsseitiger etwas nach links, doch höchstens bis zur Axillarlinie, bei linkseitiger nach rechts; in letzterem Falle kann er bis zur rechten Mamillarlinie verschoben werden. Die Stärke der Dislocation ist von der Menge des Exsudates abhängig.

δ) Bei *Pneumothorax* findet ebenfalls eine Verlagerung des Spitzenstosses statt, gerade wie bei Pleuritis, wenn auch gewöhnlich nicht so hochgradig.

II. in Folge von Herzaffectionen.

α) Bei *Pericarditis exsudativa*. Im Anfang sammelt sich das Exsudat, als das leichtere, im obern Theil des Herzbeutels, dort wo die grossen Gefässe abgehen, an. In späteren Stadien sinkt das Exsudat auf der rechten Seite des Herzens herab, das Herz und damit der Spitzenstoss wird dadurch nach links gedrängt. Nimmt die Exsudatmasse zu und sammelt sie sich auch zwischen der Vorderfläche des Herzens und des Herzbeutels an, so kann der Spitzenstoss gänzlich verschwinden (s. weiter unten). Niemals aber wird er bei Pericarditis nach oben verlagert.

β) Bei *Dilatation* des *Herzens*. Er wird dabei nach unten und aussen verlegt, und zwar bei Dilatation des *rechten* Herzens, wobei das Herz im Breitendurchmesser wächst, hauptsächlich nach aussen, bis in die linke Axillarlinie, weniger nach unten, bei Dilatation des *linken* Herzens, wo das Herz im Längendurchmesser wächst, vorzugsweise nach unten in den 6., ja 7. Intercostalraum, weniger nach aussen.

Dilatation von Abschnitten des Herzens kommt vor entweder als einfache Dilatation oder mit Hypertrophie verbunden. Die einfache Dilatation besteht in einer Erweiterung einer oder mehrerer Herzhöhlen bei normaler Dicke der Musculatur, oder bei abnormer Dünne derselben (letztere auch als excentrische Dilatation bezeichnet), während bei der Dilatation mit Hypertrophie die Musculatur der betreffenden Herzabschnitte verdickt erscheint.

Einfache Dilatation des Herzens kommt bei Schwächezuständen des Herzmuskels (*Fettherz, chronische Myocarditis, Chlorose, fieberhafte Infectionskrankheiten, gewisse Intoxicationen*) in Folge von Ueberanstrengung des Herzens vor, und ist meistens vorzugsweise am linken Herzen ausgeprägt.

Das Vorkommen der Dilatation mit Hypertrophie siehe auf der folgenden Seite.

γ) bei *Situs inversus* der *Thoraxorgane* liegt das Herz und damit der Spitzenstoss rechts.

Auch *mediastinale Tumoren* können den Spitzenstoss dislociren.

III. In Folge von Abdominalaffectionen, die mit Hochstand des Zwerchfells einhergehen (*Peritonitis, Tympanites, Meteorismus des Magens oder der Därme, Ascites* etc.) wird der Spitzenstoss nach oben, oft auch etwas nach links gedrängt.

2. Modificationen der Ausdehnung.

Physiologisch hat der Spitzenstoss eine Ausdehnung von etwa 1—2 cm in die Breite.

Abnorme Ausdehnung des Spitzenstosses findet sich

I. bei *Schrumpfung der Lunge*, da in Folge derselben das Herz in grösserer Ausdehnung der Brustwand direct anliegt, ferner auch bei *Infiltration* der *Lingula* der linken Lunge, da dann die Herzcontraction sich in grösser Ausdehnung auf die Brustwand fortpflanzen kann.

II. Bei Herzaffectionen wird eine Verbreiterung des Spitzenstosses bewirkt durch *Hypertrophie* eines oder beider *Ventrikel*. Damit ist oft, aber keineswegs immer eine Verstärkung desselben verknüpft (s. 3).

Hypertrophie von Abschnitten des Herzens wird beobachtet entweder mit Erweiterung der betreffenden Herzhöhle verbunden (excentrische H.) oder ohne eine solche (einfache H.) oder gar mit Verkleinerung derselben (concentrische H.). Doch ist das Vorkommen der letzteren noch nicht ganz sichergestellt.

Einfache oder excentrische Hypertrophie kommt dann vor, wenn der Herzmuskel eine vermehrte Arbeitsleistung auszuführen hat. Dies ist vorzugsweise der Fall, wenn sich dem Blutkreislauf Hindernisse entgegenstellen. Es erfolgt also Hypertrophie der Vorhöfe mit Dilatation bei Klappenfehlern der von ihnen in den zugehörigen Ventrikel führenden venösen Ostien, Hypertrophie der Ventrikel hingegen, wenn das Hinderniss von dem Ventrikel abwärts rechts auf der Strecke bis zur Mitralklappe, links dagegen bis zu den Körpercapillaren gelegen ist.

Es findet sich mithin Hypertrophie des rechten Ventrikels 1. bei den (sehr seltenen) Klappenfehlern der Pulmonalis, 2. bei Hindernissen für den Blutkreislauf in den Lungen, besonders *Emphysem*, ferner ausgedehnte *Schrumpfung* nach *Phthise*, falls nicht die Consumption zu beträchtlich ist, *chronischer Pneumonie, Compression* durch *Pleuritis* etc., schliesslich *Kyphose* und *Scoliose*, 3. bei Klappenfehlern der Mitralis.

Hypertrophie des linken Ventrikels wird hervorgerufen durch 1. Klappenfehler der Aorta, 2. Aneurysma der Aorta, sowie Atheromatose der Arterien, 3. Granularatrophie der Nieren, 4. mitunter bei Insufficienz der Mitralis, hier durch den vermehrten Blutzufluss bedingt, 5. bei andauernden starken körperlichen Anstrengungen und dadurch nothwendiger übermässiger Arbeitsleistung des Herzens.

3. Modificationen der Stärke des Spitzenstosses.

Eine abnorme Verstärkung, an einer sehr starken Hebung zu erkennen, wird bei Hypertrophie des Herzens (des linken oder beider Ventrikel) beobachtet, ferner bei Erregungszuständen des Herzens: *Alkoholgenuss, gesteigerter Innervation* (entweder vorübergehend in Folge von körperlicher Anstrengung oder dauernd bei Morbus Basedowii, Kaffee- und Nicotinvergiftung), *psychischen Einflüssen*, (Angst, Scham u. dgl.).

Abschwächung bis Aufhebung des sichtbaren Spitzenstosses

wird öfters schon bei *ganz Gesunden* beobachtet, wobei derselbe jedoch meist noch fühlbar ist. Pathologisch findet sie sich bei

I. Lungenaffectionen, speciell bei *Emphysem*, wenn das Herz von der erweiterten Lunge überlagert ist (s. a. oben),

II. bei Herzaffectionen und zwar einmal bei Abnahme der Herzkraft selbst (*Fettherz, Myocarditis, im Fieber, bei erschöpfenden Krankheiten*) und zweitens bei Erkrankungen des Pericards (*Pericarditis mit stärkerem Exsudat* [s. a. oben], *Hydropericardium, Pericardialsynechie nach geheilter Pericarditis*).

Complicirtere Veränderungen am Spitzenstoss entstehen dann, wenn mehrere der ihn beeinflussenden pathologischen Veränderungen zusammen vorkommen. Haben letztere auf den Spitzenstoss denselben Effect, so werden sich ihre Wirkungen summiren; haben sie hingegen entgegengesetzte Wirkung auf das Verhalten des Spitzenstosses, so können sie sich gegenseitig aufheben, und es bleibt der Spitzenstoss mehr oder weniger normal. Um nur ein Beispiel anzuführen, so kann speciell Lungenemphysem sehr häufig das deutliche Auftreten von Veränderungen des Spitzenstosses bei gleichzeitigen Herzaffectionen verhindern u. s. w.

Schliesslich kann es in pathologischen Fällen auch zu einer Einziehung während der Systole an Stelle des Spitzenstosses kommen. Dieselbe wird beobachtet, wenn der Herzbeutel mit anderen Organen oder die beiden Blätter desselben unter einander verwachsen sind, so dass das Herz die Brustwand nicht erreicht, sondern nur die während der Systole zu Stande kommende Herzverkleinerung zur Geltung kommt. Freilich kann dieses Symptom trotz bestehender Verwachsung fehlen, wie es auch in Fällen von vollständig normaler Beschaffenheit des Pericards beobachtet worden ist. Schliesslich darf diese systolische Einziehung nicht mit der häufig normal eintretenden Einziehung in der Peripherie des Spitzenstosses verwechselt werden.

Nach der Untersuchung des Spitzenstosses inspicirt man auf andere Pulsationen am Thorax. Solche können beobachtet werden:

1. im 2. rechten Intercostalraum dicht neben dem Sternum; sie rühren dann von der systolischen Füllung der Aorta her bei Dilatation des Anfangstheiles der Aorta (*Aneurysma Aortae, Hypertrophie des linken Ventrikels*);

2. im 2. linken Intercostalraum von der systolischen Füllung der Pulmonalarterie herrührend, bei Schrumpfung des linken vorderen Lungenrandes;

3. in der Gegend der Fossa jugularis, sowie am Manubrium sterni, bei *Aneurysma* des *Arcus Aortae*.

4. an andern Partien der Herzgegend und zwar einmal in der

Gegend des Spitzenstosses und zweitens über dem Corpus sterni. Im ersteren Falle sieht man ausser dem Spitzenstoss noch Hebungen nach aufwärts und einwärts von demselben; das Ganze wird als *Herzstoss* bezeichnet und beruhen dieselben entweder auf vorübergehend verstärkter Herzaction durch psychische oder körperliche Einflüsse (s. o.) oder auf Schrumpfung der linken Lunge oder auf Hypertrophie des linken Herzens. Eine sichtbare Hebung über dem Corpus sterni kommt vor bei Hypertrophie des rechten Herzens.

5. In seltenen Fällen kann über linksseitigem eitrigem Pleuraerguss eine Pulsation zu Stande kommen (*Empyema pulsans*).

B. Palpation.

a) Manuelle Palpation.

Man übt dieselbe dadurch aus, dass man zunächst die flache Hand auf die Herzgegend auflegt und dabei einmal auf das Vorhandensein von Hebungen und dann von schwirrenden oder reibenden Empfindungen achtet. Später prüft man die einzelnen derselben genauer mittelst der Fingerspitzen und controllirt resp. erweitert die Befunde der Inspection.

Der Spitzenstoss manifestirt sich als eine etwa 1 bis 2 Finger breite systolische Vorwölbung, die normaliter übrigens mitunter auch fehlen resp. durch eine diffuse schwache Erschütterung in der Gegend der Herzspitze (*Klappenschlussstoss*) ersetzt werden kann.

Die diagnostische Bedeutung der Abweichungen seiner Lage, Breite und Stärke ist sub A besprochen.

Mitunter fühlt man an der Herzspitze einen in die Diastole fallenden Stoss oder Choc; er kommt bei verschiedenen Klappenfehlern, aber auch bei Gesunden zur Beobachtung und hat keinen diagnostischen Werth.

Ferner prüft man mit aufgelegter Hand, ob in der Herzgegend auf der unteren Hälfte des Corpus sterni und links neben demselben eine starke Hebung zu fühlen ist. Normaliter ist eine solche beim Erwachsenen nicht vorhanden, sondern nur bei Kindern vorkommend. Fühlt man sie beim Erwachsenen, so bedeutet sie eine *Hypertrophie* des *rechten Ventrikels*.

Schliesslich achtet man auf das Vorhandensein eines Anschlags im 2. Intercostalraum links und rechts vom Sternum, sowie in der Fossa jugularis. Ein diastolischer Anschlag im 2. linken Intercostalraum wird bei einer starken Anfüllung der Pulmonalarterie durch den Rückprall, welchen die Blutwelle an den Semilunarklappen während der Diastole erleidet, zu Stande kommen. Palpabel wird er oft bei *Hypertrophie* des *rechten Ventrikels*, ferner bei *Retraction* oder *Infiltration* der *Lunge* an der betreffenden Stelle.

Ein diastolischer Choc im 2. rechten Intercostalraum kommt auf dieselbe Weise an den Aortenklappen zu Stande bei *Hypertrophie* des *linken Ventrikels* und *Erweiterung* der *Aorta ascendens*. Er ist übrigens selten.

Eine systolische Hebung in der Fossa jugularis ist bei *Erweiterung* des *Arcus Aortae*, speciell durch *Aneurysma* zu fühlen.

Zweitens erstreckt sich die Palpation auf das Vorhandensein von anderen fühlbaren Phänomenen. Am Herzen werden zweierlei beobachtet: endocardiales Schwirren, auch als *Katzenschnurren, frémissement cataire* bezeichnet, und am Pericard entstehendes Reiben.

Das Katzenschnurren markirt sich durch eine gleichmässige schwirrende oder schnurrende Empfindung. Es kommt meist durch Anomalien an den Klappen und dadurch bedingte Wirbelbewegung des Blutes zu Stande und entspricht den dem Gehör zugänglichen später zu besprechenden Geräuschen. An der Herzspitze deutet ein in die Systole fallendes Schwirren meist auf *Insufficienz* der *Mitralklappe*, wird jedoch seltener auch bei intacten Klappen, einem accidentellen Geräusche bei anämischen Zuständen entsprechend beobachtet; ein diastolisches oder präsystolisches kann sich bei *Stenose* des *Ostium venosum sinistrum* finden. Im zweiten rechten Intercostalraum am Sternalrande bedeutet ein in die Diastole fallendes Schwirren eine *Insufficienz* der *Aortenklappen*, ein systolisches eine *Stenose* des *Ostium arteriosum sinistrum*. Schliesslich wird über dem Manubrium und rechts von demselben Schwirren oft bei *Aneurysma der Aorta* gefühlt.

Das pericardiale Reiben kommt unter denselben Bedingungen am Pericard zu Stande wie das pleurale an der Pleura. Es ist ungleichmässig, mehr kratzend, schabend, knarrend, erfolgt in Absätzen sowohl in Systole wie Diastole und wird durch Druck oft verstärkt. Am deutlichsten ist es meist am linken Sternalrande zu fühlen. Es beweist die Existenz einer *Pericarditis*.

b) Cardiographie.

Wie auf S. 45 erwähnt, wohnt dieser Untersuchungsmethode zur Zeit noch kein wesentlicher diagnostischer Werth inne, da die Acten über die Bedeutung der pathologischen Veränderungen des Cardiogramms zur Zeit noch nicht geschlossen sind.

C. Percussion.

a) Topographische Anatomie des Herzens.
[Vergl. Taf. II, Fig. 30.]

Das Herz liegt innerhalb des Thorax derart, dass seine Längsachse von hinten oben rechts nach vorn unten links geht. Es ist vom Herzbeutel überzogen, der — gerade wie die Pleura — zwei Blätter besitzt, ein viscerales, das Herz selbst überziehendes, und ein parietales, das etwas grösser ist, da seine äusserste Schicht sich noch etwas auf die grossen Gefässe als Adventitia fortsetzt; die Höhe des Pericardiums reicht deshalb auf die Brustwand projicirt bis zum untern Rande der ersten Rippe. Das parietale Blatt zerfällt je nach den Theilen, an die es anstösst, in einen pleuralen, einen diaphragmatischen und einen costalen Theil. Der letztere entspricht der Stelle, wo das Herz der Brustwand anliegt und ist in seiner Configuration oben S. 136 geschildert worden.

Für die Untersuchung des Herzens kommt vor allem die Herzgestalt in Betracht, wie sie sich bei Projection auf die vordere Brustwand darstellt. Die Lage des Herzens wird dabei durch drei Punkte, zwei fixe und einen wechselnden bestimmt. Der letztere ist die Stelle des Spitzenstosses, die beiden anderen sind der Knorpel der 5. rechten Rippe und der untere Rand des 2. linken Rippenknorpels. Verbindet man diese drei Punkte durch nach aussen etwas convexe Linien, so stellt die so erhaltene Figur die Projection des Herzens auf die äussere Thoraxwand dar.

Verbindet man die Sternalinsertion der 5. rechten mit der der 3. linken Rippe durch eine Linie und verlängert diese nach aufwärts bis zum Herzrande, so entspricht diese Linie ungefähr der Grenze zwischen Atrien und Ventrikeln.

Verbindet man die Sternalinsertion der 3. linken Rippe mit der Herzspitze und verlängert diese ebenfalls nach aufwärts bis zur Herzgrenze, so gehört ungefähr alles von dieser Linie rechts liegende dem rechten, alles links liegende, dem linken Herzen an.

Es entfallen mithin von der Projectionsfigur der Hauptantheil auf rechten Vorhof und Ventrikel, auf den linken Ventrikel nur ein ziemlich schmaler Saum und auf den linken Vorhof nur ein ganz kleiner vier- oder dreieckiger Raum, der dem linken Herzohr entspricht.

Die Lage der Klappen ist folgende. Am oberflächlichsten liegt die Pulmonalklappe, im zweiten Intercostalraum dicht am linken Sternalrande und obern Rande der 3. Rippe. Etwas nach unten und innen und mehr in der Tiefe liegt die Aortenklappe, etwas nach unten und aussen von der Pulmonalklappe und noch mehr in der Tiefe die Mitralklappe. Diese drei Klappen liegen also in der Projectionsfigur sehr dicht beisammen. Die Triscuspidalklappe schliesslich entspricht dem Punkte, in welchem die Grenzlinie der Atrien und Ventrikel die Verbindungslinie der beiden 4. Rippenknorpel scheidet; sie liegt ebenfalls ziemlich oberflächlich.

b) Normales percussorisches Verhalten des Herzens.
[Vergl. Taf. IV, Fig. 32.]

Percussorisch zerfällt die Herzfigur in drei Bezirke.

Der erste ist von viereckiger Gestalt, reicht nach oben bis zum untern Rande der 4. Rippe, nach aussen bis ungefähr zur Parasternallinie, nach unten entspricht er der Herzgrenze, nach innen dem linken Sternalrande. Dieser Bezirk umfasst denjenigen Theil des Herzens, der nicht von Lunge bedeckt ist, mit Ausnahme eines kleinen hinter dem Sternum gelegenen Abschnittes. Er giebt bei schwacher und nicht zu starker Percussion kurzen Schall (bei zu starker oft gedämpft tympanitischem Klang in Folge der Nähe des Magens s. S. 63) und zwar in seiner innern untern Hälfte stets, in seiner obern äussern bei ruhiger Athmung und bei forcirter Exspiration, bei forcirter Inspiration dagegen durch Anfüllung des Complementärraumes hellen Schall. Er wird als Bezirk der oberflächlichen oder absoluten Herzdämpfung bezeichnet (e i j k).

Der zweite Bezirk ist ein rechtwinklig geknickter Streifen (i l n k j). Die untere Grenze desselben wird von der oberen und äusseren Grenze der absoluten Herzdämpfung sowie von einem Theil des unteren Randes der linken Lunge (k n) gebildet, die obere läuft an der 3. Rippe oder auch im 2. Intercostalraume entlang (die Lage dieser Grenze wechselt), die äussere Grenze entspricht gewöhnlich der äussern Herzgrenze oder liegt etwas nach innen von ihr, die innere dem linken Sternalrande. Dieser Bezirk giebt bei leiser Percussion hellen, bei starker einen etwas gedämpften Schall, weil hier das Herz zwar von Lunge überlagert ist, jedoch nicht zu weit von der Brustwand abliegt (s. S. 66). In den unteren Partien kann ferner der Schall öfter durch den Magen tympanitischen Beiklang erhalten. Dieser Bezirk wird als Zone der relativen oder tiefen Herzdämpfung bezeichnet.

Den dritten Bezirk bildet der übrige Theil der Projectionsfigur, der stets hellen Schall giebt. Hier liegt entweder das Herz von einer so dicken Schicht Lunge überdeckt, dass der stärkste Percussionsschlag nur Lungengewebe erschüttert, oder wo dieses nicht der Fall ist, wird es vom Sternum, das ja für sich einen hellen Schall liefert, bedeckt. Aus letzterem Grunde ist der Schall auch über dem Theil des Pericardialsackes, der sich an den grossen Gefässen emporzieht, obwohl derselbe da, wo die beiden Pleurablätter hinter dem Sternum auseinanderweichen (s. Fig. 30) und einen dreieckigen Raum für ihn freilassen, direkt dem Sternum unbedeckt von Lunge anliegt, in der Norm stets hell.

Nach Ebstein soll derjenige Bezirk des Herzens, der rechts vom Sternum gelegen ist, sich mittelst palpatorischer Percussion nachweisen lassen in Folge der stärkeren Resistenz, die man dabei empfindet. Die Methode hat unter den Diagnostikern mehr Gegner wie Vertheidiger gefunden und scheint mir nach meinen Erfahrungen nicht zu diagnostischen Zwecken allgemein geeignet.

Physiologische Abweichungen von diesem Verhalten sind einmal durch das Alter und zweitens durch die Lage bedingt. Bei Kindern ist sowohl die absolute wie die relative Herzdämpfung grösser; erstere reicht nach oben bis zum 3. Intercostalraum, letztere nach oben bis den 2. Intercostalraum und höher, und überschreitet nach links die Mamillar-, nach rechts die rechte Sternallinie. Bei alten Leuten sind beide verkleinert; erstere reicht nach oben oft nur bis zum obern Rande der 5. Rippe, letztere bis zur 4. Rippe. Vergrössert wird die Herzdämpfung durch Sitzen, sowie Liegen auf der linken, verkleinert durch Liegen auf der rechten Seite.

Zur Bestimmung der beiden Herzdämpfungen geht man nach der S. 65 geschilderten Methode der topographischen Percussion vor.

c) Pathologisches percussorisches Verhalten des Herzens.

Wir können unter pathologischen Verhältnissen abnorme Helligkeit oder abnorme Dämpfung beobachten.

Erstens kann über der Zone der absoluten Herzdämpfung oder über einem Theil derselben heller Schall auftreten; in Folge dessen fehlt dieselbe anscheinend oder ist verkleinert. Dabei ist oft auch der Bezirk der relativen Herzdämpfung verkleinert oder dislocirt.

Zweitens kann sich abnorme Dämpfung manifestiren dadurch, dass entweder über der ganzen Zone der relativen Herzdämpfung oder einem Theile derselben schon bei leiser Percussion der Schall gedämpft bis ganz dumpf wird; dadurch erscheint die absolute Herzdämpfung vergrössert. Oder es kann auch dazu noch in Theilen des dritten Bezirkes d. i. der Partie der Herzfigur, die auch bei starker Percussion stets hellen Schall giebt, bei starker, seltener schon bei leiser Percussion gedämpfter bis dumpfer Schall beobachtet werden. Hierdurch erhält die Dämpfungsfigur des Herzens eine von der Norm beträchtlich abweichende Configuration.

Drittens kann bei tiefer Inspiration der Schall über dem kleinen vor dem Herzen gelegenen Abschnitt des complementären Pleurasinus abnormer Weise dumpf bleiben.

Schliesslich kann viertens die Dämpfungsfigur an sich zwar die normale Grösse zeigen, aber nach aufwärts oder seitwärts verschoben sein durch eine Dislocation des Herzens. Wir finden dann an der Stelle der Herzdämpfung oder eines Theiles von ihr abnorme Helligkeit des Schalles und dafür an einer andern Stelle des Thorax abnorme Dämpfung.

1. Verkleinerung resp. Verschwinden der absoluten Herzdämpfung.

Abnorme Helligkeit über dem District der absoluten Herzdämpfung tritt auf bei dem — seltenen — *Pneumopericardium* (dabei ist der Schall zugleich tympanitisch, oft mit Metallklang), sowie bei *Emphysem*. Bei leichteren Graden der letztern Affection rückt die Lunge in den kleinen complementären Pleuraraum herab, in den höchsten Graden hingegen wird der ganze Herzdämpfungsbezirk von der Lunge überlagert. Mitunter erhält man dann bei starker Percussion über der Zone der absoluten Dämpfung noch etwas relative Dämpfung, während die Zone der relativen Dämpfung nicht mehr nachzuweisen ist.

2. Vergrösserung der Herzdämpfung.

Abnorme Dämpfung über dem relativ gedämpften und dem hellen Bezirk des Herzens und damit Vergrösserung der Herzdämpfung wird beobachtet I. bei Vergrösserung des Inhaltes des Herzbeutels, II. bei Schrumpfung und Retraction der benachbarten Lungentheile, III. bei Luftleerwerden derselben.

I. Im ersten Falle ist die Vergrösserung der Herzdämpfung eine wirkliche; die Ursache ist dabei entweder eine Vergrösserung des Herzens oder eine Ansammlung von Flüssigkeit (*Pericarditis, Hydropericardium*) im Pericardialsacke. Je nachdem ist die Art der Vergrösserung und damit die Configuration der abnormen Dämpfungsfigur eine etwas verschiedene.

a) Bei Dilatation (einfacher oder mit Hypertrophie) des linken Herzens vergrössert sich die Dämpfungsfigur und zwar sowohl die absolute wie die relative Herzdämpfung vorzugsweise nach links, weniger nach oben, oft auch etwas nach unten, so gut wie gar nicht nach rechts; nur tritt, falls der Anfangstheil der Aorta sich erweitert, oft eine kleine relative Dämpfung am rechten Sternalrand im 2. Intercostalraume auf. Letzteres ist auch der Fall bei eigentlichen Aneurysmen der Aorta ascendens; bei Aneurysma des Arcus erscheint die Dämpfung meist auf dem Manubrium sterni. Die Ursachen der Dilatation des linken Herzens s. S. 169 und 170.

β) Bei Dilatation des rechten Herzens vergrössert sich die absolute Herzdämpfung vorzugsweise nach unten, weniger nach rechts, links und oben, die relative vorzugsweise nach rechts, so dass sie den rechten Sternalrand überschreitet, sowie oft sich deutlich über dem untern Theil des Corpus sterni manifestirt, sodann nach links, gar nicht nach oben. Die Ursachen der Dilatation des rechten Herzens sind S. 170 angeführt.

γ) Bei Pericarditis tritt im Beginne der Affection oft eine relative Dämpfung auf dem Manubrium sterni auf; bei stärkerem Erguss vergrössert sich der Dämpfungsbezirk in seinem untern Theile auf beiden Seiten, weniger nach oben. Die Dämpfungsfigur hat dann die Form eines Dreieckes, dessen unterer rechter Winkel bis zur rechten Parasternal-, dessen unterer linker Winkel bis zu oder über die linke Mamillarlinie reichen kann, während die Spitze bis zur 2. Rippe oder noch höher gehen kann. Beim Aufrichten wird die Dämpfung oft grösser, ebenso tritt dann mitunter der verschwundene (s. o.) Spitzenstoss auf, und zwar nicht am Rande, sondern innerhalb der Dämpfung.

Bei Hydropericardium ist das percussorische Verhalten ein gleiches.

II. Bei Schrumpfung und Retraction der benachbarten Lungentheile ist die Vergrösserung der Herzdämpfung ebenfalls eine wirkliche, dagegen der Pericardialinhalt selbst gewöhnlich nicht vergrössert. Es ziehen sich nämlich die Lungenränder vom Herzen zurück, das deshalb in grösserer Ausdehnung der Brustwand anliegt. Eine solche Retraction kommt vor nach *alter Pleuritis,* bei *chronischer Phthise, chronischer interstitieller Pneumonie, Narben nach Lungeninfarct* und dergl. Dabei ist oft die respiratorische Verschieblichkeit der Lunge aufgehoben (S. 3).

III. Bei Luftleerwerden der benachbarten Lungentheile (*Phthise, Pneumonie, totale Compression durch hochgradigen pleuritischen Erguss*) ist die Herzdämpfung nur scheinbar vergrössert, indem dann an den kurzen Schall der Herzdämpfung der gedämpfte Schall des infiltrirten Bezirkes direct angrenzt.

3. Leerbleiben des Schalles in dem Complementärraum der Pleura bei tiefer Inspiration.

Dies wird bei Obliteration des Complementärraumes selbst sowie bei Verwachsungen der Lunge mit der Brustwand oder dem Herzen beobachtet, und ist fast stets ein Zeichen früherer *Pleuritis.*

4. Dislocation der Herzdämpfung.

Eine solche wird bei Verlagerung des Herzens gefunden. Dieselbe kann entweder I. angeboren sein (*Situs viscerum inversus*), die Herzdämpfung liegt auf der correspondirenden Stelle rechts;

II. durch Verdrängung des Herzens erzeugt werden. Letztere geschieht nach links durch *rechtsseitige Pleuritis, Pneumothorax* oder *Mediastinalgeschwülste*, nach rechts durch *linksseitige Pleuritis* oder *Pneumothorax*, nach oben durch Affectionen der Abdominalorgane, die das Zwerchfell nach oben drängen (*Ascites, Meteorismus, Magenanfüllung* etc.), III. durch activen Zug von Seiten der schrumpfenden, mit dem Herzen verwachsenen Lunge.

Auch bei der Percussion ist stets im Auge zu behalten, dass die verschiedenen, die Herzdämpfungsfigur beeinflussenden Affectionen sich in der verschiedensten Weise mit einander combiniren und sich in ihrer Wirksamkeit einerseits verstärken, andererseits aber auch mehr oder weniger paralysiren können. Das letztere ist z. B. der Fall, wenn Arteriosclerose und zugleich ein starkes Emphysem, welch letzteres die Herzdämpfung verkleinern sollte, besteht neben Dilatation und Hypertrophie beider Herzhälften, die die Herzdämpfung vergrössern; der wirkliche Effect ist in solchem Falle sehr häufig das Vorliegen einer ganz oder fast normal grossen Herzdämpfung. So kann sich ferner Dislocation mit Vergrösserung oder Verkleinerung combiniren etc.

D. Auscultation.

a) Physiologisches Verhalten.

Wie oben erwähnt liegen die Pulmonal-, Aorta- und Mitralklappen in der Projection dicht bei einander am linken Sternalrande, die Tricuspidalklappe hingegen gesondert für sich. Will man deshalb die an den vier Klappen entstehenden Schallphänomene auscultiren, so kann bei der Tricuspidalis allenfalls dies über ihr geschehen, ist dagegen bei den drei anderen an der Stelle ihrer Lage nicht empfehlenswerth, da man zwar die Schallphänomene an den erwähnten Plätzen gut wahrnimmt, aber stets auch die über den anderen beiden naheliegenden Klappen entstehenden Töne oder Geräusche mithört. Aus diesem Grunde auscultirt man die an diesen drei Klappen entstehenden Schallerscheinungen nicht über den Klappen selbst, sondern an entfernteren Stellen, die über der Richtung, die der Blutstrom von den drei Klappen aus nimmt, liegen; und zwar auscultirt man die Mitralis an der Stelle des Spitzenstosses, die Pulmonalklappe im 2. linken, die Aorta im 2. rechten Intercostalraum, 1—2 cm vom Sternalrande entfernt, die Tricuspidalis schliesslich auf der Basis sterni in der Höhe des 5. Rippenknorpel.

Wie S. 52 und 53 ausführlicher erwähnt ist, kommen in der Norm 6 Töne am Herzen zu Stande, vier in der Systole (je einer durch Schluss der Mitral- und Tricuspidalklappen nebst Muskelton,

und je einer durch Anspannung der Wand der Pulmonalis und
Aorta), zwei in der Diastole (durch Schluss der Aorta- und Pulmonal-
klappen). Die vier systolischen Töne nimmt man über ihren entsprechenden Klappen wahr; die beiden diastolischen hört man hingegen doppelt, einmal über ihren eigenen Klappen und dann fortgeleitet den Aortenschluss über der Mitralis, den Pulmonalschluss
über der Tricuspidalis.

Wir haben mithin über allen vier Klappen je einen *systolischen*
oder *ersten* und einen *diastolischen* oder *zweiten* Ton. Bei den beiden
Cuspidalklappen ist der erstere länger und accentuirter als der
zweite, nur fortgeleitete, die beiden Töne haben einen trochaeischen
Rhythmus ́ ‿. Ueber den Semilunarklappen hingegen ist der
zweite Ton stärker und accentuirter als der erste, die Töne haben
einen jambischen Rhythmus ́ ‿.

Um festzustellen, welcher Ton der erste und welcher der zweite
ist, fühlt man während des Auscultirens an einer dem Herzen möglichst nahe gelegenen Arterie — am besten der Carotis — nach dem
Pulse; letzterer ist isochron — resp. nur ganz unbedeutend später
— mit der Herzsystole und den ersten Klappentönen.

b) Pathologisches Verhalten.

Es empfiehlt sich, die Auscultation zuerst in liegender Stellung
des Patienten und bei möglichst ruhiger Herzaction vorzunehmen;
ergeben sich Abweichungen von der Norm, so thut man gut, die
Untersuchung zu wiederholen in sitzender Stellung des Patienten,
sowie nachdem man denselben einige Bewegungen, um die Herzaction zu steigern, hat machen lassen. Ist die Herzaction sehr unregelmässig, so muss man die Diagnose oft einstweilen in suspenso
lassen, erst durch Darreichung von Digitalis und ähnlichen Mitteln
eine grössere Regelmässigkeit derselben herbeizuführen suchen und
dann die Auscultation wiederholen.

Man achtet einmal auf das Verhalten der Töne und zweitens
darauf, ob andere abnorme Geräusche wahrnehmbar sind.

1. Auscultation der Herztöne.

Bei der Auscultation sind die Töne zu prüfen auf ihre Stärke,
Reinheit und Klangfarbe.

I. Stärke der Töne.

In der Norm haben die Töne eine bestimmte Intensität; der
lauteste von allen ist der 1. Mitralton, ebenso ist der erste Tricuspidalton ziemlich laut. Leiser sind die diastolischen Töne, und zwar
über den Gefässen lauter wie über den Ventricularklappen; der

2. Aortenton ist dabei meist lauter wie der 2. Pulmonalton. Die leisesten sind die ersten Gefässtöne.

H. Vierordt giebt folgende, von der bisherigen Annahme etwas abweichende Scala an: 1. Mitralton, 2. Pulmonalton, 1. Tricuspidalton, 2. Aortenton, 2. Mitralton, 2. Tricuspidalton, 1. Pulmonalton, 1. Aortenton.

In pathologischen Zuständen können nun alle Klappen zusammen mehr oder weniger an Stärke zu- oder abnehmen, oder die Aenderung der Stärke ist auf einzelne beschränkt.

α) Eine Verstärkung aller Herztöne wird beobachtet bei Steigerung der Herzthätigkeit in Folge *körperlicher Anstrengungen, psychischer Erregung*, ferner bei *Chlorose, fieberhaften Zuständen, Morbus Basedowii, Hypertrophie des gesammten Herzens*, schliesslich bei *Kindern*.

β) Eine Abschwächung aller Herztöne kommt zu Stande bei *Marasmus, Anämie* etc. überhaupt allen Zuständen, die mit Herzschwäche vergesellschaftet sind, und zweitens durch Erschwerung der Fortleitung der Töne durch die Hautdecken (*Fettsucht, Oedem der Thoraxhaut* u. dgl.), durch die Lungen (*Emphysem, Pleuritis, Tumor der Pleura*) oder durch pathologische Flüssigkeit im Herzbeutel (*Pericarditis, ·Hydropericardium*).

γ) Von der Verstärkung einzelner Herztöne sind hervorzuheben:

1. Beträchtliche Verstärkung des 1. Mitraltones findet sich oft, mitunter sogar ohne Geräusch als alleiniges Zeichen, bei *Stenose* der *Mitralis*.

Sie wird erklärt durch die intensive Spannung, die die verengte, stark erschlaffte Klappe bei der Systole erfährt (Traube). Doch erscheint, wie andern Klinikern, auch mir diese Erklärung nicht richtig, vielmehr folgende wahrscheinlicher. Bei normalem Herzen erschlaffen die Mitralzipfel in der Diastole und werden bei der Systole aus dem Zustande der Erschlaffung in den der Spannung übergeführt und dadurch bekanntlich der erste Ton erzeugt. Bei der Stenose bildet nun die Klappe meist einen mehr oder weniger breiten Ring; bei der Diastole strömt das Blut aus dem Vorhof in den leeren Ventrikel, wölbt, da die untereinander verwachsenen Segel nicht ganz ausweichen können, durch seinen vermehrten Druck diesen Ring nach unten hin und spannt ihn allmälig an. Bei der Systole nun gehen diese ringförmig verwachsenen Mitralsegel aus dieser Spannung nach unten sehr rasch durch die Mittelstellung der Erschlaffung hindurch in die entgegengesetzte Spannung nach oben hin in Folge des Druckes des Ventrikelblutes über und erhalten so den klappenden Charakter des Tones.

2. Verstärkung des 2. oder beider Aortatöne beruht auf erhöhter Spannung im Aortensystem und kommt vor bei Hypertrophie des linken Ventrikels, also bei *Stenose* und *Insufficienz der Aorta*,

bei letzterer nur, falls die Klappen noch schwingungsfähig, sind und ferner bei *Arteriosclerose, Aneurysma Aortae* und *Nierencirrhose.*

3. Verstärkung des 2. Pulmonaltones, der dann bedeutend lauter als der 2. Aortenton, dabei oft klappend ist, ist bedingt durch Zunahme der Spannung im kleinen Kreislauf und kommt bei Hypertrophie des rechten Ventrikels vor, verursacht entweder durch *Mitralfehler* oder *Emphysem*, — ist dasselbe hochgradig, so kann jedoch eine allgemeine Abschwächung der Töne (s. o.) eintreten, so dass die Verstärkung des 2. Pulmonaltones ausbleibt — oder *Compression*, ausgedehnte *Infiltration, Schrumpfung* der Lunge — im letzteren Falle sind beide Pulmonaltöne besonders dann verstärkt, wenn die Klappe der Brustwand direct anliegt — oder die seltenen *Pulmonalklappenfehler.*

δ) Abnorme Abschwächung resp. Fehlen einzelner Herztöne findet sich:

1. Am 1. Mitralton bei *Insufficienz* der *Aorta.*

Es beruht darauf, dass in Folge Rückströmens des Blutes bei der Diastole aus der Aorta in den Ventrikel die Mitralzipfel nicht vollkommen entspannt werden, so dass die bei der Systole erfolgende Spannung dann nur einen mässigen Zuwachs an Spannung darstellt (Traube).

2. Am 2. Aortenton oft bei *Stenose* oder *Insufficienz* der *Mitralis*, sowie bei *Aortenstenose* wegen geringer Füllung der Aorta mit Blut.

3. Am 2. Pulmonalton bei *Stenose* und *Insufficienz* der *Tricuspidalis*, sowie der sehr seltenen *Stenose* der *Pulmonalis*, wegen geringer Füllung der Pulmonalarterien.

II. Reinheit der Töne.

In der Norm sind dieselben circumscript, deutlich abgegrenzt. In pathologischen Zuständen beobachtet man entweder ein Indie-Längegezogenwerden derselben, die Töne werden unrein, oder es treten statt des einen Tones zwei mehr oder weniger von einander getrennte Töne auf, Spaltung resp. Verdoppelung derselben.

Unreinheit der Töne bildet den Uebergang zu Geräuschen; solche Töne kommen öfter vor, wenn sich an den Klappen kleine Auflagerungen finden oder wenn sich die Klappen nicht genau auf einander legen. Spaltung resp. Verdoppelung der Herztöne (erstere Bezeichnung früher für Zweitheilung eines Tones ohne, letztere mit Pause dazwischen gebräuchlich) findet sich an den ersten Tönen der Cuspidalklappen, wenn die beiden Klappen wegen differenter Spannung in beiden Herzhälften nicht gleichzeitig sich schliessen, oder wenn wegen mangelhafter Klappenfunction die einzelnen Zipfel einer Klappe zu ungleicher Zeit sich anspannen (*Fettherz, Myocarditis, Herzfehler* etc.); doch wird diese Erscheinung auch bei ganz *Gesunden* beobachtet. Mitunter können bei stärkerer Bewegung an Stelle der gespaltenen Töne Geräusche auftreten.

Gespaltensein der zweiten Töne wird bei *Stenose* des *Ostium venosum sinistrum* beobachtet und am besten durch die differente Spannung in den beiden grossen Gefässen und dadurch bedingte ungleichzeitige Entfaltung der Klappen derselben (GEIGEL) erklärt.

Eine besondere Art der Verdoppelung wird auch als Galopprhythmus bezeichnet; man hört dabei drei ziemlich gleich starke Töne. Ueber die Erklärung und Bedeutung dieser Erscheinung, die öfter bei Herzschwäche, aber auch sonst gefunden wird, sind die Ansichten noch getheilt.

III. Klangfarbe der Töne.

Mitunter können Herztöne einen musikalischen Charakter annehmen, und damit sich wirklichen Tönen sehr nähern. Solche metallisch klingende Herztöne werden gehört, falls grössere mit Luft gefüllte, regelmässige Hohlräume dem Herzen anliegen: *Pneumopericardium, Pneumothorax*, an dem Herzen angelegene grosse *Lungencavernen*, schliesslich noch stark aufgetriebener, aber nicht zu stark gespannter *Magen*.

Einen klingenden metallischen Charakter zeigt ferner der zweite Aortenton mitunter bei *Arteriosclerose;* die Klappen sind dabei starr und wirken als in toto schwingende Membranen.

Alle diese metallischen Töne sind oft schon in einer Entfernung von einigen Centimetern von der Brustwand hörbar.

2. *Auscultation der Herzgeräusche.*

Geräusche am Herzen sind stets pathologisch. Sie entstehen entweder im Herzen, an den Klappen, und werden dann als *endocardiale*, oder sie entstehen ausserhalb desselben und werden als *exocardiale* bezeichnet. Ueber die Unterscheidung beider s. u. II.

I. Endocardiale Geräusche. Nach der Ursache ihrer Entstehung unterscheidet man zwei Arten derselben, *wahre* oder *organische* und *accidentelle* oder *anorganische*.

Die ersteren kommen nur da vor, wo es sich um wirkliche pathologisch-anatomische Veränderungen des Endocardiums, speciell der Klappen und zwar entweder A. eine Schliessungsunfähigkeit (Insufficienz) derselben, welche entweder durch Schrumpfung der Klappen resp. der Papillarmuskeln und Sehnenfäden oder durch Substanzverluste, wirkliche Löcher in den Klappen (*absolute Ins.*) oder durch Erweiterung eines Herzabschnittes (*relative Ins.*) bedingt wird, oder B. um eine Verengerung (Stenose) eines Klappenostium, meist durch Verwachsungen der Klappen mit einander oder durch Starrwerden derselben erzeugt, handelt. Ausserdem können noch C. aneu-

rysmatische Erweiterungen, sowie congenitale Defecte des Herzens
Geräusche erzeugen.

Die letzteren kommen vor bei anatomisch normalen Klappen
und sind entweder durch mangelhaften Schluss der Klappen oder
durch herabgesetzte Schwingungsfähigkeit derselben in Folge ungenügender Ernährung oder Innervation des Klappenapparates verursacht. Sie werden angetroffen A. bei acuter Schädigung der Herz-
musculatur bei fieberhaften Infectionskrankheiten (*Typhus abdominalis, acute Exantheme, Diphtherie, Pneumonie* etc.), B. bei anämischen Zuständen (*Chlorose, essentielle Anämie, secundäre Anämie,* bei
Blutverlusten und *Consumptionskrankheiten*). Mitunter können freilich
diese Erkrankungen auch eine Dilatation des Herzens und dadurch
eine relative Insufficienz der Herzklappen verursachen.

Bei der Untersuchung der Geräusche hat man zu achten auf
α) *Ausbreitung, Entstehungsort* und *Stärke,* β) *Charakter* und
Klangfarbe, γ) *Verhalten zum Ton* und *Zeit ihres Eintritts.*

α) Findet sich am Herzen ein endocardiales Geräusch, so kann
dasselbe nur an einer Stelle hörbar sein; meistens ist jedoch dies
nicht der Fall, sondern es wird über einem mehr oder weniger
grossen Bezirk des Herzens gehört. In diesem Falle können zwei
Möglichkeiten vorliegen: entweder entstehen die Geräusche an verschiedenen Klappen oder das Geräusch entsteht nur an einer
Klappe, pflanzt sich aber nach verschiedenen Richtungen fort,
es wird fortgeleitet.

Das erstere Verhalten beobachtet man einmal bei accidentellen
Geräuschen, und ferner bei complicirten Herzfehlern (z. B.
Insufficienz der Mitralis und Tricuspidalis oder *Insufficienz der Mitralis und
Stenose der Aorta, Stenose der Mitralis und der Aorta* u. s. w.); das letztere
Verhalten ist bei einfachen organischen Geräuschen die Regel. Deshalb kommt es dann darauf an, zu ermitteln, wo das Geräusch am
stärksten ist, wo sich sein Punctum maximum befindet. Ergiebt die Auscultation der vier S. 179 angeführten Stellen kein zweifelloses Resultat,
so geht man zu diesem Zwecke so vor, dass man zunächst über dem
Knorpelansatz der 3. linken Rippe, wo die Mitral-, Pulmonal- und Aortaklappen dicht zusammenliegen, auscultirt, und dann mit dem Stethoskop
nach der Herzspitze, nach der Basis des Processus xiphoïdeus, nach
dem rechten Sternalrande zum 2. rechten Intercostalraum und nach
oben in den 2. linken Intercostalraum vorrückt und zu constatiren sucht,
in welcher Richtung das Geräusch am intensivsten bleibt oder wird.
Nach diesem Verhalten schliesst man dann einmal auf den Ort seiner
Entstehung und taxirt zweitens die Stärke des Geräusches.

1. Ist das Geräusch am lautesten an der Herzspitze hörbar, so

entsteht es in der überwiegenden Mehrzahl der Fälle an der Mitralis, und ist entweder *organischer* oder *accidenteller* (s. u.) Natur. In selteneren Fällen können organische Geräusche, die an der Tricuspidalis entstehen, über der Herzspitze am lautesten gehört werden, nämlich dann, wenn der linke Ventrikel klein, der rechte hingegen so stark vergrössert ist, dass er ausschliesslich die Herzspitze bildet; dann ist das Geräusch über dem unteren Theil des Sternums stets ebenfalls laut zu hören. Ferner ist zu beachten, dass das Geräusch der Mitralstenose oft nicht über der Gegend des Spitzenstosses selbst, sondern am äussersten Rande desselben oder sogar etwas nach aussen von demselben am besten hörbar ist.

2. Ein Geräusch, das am lautesten über der Basis des Corpus sterni hörbar ist, entsteht stets an der Tricuspidalis und ist *organisch*.

3. Hört man ein Geräusch am rechten Sternalrande am intensivsten, so entsteht dasselbe an den Aortenklappen oder im Anfangstheile der Aorta und ist stets *organischer* Natur. Dabei ist jedoch hervorzuheben, dass das Punctum maximum des an den Klappen entstehenden Geräusches nur sehr selten der Auscultationsstelle der Aortaklappen — 2. Intercostalraum — entspricht, vielmehr gewöhnlich etwas tiefer, im 3. oder gar 4. Intercostalraum am rechten Sternalrande liegt, ja öfter sogar nach links herübergehen und dann auf den Corpus sterni oder sogar am linken Rande desselben im 3. Intercostalraum auftreten kann.

4. Wird das Geräusch am lautesten im 2. Intercostalraum links vernommen, so entsteht es in der Mehrzahl der Fälle an der Pulmonalis und ist entweder durch die sehr seltenen und fast stets angeborenen *Pulmonalklappenfehler* bedingt oder, falls es systolisch ist, *accidenteller* Natur. Nicht ganz so selten jedoch entsteht ein — systolisches — organisches Geräusch auch an der Mitralis, und wird dann in der Richtung nach dem linken Herzohr, das ja an dieser Stelle liegt, am besten fortgeleitet.

Schliesslich werden die bei anderen angeborenen Herzanomalien (*Offenbleiben des Foramen ovale oder Ductus Botalli* etc.) vorkommenden Geräusche auch oft im 2. linken Intercostalraum, weiter aber auch über dem Corpus sterni, oder auch nach abwärts, bis zur Herzspitze, am lautesten gehört.

Was die Stärke der einzelnen Geräusche anbetrifft, so schwankt dieselbe sehr, von einem starken und lauten Rauschen oder Blasen bis zu einem sanften, weichen Hauchen und Murmeln.

Im Allgemeinen sind die organischen Herzgeräusche lauter als die accidentellen, doch wird auch bei letzteren mitunter eine beträchtliche Stärke gefunden. Ein paralleles Verhalten zwischen der Stärke der organischen Geräusche und der Schwere des betreffenden Klappenfehlers existirt jedoch meistens nicht, dagegen ist erstere wohl von der Intensität der Herzkraft und Herzthätigkeit abhängig.

Die Stärke der Geräusche bleibt sich während der Dauer derselben gleich, oder sie nimmt ab, dasselbe verläuft descrescendo, oder sie nimmt zu, dasselbe verläuft crescendo. S. unter γ.

β) Die endocardialen Geräusche sind blasend, hauchend, rauschend, nie dagegen reibend. Im Allgemeinen sind die organischen schärfer, die accidentellen mehr weicher, doch giebt es oft Ausnahmen. Entstehen organische Geräusche an zwei verschiedenen Klappen, bei complicirten Herzfehlern, so beobachtet man oft einen verschiedenen Charakter oder eine verschiedene Tonhöhe derselben.

In seltenen Fällen sind die Herzgeräusche metallisch klingend und dann häufig schon per Distanz hörbar; sie kommen durch dieselben Momente zu Stande, die auch Metallklang der Herztöne hervorrufen (s. o.).

γ) Die Geräusche können entweder einen Ton vollständig ersetzen, so dass von letzterem nichts mehr zu hören ist, oder sie sind neben dem Ton, sich an ihn anschliessend, hörbar. Ersteres kommt bei organischen Herzgeräuschen, letzteres bei diesen und bei accidentellen vor.

Treten die Geräusche anstatt oder im Anschluss an den ersten Ton auf und füllen die Zeit der Ventrikelcontraction mehr oder weniger aus, so bezeichnet man dieselben als *systolische*.

Treten sie in der Zeit der Ventrikelerschlaffung auf, mit oder ohne Fortfall des zweiten Tones, so bezeichnet man sie als *diastolische*, resp. *präsystolische*.

Die systolischen Geräusche beginnen gleich an Stelle des ersten Tones oder schliessen sich demselben direct an; sie füllen die Systole ganz oder den grössten Theil derselben aus und verlaufen fast stets decrescendo. Sie können *organisch* oder *accidentell* sein.

Im ersteren Falle bedeutet ein solches an den Cuspidalklappen eine entweder absolute (*nach Endocarditis*) oder relative (bei *Herzdilatation* in Folge von *Fettherz, Myocarditis* und anderen *Herzmuskelerkrankungen, Klappenfehlern*, seltener bei *anämischen Zuständen*) Insufficienz der Klappe, an den Semilunarklappen eine Stenose des betreffenden Ostium arteriosum; an der Aorta kommt es ausserdem auch bei *Aneurysma* der Aorta ascendens vor, sowie bei einigen *angeborenen Missbildungen* des *Herzens* an verschiedenen Stellen.

Die diastolischen Geräusche beginnen ebenfalls an Stelle oder gleich nach dem zweiten Tone; sie füllen die Diastole ganz oder nur zu einem Theile aus, und sind fast stets *organischer* Natur (accidentelle diastolische Geräusche sind sehr selten). Sie verlaufen ebenfalls gleichmässig oder decrescendo und bedeuten an den Cuspidalklappen eine Stenose des betreffenden Ostium venosum, an den Semilunarklappen eine (meist wirkliche, sehr selten relative) Insufficienz der betreffenden Klappen; über der Aorta können sie auch bei *Aneurysma* vorkommen, sowie ferner über der Herzbasis bei den *angeborenen Herzanomalien*.

Die präsystolischen Geräusche füllen nur die zweite Hälfte oder das letzte Drittel der Diastole aus, verlaufen crescendo und schliessen mit einem lauten, klappenden ersten Tone ab. Sie werden nur an den Cuspidalklappen angetroffen, sind stets *organischer* Natur, bedeuten eine Stenose des betreffenden Ostium venosum und kommen durch die Contraction der Vorhöfe zu Stande. Oefter geht ein diastolisches gleichmässiges Geräusch, das die ersten zwei Drittel der Diastole ausfüllt, im letzten Drittel in ein praesystolisches über; ferner kann der Crescendocharakter des praesystolischen Geräusches in manchen Fällen vermisst werden, z. B. bei fettiger Degeneration des Herzens.

II. Exocardiale Geräusche. Sie kommen zu Stande *a*) am Pericard (*pericardiale* oder *intrapericardiale*), *β*) ausserhalb desselben (*extrapericardiale*) und zwar entweder an der das Herz bedeckenden Pleura (*pleuropericardiale*) oder in der das Herz überlagernden Lingula des linken oberen *Lungen*lappens (*aspiratorische Geräusche*).

a) Die pericardialen Geräusche entstehen durch Reibung der durch Auflagerungen rauh gewordenen Pericardialblätter an einander und kommen bei *Pericarditis*, wenn nicht ein Erguss vorhanden ist, der die beiden Blätter von einander entfernt, vor. Sie sind im Beginne der Erkrankung am stärksten gewöhnlich über dem Manubrium sterni und links von demselben zu hören, bei mehr vorgeschrittener Affection aber auch an anderen Stellen. Sie sind rauh, reibend, kratzend, schabend, die Herztöne dabei (falls nicht Endocarditis zugleich vorliegt) rein; ferner halten sie sich nicht an die Systole oder Diastole, sondern sind gewöhnlich in beiden oder zwischen beiden hörbar. Sie werden öfter durch Druck mit dem Stethoscop verstärkt, während endocardiale Geräusche dabei entweder unbeeinflusst bleiben, oder selten leiser werden können. Schliesslich verschwinden pericardiale Geräusche oft rasch, besonders, wenn ein einigermassen beträchtliches flüssiges Exsudat sich ausbildet, während dies bei endocardialen Geräuschen nicht oder nur allmählich der Fall ist.

β) Das pleuro-pericardiale Geräusch ist von demselben Charakter wie das pericardiale und ist ein *pleuritisches* Reibegeräusch, das an den das Herz bedeckenden Abschnitten der linken Pleura entsteht. Es wird am linken Herzrande vorzugsweise gehört und ist stets von der Athmung abhängig; entweder verschwindet es ganz bei Anhalten des Athmens oder es correspondirt dabei mit der Herzbewegung, bei tiefer Respiration aber mit der Athmung.

γ) Bei *Synechie* des *Pericardiums* und der *linken Pleura* hat man ein von der Herzbewegung abhängiges Vesiculärathmen beobachtet. Dasselbe kommt dadurch zu Stande, dass in Folge der systolischen Verkleinerung des Herzens Luft in die Lingula der linken Lunge aspirirt wird.

Auch für die diagnostische Anwendung der Auscultation des Herzens gilt dasselbe, was oben (S. 171 und 179), in Betreff der Inspection und Percussion gesagt worden ist: es kommen vielfach Fälle vor, wo an den Thoraxorganen Veränderungen vorliegen, die sich in ihren für die Untersuchung in Betracht kommenden Wirkungen ganz oder theilweise aufheben. Es ist daraus leicht erklärlich, dass in Folge dessen zahlreiche Ausnahmen der auf den vorstehenden Seiten angegebenen Regeln vorkommen können. So z. B. kann, um ein Paar Beispiele herauszugreifen, die zu erwartende Lautheit der Herztöne durch Emphysem, Pericarditis, Herzschwäche etc. abgeschwächt, die Geräusche können durch dieselben Ursachen fast ganz aufgehoben werden; die Localisation der Töne und Geräusche auf die entsprechenden Klappen wird bei Dislocation des Herzens oft beträchtlich erschwert u. s. w. Aber auch sonst wird man bei der Diagnostik des Herzens mitunter Fällen begegnen, bei denen die auf die allgemein gültigen Regeln basirte Diagnose sich, sei es durch den Krankheitsverlauf, sei es bei der Autopsie, als irrthümlich erweist, ohne dass in manchen Fällen sich eine befriedigende Erklärung dafür finden lässt. Schliesslich sei noch erwähnt, dass bei den Anomalien der Herzbildung (Offenbleiben des Septum ventriculorum, des Foramen ovale, des Ductus Botalli, Transposition der grossen Gefässe), ferner bei einigen selteneren Herzaffectionen (Aneurysma cordis, Thromben im Herzen etc.) überhaupt sich so gut wie gar kein allgemein gültiges diagnostisches Schema aufstellen lässt, sondern die grösste Verschiedenheit der Symptome herrscht, wodurch in fast allen solchen Fällen eine sichere Diagnose unmöglich wird.

Drittes Kapitel.
Blutgefässe.

Die Untersuchung besteht in *Inspection*, *Palpation* und *Auscultation* der verschiedenen Blutgefässe, und zwar der *Arterien* und der *Venen*. Die Percussion hingegen wird nicht verwendet.

A. Inspection der Arterien.

Man achtet zunächst auf Schlängelung der sichtbaren Arterien. Dieselbe ist am besten an der A. temporalis, oft auch an der A. brachialis zu sehen und ein Zeichen von *Arteriosclerose*.

Zweitens auf Bewegungen derselben. Gewöhnlich ist keine solche zu sehen. Pathologisch kann dieselbe auftreten:

1. In der Fossa jugularis; dieselbe bedeutet Hochstellung des Aortabogens, der selten bei *Gesunden* vorkommen kann, gewöhnlich aber eine Folge von *Hypertrophie des linken Ventrikels* (Ursachen s. S. 170) oder *Aortenaneurysma* (s. auch oben S. 171) ist.

2. Am Halse in der Gegend der M. sternocleidomastoideus. Dieselbe rührt von den Carotiden her und kann vorkommen einmal vorübergehend bei *Erregung des Herzens*, dann aber dauernd bei allen Affectionen, die *Hypertrophie des linken Ventrikels* herbeiführen.

In diesem Falle, speciell bei *Aorteninsufficienz*, können auch an anderen oberflächlichen Arterien (A. brachialis, radialis, cruralis, pediaea) sichtbare Pulsationen sich einstellen, ja solche an den Hauptcapillaren sich durch rhythmisches Erröthen und Erblassen manifestiren, das besonders an den Nagelbetten, aber auch anderswo hervortritt.

3. Im Epigastrium (*Pulsatio epigastrica*); dieselbe kann herrühren I. vom *rechten Ventrikel*; sie wird beobachtet bei *Dilatation und Hypertrophie* desselben; II. von der *Bauchaorta*; die Pulsation wird auf Leber und Bauchwand, besonders links neben der Mittellinie übertragen (*Aneurysma* derselben, *Hypertrophie des linken Ventrikels*, *Tumor über der Aorta*, aber auch bei *Gesunden*). Schliesslich (besonders über dem rechten Leberlappen deutlich), III. von den Leberarterien (*bei Hypertrophie des linken Ventrikels*) oder IV. den Lebervenen (*bei Insufficienz der Tricuspidalis*); doch ist dieselbe besser durch die Palpation (s. C.) zu constatiren.

B. Inspection der Venen.

Sie erstreckt sich einerseits auf ihren *Füllungszustand* an sich und ferner auf *Bewegungserscheinungen*.

a) Füllung der Venen.

Im normalen Zustande sind nur die Hautvenen sichtbar, besonders bei dünner Epidermis, als blaue, nicht prominirende Stränge. Treten dieselben als deutliche Wülste hervor, so kann dies entweder von Lungen- und Herzaffectionen, die eine Stauung im Venengebiete hervorrufen, oder von Verstopfung, Compression oder Erweiterung der Venen herrühren.

Die erstere Art der abnormen Füllung ist an allen sichtbaren Venen mehr oder weniger stark ausgeprägt; am deutlichsten und ehesten vorhanden ist sie an den Halsvenen (V. jugularis externa und interna), von denen die erstere normaliter nur schwach, die letztere gar nicht sichtbar sein soll. Die vorzugsweise eine vermehrte Venenfüllung hervorrufenden Affectionen sind *Lungenemphysem*, ferner *Klappenfehler des Herzens* (*Mitralis, Pulmonalis, Tricuspidalis, nicht Aorta*), *Insufficienz der Herzthätigkeit* (*Fettherz, Myocarditis, Pericarditis*), schliesslich *Tumoren des Mediastinums.*

Die letztere Veränderung ist natürlich nur auf bestimmte Venenzweige beschränkt. Bei Verstopfung (*Thrombose*) einer Vene, oder Compression derselben (durch *Tumoren, narbige Stränge, Flüssigkeitsergüsse* etc.) schwellen die peripher von ihr gelegenen Venen, die für ihren Blutabfluss auf sie angewiesen sind, an; oft ist jedoch, wenn genügende Collateralbahnen bestehen, die Anschwellung fehlend oder vermindert sich bald in Folge der Ausbildung solches Collateralkreislaufes.

Von einzelnen ist hier zu erwähnen:

Bei Verschluss der *Vena iliaca* oder *Vena cava inferior* regulirt sich der Blutabfluss durch die Venae hypogastricae, die Venen der vorderen Bauchwand und die Venae mammariae internae. In solchen Fällen sind die Venen der vorderen Bauchwand von dem Poupart'schen Bande bis zur unteren Thoraxapertur als starke blaue Stränge sichtbar.

Bei Behinderung des Pfortaderkreislaufes (*Thrombose der Pfortader, Compression durch Tumoren, Lebercirrhose*) erfolgt der Blutabfluss auf verschiedene Weise; entweder ergiesst sich das Blut durch Verbindungsbahnen in die Vena cava, oder, besonders bei offenem Stamme der Pfortader, geht es durch die Vena umbilicalis resp. parumbilicalis durch den Nabelring in die Venen der vorderen Rumpfwand. Im letzteren Falle beginnen die sichtbaren Hautvenen am Nabel und erstrecken sich radienförmig (*Caput Medusae*) nach oben zum Zwerchfellansatz, sowie nach unten zur Vena femoralis und saphena.

Bei *Gravidität* erweitern sich in Folge Druckes des vergrösserten Uterus auf die Cava inferior die Venen der unteren Extremitäten; dasselbe ist aber auch bei Personen, deren Beschäftigung anhaltendes Stehen oder angestrengtes Gehen erfordert, öfter der Fall (*Varicose der Venen*).

b) Bewegungserscheinungen an den Venen.

Von solchen sind zwei zu unterscheiden: *respiratorische* und *circulatorische*.

Die erstere (auch als *Undulation* bezeichnet) ist von der Respiration abhängig; die Venen, besonders die am Halse gelegenen, (V. jugularis externa u. a.) schwellen bei der Exspiration an, bei der Inspiration fallen sie zusammen. Diese Erscheinung ist bei starkem *Pressen, Husten, (Keuchhusten)* sowie bei *exspiratorischer Dyspnoë* (speciell *Emphysem*) am ausgeprägtesten, besonders wenn die Venen in Folge von Stauung so wie so erweitert sind. Die Ursache hiervon ist, dass durch Steigen des Druckes im Thoraxinnern bei der Exspiration der Abfluss des Venenblutes in das Herz erschwert, durch Sinken bei der Inspiration erleichtert wird.

Pathologisch wichtig ist das Vorkommen eines umgekehrten Verhaltens; dasselbe wird bei gewissen Entzündungen im Mediastinum (*schwielige Mediastinopericarditis*) beobachtet (Kussmaul).

Die circulatorische Bewegung ist von der Herzthätigkeit abhängig, also eine Pulsation, und wird an der Vena jugularis interna und externa studirt. Man unterscheidet einen *präsystolischen* und einen *systolischen Venenpuls*.

Der präsystolische Venenpuls, auch als *normaler* oder *negativer* bezeichnet, ist die Folge der Contraction des rechten Vorhofs und der dadurch hervorgerufenen Behinderung des Abflusses des Venenblutes; er besteht in einem raschen, der Herzsystole und Vorhofsdiastole entsprechenden Abfall (*systolischer Venencollaps*), dem ein langsames Ansteigen, das entweder gleich mit der Diastole beginnt und kurz vor der Systole am stärksten und intensivsten wird, oder überhaupt nur auf die Präsystole beschränkt ist, folgt. Er ist an sich physiologisch und nur mitunter pathologisch verstärkt und deshalb deutlicher sichtbar bei Ueberfüllung im grossen Kreislauf in Folge von Stauung und dadurch deutlich hervortretenden Jugulares externae.

Der systolische Venenpuls besteht in einer raschen Steigung
während der Ventrikelsystole; mitunter kommt er neben dem präsystolischen Pulse vor. Er ist entweder eine der Vena jugularis
interna mitgetheilte Pulsation der Carotis, und wird bei starker
Carotidenpulsation (Ursachen s. o.) und *gleichzeitiger starker Venenfüllung*,
selten bei einem dieser Vorkommnisse allein beobachtet, oder er ist
echter, systolischer, positiver Puls der Jugularis interna und
dann stets ein Zeichen gleichzeitiger *Insufficienz der Tricuspidalis* und
der *Klappen* des hinter der Articulatio sternoclavicularis gelegenen
Venenbulbus. So lange letztere fehlt, bleibt er bei Tricuspidalinsufficienz aus, da die pulsatorische Welle, die bei der Systole des rechten
Herzens durch die schlussunfähige Klappe in den rechten Vorhof
und das Venensystem hinein entsteht, sich dann nur bis zu den
Bulbusklappen fortpflanzt. In diesem Falle kann der Bulbus dilatirt
werden, so dass er über die Clavicula hervorragt, und der Puls dann
an ihm sichtbar wird (*systolischer Bulbuspuls*); werden die Bulbusklappen in Folge der allmählichen Erweiterung der Vene jedoch
ebenfalls und zwar relativ insufficient, so geht der Bulbuspuls in
einen positiven Venenpuls über. Zur Unterscheidung von dem mitgetheilten systolischen Venenpulse dient das Verhalten der Vene bei
der Compression; beim mitgetheilten Pulse hebt sich bloss der
periphere, gefüllte Theil der Vene, der centrale bleibt leer, während
beim positiven Pulse der letztere die Pulsation sehr deutlich zeigt.

Die oben erwähnte Bezeichnung Undulation ist von den Autoren in
verschiedenem Sinne gebraucht worden; während einige darunter die respiratorische Bewegung allein verstanden, bezeichnen andere (z. B.
Guttmann) so die Combination von respiratorischer Bewegung mit negativer Pulsation, wieder andere (z. B. O. Vierordt) die Combination von
negativem und mitgetheiltem Pulse.

C. Palpation der Arterien.

Die palpatorische Untersuchung der Arterien erstreckt sich einmal auf die *Beschaffenheit* der *Arterienwand* und ferner auf *Bewegungserscheinungen* derselben; Letztere ist entweder eine unmittelbare, mit der Hand ausgeführte, Pulsuntersuchung, oder eine
instrumentelle, Sphygmographie.

a) Untersuchung der Arterienwand.

Normaliter bietet die Wandung der Arterien dem tastenden
Finger die Empfindung eines dünnen, weichen Schlauches dar.

Mitunter jedoch fühlen die Arterien sich verdickt, starr (*rigide*)
an, wie derbe Röhren. Diese Verhärtung ist entweder eine gleich-

mässige oder mehr zerstreute, indem man nur einzelne Plättchen oder Ringe fühlt. Dieser Befund, meist mit zugleich fühlbarer Schlängelung (s. o.), wird bei *Arteriosclerose* angetroffen.

b) Pulsuntersuchung.

Man kann die systolische Anfüllung der Arterien an allen oberflächlich genug gelegenen Pulsadern (Carotis, Subclavia, Brachialis, Cruralis u. a.) deutlich palpiren; gewöhnlich nimmt man jedoch die Pulsuntersuchung nur an der Arteria radialis vor.

Man fühlt den Puls durch leises Auflegen des Zeige- und des Mittelfingers auf die Arterie, einige Centimeter oberhalb des Handgelenkes, dort wo man die Hebung derselben am deutlichsten wahrnimmt und achtet dabei auf *Frequenz, Rhythmus, Höhe, Fülle, Spannung* und *Celerität* des Pulses.

1. Frequenz des Pulses. Man ermittelt dieselbe, indem man unter Zuhülfenahme des Secundenzeigers entweder $\frac{1}{4}$ oder $\frac{1}{2}$ Minute die Pulse zählt. Bei längerer Krankheitsbeobachtung empfiehlt es sich, die zweimal täglich bestimmte Pulsfrequenz auf den S. 49 erwähnten Fieberschemata einzuzeichnen und analog den Temperaturwerthen durch fortlaufende Linien mit einander zu verbinden.

Die Frequenz ist zwar eine ziemlich constante, jedoch schon zahlreichen, physiologischen Schwankungen unterworfen.

Sie ist abhängig I. vom Alter. Beim Fötus und Neugeborenen beträgt sie ca. 132 Pulsschläge in der Minute; mit dem Alter sinkt sie fortdauernd, so dass sie beim Erwachsenen im Mittel 72 Schläge in der Minute beträgt. Im hohen Alter steigt die Pulsfrequenz wieder etwas. II. Vom Geschlecht. Frauen haben ceteris paribus eine höhere Pulszahl als Männer; ferner wirken die psychischen, die Frequenz steigernden Momente bei Frauen viel mehr ein als bei Männern. III. Von der Körperlänge. Bei grösseren Individuen ist die Pulsfrequenz meist geringer wie bei kleinen. IV. Vom psychischen Zustande. Durch verschiedene Momente (Angst, Scham, Erwartung der ärztlichen Untersuchung oder Vornahme derselben etc.) wird die Pulszahl oft nicht unerheblich gesteigert. V. Von vielfachen physischen Umständen. Muskelthätigkeit steigert die Frequenz, ebenso reichliche Mahlzeit; ferner ist sie im Sitzen, noch mehr im Stehen höher wie beim Liegen, ebenso Abends höher wie am frühen Morgen.

Eine pathologische Aenderung der Pulsfrequenz kann entweder in Steigerung oder Herabsetzung derselben bestehen.

Eine Steigerung (*Pulsus frequens, beschleunigter Puls*) wird beobachtet:

I. regelmässig bei Fieber. Die Steigerung der Pulszahl geht dabei oft, jedoch nicht immer, z. B. gewöhnlich nicht bei *Ileotyphus*, der Temperatursteigerung parallel. Starkes Steigen der Pulszahl bei mässigem Fieber oder normaler Temperatur (s. III.) ist ein prognostisch sehr ungünstiges Zeichen. Ferner machen sich die oben erwähnten physiologischen, die Pulsfrequenz beeinflussenden Verhältnisse im Fieber noch mehr wie in der Norm geltend;

II. bei vielen Herzkrankheiten, (*compensirten und nicht compensirten Klappenfehlern, Fettherz, Herzschwäche überhaupt* u. dgl.);

III. im Collaps bei fieberhaften und anderen Krankheiten; dabei sinkt die Körpertemperatur zugleich auf oder unter die Norm;

IV. in Folge von Vaguslähmung, sei es vom Centrum aus (*Meningitis im vorgerückterem Stadium, Hirntumoren* etc.), sei es peripher (*Mediastinaltumoren*), auch bei *Morbus Basedowii* (Ursache hier noch nicht ganz klar). Ferner kommen Anfälle von gesteigerter Pulsfrequenz (*Tachycardie*) bei diversen *Herzaffectionen*, aber auch als *idiopathisches Leiden* zur Beobachtung. Gleichfalls nervösen Ursprunges sind wohl die Pulsbeschleunigungen, die bei *heftigen Schmerzen* auftreten können.

Eine abnorme Abnahme des Pulses (*Pulsus rarus, langsamer Puls*) findet sich

I. bei Gehalt des Blutes an Gallensäuren im *hepatogenen Icterus* (Vorkommen s. S. 89);

II. vielfach bei *Arteriosclerose*;

III. oft bei der Krisis *acuter fieberhafter Krankheiten*; die Pulserniedrigung ist meist weniger beträchtlich, wie diejenige der Temperatur;

V. in Folge von Vagusreizung, central (*Meningitis im Beginn, Blutungen, Tumoren* etc.) oder peripher (*Mediastinaltumoren, peritoneale Reizungszustände*);

VI. bei einigen Herzaffectionen (*Stenose der Aorta, mitunter bei Fettherz oder interstitieller Myocarditis*);

VII. bei schweren Inanitionszuständen.

2. Rhythmus des Pulses. Normaliter folgen sich die einzelnen Pulswellen in gleichen Zwischenräumen und sind gleich gross, der Puls ist ein *Pulsus regularis et aequalis*. Physiologische Abweichungen hiervon sind einmal durch psychische Erregungen, die besonders bei nervösen Personen den Puls etwas unregelmässig machen können, andererseits mitunter durch die Respiration — bei tiefer Inspiration wird der Puls schneller, bei der Exspiration langsamer — hervorgerufen.

Pathologische Anomalien der Regularität und Aequalität,

die oft zusammen vorkommen, werden als *Pulsus irregularis s. arhythmicus* resp. *inaequalis* (*unregelmässiger resp. ungleichmässiger P.*) bezeichnet. Dieselben beruhen entweder auf Anomalien des Herzmuskels (*ungenügende Ernährung in Folge von Arteriosclerose der Coronararterien, fettige oder bindegewebige Degeneration, schwere Herzschwäche bei Infectionskrankheiten u. dgl.*) oder auf Erkrankungen der Herzganglien, (z. B. *nach Tabak- oder Kaffeevergiftung*).

Mitunter zeigen die Abweichungen im Rhythmus selbst eine gewisse Regelmässigkeit (*Allorhythmie des Pulses*); man hat darnach verschiedene Pulsarten unterschieden.

Fällt nach einer Anzahl mehr oder weniger regelmässiger Pulse eine Pulswelle aus, so kann dies entweder eine Folge von Ausfallen der Herzcontraction oder von Schwäche derselben sein. Im ersten Falle (*P. deficiens*) kommt überhaupt kein Puls zu Stande, im letzteren (*P. intermittens*) gelangt die Blutwelle nicht bis zur Peripherie. Die Differentialdiagnose ist durch Auscultation an der Herzspitze zu stellen.

Folgt stets auf eine grössere Pulswelle eine kleinere, so bezeichnet man dies als *P. alternans*; in den höchsten Graden gelangt überhaupt die zweite Blutwelle in Folge ihrer Schwäche nicht bis zur Peripherie, so dass immer der zweite Pulsschlag ausfällt. Die Untersuchung ergiebt dann doppelt so viel Spitzenstösse wie Arterienpulse. Dieses letztere Verhalten des Herzens wird als *Hemisystolie* bezeichnet, weil man früher annahm (Leyden), dass die Ursache des Phänomens eine Verdoppelung des Spitzenstosses sei, indem sich die beiden Ventrikel nicht gleichzeitig contrahirten.

Entsteht nach zwei resp. drei Pulsschlägen eine längere Pause, so spricht man von *P. bigeminus* resp. *trigeminus*.

Alle diese allorhythmischen Pulsanomalien sind ein Zeichen von *mässiger Herzschwäche*.

Ferner ist der Puls in der Norm auf den correspondirenden Arterien der beiden Körperhälften gleichzeitig, ebenso erfolgt er an der Arteria cruralis kaum merklich später als an der Arteria radialis. Ausnahmen hiervon finden sich besonders bei *Aneurysma der Aorta*; die Anomalien in der Zeit sind jedoch von dem Sitze, der Art und Grösse des Aneurysma sehr abhängig.

3. Höhe des Pulses. Man beurtheilt dieselbe nach der Stärke, mit welcher der palpirende Finger gehoben wird.

Diese Eigenschaft des Pulses hängt von der Stärke der Herzthätigkeit ab und bietet in der Norm schon individuelle Verschiedenheiten.

Einen hohen oder grossen Puls (*Pulsus magnus*) findet man bei

Hypertrophie des linken Ventrikels (mit Ausnahme der *Aorten stenose*, der *Mitralinsufficienz* und der *Arteriosclerose*).

Ist die Höhe des Pulses eine sehr beträchtliche, wie es speciell bei *Insufficienz der Aortenklappen* der Fall ist, so tritt ein deutlich palpabler Puls auch an den kleineren Arterien (A. dorsalis pedis, digitales, coronariae labii) auf; seltener wird dabei auch ein arterieller Leberpuls (s. oben) beobachtet.

In ganz seltenen Fällen ist eine Fortpflanzung des Pulses durch die Capillaren auf die Venen des Hand- und Fussrückens (*progressiver Venenpuls*, Quincke) beobachtet worden.

Ein niedriger oder kleiner Puls (*P. parvus*, in seinem extremsten Zustande, wenn er zugleich sehr leer ist, als *Pulsus filiformis* bezeichnet) wird bei *Herzschwäche*, stets bei *Aorten-*, oft bei *Mitralstenose*, *Aneurysma aortae*, schliesslich öfters bei *anämischen Zuständen* beobachtet.

Dabei gilt als Regel, dass der Puls auf beiden Körperhälften gleiche Höhe zeigt; Ausnahmen finden sich, falls entweder eine Arterie durch Verschluss (*Thrombose* oder *Embolie*) oder Compression (*Tumoren, Entzündungen, Narben* u. dgl.) ganz oder theilweise unwegsam geworden ist, oder falls ein *Aneurysma der Aorta* am Arcus vorliegt. Im ersteren Falle kann der Puls der betreffenden Arterie ganz erlöschen, im letzteren kann er auf einer Seite beträchtlich kleiner als auf der anderen sein.

4. Fülle des Pulses. Man bestimmt sie, indem man die Arterie ohne Druck etwas unter der Fingerspitze hin- und herrollt und die Quantität des in ihr circulirenden Blutes abschätzt.

Die Fülle wird bedingt durch die Füllung der Arterie mit Blut, hängt also sowohl von der Herzkraft wie besonders von dem Blutreichthum entweder des ganzen Körpers oder des arteriellen Kreislaufes ab. Auch diese Qualität des Pulses zeigt in der Norm schon vielfach individuelle Verschiedenheiten.

Ein voller Puls (*P. plenus*) wird bei *Gesunden*, sowie *vollblütigen* Personen angetroffen, ein leerer (*Pulsus inanis s. vacuus*) bei *Anämischen, schlecht Genährten*, an *consumptiven Krankheiten* Leidenden, ferner bei *Aortenstenose*, oft bei *Mitralstenose* etc.

5. Spannung des Pulses. Dieselbe ist vom Blutdruck, sowie der Spannung der Gefässwand abhängig und wird dadurch bestimmt, dass man die Kraft abschätzt, deren man beim Comprimiren der Radialis mit dem Zeigefinger bedarf, dass für den peripher davon palpirenden Mittelfinger der Puls verschwindet. Auch diese Eigenschaft des Pulses zeigt individuelle Verschiedenheiten schon in der Norm.

Ein gespannter, harter Puls (*Pulsus durus s. tensus*) findet sich speciell bei *chronischer Nephritis* mit Hypertrophie des linken Ventrikels, ferner bei *Bleivergiftung*, schliesslich bei einigen *Hirnaffectionen*; ein weicher (*P. mollis*) beim *Fieber*, sowie bei *Herzschwäche*.

6. Celerität des Pulses. Sinkt die Pulswelle, nachdem sie ihren höchsten Gipfel erreicht hat, sehr rasch wieder ab, so bezeichnet man den Puls als *schnellend* (*P. celer*); bleibt die Arterie längere Zeit hingegen ausgedehnt, als *P. tardus, trägen P.*

Schnellender Puls kommt im exquisitesten Maasse bei *Aorteninsufficienz* zur Beobachtung, ein träger Puls bei *Arteriosclerose*, sowie oft bei *Aortenstenose.*

Ueber Dicrotie des Pulses s. unter c.

c) Sphygmographie.

Wie S. 45 erwähnt, kann man den Puls auch graphisch darstellen; man erhält sogenannte Pulscurven, die ein getreues Bild des Ablaufes der Pulswelle darstellen.

Die normale Pulscurve ist S. 46 beschrieben und Fig. 40 abgebildet.

In pathologischen Fällen können der *ascendirende Schenkel*, ferner der *Curvengipfel*, schliesslich die *Rückstoss-*, sowie die *Elasticitätselevationen* Abweichungen darbieten.

1. Der aufsteigende Schenkel zeigt Differenzen in seiner *Höhe*, sowie in der *Art* seines Anstieges.

Sehr hoch ist er beim *Pulsus magnus* (Beispiele Fig. 41, 45

Erklärung zu den Figuren 40—57.

Figur 40. Normalpuls.
- 41. Puls bei Hypertrophie des linken Ventrikels infolge interstitieller Nephritis.
- 42. Puls bei uncomplicirter Mitralstenose.
- 43. Puls bei Mitralstenose eines bejahrten Individuums.
- 44. Puls während einer Collapstemperatur bei hochgradiger Phthise.
- 45. Puls bei uncomplicirter Aorteninsufficienz.
- 46 und 47. Puls bei hochgradigem Atherom der Arterien.
- 48. Puls bei acutem Morbus Brightii.
- 49. Puls bei Bradykardie.
- 50. Puls bei Bleikolik.
- 51. Puls bei Tachykardie.
- 52—55. Puls bei Fieber.
- 56. Puls bei tiefer Respiration.
- 57. Puls bei Mitralinsufficienz mit secundärer Myodegeneration.
  Sämmtliche Pulskurven (mit dem Marey'schen Sphygmographen aufgenommen), nach Riegel.

Sphygmographie I.

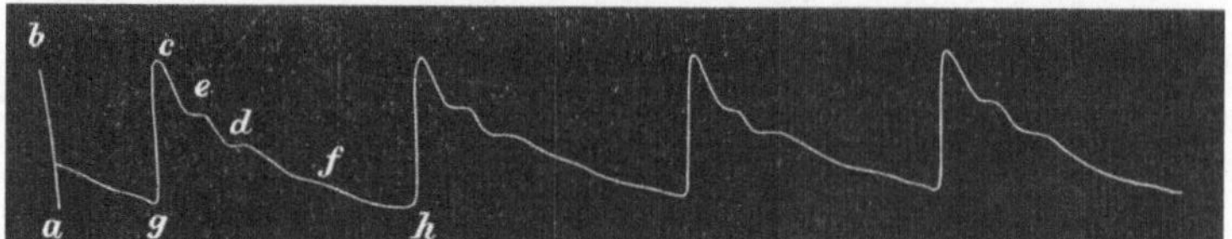

Fig. 40.

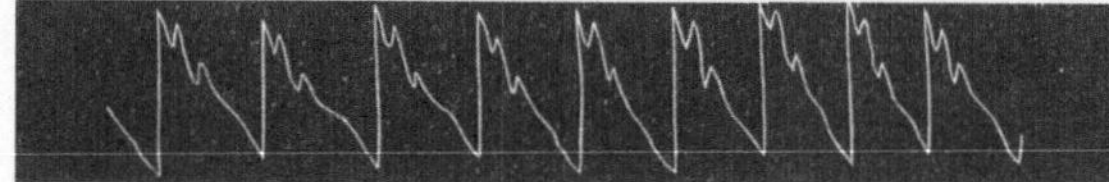

Fig. 41.

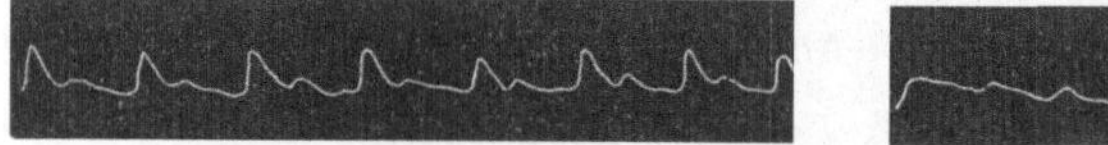

Fig. 42.   Fig. 43.

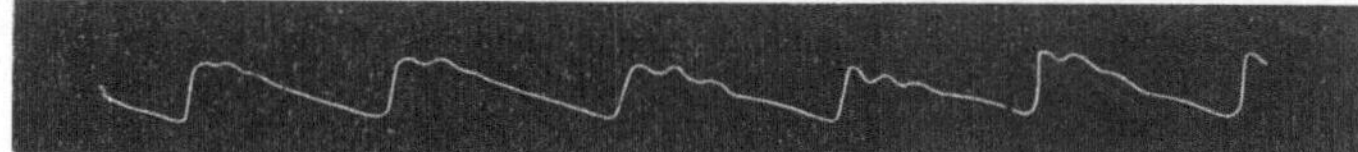

Fig. 44.

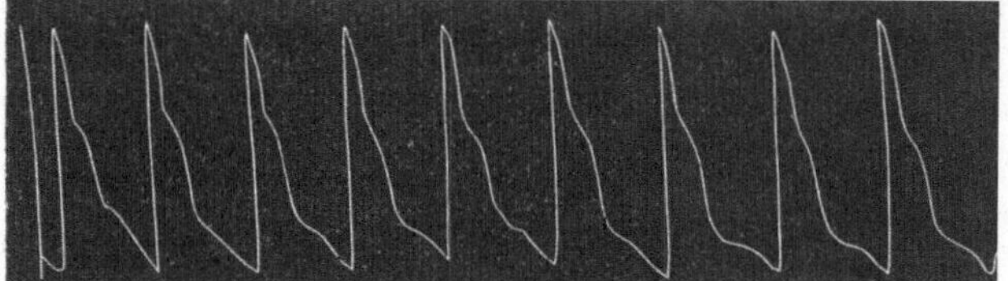

Fig. 45.

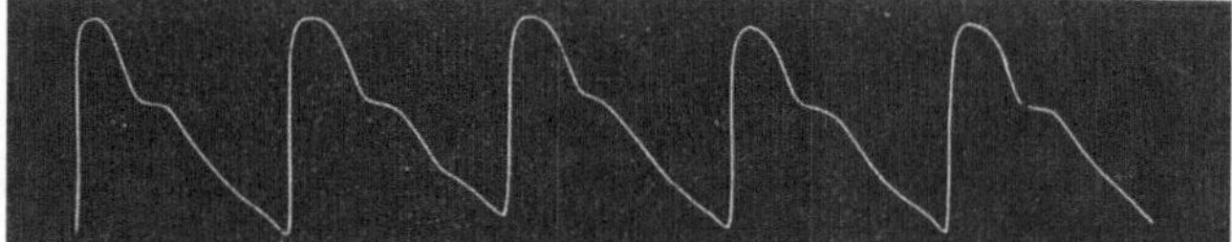

Fig. 46.

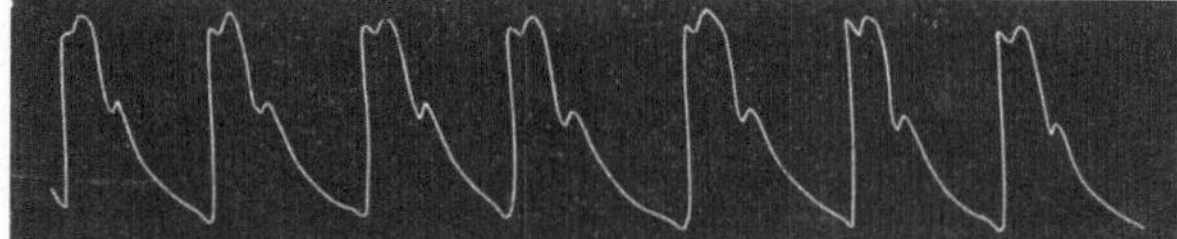

Fig. 47.

Sphygmographie II.

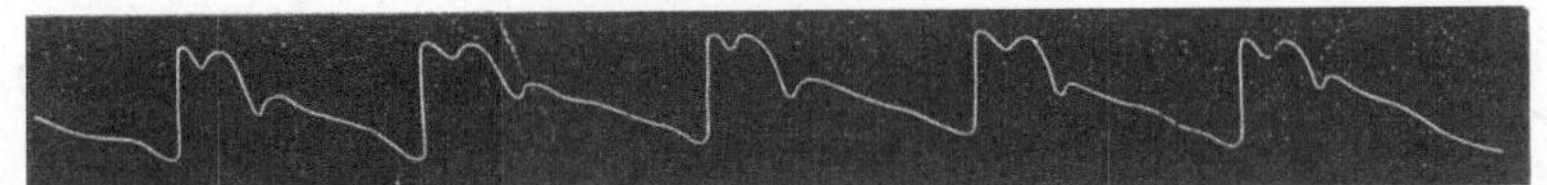

Fig. 48.

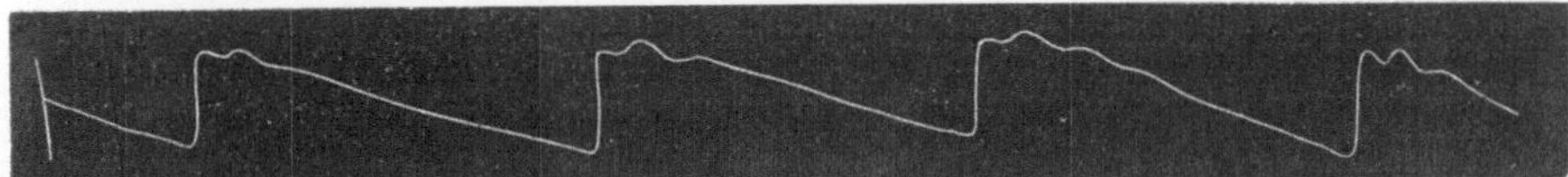

Fig. 49.

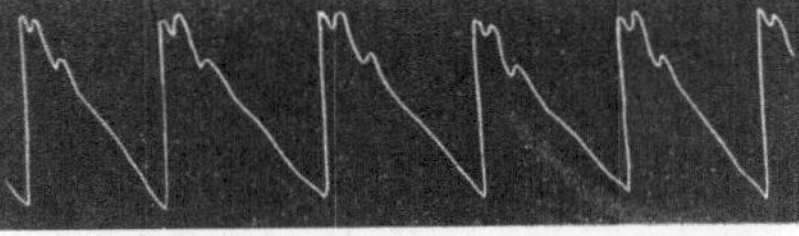

Fig. 50.

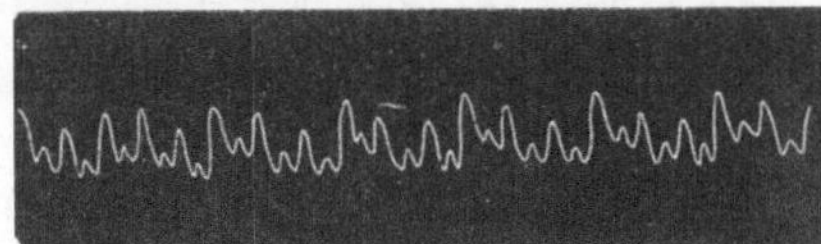

Fig. 51.

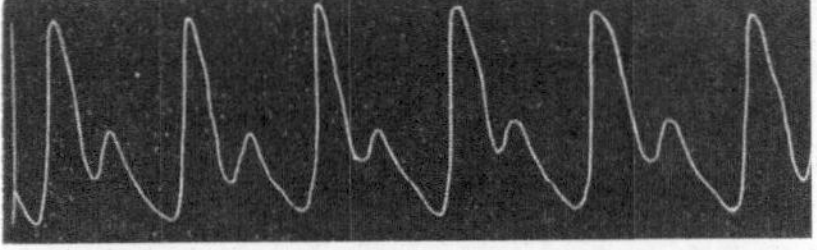

Fig. 52.

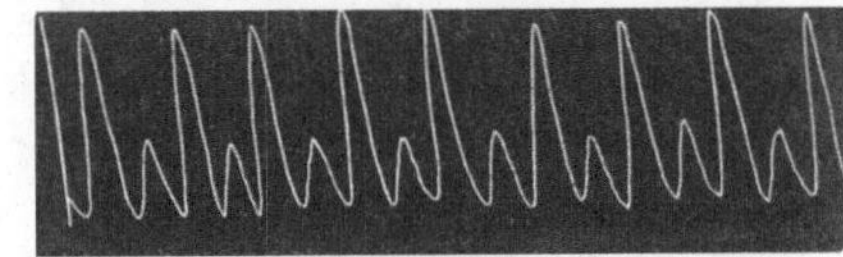

Fig. 53.

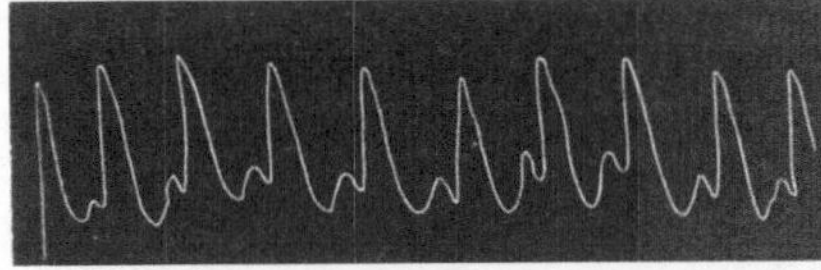

Fig. 54.

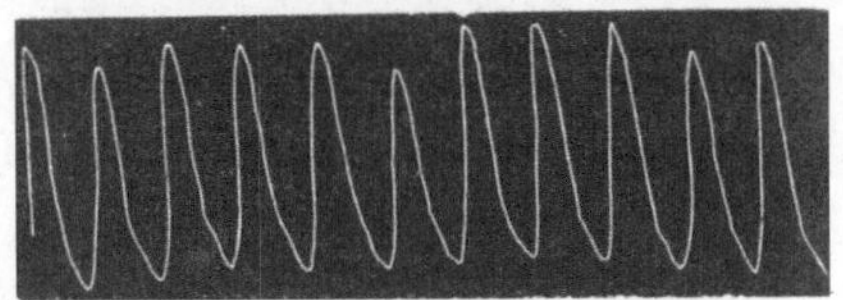

Fig. 55.

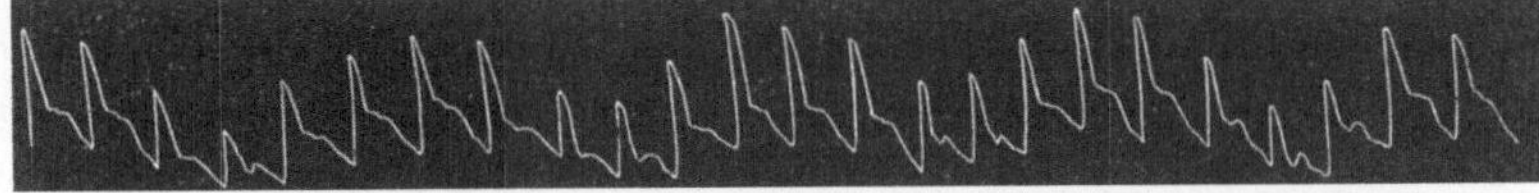

Fig. 56.

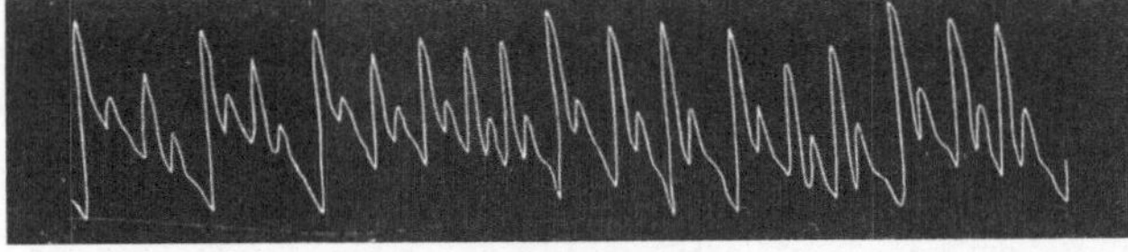

Fig. 57.

bis 48); **abnorm klein** beim *Pulsus parvus* (Beispiele Fig. 42 bis 44, 51).

In der Norm geht der aufsteigende Schenkel **gerade** in die Höhe ohne Unterbrechung, der Puls ist *monocrot*. Geschieht die Ausdehnung der Arterie langsam, so zeichnet der Hebel eine mehr **schräge**, allmählich ansteigende Linie auf, die sogar eine Unterbrechung zeigen kann, der Puls wird *anacrot*. Diese letztere Eigenschaft findet sich am öftersten und stärksten ausgeprägt bei *Arteriosclerose* (Fig. 47); schräges Ansteigen überhaupt bei derselben Erkrankung, ferner auch bei *Stenose* der *Aorta* und *Mitralis* (Fig. 43), *Insufficienz* der *Mitralis*, sowie mitunter bei *starker Spannung der Arterienwand* (Fig. 44).

2. Nach der Ausdehnung sinkt die Curve wieder ab; geschieht dies abnorm schnell, so ist der Gipfel äusserst **spitz:** beim *Pulsus celer* (Fig. 45). Geschieht es dagegen sehr langsam, so wird der Gipfel abnorm **stumpf und breit:** beim *Pulsus tardus* (Fig. 43, 46, 47).

3. **Anomalien der Rückstosselevation.** Im Allgemeinen entsprechen die Anomalien der Rückstoss- und der Elasticitätselevationen sich entgegengesetzt: wird die Rückstosselevation stärker, so sinken die Elasticitätselevationen und umgekehrt.

Die Rückstosselevation **nimmt ab** bis zum völligen Verschwinden I. bei *Insufficienz der Aorta* (Fig. 45); hier fehlt in Folge mangelnden Semilunarklappenschlusses dieselbe fast regelmässig, II. bei **Zunahme der Spannung der Arterien** und damit zusammenhängender Zunahme der Elasticitätselevationen: bei *Bleikolik* (Fig. 50), bei *Morbus Brightii* (Fig. 41, 48), beim *Pulsus rarus* (Fig. 49).

Sie **nimmt zu** bei Abnahme der Spannung der Arterienwand und Abnahme des Blutdrucks; letztere tritt ein I. bei **Schwächezuständen**, (*Anämie, Chlorose, consumirenden Krankheiten* (Fig. 51), *Collaps* (Fig. 44), II. bei *Fieber*. Besonders im letzteren Falle, bei acuten und chronischen fieberhaften Krankheiten, kann die Rückstosselevation so stark werden, dass sie auch dem palpirenden Finger fühlbar wird.

Man bezeichnet diese Erscheinung als *Dicrotie* des Pulses und unterscheidet sphygmographisch einen *unterdicroten* Puls (die Rückstosselevation ist nur beträchtlich verstärkt, s. Fig. 52), einen *vollkommen dicroten* (die Descension sinkt zunächst bis zur Basis der Curve, darauf erfolgt die Rückstosselevation, deren absteigender Schenkel wieder bis zur Basis sinkt, Fig. 53), einen *überdicroten* (die Rückstosselevation verhält sich wie eben, ihr absteigender Schenkel sinkt selbst aber nur wenig, nicht bis zur Basis ab; anscheinend liegt somit die Rückstosselevation im aufsteigenden Curvenschenkel, Fig. 54) und einen *monocroten* Puls (die eigentliche Elevation und die Rück-

stosselevation sind gleich hoch, zwischen beiden sinkt die Curve zur
Basis Fig. 55). Im Allgemeinen treten diese vier Arten entsprechend
der Zunahme des Fiebers auf, so dass die ersten leichtem, die
letzten hohem Fieber entsprechen, doch finden sich davon zahlreiche
Ausnahmen.

4. **Anomalien der Elasticitätselevationen.** Dieselben
sind abnorm **stark** bei *Bleikolik* (Fig. 50), *Morbus Brightii* (Fig. 41 und
48), *Pulsus rarus* (Fig. 49).

Sie nehmen ab in Folge Abnahme der Elasticität der Arterienwand, so bei *Mitralstenose* (Fig. 42), ferner besonders bei *Arteriosclerose*
(Fig. 43, 46, 47); bei letzterer nimmt oft auch die Rückstosselevation ab.

5. Normaliter zeigt die Pulscurve ferner eine gewisse Abhängigkeit vom Respirationsacte; bei der Exspiration werden die einzelnen
Curven grösser, die Elasticitätselevation höher, die Rückstosselevation
kleiner, während bei der Inspiration das umgekehrte Verhalten stattfindet (Fig. 56). Es kommt nun vor, dass die Pulswelle sich bei der
Respiration gerade umgekehrt verhält; man bezeichnet einen solchen
Puls als *Pulsus paradoxus* und beobachtet ihn I. bei *schwieliger Me-
diastino - Pericarditis* (KUSSMAUL; zugleich mit inspiratorischem Anschwellen der Halsvenen, s. o.), II. Bei *Dyspnoë* in Folge von *Verengerung* der grossen zuführenden Luftwege.

Auch Inäqualität und Irregularität des Pulses wird sphygmographisch sehr deutlich zur Anschauung gebracht (Fig. 57).

D. Palpation der Venen.

Dieselbe umfasst ebenfalls die *Beschaffenheit* der Venen an sich,
ferner *Bewegungserscheinungen*; und zwar werden letztere entweder
direct palpirt oder *graphisch* dargestellt (*Phlebographie*).

a) Palpation der Venen selbst.

Während in der Norm die Venen, selbst wenn sie stärker gefüllt
sind, nur das Gefühl eines ganz weichen Rohres darbieten, zeigen
sie sich bei *Thrombose* als derbe, runde, oft auch schmerzhafte
Stränge. Die Thrombose ist entweder eine Folge von *Entzündung* der
Venenwand (*Phlebitis*), oder kann bei *acuten Infectionskankheiten* und bei
anämischen und *marantischen* Zuständen vorkommen.

b) Palpation des Venenpulses.

Da die Inspection über das Verhalten desselben genügenden Aufschluss giebt, so dient die Palpation nur zur Controlirung der durch
das Auge erhaltenen Ergebnisse.

Nur den Lebervenenpuls (und Leberarterienpuls) kann man oft besser palpatorisch, indem man eine Hand auf die Vorderfläche, die andere auf die Hinterfläche der Leber legt und auf die systolische Vergrösserung des Organes achtet, constatiren, wie durch die Inspection (s. S. 191).

Ferner kann das Nonnensausen (s. F.) als gleichmässiges Frémissement fühlbar werden.

c) Phlebographie.

Sie hat für die Diagnostik wenig Werth und besitzt eigentlich nur die Bedeutung eines klinischen Demonstrationsmittels.

E. Auscultation der Arterien.

In der Norm hört man über der Carotis und Subclavia, bei leise ohne Druck — um Druckgeräusche und Drucktöne (s. S. 52 und 53) zu vermeiden — aufgesetztem Stethoskop zwei Töne, einen der Herzsystole entsprechenden und als localer Gefässspannungston (S. 52) aufzufassen, und einen zweiten, der Herzdiastole entsprechenden und als fortgeleiteter zweiter Aortenton zu betrachten, seltener nur den diastolischen allein.

Ueber der Aorta abdominalis und Arteria cruralis (dicht unterhalb des Ligamentum Poupartii) hört man mitunter einen der Herzsystole isochronen Gefässspannungston; meistentheils wird derselbe jedoch vermisst, ebenso in der Norm jede Schallerscheinung über anderen Arterien.

Pathologische Veränderungen können sich auf die *Töne* beziehen, oder es können neben oder anstatt derselben *Geräusche* auftreten.

a) Anomalien der Arterientöne.

1. **Verstärkung des ersten Gefässtones** findet sich bei *Hypertrophie* des *linken Ventrikels*, ferner bei *anämischen Zuständen*, sowie bei *hohem Fieber*. Am lautesten ist dieselbe bei der *Aorteninsufficienz;* in diesem Falle tritt gewöhnlich auch an den kleinen Arterien (A. brachialis, radialis, peronea, pediaea) ein systolischer Ton auf.

2. **Verschwinden des 2. Tones** (bei erhaltenem oder verstärktem ersten) kommt vor bei *Aorteninsufficienz*.

3. **Auftreten eines Doppeltones** über der Arteria cruralis wird beobachtet bei *Aorteninsufficienz*, sehr selten auch bei anderen Zuständen oder von der Vene fortgeleitet.

Der zweite Ton entsteht durch die plötzliche Entspannung der übermässig gedehnten Arterienwand (Traube).

b) Auftreten von Geräuschen.

1. **Ein herzsystolisches Geräusch an Carotis und Subclavia** kann auftreten I) bei *Aortenstenose*, von der Aorta fortgeleitet, II) bei *Aneurysma der Aorta ascendens* oder des *Arcus*, ebenfalls fortgeleitet, III) über der Subclavia allein, vorzugsweise links, dabei besonders gegen das Ende der Inspiration zu hören, findet sich ein systolisches Blasen, am häufigsten bei *Phthisikern*, aber auch bei anscheinend ganz *gesunden* Personen; es soll in einer Zerrung der A. subclavia durch die verwachsenen Pleurablätter der Lungenspitze seine Ursache haben (FRIEDREICH).

Das sogenannte Hirnblasen — ein über dem Kopf hörbares, systolisches, blasendes Geräusch — bei Kindern vom 3. Lebensmonat bis zum 6. Lebensjahre ist, falls vorhanden, eine ganz normale Erscheinung. Eine allgemein anerkannte Erklärung steht noch aus.

2. **Auftreten eines herzdiastolischen Geräusches an Stelle des 2. Tones** kann über Carotis und Subclavia beobachtet werden bei *Aorteninsuffienz*; es ist fortgeleitet.

3. **Ein herzdiastolisches Geräusch über der Cruralis** wird mitunter (bei stärkerem Druck mit dem Stethoskop, wobei natürlich auch das gewöhnliche herzsystolische Druckgeräusch hörbar wird) vernommen; dies Phänomen, als DUROZIEZ'sches *Doppelgeräusch* bezeichnet, kommt bei *Aorteninsufficienz* vor und entsteht durch das centripetale Abfliessen des Blutes durch die verengte Stelle bei der Herzdiastole.

F. Auscultation der Venen.

Normaliter ist über den grossen Venen (Jugularis und Subclavia) nichts zu hören.

Pathologisch können *Töne* und *Geräusche* zur Wahrnehmung kommen.

Ein systolischer Ton kann über der Jugularis interna oberhalb des Bulbus und der Cruralvene gehört werden bei *Insufficienz der Tricuspidalis*. Ueber der Cruralvene wird sehr selten ein Doppelton gehört, der als präsystolisch-systolisch aufgefasst wird (FRIEDREICH). Sehr oft ist die Herkunft der gehörten Töne, ob von der Cruralarterie oder der Vene, sehr schwer zu entscheiden.

Ein gleichmässiges, ununterbrochenes, sausendes Geräusch kann speciell über den Jugulares auftreten. Dasselbe ist von der Herzaction im Allgemeinen unabhängig und wird nur durch die Respiration beeinflusst. Man bezeichnet es als *Nonnensausen (bruit du diable)* und auscultirt es am besten bei sitzender Stellung des Patienten, etwas nach links gedrehtem Kopfe, über der rechten Ju-

gularis interna in der Grube zwischen den beiden Ansätzen des
Musculus sternocleidomastoideus mit ohne Druck aufgesetzem Stethoskop. Falls vorhanden, ist es links meist leiser wie rechts,
ferner im Liegen und bei gerader Kopfhaltung ebenfalls leiser; doch
kommen auch Ausnahmen vor. Ist es sehr stark, so kann es auch
palpabel werden (s. o.). Es wird häufig bei anämischen Zuständen (*primäre und secundäre Anämie, Chlorose*) gehört, kann jedoch
auch mitunter dabei fehlen, ferner bei *ganz Gesunden* sowie bei *anderen
Erkrankungen* öfter vorkommen, so dass sein differentiell-diagnostischer
Werth nur mässig ist.

Ein ähnliches Geräusch hört man in seltenen Fällen am rechten
Sternalrande im 2. oder 3. Intercostalraum. Es ist dies ein Nonnensausen, das in der Vena anonyma dextra und cava superior entsteht und nur bei anämischen Zuständen vorhanden ist. Auch
über der Vena cruralis u. a. kann es — selten — auftreten.

Ueber das Zustandekommen dieses Geräusches herrscht noch nicht
die wünschenswerthe Klarheit; für die Jugularis wird meistens angenommen, dass es darauf beruhe, dass beim Einströmen des Blutes aus der
engen Jugularis in den weiteren Bulbus Wirbel entstehen. Diese Erklärung
passt jedoch nicht für das an anderen Venen gefundene Nonnengeräusch.

Viertes Kapitel.

Blut.

Die Untersuchung des Blutes zu diagnostischen Zwecken wird
ausschliesslich an Blut, das man mittelst eines Einstiches mit einer
Nadel oder Lancette aus einem Finger gewinnt, ausgeführt; sie ist
eine *makroskopische, chemische* und *mikroskopische.*

Als Einstichpunkt empfiehlt sich die Kuppe des 3. linken Fingers, entweder seitlich oder die Beere zu wählen; vorher muss man
den Finger, speciell zur mikroskopischen Untersuchung, peinlichst
reinigen (mit Sublimatlösung und mit Aether), um das Hineingelangen von Elementen der Haut (Epithelien oder Mikroorganismen) in
den Blutstropfen zu vermeiden.

A. Makroskopische Untersuchung.

Dieselbe erstreckt sich auf *Farbe* und *Aussehen, Dichte* und
Reaction.

1) Die Farbe des austretenden Blutstropfen ist normaliter eine
gesättigt rothe.

Abnorm dunkel ist das Blut bei Ueberladung mit Kohlensäure (*Dyspnoë, venöse Stauung* etc.); dabei noch dickflüssig bei Verarmung des Körpers an Wasser, speciell bei *Cholera asiatica* und *nostras*.

Abnorm hell und wässerig erscheint das Blut bei *anämischen Zuständen, Chlorose, Leukämie.* Bei letzterer Affection kann das Blut ein milchiges Aussehen gewinnen.

Hell kirschroth ist es bei *Kohlenoxydvergiftung*, chocoladenbraun, dabei lackartig bei Methämoglobinämie (*Vergiftung mit Kalium chloricum, Arsenikwasserstoff* etc.)

2) Das specifische Gewicht des Blutes schwankt zwischen 1,035 bis 1,075, im Mittel 1,055 bis 1,058. Man bestimmte dasselbe früher nach der etwas umständlichen Methode von Roy-Jones; neuerdings hat Schmaltz eine neue Methode vorgeschlagen, die wesentlich einfacher ist. Er lässt Blut aus einer Fingerwunde in ein Capillarröhrchen von bestimmter Capacität eintreten und wägt dasselbe gefüllt auf einer feinen Wage, später mit Wasser gefüllt. Aus diesen beiden Werthen wird das specifische Gewicht leicht berechnet.

Abnahme der Dichte wurde bisher speciell bei anämischen Zuständen (*Chlorose* etc.) gefunden.

3) Die Reaction des Blutes ist stets alkalisch; die Intensität der Alkalescenz kann jedoch schwanken. Methoden zur quantitativen Alkalescenzbestimmung sind von Lépine und Landois angegeben. Da vorläufig die quantitative Alkalibestimmung des Blutes nur beschränktes praktisches und wesentlich klinisches Interesse besitzt, so kann von der Beschreibung der Methode hier abgesehen werden.

B. Chemische Untersuchung.

Dieselbe hat sich zu richten auf die Menge des wesentlichsten normalen Bestandtheiles des Blutes, des *Hämoglobins*, ferner auf das Vorhandensein *abnormer Stoffe* (*Methämoglobin, Kohlenoxydhämoglobin*).

a) Bestimmung des Hämoglobins.

Der rein chemische Nachweis des Hämoglobins ist sehr schwierig; man ersetzt denselben deshalb für den praktischen Zweck durch andere bequemere Untersuchungsmethoden. Von letzteren, die in grosser Anzahl existiren, sei hier nur die colorimetrische Methode mittelst des Gowers'schen Hämoglobinometers beschrieben und vom Verfasser aus eigener Erfahrung empfohlen, da sie schnell, einfach, für die Diagnose genügend genau, und der erforderliche Apparat nicht kostspielig ist.

Um die Hämoglobinmenge zu ermitteln, wird mittelst einer Maaspipette, die 20 cmm fasst, Blut aufgesogen und dann in einem kleinen Cylinderröhrchen, das eine Eintheilung von ca. 130 Strichen besitzt, deren jeder 20 cmm entspricht, mittelst einer Glaspipette mit Wasser verdünnt, bis die Färbung gleich ist der einer Normallösung, die in einem allseitig geschlossenen Glasröhrchen sich befindet und derart gefärbt ist, dass sie die Färbung einer 0,14 %igen Hämoglobinlösung besitzt. Man kann dann nach der Menge Wasser, die man dem Blutstropfen zusetzen muss, direct die Menge Hämoglobin in dem zu untersuchenden Blute bestimmen. Muss man bis zum Theilstrich 100 auffüllen, so enthält das Blut 100 %, also normalen Hämoglobingehalt, tritt etwa nach Auffüllung bis 40 in dem Mischgläschen dieselbe Färbung, wie in der Normallösung auf, so enthält das untersuchte Blut nur 40 % des normalen Hämoglobingehaltes etc.

Der Apparat (Capillarpipette, Mischröhrchen, Pipette, 2 Normallösungen, eine für Tages-, eine für künstliches Licht und Korkpflock zum Aufstellen der Röhrchen) kostet beim Mechaniker Hotz in Bern nur 8 Fr. Genauere Erläuterung zum Gebrauche erfolgt anbei.

Physiologisch ist der Hämoglobingehalt zunächst von Geschlecht und Alter abhängig. Setzt man den Gehalt des erwachsenen Mannes (etwa 14 g in 100 ccm Blut) gleich 100 % an, so beträgt der des erwachsenen Weibes ca. 93 % (Leichtenstern). Ferner beträgt der Hämoglobingehalt bei Neugeborenen ca. 139 %, bei Kindern von $\frac{1}{2}$ bis 15 Jahren ca. 78 %, bei Individuen von 15 bis 25 Jahren ca. 89 %, bei älteren Leuten ebenfalls nur ca. 87 % (Leichtenstern). Auch reichliche Mahlzeiten, sowie Flüssigkeitsabgabe vermehren physiologisch das Hämoglobin etwas, Flüssigkeitsaufnahme vermindert es.

Pathologische Steigerung des Hämoglobingehaltes kommt selten vor; bei *vollblütigen*, *plethorischen* und *gesunden* Personen wird sie mitunter beobachtet.

Verminderung des Hämoglobins kommt vor

1. bei *Blutkrankheiten* und zwar *Chlorose* (constant und dabei hochgradig, bis auf 20 % und weniger des Normalen), bei *essentieller Anämie* (constant, aber nur absolut, s. sp.), bei *secundärer Anämie*, sowie bei *Leukämie*.

2. bei *fieberhaften Infectionskrankheiten*. Dabei ist die Verminderung jedoch meist nur eine unbedeutende und nicht einmal stets constant.

b) Nachweis des Methämoglobins.

Derselbe wird am einfachsten mittelst der spectroskopischen Methode geliefert. Man verdünnt einen oder mehrere Tropfen

Blutes in Reagensgläschen oder besonderen Fläschchen mit der 50 bis 100 fachen Menge Wassers und betrachtet die Lösung mittelst eines BROWNING'schen Taschenspectroskopes oder HERING'schen Spectroskopes ohne Linsen.

Oxyhämoglobin giebt zwei Streifen, einen in Gelb bei der FRAUENHOFER'schen Linie D, einen zweiten in Grün bei E. Setzt man etwas Schwefelammoniumlösung zu, so wird dasselbe in reducirtes Hämoglobin übergeführt, das nur einen breiten Streifen zwischen D und E zeigt.

Bei Gehalt des Blutes an Methämoglobin sieht man ausser zwei Streifen, die ungefähr den Oxyhämoglobinstreifen entsprechen, noch einen dritten, blassen, in Orange, zwischen C und D. Säuert man die Lösung etwas an, so rückt letzterer mehr nach C hin, wird deutlicher und es tritt noch ein viertes Absorptionsband in Blau zwischen b und F auf. Setzt man Schwefelammonium zu, so tritt erst das Spectrum des Oxyhämoglobins und darauf das des reducirten Hämoglobins auf.

Methämoglobin (eine Modification des Hämoglobins, die die Fähigkeit, Sauerstoff abzugeben, in viel geringerem Maasse besitzt) findet sich im Blute (*Methämoglobinämie*) nach Vergiftungen mit *Kalium chloricum, Anilinverbindungen* (speciell *Acetanilid*), und vielen anderen, jedoch weniger wichtigen Stoffen.

c) Nachweis des Kohlenoxydhämoglobins.

Dasselbe kann entweder chemisch oder spectroskopisch nachgewiesen werden.

Zum chemischen Nachweise (nach HOPPE-SEYLER und SALKOWSKI) lässt man einige Tropfen in ein Uhrschälchen fallen und verdünnt sie mit der zwanzigfachen Menge Wasser; hierauf setzt man das gleiche Volumen Natronlauge hinzu. Normales Blut wird bräunlich, Kohlenoxydblut erst weisslich, dann kirschroth.

Spectroskopisch zeigt Kohlenoxydblut zwei Streifen zwischen D und E, die an sich schwer von den Oxydhämoglobinstreifen zu unterscheiden sind, aber sich dadurch auszeichnen, dass sie bei Zusatz von Schwefelammonium im Gegensatz zum Oxyhämoglobin (s. o.) sich nicht verändern.

Kohlenoxydhämoglobin kommt im Blute von mit *Kohlenoxyd* oder *Leuchtgas Vergifteten* zur Beobachtung, solange dieselben noch nicht wieder einige Zeit atmosphärische Luft eingeathmet haben.

C. Mikroskopische Untersuchung.

Dieselbe erstreckt sich auf die *rothen Blutkörperchen*, die *weissen Blutkörperchen*, schliesslich auf *abnorme Bestandtheile*.

Der dritte morphologische Bestandtheil des Blutes, die Blutplättchen, hat keine diagnostische Bedeutung.

1. Die rothen Blutkörperchen sind auf ihre *Beschaffenheit* sowie auf ihre *Zahl* zu untersuchen.

I. Ihre Beschaffenheit wird einfach an einem Blutstropfen bei einer Vergrösserung von 300 geprüft.

Es sind normaliter, biconcave, kernlose, leicht gelb gefärbte Scheiben, die in der Flächenansicht, je nach der Einstellung des Tubus, entweder ein dunkles Centrum und helle Ränder, oder helles Centrum und dunkle Ränder, in der Seitenansicht ein bisquitförmiges Aussehen darbieten. Ihr Durchmesser beträgt 7—9 μ, ihre grösste Dicke 1,9 μ im Mittel. Im normalen Blutstropfen zeigen sie das Bestreben, sich mit ihren Flächen an einander zu legen (Geldrollenbildung) (Fig. 37 A, Taf. V); ausserdem erfolgt bei demselben auf dem Objectträger nach einiger Zeit Auftreten von feinsten Fibrinfäden.

Beim Eintrocknen oder bei Zusatz von concentrirten Salzlösungen werden die Blutkörperchen kleiner, und treten an ihrer Oberfläche kleine Unebenheiten hervor, so dass sie eine maulbeer- oder stechapfelähnliche Form erhalten (Fig. 37 C, Taf. V).

Bei Zusatz von Wasser oder schwachen Salzlösungen werden die Blutkörperchen kugelförmig und verlieren nach und nach ihren Farbstoff, so dass schliesslich die oft schwer sichtbaren farblosen Stromata (Schatten) zurückbleiben (Fig. 37 B, Taf. V).

Abnorm kleine Blutkörperchen (*Mikrocythen*) von 4—5 μ Durchmesser (Fig. 38 B, Taf. V) trifft man bei verschiedenen *Infectionskrankheiten* und *Intoxicationen*, sowie häufig bei *starker Anämie* an; doch kommt eine pathognomonische Bedeutung ihnen nicht zu, zumal sie auch schon bei Gesunden sich vereinzelt im Blute finden.

Abnorm gestaltete Blutkörperchen (*Poikilocythen*) findet man bei verschiedenen Erkrankungen des Blutes; (Fig. 38 A, Taf. V); sie zeigen Flaschen-, Bisquit-, Napf-, Nieren-, Tyrolerhut- und andere Formen, sind oft kleiner, andererseits aber auch (speciell bei *perniciöser Anämie*) grösser (bis 10—15 μ), wie in der Norm. Die Poikilocythose bezeichnet daher stets eine schwerere Affection des Blutes, doch ist sie nicht für eine bestimmte charakteristisch, sondern kommt den *secundären* und *primären Anämien*, *Chlorose*, *Leukämie* etc. gleichmässig zu. Bei diesen Veränderungen büssen ferner die rothen Blutzellen oft ihre natürliche Klebrigkeit ein und legen sich dann nicht mehr in Geldrollen aneinander.

Abnorm blasse hämoglobinarme Blutkörperchen findet man bei den verschiedenen Arten der Anämie, am häufigsten bei der *Chlorose.*

Kernhaltige rothe Blutkörperchen findet man besonders bei *myelogener Leukämie*, aber auch bei anderen Affectionen des Blutes.

II. Anomalien der Zahl, speciell Abnahme der rothen Blutzellen, ist häufig schon durch einfache mikroskopische Untersuchung zu constatiren. Geringere Grade können jedoch dabei der Untersuchung entgehen; ausserdem ist man bei blosser Schätzung öfter Irrthümern unterworfen. Will man deshalb genau ihre Zahl feststellen, so muss man sich besonderer Apparate bedienen.

Einer der besten, nicht zu theuren (Preis 36 Mark), dabei einfachsten zu diesem Zwecke, ist der Blutkörperchen-Zählapparat von Thoma-Zeiss.

Aus einer Fingerstichwunde wird Blut mittelst eines Mélangeurs (gläserner Capillarröhre, die in ihrem oberen Drittel eine bauchige Ausbuchtung besitzt, in der eine kleine Glaskugel liegt) bis zur Marke 0,5 oder 1,0, darauf 3 %ige Kochsalzlösung bis zur Marke 101 aufgesogen und beides durch Schütteln gemischt. Dann wird ein kleines Tröpfchen dieser Blutmischung auf einen besonderen Objectträger, auf dem eine Zählkammer aufgekittet ist, gebracht und mittelst eines genau schliessenden Deckgläschens bedeckt. Die Dicke der Flüssigkeitsschicht beträgt genau $^1/_{10}$ mm; der Boden der Zählkammer ist in mikroskopische Quadrate getheilt, deren jedes $^1/_{400}$ qmm beträgt. Man zählt nun, nachdem die rothen Blutkörperchen sich etwas gesenkt haben, eine grössere Anzahl Felder bei einer Vergrösserung von 100—200 durch und berechnet die Zahl der Blutkörperchen im cbmm, indem man die gefundene Zahl mit 400.10.100 (resp. 200, je nachdem man Blut bis 1,0 oder bis 0,5 aufgezogen hat) multiplicirt und durch die Anzahl der gezählten Quadrate dividirt.

Normaliter hat der erwachsene Mann 5 bis 5$^1/_2$ Millionen, das Weib 4$^1/_2$ Millionen rothe Blutzellen im cbmm. Eine abnorme Zunahme derselben ist bis jetzt noch nicht beobachtet worden; mitunter findet man bei kräftigen blutreichen Individuen 6 bis 6$^1/_2$ Millionen, ohne dass diese Erhöhung Wichtigkeit besitzt.

Eine aborme Abnahme der Blutkörperchenzahl findet sich bei Bluterkrankungen und zwar:

α) bei *primärer, essentieller Anämie*, meist sehr beträchtlich, bis um 90%, während der Hämoglobingehalt zwar auch, aber viel weniger vermindert und also relativ vermehrt ist.

β) bei *secundärer Anämie*, (bei *Krebs, Infectionskrankheiten* etc.) von verschiedener Intensität, wobei das Hämoglobin ziemlich conform vermindert ist.

γ) bei *Chlorose,* aber, wenn überhaupt vorhanden, meist nur gering und kann in sehr vielen Fällen gänzlich fehlen; hingegen ist das Hämoglobin (s. o.) stets sehr stark, jedenfalls viel mehr vermindert als die Blutkörperchenzahl.

δ) bei *Leukämie;* die Abnahme ist stets vorhanden, aber in ihrer Stärke verschieden.

2. Die weissen Blutkörperchen sind auf ihre Zahl zu prüfen.

Es sind dies weisse sphärische Zellen von wechselnder Grösse, 4 bis 13 *μ* Durchmesser, mit einem oder mehreren Kernen. Die letzteren sind meist nicht oder nur schwach sichtbar, da sie durch das feinkörnige Protoplasma verdeckt werden (Fig. 39 A, Taf. V); bei Zusatz von Essigsäure hellt sich das letztere auf, sodass dann die Kerne deutlich hervortreten (Fig. 39 C, Taf. V).

Man unterscheidet unter den weissen Blutkörperchen verschiedene Klassen, die sich durch ihre Grösse, das Verhalten ihres Kernes und die Tingibilität ihres Protoplasmas unterscheiden.

Besonders von EHRLICH sind in dieser Hinsicht ausführliche und sorgfältige Untersuchungen angestellt worden. Er unterscheidet speciell nach der Färbbarkeit eosinophile Zellen, deren Protoplasma sich mit sauren Farbstoffen, am besten Eosin färbt, basophile Zellen, deren Protoplasma die gewöhnlichen basischen Anilinfarben annimmt, und neutrophile Zellen, die zu ihrer Färbung complicirter Combinationen der beiden Farbstoffarten bedürfen. Die letzteren machen die Hauptmasse der Leukocythen aus; die ersteren sind im normalen Blute spärlich, die basophilen fehlen sogar gänzlich. Ueber den Werth derselben für die Diagnose schwanken zwar noch die Angaben, und dürften darüber erst weitere Forschungen Klarheit bringen.

I. Stärkere Abweichungen in der Zahl der weissen Blutkörperchen überhaupt erkennt man schon bei einfacher mikroskopischer Untersuchung, genauere und sichere Resultate erhält man jedoch erst bei der Zählung. Man nimmt dieselbe mit dem THOMA-ZEISS'schen Apparate vor, indem man die rothen und weissen Blutkörperchen getrennt zählt (eventuell kann man als Verdünnungsflüssigkeit die Kochsalzlösung mit etwas Gentianviolett versetzen, wodurch die Leukocythen blau gefärbt werden).

In der Norm zeigen die Leukocythen zu den Chromocythen ein Verhältniss von 1:333—900. Abnorme Verminderung derselben wird nur bei gleichzeitiger Abnahme der rothen Zellen beobachtet. Vermehrung derselben kommt vor

α. physiologisch und dann vorübergehend zur Zeit der Verdauung.

β. pathologisch, bei verschiedenen Infectionskrankheiten (*croupöse Pneumonie, Ileotyphus, Recurrens, Erysipel* u. a.); diese *Leukocythose* ist fast stets eine mässige und schwindet bei der Genesung. Es scheint als ob bei einzelnen Erkrankungen hierbei die Leukocythose stets vorhanden ist, während sie bei anderen fehlen oder gering sein kann; doch sind die Beobachtungen noch nicht genügend sicher, um differentiell-diagnostisch sich verwerthen zu lassen.

γ. als Hauptsymptom bei der als *Leukämie* bezeichneten Krankheit; bei dieser kann das Verhältniss der Leukocythen zu den Chromocythen auf 1 : 50, 1 : 20, ja 1 : 3 und noch mehr steigen.

II. Bei der Leukämie sind gewöhnlich nicht alle Arten von Leukocythen gleichmässig vermehrt, sondern giebt es Formen, bei denen nur oder vorzugsweise die kleinen, andere bei denen speciell die grossen weissen Zellen zugenommen haben. Ob sich aus diesen Verschiedenheiten ein Schluss auf die Form der Leukämie (*lymphatische* oder *myelogene*) wie EHRLICH angiebt, ziehen lässt, ist noch zweifelhaft. Dagegen ist der Nachweis der Vermehrung einzelner specieller Arten von Leukocythen für die beginnende Leukämie und den Unterschied der leichteren Formen derselben von Leukocythose von Werth.

Die eigentliche EHRLICH'sche Vorschrift ist etwas complicirt, und lässt sich nach meinen Erfahrungen für gewöhnliche klinische Zwecke ganz gut folgendermaassen modificiren. Man bereitet sich möglichst dünne Deckgläschenpräparate (nach S. 31) von Blut und färbt dieselben 3—24 Stunden in Anilinwasser (s. S. 31), dem man einige Tropfen einer concentrirten Eosinlösung zugesetzt hat; Erwärmen kürzt die Färbung auf wenige Minuten ab. Die Deckgläschen spült man kurz in Alkohol ab und bringt sie dann auf 1 bis 3 Stunden in eine concentrirte wässrige Methylenblaulösung, spült im Wasser ab, trocknet und untersucht in Xylolcanadabalsam mit homogener Immersion. Die Granula der eosinophilen Zellen sind roth gefärbt, die Kerne der Leukocythen blau, die rothen Blutkörperchen rothbraun (s. Fig. 38C, Taf. V).

Vermehrung der eosinophilen Zellen des Blutes kommt bei *beginnender Leukämie* vor; ferner bei *Asthma* (FINCK).

Auftreten von basophilen Zellen wird ebenfalls nur bei *Leukämie* beobachtet.

Ob diese Färbemethoden auch für die Untersuchung des Sputums diagnostischen Werth erhalten werden, ist noch unsicher, jedoch wahrscheinlich.

Elementarkörnchen finden sich in jedem Blut (Fig. 38B); es sind kleine, runde, farblose Körnchen, anscheinend Zerfallsproducte speciell der weissen Blutkörperchen. Bei *anämischen Zuständen* sind sie oft sehr reichlich, haben jedoch keine pathognomonische Bedeutung.

3. **Abnorme Bestandtheile des Blutes.** Als solche findet man einmal schwarze bis braune *Pigmentkörnchen*, frei oder in Zellen eingeschlossen oder schliesslich *Parasiten*.

Das Pigment ist ein Derivat des Blutfarbstoffes und wird sein Vorkommen als *Melanämie* bezeichnet und bei *alter Malaria* beobachtet.

Von pflanzlichen und thierischen Parasiten werden folgende gefunden:

I. **Bacillus anthracis** (DAVAINE), **Milzbrandbacillus.** Es sind 5—12 μ lange, 1 μ dicke Stäbchen, die man schon im frischen ungefärbten Blutpräparate sehen, aber auch im Deckgläschentrockenpräparate nach WEIGERT oder GRAM färben kann (Fig. 76 A, Taf. VII). Sie kommen im Blute bei *Milzbrand*, jedoch nicht immer und auch meist nur spärlich vor:

II. **Tuberkelbacillen** (S. 161, Fig. 75 A, Taf. VII) finden sich bei *allgemeiner Miliartuberculose*, aber ebenfalls nicht immer, und wenn sie vorkommen, fast stets nur in geringer Anzahl.

III. **Spirochaete Recurrentis** (s. OBERMEIERI), **Spirillum des Rückfallsfiebers** (Fig. 78 A, Taf. VII). Sie sind blasse spiralige Fäden, die 16 bis 40 μ lang und äusserst dünn sind und sich in lebhafter Bewegung befinden. Sie kommen nur bei *Febris recurrens* zur Zeit des Fiebers im Blute vor, sind schon ungefärbt leicht sichtbar, lassen sich jedoch in Trockenpräparaten auch nach WEIGERT, jedoch nicht besonders, gut dagegen nach LÖFFLER färben.

IV. **Bacillus mallei** (LÖFFLER), **Rotzbacillus.** Es sind dies kleine 2—3 μ lange und 0,3 μ breite Stäbchen; sie kommen im Blute von an *Rotz* Erkrankten vor und werden nach LÖFFLER gefärbt.

V. **Die Typhusbacillen** (s. sp.) sind mitunter im Blute von Typhuskranken gefunden worden, doch ist ihr mikroskopischer Nachweis unsicher, ebenso der einiger anderer, dabei noch sehr seltener Spaltpilze.

VI. **Plasmodium Malariae** (MARCHIAFAVA und CELLI). Es sind dies Gebilde vom verschiedensten Aussehen und zwar einmal kleine runde oder ovale amöboide Körperchen, die die Grösse von $^{1}/_{10}$—$^{1}/_{3}$ der rothen Blutkörperchen besitzen, innerhalb derselben heranwachsen, das Hämoglobin derselben als Pigment in sich aufnehmen, schliesslich durch Zerstörung der rothen Blutzellen frei werden und sich dann theilen. Ferner beobachtet man auch grosse halbmondförmige, sowie ovale mit Geisseln versehene oder deren ermangelnde Gebilde. Man kann sie bei genügender Uebung ungefärbt sehen, sonst sie auch im Trockenpräparat mit alkoholischer Safranin- oder Methylenblaulösung färben.

Sie werden in jedem Falle von *Intermittens* während des Anfalles, ausserdem auch bei *Malariacachexien* gefunden und sind von pathognomonischer Bedeutung.

Welche Formen derselben freilich den einzelnen Arten des Wechselfiebers und den anderen Malariaprocessen zukommen und ob überhaupt darin eine gewisse Regelmässigkeit besteht, darüber sind die Acten noch nicht geschlossen.

VII. **Filaria sanguinis hominis** (Wucherer). Im Blute findet sich die Larve dieses Wurmes; sie ist 340 μ lang, circa 7 μ breit, besitzt einen abgerundeten Kopf und einen zugespitzten Schwanz. Das Thier selbst liegt in einem geschlossenen Sacke, dessen Falten an Kopf und Schwanz deutlich hervortreten (Fig. 74, Taf. VI). Sie wird vorzugsweise zur Nachtzeit constatirt.

Der Wurm verursacht in tropischen Gegenden *Hämaturie, Chylurie* und *andere Krankheitszustände.*

Vierte Abtheilung.

Untersuchung des Digestionssystemes.

Die Untersuchung erstreckt sich auf *Mund- und Schlundhöhle, Oesophagus,* das *Abdomen,* resp. die in ihm gelegenen Digestionsorgane (*Magen, Leber, Milz, Darm, Pankreas, Lymphdrüsen, Peritoneum*), weiter auf die *Secrete* derselben (*Mundhöhlen-, Magen-, Darminhalt*), ferner auf *Punktionsflüssigkeiten.*

Erstes Kapitel.

Anamnese.

Die wichtigsten von Seiten des Digestionsapparates auftretenden subjectiven Symptome sind:

1. **Schlingbeschwerden.** Sie bestehen in unangenehmen, bis mehr oder weniger schmerzhaften Empfindungen, die bei jeder Schluckbewegung im Gaumen auftreten und durch eine Entzündung der Gaumenbögen bedingt sind. Diese Entzündung tritt bei den mannigfachsten Affectionen der Rachenhöhle (*Pharyngitis, Diphtherie, Tonsillitis* etc.) als Begleiterscheinung auf und fasst man deshalb alle

Affectionen, bei denen Schlingbeschwerden und Entzündung des Gaumens vorhanden sind, auch unter dem Sammelnamen *Angina* zusammen.

2. **Schlechter** (fader, pappiger, fauliger u. dgl.) **Geschmack** im Munde wird von den Kranken sowohl bei *Affectionen der Mundhöhle*, als auch bei sehr vielen primären und secundären *Magenerkrankungen* geklagt.

3. Das Verhalten des **Appetites** ist ein recht wichtiges diagnostisches Zeichen. Man beobachtet einmal abnorme **Steigerung** des Appetites, *Bulimie* (bei *Hysterie, Geisteskrankheiten, Diabetes, Reconvalescenz von acuten Krankheiten, Neurosen des Magens, Gastrectasie* etc.), andererseits **Verminderung** oder **Fehlen** des Appetites, *Anorexie*, (bei den *meisten Magenkrankheiten*, bei *Fieber*, bei *Hysterie* u. a.).

4. **Aufstossen,** *Eructatio*, kommt bei stärkerer Gasansammlung im Magen und Entweichen derselben nach oben vor; Sodbrennen, *Pyrosis*, ist ein Gefühl von Brennen, das längs der Speiseröhre empfunden wird und eine Folge des Vorhandenseins abnormer Säuren im Magen ist. Beide Symptome kommen vielen *Magenaffectionen* zu.

5. **Brechneigung, Uebelkeit** (*Nausea*) und **Erbrechen** (*Emesis*) werden gewöhnlich zusammen angetroffen, kommen aber auch allein für sich vor. Je nach der Aetiologie des Erbrechens, die durch die objective Untersuchung zu ermitteln ist, unterscheidet man a) **gastrisches E.**, durch Reizung der Magennerven bedingt, ein Symptom vieler *Magenaffectionen.* b) **cephalisches E.**, durch Reizung des Brechcentrums in der Medulla oblongata bei *Hirnkrankheiten, Urämie* (?), in *Folge von Ekel, heftigen Gemüthsbewegungen,* beim *Beginn acuter Krankheiten.* c) **sympathisches E.**, durch Reflexe von verschiedenen Körperregionen ausgelöst, bei *Schwangerschaft, Peritonitis, Enteritis, Gallenstein- und Nierensteinkolik, Schlundreizung* etc. Weiter hat sich die Anamnese auf die **Beschaffenheit** des Erbrochenen (*Menge, Farbe, Aussehen, Geruch und Geschmack*) zu erstrecken; doch soll man sich nicht mit den anamnestischen Angaben begnügen, sondern auch das Erbrochene einer objectiven Untersuchung unterziehen (s. sp.).

6. Weiter examinirt man genauer das Verhalten der **Stuhlentleerung** (*Menge der Entleerungen und der Faeces, Farbe, Consistenz* etc.); auch hier ist es sehr wünschenswerth, sich nicht immer nur mit den Angaben der Kranken allein zu begnügen, sondern die Faeces öfter aufheben zu lassen und sich von ihrer Beschaffenheit selbst zu überzeugen (Untersuchung s. sp.). Nur betreffs zweier Eigenschaften ist man auf die Anamnese angewiesen, der **Häufigkeit** der Entleerungen, sowie ihrer **Schmerzhaftigkeit**.

Im allgemeinen soll täglich eine Defäcation erfolgen, doch ist eine zweimalige tägliche Entleerung oder eine solche alle zwei Tage noch normal. Verlangsamte Häufigkeit ist vorhanden, wenn eine Entleerung seltener wie jeden zweiten Tag erfolgt; dann sind die Faeces fast stets von fester Consistenz (s. sp.). Man bezeichnet diesen Zustand als Stuhlverstopfung, *Obstipatio s. Obstructio alvi;* sie ist ein Symptom verschiedener Darmerkrankungen (*Atonie* und *Lähmung des Darms, Koprostase, Hernia incarcerata, Darmstenose* etc.), das sich bei vollständigem Darmverschluss bis zum totalen Mangel jeglicher Stuhlentleerung steigern kann, oder eine Folge von Darreichung von Opium, Adstringentien etc. Vermehrte Häufigkeit liegt vor, wenn die Defäcation öfters wie dreimal in 24 Stunden erfolgt; ist dabei die Consistenz dünnbreiig oder flüssig (s. sp.), so spricht man von Durchfall oder Abweichen, *Diarrhoea.* Sie kommt bei acuter und chronischer *Enteritis* (*idiopathisch*, oder *secundär* bei *Typhus, Tuberculose*), *Dysenterie, Darmamyloid, Cholera* etc., ferner nach Darreichung von abführenden Mitteln zur Beobachtung.

Schmerzhaftigkeit der Defäcation selbst (abgesehen von Kolik dabei) kann einmal durch sehr *harte Kothballen,* ferner durch *Affectionen* des *Anus* (*Fissuren, Haemorrhoiden*) bedingt sein, andererseits verbunden mit einem sehr unangenehmen Gefühle des Stuhldranges (*Tenesmus*) bei *Proctitis* und *Colitis, Rectumcarcinom, Dysenterie, Quecksilbervergiftung* vorkommen.

7. Schliesslich erkundigt man sich nach im Bereiche des Abdomens auftretenden Schmerzen. Dabei ist zu berücksichtigen, dass einigermaassen heftige, von den Abdominalorganen ausgehende Schmerzen fast stets nach verschiedenen Richtungen auszustrahlen pflegen und dass deshalb die Stellen der hauptsächlichsten subjectiven Schmerzempfindung nicht immer dem wirklichen Entstehungsorte der Schmerzen entsprechen. Sehen wir von Abdominalschmerzen, die durch Affectionen von nicht zum Digestionsapparat gehörigen Organen (Harn- und Sexualorgane, ferner Beckenknochen und Musculatur) bedingt sind, ab, so können wir am Abdomen folgende Hauptarten localisirter, spontaner Schmerzempfindungen unterscheiden a) Magenschmerz, *Gastralgie, Cardialgie* in der Magengegend, speciell meistens im Epigastrium am stärksten, tritt von verschiedener Intensität, Art und Dauer auf bei vielen Magenleiden (*Entzündung, Magengeschwür, Magenkrebs, functionelle Neurosen* etc.), ferner aber auch bei constitutionellen Krankheiten (*Chlorose, Anämie, Diabetes, Arthritis*), bei Nervenleiden (s. Siebente Abtheilung), sowie reflectorisch von erkrankten Nachbarorganen (*Uterusleiden, Gallensteinkolik, Helminthen* u. dgl.). b) Schmerz im Darm,

Kolik, *Enteralgie*, sind paroxysmatische Schmerzanfälle, die vom Darm aus ausgelöst werden und besonders, aber nicht allein in der Gegend des Nabels empfunden werden; sie kommen zu Stande entweder durch abnormen Darminhalt (*verdorbene etc. Nahrungsmittel, Gas, Helminthen, Kothstauung* etc.) oder durch Entzündung der Därme (*Dysenterie, Ulcerationen, Ileus* u. dgl.), oder bei nervösen Darmaffectionen (s. Nervensystem), oder schliesslich reflectorisch ausgelöst (von *Krankheiten des Harn- und Geschlechtsapparates*). c) Peritonealer Schmerz, entsteht bei Reizung und Entzündung des Peritoneums und ist entweder allgemein oder local. Der allgemeine Schmerz findet sich bei *Peritonitis acuta*, besonders heftig bei der nach Perforation des Magens oder Darmes auftretenden; das ganze Abdomen ist dabei sowohl spontan, wie auf Druck äusserst empfindlich. Local ist der Schmerz einmal bei localer Entzündung des Peritoneums (so in der Ileocoecalgegend bei *Perityphlitis*, in der unteren Bauchgegend bis *Perimetritis* etc.), ferner bei der acuten Vergrösserung resp. Entzündung von Abdominalorganen und dadurch bedingten Dehnung resp. Reizung des Peritonealüberzuges derselben (bei *Leberaffectionen*, beim *acutem Milztumor fieberhafter Infectionskrankheiten*, bei *Nephritis* etc.); in letzterem Falle ist der Schmerz oft mässig, sich mehr als ein Gefühl von Druck und Spannung ausprägend.

Das Verhalten der Druckempfindlichkeit wird im folgenden, das der rein nervösen abdominalen Neuralgien bei der Untersuchung des Nervensystems besprochen werden.

<h2 style="text-align:center">Zweites Kapitel.</h2>

<h2 style="text-align:center">Mundhöhle.</h2>

Man bedient sich dazu der Inspection und Palpation, sowie der Secretuntersuchung, und untersucht der Reihe nach die *Lippen*, die *innere Wangenschleimhaut*, das *Zahnfleisch* und die *Zähne*, *Zunge*, *Gaumen* und *Rachen*.

A. Inspection und Palpation.

a) Lippen.

Ueber das Vorkommen von *Herpes labialis* s. S. 91; Verdickung der Lippen findet sich oft bei *Scrofulose*; Entzündung bei *Cheilitis*, eingetrockneter Belag bei fieberhaften Krankheiten (*Pneumonie, Typhus*); Schrunden (*Rhagaden*) an den Mundwinkeln bei *hereditärer Syphilis;* Geschwüre kommen vor bei *Syphilis (primäre Induration), Tuberculose, Carcinom.*

b) Innere Wangenschleimhaut.

Im Allgemeinen betheiligt sich dieselbe mehr oder weniger an den beim Gaumen, Zahnfleisch etc. zu erwähnenden Veränderungen und zwar kann sie geröthet und geschwollen sein bei *Stomatitis,* bei *Vergiftung mit ätzenden Substanzen;* im letzteren Falle findet sich zugleich ein grau bis weiss gefärbter Belag auf der entzündeten Schleimhaut. Ferner kommen Auflagerungen von weisser Farbe, die sich vollständig und ohne Substanzverlust entfernen lassen, bei *Soor* (s. u.) vor. Geschwüre finden sich bei *ulceröser Stomatitis,* ferner bei *Syphilis;* in letzterem Falle hinterlassen sie nach ihrer Heilung Narben.

c) Zahnfleisch und Zähne.

Ersteres ist bei *Scorbut* dunkelroth, leicht blutend; bei *Saturnismus* zeigt es den grauen Bleisaum, bei *Quecksilbervergiftung* ist es geschwollen. Schmerzhaftigkeit desselben an einer Stelle auf stärkeren Druck spricht für *Alveolarperiostitis,* Fluctuation für das Vorhandensein eines *Abscesses (Parulis).* Ferner können alle Processe, die die Mundhöhle überhaupt afficiren, natürlich auch das Zahnfleisch ergreifen.

Was die Zähne anbetrifft, so achtet man auf ihre *Zahl* sowie *Beschaffenheit.*

Die Zahl der Zähne hängt vom Alter ab.

Die ersten beiden Schneidezähne treten im 6.—8. Lebensmonat durch, und zwar zuerst die unteren, dann die oberen mittleren, darauf ebenso die vier äusseren im 7.—9. Monat, dann die vier ersten Backenzähne (im 12.—15. Lebensmonat), dann die vier Eckzähne und die vier zweiten Backenzähne. Das Ausfallen der Milchzähne geht vom 7.—12. Lebensjahre in derselben Reihenfolge, der Durchbruch der bleibenden Zähne vom 5.—13. Lebensjahre derart vor sich, dass zuerst die vier ersten Mahlzähne, dann die vier centralen, dann die vier äusseren Schneidezähne, hierauf die vier ersten Backenzähne, dann die vier Eckzähne und vier zweiten Backenzähne, schliesslich die vier zweiten Mahlzähne durchbrechen. Die vier letzten Mahlzähne, sogenannte Weisheitszähne, brechen im 18. bis 30. Lebensjahre oder auch später durch (WELCKER).

Verspätetes Durchbrechen der Schneidezähne ist bei *Rhachitis* gewöhnlich vorhanden.

Das verspätete Durchbrechen der Weisheitszähne verursacht öfters Entzündung des Zahnfleisches und der Mundhöhle mit Unvermögen den Mund weit zu öffnen; man bezeichnet diese Affection als *Angina dentaria.*

Beschaffenheit der Zähne. Mit Rinnen, dabei unten halb-mondförmig gestaltet, werden die beiden oberen Zähne bei *Syphilis hereditaria* öfter angetroffen und soll diese Erscheinung (nach Hutchinson) ein sicheres, fast pathognomonisches Zeichen sein; von Anderen wird jedoch die Zuverlässigkeit bestritten.

Schwarzfärbung und Zerfall der Zähne (*Caries*) hat keinen dia-gnostischen Werth. Von *Pericementitis* ist sie dadurch zu unterschei-den, dass bei Caries der Schmerz auf Temperaturreize auftritt, so-wie häufig spontan vorhanden ist, bei Pericementitis hingegen auf Berührung sich einstellt.

d) Zunge.

Man achtet auf *Grösse, Farbe, Belag, Geschwüre, Wunden, Narben, Tumoren* und *Beweglichkeit* des Organs.

1. Schwellung. Vergrössert ist die Zunge bei *Makroglossie,* ferner bei *Angina,* sowie öfters in Folge von *Entzündung* bei entzünd-lichen Affectionen der Mundhöhle überhaupt; in diesem Falle be-merkt man am Zungenrande durch die Zähne bewirkte Eindrücke.

Verkleinert erscheint die Zunge bei *abnormer Trockenheit,* spe-ciell bei *fieberhaften Krankheiten.*

2. Farbe. Eine blasse Farbe hat die Zunge bei *anämischen* Zuständen.

Stärker geröthet ist sie bei verschiedenen *Infectionskrankheiten.* Besonders ist dies der Fall bei *Scarlatina*; dabei sind die einzelnen Papillen stark blutgefüllt und in Folge dessen hervorragend, so dass die Zunge ein Aussehen erhält, wegen dessen man sie als *Himbeer-zunge* bezeichnet.

3. Belag. Normal ist die Zunge stets mit etwas Mundhöhlen-secret belegt und deshalb glänzend. Fehlt dieses in Folge Dar-niederliegens der Absonderung des Mundspeichels, so erscheint die Zunge trocken, dabei häufig rissig. Dies kommt besonders vor bei *Infectionskrankheiten,* speciell *Typhus abdominalis.* Einen weissen Belag, der aus Epithelien besteht, zeigt die Zunge häufig bei *Magenerkran-kungen,* ferner auch bei sonst gesunden *Potatoren* und *Rauchern.* Bei *Abdominaltyphus* ist derselbe borkig, in Folge von kleinen Blutungen schwärzlich gefärbt (*fuliginös*); ein ebensolcher wird auch auf Zahn-fleisch und Lippen bei dieser Krankheit mitunter bemerkt.

Weisse fleckenförmige Beläge auf der Zunge (und der übrigen Mundschleimhaut) kommen bei *Soor* vor; sie haften mitunter sehr fest, doch ist die Schleimhaut darunter unversehrt. Der parasitäre Charakter wird durch die mikroskopische Untersuchung festgestellt (s. sp.). Aehnliche noch fester haftende Massen finden sich bei *Stoma-titis aphthosa.*

4. **Geschwüre.** An der Zunge kommen vor *Druckgeschwüre* (durch *Zahnstummel* etc.), *syphilitische*, selten *diphtheritische* Geschwüre. Die syphilitischen heilen mit Bildung strahliger Narben.

Wunden der Zunge sind meist Bisswunden; diagnostisch sind besonders diejenigen wichtig, die sich die Patienten unfreiwillig im *epileptischen* oder *eklamptischen* Anfalle zufügen, da sie für einen kurz vorhergegangenen Anfall, und von ihnen herrührende Narben für Vorhandensein von Epilepsie sprechen können.

5. Von **Tumoren** der Zunge sind *Krebs* und *syphilitische Gummata* die wichtigsten.

6. **Beweglichkeit.** Beim Herausstrecken soll die Zunge gleichmässig und gerade vorwärtsbewegt werden. Tremor derselben kommt vor bei *Potatoren*, ferner bei *Benommenheit* des Sensoriums (*Typhus*). Abweichen der Zunge nach einer Seite bedeutet theilweise Lähmung der Muskeln (s. Nervensystem).

e) Gaumen.

1. **Schwellung.** Die Tonsillen sind in der Norm gar nicht oder nur wenig aus den beiden Gaumenbögen hervorragend. Beträchtliche acute Vergrösserung und Schwellung derselben kann entzündlicher Art sein und wird als *Tonsillitis*, *Amygdalitis* oder gewöhnlich als *Angina* bezeichnet. Dieselbe kommt vor als idiopathische Erkrankung, ferner bei *Diphtherie* und einigen anderen Infectionskrankheiten, speciell *Scharlach*, seltener *Masern*, *Variola* etc. Dabei ist die Schleimhaut derselben auch stets stark geröthet, ferner Uvula und der Gaumen selbst oft, aber nicht immer in die Erkrankung mit hineingezogen.

Chronische Schwellung zeigt häufig, aber nicht immer eine blasse Schleimhaut, sie bleibt nach oft überstandener Angina als Hypertrophie der Tonsillen zurück.

2. **Belag.** Gelbe Beläge, die aus den Crypten der Tonsillen hervorgehen, sich leicht abstreifen lassen, und den weichen Gaumen freilassen, sind bei der *Angina follicularis*, sowie oft bei der *scarlatinösen Angina* vorhanden.

Weisse oder graue Beläge, die fest haften und nur unter Substanzverlust entfernt werden können, beobachtet man bei *Diphtherie*; sie finden sich dabei oft fleckenweise oder in grösseren Membranen auf den Gaumenbögen, der Uvula und können letztere ganz einhüllen.

3. **Geschwüre** der Tonsillen kommen zur Beobachtung bei *Diphtherie*, *Scarlatina*, sowie bei *Syphilis*, selten bei *Tuberkulose*.

Die syphilitischen Ulcerationen finden sich sehr häufig ferner am weichen Gaumen und können zu Perforation desselben, Substanzverlusten etc. führen. Wenn sie vernarben, entstehen dabei öfters bindegewebige Stränge, Verziehungen u. dgl., die die hintere Mundhöhle verengern oder sonst verunstalten können. Die hierdurch gesetzten Defecte sind durchaus unregelmässig und deshalb leicht von den regelmässig gestalteten Missbildungen, wie sie angeboren vorkommen (*Wolfsrachen* u. a.) zu unterscheiden.

Fluctuation einer Tonsille oder von Stellen des Gaumens findet sich bei Entzündung mit Abscessbildung.

Ueber Lähmungen des weichen Gaumens s. Nervensystem.

f) Rachen.

Die Untersuchung der Rachenwand kann einmal Betheiligung derselben an Erkrankungen der Mundhöhle (*Stomatitis etc.*) überhaupt ergeben. Ferner beobachtet man daselbst aber besondere Affectionen.

1. Starke Röthung und Schwellung findet sich bei der *acuten Pharyngitis*, ferner oft bei der *chronischen Pharyngitis*. Im letzteren Falle sind häufig die Schleimfollikel stark vergrössert und springen als hellere Körnchen vor (*Pharyngitis granulosa*), eine Erscheinung, die dann gewöhnlich auch am Gaumen wahrnehmbar ist.

Blass, dabei glänzend, wie mit Lack überzogen erscheint die Rachenschleimhaut bei einer anderen Form der *chronischen Pharyngitis*, die mit Atrophie der Schleimhaut einhergeht (*Pharyngitis sicca*); dabei sind häufig einzelne Capillargefässe stark erweitert. Blass ohne weitere Veränderung ist die Rachenschleimhaut bei *anämischen* Zuständen.

2. Von Belägen findet man bei *acutem* und *chronischem hypertrophischen Katarrh* der Rachenwand grauen oder gelben Schleim; häufig hängen bei *retronasalem Katarrh* Schleimbeläge vom hintern Nasenrachenraum in den Rachen hinab. Bei *chronischer Pharyngitis sicca*, bei *Ozaena* findet man graue oder schwärzliche Krusten (letztere nicht mit Taback zu verwechseln, wie man ihn bei Schnupfern regelmässig am Rachen sieht). Pseudomembranöse Auflagerungen finden sich bei *Diphtherie*; sie lassen sich schwer entfernen und hinterlassen oft eine blutende Fläche.

3. Geschwüre im Rachen sind *tuberkulöser* oder *syphilitischer* Natur.

4. Locale Schwellung und Vorwölbung mit eventueller Fluctuation kommt dem *retropharyngealem Abscess* zu.

g) Speicheldrüsen.

Dieselben, speciell die Parotis, in der Norm nicht fühlbar, sind geschwollen, dabei auf Druck schmerzhaft bei Entzündung (*Parotitis epidemica, P. metastatica bei acuten Infectionskrankheiten*).

B. Secretuntersuchung.

Das Secret der Mundhöhle besteht aus Schleim der Schleimdrüsen und dem Speichel.

a) Makroskopische Untersuchung.

1. Menge. Sie schwankt sehr; vermehrt ist sie (*Speichelfluss, Salivation, Ptyalismus*) bei *Gingivitis, Stomatitis, Angina, Mercurialismus, einigen Nervenaffectionen,* vermindert bei *Fieber, Diabetes, Nephritis chronica, cachektischen Zuständen, Cholera.*

2. Die Reaction ist meist alkalisch.

Sauere Reaction desselben findet man oft, schon bei längerem Verweilen desselben im Munde, ferner bei *Caries der Zähne, Fieber, Verdauungsstörungen, Diabetes mellitus.*

3. Das Aussehen ist etwas trübe, die Farbe meist hell, die Consistenz schleimig. Röthliche bis rothe Färbung rührt von Blut her und findet sich bei den verschiedensten Krankheiten der Mundhöhle, besonders des Zahnfleisches.

b) Chemische Untersuchung.

Man weist von normalen Bestandtheilen nach

1. Diastase, das zuckerbildende Ferment.

Man bringt 5 g frischen Speichel in ein Reagensglas, setzt 50 g Stärkelösung zu und lässt die Mischung einige Zeit bei 38—40° stehen. Es hat sich dann Zucker gebildet, den man mittelst der — beim Harne angeführten — Zuckerproben nachweisen kann.

2. Schwefelcyankalium, Rhodankalium.

Man setzt dem Speichel im Reagensglas einige Tropfen Salzsäure und ebensoviel Eisenchloridlösung zu. Bei Gegenwart von Rhodankalium nimmt derselbe eine röthliche Färbung an.

Diese Verbindung kommt häufig, aber nicht immer im Speichel vor.

3. In manchen Fällen ist der Jodnachweis von eingenommenen Jodpräparaten im Speichel von Wichtigkeit.

Man verdünnt dann 5 g Speichel mit ebensoviel Wasser im Reagensglase, setzt einige Tropfen rauchende Salpetersäure und einige cmm Chloroform zu und schüttelt die Mischung. Das Chloroform nimmt etwa vorhandenes Jod auf und erscheint beim Absetzen roth bis violett.

c) Mikroskopische Untersuchung.

Sie erstreckt sich auf den ganzen Inhalt der Mundhöhle.

Im Speichel kann sie nachweisen: 1. rothe Blutkörperchen (Fig. 37 A, Taf. V), nur bei Vorhandensein von *Blut*; 2. weisse Blutkörperchen (Fig. 39 A), als Schleimkörperchen in geringer Menge normaler Bestandtheil, vermehrt bei *Katarrhen der Mundschleimhaut*; 3. Pflasterepithelien (Fig. 34 B), desgleichen; 4. Schleim; derselbe bildet, falls er reichlich ist, eine entweder homogene oder gestreifte oder gekörnte helle Masse, deren Streifung und Körnung bei Essigsäurezusatz beträchtlich deutlicher wird (Fig. 36 A); 5. zahlreiche Bakterien. Unter diesen ist bemerkenswerth und constant vorkommend Leptothrix buccalis, Fäden von 1—2 μ Breite (Fig. 79 B, Taf. VII), die sich mit Jod violett färben und einen Hauptbestandtheil des Zahnbelages bilden.

In Belägen des Pharynx, der Tonsillen etc. kann man nachweisen: 1. die eben erwähnten drei Arten von Zellen, sowie reichliche unschädliche Mikroorganismen. Finden sich nur diese in einem Belag der Tonsillen, so ist derselbe *nicht diphtheritischer Natur*. Bildet hingegen der Belag 2. ein fibrinöses Netzwerk, das aus dicken Fäden besteht, die auf Essigsäurezusatz blasser werden oder fast verschwinden, so sind diese Pseudomembranen *diphtherischer* Art.

Nach verschiedenen Autoren sollen übrigens derartige Membranen auch bei „croupöser", nicht diphtheritischer Angina vorkommen.

Von pathogenen Mikroorganismen sind zu erwähnen:

1. Tuberkelbacillen (Fig. 75 A, Taf. VII); sie finden sich bei *tuberkulösen Geschwüren* in der Mundhöhle, können jedoch auch aus dem Auswurfe stammen.

2. Pneumoniekokken (Fig. 75 B) kommen mitunter bei ganz *Gesunden* vor.

3. Bacillus Diphtheriae (LöFFLER); er ist der Erreger der *Diphtherie*, doch ist sein mikroskopischer Nachweis zur Zeit noch nicht für die Diagnose zu verwerthen, da er keine hervorragenden morphologischen oder tinctoriellen Eigenthümlichkeiten besitzt, sondern erst durch Cultur sicher erkannt werden kann. Er ist 2—5 μ lang, ca. 2 μ breit, färbt sich am besten nach LöFFLER (kurze Entfärbung in ½ proc. Essigsäure) und findet sich in den Pseudomembranen oder auch im Mundhöhlensecret.

4. Der Soorpilz, Oidium albicans. Er besteht aus gegliederten und verzweigten Fäden, 2—6 μ dick, sowie aus Conidien, die 3—7 μ lang und 3—5 μ dick sind. Er findet sich bei *Soor* in den oben erwähnten Auflagerungen.

5. Der Actinomycespilz (Fig. 79 A) kann in Abscessen der Kiefer und des Mundbodens bei *Actinomykose* nachgewiesen werden.

Drittes Kapitel.

Oesophagus.

Die Inspection des Oesophagus erzielt wenig brauchbare Resultate.

Die Palpation wird speciell in. Form der Sondenuntersuchung geübt. Die Sondirung des Oesophagus darf jedoch nur dann vorgenommen werden, wenn durch genaue Untersuchung des Circulationssystems ein *Aneurysma der Aorta thoracica* mit Sicherheit ausgeschlossen ist. Man achtet bei ihr auf *Durchgängigkeit* und *Empfindlichkeit* des Oesophagus.

1. Durchgängigkeit. Normaliter ist der Oesophagus für den dicksten Knopf der Oesophagussonde (11 mm) bequem durchgängig. Wird dieser oder gar ein kleinerer Knopf nicht in den Magen hineingebracht, so liegt eine Stenosirung vor. Der Charakter derselben ist je nach der Stelle des Hindernisses verschieden. Diese bestimmt man, indem man in situ mit den Fingern die Stelle der Sonde, die auf den unteren Schneidezähnen sich befindet, markirt, hierauf die Sonde herauszieht und nun entweder die Länge des eingeführten Endes abmisst, oder die Sonde in einer dem Verlauf des Mundes und Oesophagus entsprechenden Krümmung neben den Kranken hält und zusieht, welcher Stelle ungefähr der Knopf entspricht.

Sitzt das Hinderniss in der Gegend des Kehlkopfes, so ist es meist durch Verknöcherung des Larynx und ungeschickte Haltung des zu Untersuchenden bedingt. In solchen Fällen wird es leicht bei Vorwärtsstrecken des Kopfes überwunden. Wirkliche Stenose in dieser Gegend ist sehr selten.

Sitzt es ein wenig weiter nach abwärts oberhalb der Bifurcation, und ist diese Stelle absolut unpassirbar, so ist das Vorhandensein eines — übrigens seltenen — *Pulsionsdivertikels* möglich. In diesem Falle gelingt es jedoch zu anderen Zeiten die Sonde herabzubringen, während sonst auch nicht der dünnste Knopf durchgeht. Dieses Verhalten beruht darauf, dass im ersteren Falle die Sonde in das — gefüllte — Divertikel geräth, im letzteren Falle aber — bei leerem Divertikel — in den Oesophagus gelangt.

Sitzt es in der Gegend der Bifurcation, so liegt Stenose vor; dieselbe ist entweder durch Compression von aussen bedingt (*Aortenaneurysma, Tumoren der dort gelegenen Lymph- (Bronchial-, Me-*

diastinal-)drüsen) oder sitzt in der Wand des Oesophagus und ist dann fast stets *Carcinom*.

Sitzt es in der Gegend der Cardia, so kann es sich entweder um ein *Carcinom* handeln oder um *narbige Stenose* der Cardia durch *ätzende Stoffe*, oder schliesslich um *Krampf der Cardia*. In den beiden ersten Fällen entscheidet die Anamnese, im letzteren gelingt es stets bei einiger Gewalt, das Hinderniss zu überwinden.

Ausser über die Localisation der Stenose erhält man durch die Sondirung noch ferner Aufschluss über die Ausdehnung derselben; doch ist für die Diagnose letztere von geringer Bedeutung.

2. Entstehen bei der Sondirung Schmerzen, so handelt es sich entweder um eine — seltene — *Entzündung des Oesophagus* oder um *Geschwüre* desselben (meist *carcinomatöser* Natur).

Viertes Kapitel.

Im Abdomen liegende Digestionsorgane.

Die Untersuchung derselben wird meistentheils praktischerweise nicht nach einzelnen Organen, sondern nach den einzelnen Methoden vorgenommen, da die Organe sich alle sehr nahe liegen, ausserdem bei Erkrankungen oft ihre Lage wechseln, und schliesslich die Untersuchung auf diese Art einfacher und übersichtlicher wird. Doch kann man natürlich auch so vorgehen, dass man jedes Organ — Magen, Leber etc. — für sich nach sämmtlichen Methoden untersucht.

A. Inspection der abdominellen Digestionsorgane.

Die Inspection, die man zweckmässig nicht nach den einzelnen Organen, sondern das Abdomen in toto in's Auge fassend ausführt, erstreckt sich einmal auf die *Configuration* des Abdomens, ferner auf etwaige *Bewegungserscheinungen*; andere inspectorische Methoden (Mensuration u. dgl.) werden nur sehr selten verwandt.

a) Inspection der Gestalt des Abdomens.

1. *Normale Topographie des Abdomens.*

Die eigentliche vordere Abdominalwand stellt ein auf der Spitze stehendes, fast rhombisches Viereck dar. Die obere Spitze entspricht der Basis des Processus xiphoideus, die untere dem oberen Rand der Symphyse, die beiden seitlichen Spitzen sind abgeschnitten und werden durch zwei Linien repräsentirt, die den Axillarlinien entsprechen und von der 10. oder 11. Rippe nach dem Kamm der Darmbeinschaufeln ziehen. An sie schliesst sich die Partie des Rückens an, die neben der Lendenwirbelsäule gelegen ist und nach oben von der 11. und 12. Rippe, nach unten von den hinteren Rändern der Darmbeinschaufeln und dem Kreuzbein begrenzt wird; sie stellt die hintere eigentliche Wandung der Bauchhöhle dar. Die beiden oberen Seiten der vorderen eigentlichen Abdominalwand werden durch den Rippenrand des Brustkorbes, die unteren beiden durch das Ligamentum Poupartii resp. den freien Rand des knöchernen Beckens gebildet.

Die Abdominalorgane selbst füllen jedoch einen grösseren Raum aus; der letztere, die Abdominalhöhle, erstreckt sich nach oben bis zum Zwerchfell. Es gehört mithin zu der Wand der letzteren im weiteren Sinne noch der Theil des Thorax, der unterhalb der Lungengrenzen liegt. Nach abwärts zu begreift die Abdominalhöhle im weiteren Sinne auch die Höhle des kleinen Beckens, das von der Vorderfläche des Os sacrum, den unterhalb der Linea innominata gelegenen Theilen der Beckenknochen und nach unten vom Beckenboden begrenzt wird, in sich.

Gerade wie am Thorax hat man auch an der eigentlichen Abdominalwand eine Anzahl von Linien zur Orientirung gezogen. Und zwar theilt man die Vorderfläche desselben durch eine horizontale Linie, die den tiefsten Punkt der Rippenbögen mit einander, und eine zweite, die die Spinae anteriores superiores der Ossa ilei verbindet, in drei horizontale Querzonen, die als Zona epigastrica, mesogastrica und hypogastrica bezeichnet werden; ebenso zieht man zwei Linien von den Rippenknorpeln der 8. Rippen derart senkrecht, dass sie die vordere Abdominalwand in drei ziemlich gleiche Theile theilen.

Dadurch zerfällt die vordere eigentliche Abdominalwand in 9 Bezirke. Die drei oberen sind in der Mitte das Epigastrium oder Regio epigastrica von ungefähr fünfeckiger Gestalt, zu beiden Seiten die beiden dreieckigen Hypochondrien oder Regiones hypochondriacae. Die drei mittleren Bezirke haben viereckige Gestalt und werden der mittlere als Regio umbilicalis, die zu beiden Seiten gelegenen und auch auf die Hinterwand des Abdomens sich erstreckenden (s. u.) als Regiones iliacae bezeichnet. Von den drei unteren heisst das mittlere, ungefähr fünfeckige Gebiet Hypogastrium oder Regio hypogastrica, der unterste dreieckige Abschnitt desselben auch Regio pubis, die beiden seitlichen dreieckigen Regiones inguinales; die rechte Regio inguinalis wird in etwas grösserer Ausdehnung auch Ileocoecalgegend genannt. An der hinteren eigentlichen Abdominalwand bezeichnet man die über dem Musculus quadratus lumborum gelegene und bis etwa zur Scapularlinie reichende Partie auch als Regio lumbalis, während die davor gelegenen Abschnitte zu den Regiones iliacae gehören.

Vorstehendes ist im Wesentlichen die von Luschka aufgestellte Eintheilung und Nomenclatur; beide sind bei den anatomischen Autoren vielfach verschieden und wechselnd.

In der Abdominalhöhle liegen nun von Digestionsorganen: Magen, Leber mit Gallenblase, Milz (eigentlich nicht zu diesen gehörig, aber wegen ihrer noch dunklen Bestimmung vorläufig stets bei ihnen besprochen), der Darmkanal, Pankreas, das Peritoneum, Mesenterium und Omentum majus, schliesslich Lymphdrüsen, besonders mesenteriale und retroperitoneale. Ausserdem enthält sie noch — ausser Blut- und Lymphgefässen und Nerven — die inneren Harn- und weiblichen Geschlechtsorgane (Nieren, Ureteren, Blase, sowie Uterus, Tuben und Ovarien). Harnblase und innere weibliche Genitalien liegen in der Norm im kleinen Becken; sie können jedoch bei pathologischen Veränderungen dasselbe verlassen und in die eigentliche Abdominalhöhle sich begeben. Man hat deshalb bei der Untersuchung des Abdomens stets auf diese Organe Rücksicht zu nehmen.

2. *Pathologie der Form des Abdomens.*

Das Abdomen ist in der Norm gleichmässig, aber wenig gewölbt; fast stets bemerkt man eine seichte Einschnürung in der Linie, die das obere Drittel vom mittleren trennt, und die Taille markirt. Oberhalb derselben ist der Bauch öfters weniger als unterhalb gewölbt, ja oft ganz leicht eingezogen.

Pathologisch können abnorme *Einziehungen* oder *Vorwölbungen* beobachtet werden.

Einziehungen sind bedingt:

I. Durch Abnahme des Inhalts der Bauchhöhle (bei *Inanition, Consumptionskrankheiten*), II. durch starke Contraction der Darmmuskulatur bei *Meningitis* und *Bleikolik*. Erreicht die Einziehung sehr hohe Grade, so dass die vordere Bauchwand fast die Wirbelsäule berührt, so bezeichnet man dieselbe als *kahnförmig*.

Pathologische Vorwölbungen betreffen entweder das ganze Abdomen mehr oder weniger gleichmässig oder sind an einzelnen Stellen localisirt.

Allgemeine Vorwölbung trifft man:

I. Bei *Adipositas*; sie ist sowohl Folge von Fettzunahme des Panniculus, als auch der Abdominalorgane, Netz, Mesenterium etc. selbst.

II. Bei starker Auftreibung der Därme durch Gas (*Meteorismus*). Derselbe kommt bei den mannigfachsten *Magen-* und *Darmkrankheiten*, ferner bei *Hysterie* vor.

III. Bei Gelangen von Darmgasen in die Peritonealhöhle in Folge von *Perforation* am *Magen* oder *Darm* (*Tympanites peritonei*). In den beiden letzten Fällen ist die Vergrösserung eine gleichmässige, kugelige, zuerst die eigentliche Abdominalwand vortreibende; bei höheren Graden werden auch das Zwerchfell und damit die Thoraxorgane nach oben gedrängt und ferner die untere Thoraxpartie mehr oder weniger erweitert.

IV. Bei Ansammlung von Transsudat in der Bauchhöhle (*Ascites*). Dann sind bei Rückenlage besonders die seitlichen Partien stark ausgedehnt, der vordere Theil der Abdominalwand hingegen oft abgeflacht. Bei sitzender Stellung hingegen fliesst die Flüssigkeit in die tiefsten Stellen, es werden mithin einige Zeit nach dem Lagewechsel letztere (Hypogastrium, Inguinalgegend etc.) am stärksten ausgedehnt, während jetzt an den oberen Theilen, sowie in den Regiones iliacae dies beträchtlich weniger ausgeprägt ist. Jedoch kann dieser Wechsel der Ausdehnung auch mitunter, besonders bei sehr stark gespannten Bauchdecken, vermisst werden.

V. Bei Ansammlung von Exsudat in der Bauchhöhle, bei *Peritonitis*. In diesem Falle ist die Auftreibung eine gleichmässige und gewöhnlich weniger durch die meist nicht sehr reichliche Flüssigkeit, als durch den gleichzeitigen Meteorismus, der eine Folge von Lähmung der Darmmuskulatur ist, verursacht. Die Flüssigkeit selbst ist ferner meistens nicht gleichmässig in der Abdominalhöhle vorhanden, sondern an einzelnen Stellen vorzugsweise abgelagert; liegen letztere an der Abdominalwand, so kommt es zu localen Hervorwölbungen.

Auch die Ansammlungen von Flüssigkeit in der Bauchhöhle erzeugen, wenn sie hochgradig sind, Erweiterung der unteren Thoraxapertur, mit Verdrängung des Zwerchfells und der Thoraxorgane nach oben.

Locale Vorwölbungen werden angetroffen:

I. In der Magengegend (vorzugsweise im Epigastrium und linken Hypochondrium) bei *Erweiterung* dieses Organs. Je stärker (eventuell künstlich s. sp.) der Magen aufgebläht ist und je magerer die Bauchdecken sind, um so deutlicher und ausgedehnter nach unten und rechts wird diese Auftreibung; mitunter kann der untere Magenrand als eine nach unten convexe Linie deutlich erkennbar werden, die bei tiefer Inspiration nicht herabrückt. Ziemlich selten werden Tumoren des Magens durch eine circumscripte Hervorwölbung sichtbar.

II. In der Lebergegend (besonders im Epigastrium und rechten Hypochondrium) bei *Vergrösserungen* des Organes (Vorkommen derselben s. sp.); dabei kann ebenfalls der untere Leberrand bei sehr schlaffen Bauchdecken sichtbar werden und leicht an seiner Form (s. sp.), sowie an seiner absteigenden Bewegung bei tiefen Inspirationen erkannt werden. Circumscripte Hervorwölbungen sind entweder durch *Krebs*, *Echinococcus* oder *Abscesse* der Leber oder durch *Affectionen* der *Gallenblase* verursacht.

III. Von der Milz ausgehend ist eine Hervorwölbung nur bei

sehr bedeutender Vergrösserung, falls das Organ den unteren Rippenrand und die Axillarlinie beträchtlich überschreitet, in der linken Regio iliaca, sowie im linken Hypochondrium sichtbar. Auch hier wird bei schlaffen Bauchdecken mitunter der Milzrand, der an seinen Incisuren leicht kenntlich ist, sichtbar und zeigt respiratorische Verschiebungen.

IV. In der Ileocoecalgegend wird eine Hervorwölbung mitunter bei *entzündlichen Processen* an der *Bauhin'schen Klappe*, am *Coecum* oder *Processus vermiformis* resp. in deren Umgebung, speciell bei *Abscessbildung* oder *circumscripter Peritonitis* (*Peri- und Paratyphlitis, Appendicitis*) sichtbar.

V. In der Regio umbilicalis treten mitunter circumscripte Vorwölbungen auf; dieselben können jedoch den verschiedensten Organen (*Pankreas, Magen, Leber, Darm* etc.) zugehören und durch *Vergrösserung, Geschwülste, Abscesse* u. dgl. bedingt sein. Schwächere oder stärkere Hervorwölbung des Nabels findet sich bei *Ascites, Gravidität*, sowie *Hernia umbilicalis*.

VI. Starke Hervorwölbung des Hypogastrium findet sich be *Ueberfüllung der Harnblase*, ferner bei *Uterus gravidus*. Je weiter die Gravidität vorschreitet, desto grösser wird die Vorwölbung, bis schliesslich das ganze Abdomen mehr oder weniger stark ausgedehnt erscheint. Ebenfalls eine starke, nach und nach zunehmende und schliesslich sich fast gleichmässig auf das ganze Abdomen erstreckende Ausdehnung verursachen grosse *Uterus-* oder *Ovarialgeschwülste*, schliesslich auch gewisse *Nierentumoren*. Näheres darüber später.

VII. Schliesslich werden durch freie *Hernien* locale Vorwölbungen erzeugt. Die Stelle und Grösse ist von der Art und Beschaffenheit der Hernien bedingt. Ihre Diagnostik gehört in das Gebiet der Chirurgie.

b) Bewegungserscheinungen am Abdomen.

1. Von der Athmung abhängige respiratorische Bewegungen. Das Vorkommen respiratorischer Verschiebungen bei Leber und Milz ist schon oben erwähnt. Dem Magen und Pankreas kommt es nicht zu; es spricht deshalb das Vorhandensein einer respiratorischen Verschiebbarkeit bei Tumoren, die sowohl der Leber als dem Magen angehören können, für erstere, wenn auch in seltenen Fällen Verschiebung von Magencarcinomen beobachtet wurde.

2. Von der Herzaction abhängige circulatorische Bewegungen. Zu erwähnen ist die *Pulsatio epigastrica*; sie beruht entweder auf *Hypertrophie des rechten Ventrikels* (s. S. 171) oder auf

Pulsation der Leberarterien oder *Lebervenen* (s. S. 189), schliesslich auf *Pulsation der Bauchaorta.* Die letztere ist besonders deutlich einmal bei *Aneurysma der Bauchaorta* und ferner bei *Ueberlagerung* derselben durch *Tumoren*, einen sehr *festen linken Leberlappen* u. dgl., die die Pulsation gut fortleiten.

3. Durch Contraction von Magen und Darm verursachte peristaltische Bewegungen. Sie sind mitunter bei sehr mageren, aber von Abdominalkrankheiten sonst freien Personen sichtbar; auch in pathologischen Fällen sind sie bei dünnen Bauchdecken besser wie bei stark entwickelten zu beobachten.

Am Magen finden sich dieselben besonders, falls eine *Hypertrophie seiner Wandung*, wie sie bei *Dilatation* des Organes in Folge von *Stenose des Pylorus* (*Narben, Krebs*) oder *gestörtem Chemismus* oder *Atonie der Muskulatur* oft vorkommt, statt hat, nur selten ohne dieselbe (*peristaltische Unruhe des Magens*, Kussmaul). Durch Stossen oder Reiben der Magengegend kann man sie oft anregen.

An den Därmen sind sie in solchen Fällen sichtbar, wo die Peristaltik derselben abnorm gesteigert ist; dies ist nur selten bei *Darmkatarrh* mit profuser Diarrhoe, häufiger hingegen bei *Darmstenose* oder *Darmobstruction* und dann an den oberhalb des Hindernisses gelegenen Darmschlingen der Fall.

c) Mensuration.

Die Messung mittelst Bandmaasses hat den Zweck, bei Flüssigkeitsergüssen (*Ascites* u. dgl.), sowie Tumoren des Abdomens das Zunehmen resp. Abnehmen derselben zu constatiren.

B. Palpation des Abdomens.

Die Palpation des Unterleibes wird derart ausgeübt, dass man die beiden — nicht zu kalten, sondern nöthigenfalls vorher erwärmten — Hände derart flach auf die Bauchwand des — liegenden — Kranken auflegt, dass sie dicht neben einander mit leicht convergirenden Fingerspitzen sich befinden. Nachdem man den Patienten aufgefordert hat, ruhig und gleichmässig zu athmen — wie im Schlafe — dringt man mit den gestreckten Fingern leicht rotirend ganz allmählich in die Tiefe, wobei man ein Krümmen der Finger oder ein spitzes Aufsetzen derselben auf die Bauchwand durchaus vermeiden muss. Bei der nöthigen Geschicklichkeit und Ausdauer gelingt es in der Mehrzahl der Fälle so, das Abdomen, ohne dem Patienten Schmerz zu bereiten, genau abzutasten.

Ein Hinderniss der Untersuchung bildet vor Allem starke Anspannung der Bauchmuskulatur. Wird dadurch eine Untersuchung des Abdomens unmöglich, so kommt man mitunter noch zum Ziele, wenn man den Kranken gleichmässig bei weit geöffnetem Munde athmen und ihn zugleich die Beine stark anziehen lässt, so dass die Oberschenkel mit der Bauchwand fast einen rechten Winkel bilden, wodurch die Abdominalmuskeln etwas erschlaffen. Am leichtesten ist die Untersuchung bei Frauen, die öfters geboren haben, ferner unmittelbar nach der Punktion des Abdomens wegen Flüssigkeit, öfters absolut unmöglich hingegen bei kräftigen Kindern.

Die Palpation erstreckt sich nacheinander auf die Gegend des *Magens*, der *Leber*, der *Milz* und dann des *übrigen Abdomens*.

a) Topographie der abdominellen Digestionsorgane.
[Vergl. Taf. II und III, Fig. 30 und 31.]

Der Magen liegt im linken Hypochondrium und im Epigastrium, reicht nach oben hin bis an das Diaphragma und füllt die linke Kuppe desselben mit seinem Fundus vollständig aus. Der höchste Stand desselben ist verschieden, im mittleren Füllungszustand entspricht derselbe ungefähr dem oberen Rande der 5. Rippe, bei Tiefstand des Zwerchfells rückt er nach abwärts, bei Hochstand nach aufwärts. Die grosse Curvatur schneidet die Linie zwischen Nabel und Basis des Processus xiphoïdeus ebenfalls je nach dem Füllungszustande des Magens und der Stellung des Zwerchfells bald höher, bald tiefer. In der Norm darf er nicht tiefer als an der Grenze zwischen dem untersten und dem darüber liegenden Sechstel dieser Linie stehen, allerhöchstens bis zum Nabel selbst reichen. Die kleine Curvatur hat einen in der Projection fast senkrechten Verlauf und liegt der dem Körper des Magens angehörige Theil ungefähr 2 cm nach links von der Mittellinie; dann erleidet sie eine Knickung, so dass der Theil von ihr, der der Portio pylorica angehört und eine aufsteigende Richtung besitzt, ein wenig nach rechts von der Mittellinie liegt. Dies ist jedoch das Verhalten der Curvatura minor bloss bei mittel- oder starkgefülltem Magen; ist der letztere leer oder nur sehr schwach gefüllt und deshalb in erschlafftem Zustande, so liegen diese beiden Abschnitte der kleinen Curvatur einander an. Die Cardia liegt in der Projection an der Basis des Processus xiphoïdeus ganz wenig nach links, der Pförtner dicht unter dem rechten 7. Rippenknorpel mehr oder weniger nach rechts von der Medianlinie. Wie weit die grosse Curvatur nach rechts geht, schwankt; im Allgemeinen reicht sie nicht über die rechte Parasternallinie hinaus. Was das Verhalten des Magens zu den Nachbarorganen anbetrifft, so liegt er mithin nur mit einem Theile an der eigentlichen Abdominalwand, und zwar nur mit einem kleinen Abschnitt derselben direct an, während der andere Abschnitt dieses Theiles von der Leber überlagert ist. Der zweite Theil des Magens liegt unter der linken Thoraxwand; auch von dieser Partie liegt nur ein Theil der Thoraxwand direct an, während der Rest zum Theil vom Complementärsinus der linken Pleura bedeckt, theilweise aber auch von der linken Lunge, dem linken Leberlappen, sowie ein kleiner Theil noch vom Herzen überlagert ist. Nach hinten erstreckt sich der Magen, der Bauchwand anliegend, bis zur oder etwas hinter die Axillarlinie; der Rückenwand selbst liegt er nirgends an, sondern wird dort von der linken Lunge, Milz, linken Niere, Colon, Pankreas vollkommen überlagert.

Die Leber reicht nach oben bis zum Zwerchfell und wird die rechte Kuppe desselben von dem rechten Leberlappen ganz ausgefüllt. Der höchste Punkt entspricht in der Projection etwa dem 4. Intercostalraum oder dem unteren Rand der 4. Rippe und zwar liegt derselbe etwas nach aussen von der Parasternallinie. Der oberste Theil der Leberkuppe wird allseitig von der linken Lunge umgriffen. Die obere Grenze zwischen rechtem und linkem Leberlappen entspricht der Basis des Processus xiphoïdeus. Der linke Leberlappen ist in seiner Ausdehnung verschieden; nach oben reicht er ebenfalls bis zum Zwerchfell, doch grenzt er nur an die vordere Partie der linken Kuppe, da letztere ja vom Magen, den, wie oben erwähnt, die Leber mit ihrem linken und einem Antheil des rechten Lappens theilweise überlagert, ausgefüllt wird. Nach links geht er bis zur linken Parasternallinie, kann jedoch auch bis zur linken Mammillarlinie reichen und wird in seinem obersten Theil in der Projection etwas vom Herzen überlagert. Die untere Grenze der Leber schneidet in der linken Parasternallinie oder etwas nach aussen von derselben den linken Rippenbogen, ferner die Mittellinie gewöhnlich in der Mitte zwischen Basis des Processus xiphoïdeus und Nabel (mitunter etwas höher bis zur Grenze vom oberen und mittleren oder etwas tiefer bis zur Grenze vom mittleren und unteren Drittel dieser Linie), erreicht etwas nach aussen von der rechten Parasternallinie den rechten Rippenbogen und schneidet die Axillarlinie am unteren Rande der 10. Rippe. Da wo der untere Leberrand unter dem rechten Rippenbogen zum Vorschein kommt, prominirt unter demselben etwas und zwar in der Norm nur wenig der Fundus der Gallenblase; in der Mittellinie zeigt der untere Leberrand oft eine Einkerbung, die der unteren Grenze zwischen rechtem und linkem Leberlappen entspricht. Es folgt hieraus, dass der grösste Theil der Leber vorn hinter der Thoraxwand und zwar grösstentheils der rechten, zum kleinsten Theil der linken liegt, und nur ein verhältnissmässig unbedeutender Antheil direct von der eigentlichen vorderen Bauchwand bedeckt wird. Nach hinten liegt nur der rechte Leberlappen und auch bloss mit einem Theile der Rückenwand direct an; seine untere Grenze zieht von der Axillarlinie am unteren Rande der 10. Rippe, schneidet die 11. Rippe in der Scapularlinie und erreicht die Wirbelsäule etwas unterhalb des Ansatzes der 11. Rippe. Mithin liegt die Leber hier vollständig hinter der Thoraxwandung. Auch hier ist die oberste Partie von der rechten Lunge überlagert.

Die Milz, von ovaler Gestalt, etwa 10—12 cm lang, 6—8 cm breit, liegt derart unter der hinteren Thoraxwand, dass ihr grösster Längendurchmesser den Rippen parallel verläuft. Nach hinten reicht sie bis zwei Finger breit von der Wirbelsäule, nach vorn normaliter bis zur Axillarlinie. Ihr oberer Rand entspricht dem oberen Rande der 9., ihr unterer dem unteren Rande der 11. Rippe. Direct der hinteren Thoraxwand an liegt nur ein Theil, etwas über die Hälfte, der Milz; der andere Theil wird von der linken Lunge überlagert.

Was das übrige Abdomen anbetrifft, so ist der Dünndarm vorzugsweise in der unteren Hälfte der Regiones umbilicalis und iliacae, sowie im Hypogastrium und der linken Inguinalgegend gelegen; doch ist diese Lage sehr schwankend, da wegen der grossen Beweglichkeit der Theile sie ihre Lage selbst stets wechseln, andererseits andere Organe, z. B. das Colon transversum, S romanum, Harnblase etc. ihre Stelle theilweise einnehmen können.

Vom Dickdarm liegen das Coecum und der Processus vermiformis in der rechten Regio inguinalis; das Colon ascendens steigt von dort bis zum tiefsten Theil des Rippenbogens und verliert sich hinter der Leber, so dass die Flexura coli dextra hinter dem rechten Leberlappen liegt. Die Lage des Colon transversum ist sehr wechselnd, einmal wegen der losen Befestigung desselben, und dann weil dieselbe durch die Füllung des Magens beeinflusst wird; es zieht von rechts im Bogen nach links und liegt bei leerem oder mässig gefülltem Magen oberhalb des Nabels, kann jedoch sehr oft auch unterhalb desselben angetroffen werden. Die linke Flexur liegt gerade in dem Winkel, den die vordere und obere Milzgrenze mit der unteren Lungengrenze bildet, und schiebt sich zwischen Magen und Milz ein. Das Colon descendens steigt an der Hinterwand der Abdominalhöhle herab bis in die linke Regio inguinalis. Die Beschaffenheit der Flexura sigmoidea wechselt, mitunter liegt dieselbe auf der Darmbeinschaufel und schlägt sich von da in das kleine Becken herab. Andererseits besitzt sie oft ein sehr grosses Mesenterium; dann kann sie im Hypogastrium, ja in der rechten Fossa inguinalis angetroffen werden.

Das Duodenum liegt ganz an der Hinterwand der Bauchhöhle und ist von Magen und Leber gänzlich bedeckt. Auch das Pankreas ist in normalem Zustande ganz in der Tiefe der Abdominalhöhle gelegen.

Das grosse Netz bedeckt die Dünndarmschlingen, andererseits wird es auch heraufgeschlagen angetroffen. Ferner finden sich im Abdomen Lymphdrüsen, von denen die wichtigsten die mesenterialen und die retroperitonealen sind.

Die im kleinen Becken gelegenen Organe können nur bei starker Vergrösserung in die Abdominalhöhle hinaufsteigen. Die Blase und der Uterus erscheinen dann im Hypogastrium, doch kann die erstere bei starker Füllung auch bis zum Nabel, der gravide Uterus bekanntlich bis zur Magengrube heraufreichen. Ferner können in pathologischen Fällen Erkrankungen der Ovarien und Tuben ebenfalls eine solche Vergrösserung dieser Organe herbeiführen, dass sie einen Theil der Abdominalhöhle ausfüllen.

Das Peritoneum überzieht alle innerhalb der Bauchhöhle liegenden Theile, sowie als Peritoneum parietale die Abdominalwandungen selbst. Intraperitoneal liegen Dünndarm, Colon transversum, Flexura sigmoidea, Leber, Magen; extraperitoneal Colon ascendens und descendens, Pankreas, Duodenum und Milz.

b) Palpation des Magens.

Da die Magenwandung elastisch ist und dem palpirenden Finger nachgiebt und ferner wegen der verdeckten Lage des Organs, von dem nur ein kleiner Theil die eigentliche Abdominalwand berührt, lassen sich die Form und die Grenzen des Magens nicht deutlich palpiren.

Dies ist nur bei Verwendung des LEUBE'schen Vorschlages, eine Sonde in sitzender Stellung in den Magen einzuführen, bis sie an den unteren Magenrand stösst, und dann im Liegen des Patienten den Platz der unteren Spitze derselben durch die Bauchwand zu palpiren, aber auch nur in sehr unvollkommener und nicht ganz ungefährlicher Weise möglich.

Dagegen muss man auf die Resistenz achten, die man bei der Palpation in der Magengegend erhält. Eine vermehrte Resistenz deutet auf *Hypertrophie der Magenmuskulatur* hin.

Ferner achtet man auf Schmerzhaftigkeit. Allgemein diffuse im Epigastrium häufig am deutlichsten, eventuell auch daselbst allein vorhandene Empfindlichkeit auf Druck wird bei den verschiedenen *Magenaffectionen* angetroffen. Circumscripte Empfindlichkeit einer bestimmten Stelle spricht für *Ulcus ventriculi*.

Im Allgemeinen ist die Oberfläche des Magens glatt; sind daselbst Prominenzen zu fühlen, so sind sie stets pathologisch. Am häufigsten findet man *Carcinom*, das als eine höckerige, schmerzhafte, harte Geschwulst zu palpiren ist. Ihre Zugehörigkeit zum Magen ist freilich nicht immer leicht festzustellen; dafür spricht ausser ihrer Lage der Umstand, dass sie sich bei tiefer Respiration nicht verschiebt, und bei Vergrösserung des Magens durch künstliche Auftreibung (s. u.) conform derselben oft ihre Stelle wechselt, ebenso bei Aufrichten der Patienten öfters nach abwärts sinkt. Doch können diese beiden charakteristischen Zeichen mitunter fehlen und andererseits bei Tumoren anderer Organe vorkommen. Andere Geschwülste des Magens (*Myome* etc.) sind sehr selten; mitunter kann eine harte *Ulcusnarbe* oder eine *ringförmige Pylorushypertrophie* jedoch bei der Palpation einen Tumor vortäuschen. Natürlich können Tumoren des Magens nur dann palpabel werden, wenn sie entweder dem Theil des Magens angehören, der bloss von der eigentlichen Abdominalwand bedeckt wird, oder wenn sie zwar der von der Leber bedeckten Partie des Magens angehören, aber durch Dislocation dieselbe, speciell der Pylorus und die kleine Curvatur, unter die Leber herabgerückt ist. Hingegen sind Tumoren des unter der Thoraxwand gelegenen Abschnittes des Magens natürlich nie palpabel.

Die oben erwähnten sichtbaren peristaltischen Bewegungen

(bei *Hypertrophie der Magenmuskulatur*) werden gewöhnlich auch deutlich gefühlt. Ueber epigastrische Pulsation s. folg. S.

Schliesslich sind beim Palpiren auftretende auscultatorische Phänomene zu erwähnen; bei stossweiser Palpation hört man, speciell bei *Dilatation* des mit Luft und Flüssigkeit gefüllten Organs (aber auch mitunter bei *ganz Gesunden*), ein metallisch klingendes Plätschergeräusch. Dasselbe tritt auch dann sehr deutlich beim Schütteln des Kranken auf.

c) Palpation der Leber.

Die Palpation erstreckt sich auf den *Leberrand* (*Stand, Gestalt, Beweglichkeit desselben*), sowie auf die *Leberoberfläche* (*Beschaffenheit, Consistenz, Empfindlichkeit*).

1. Von den Grenzen dieses Organs ist nur der untere Rand, und auch der nicht immer zu palpiren, bei Kindern und Frauen mit schlaffen Bauchdecken noch am besten. Man kann dann den untern Leberrand umgreifen; dass es sich um ihn handelt, wird durch die Auf- und Abwärtsbewegung desselben bei der Respiration bewiesen. Es ergiebt daher die Palpation nur einen beschränkten Aufschluss über die Form des Organs, aber immerhin wichtige Fingerzeige.

Liegt der Rand höher als normal, so entgeht dies der Palpation fast stets, da der Theil des Leberrandes, der am meisten nach aufwärts rückt, dann unter dem rechten Rippenbogen liegt. Ein solcher Hochstand des unteren Leberrandes kommt vor bei Verkleinerung des Organes (*acute Atrophie, Cirrhose*) sowie bei Dislocation nach oben in Folge von *Hochstand der Zwerchfells* (Ursachen: s. u. Percussion).

Rückt hingegen der Rand weiter nach abwärts, so kann man dies besonders in der Mamillarlinie sowie oft auch in der Medianlinie durch die Palpation constatiren.

Ein tieferer Stand des Leberrandes kann bedingt sein:

I. durch Vergrösserung des Organs in Folge von venöser Stauung (sogenannte *Stauungsleber* bei *Herzaffectionen, Emphysem* u. dergl), Gallenstauung (bei *hepatogenem Icterus*), Entzündung (*Hepatitis diffusa, Leberabscess, hypertrophische Cirrhose*) ferner bei *Fettleber* und *Amyloid*.

II. Durch Verlagerung der nicht vergrösserten Leber nach abwärts bei Tiefstand des Zwerchfells in Folge von Affectionen der rechten Lunge oder Pleura (*Emphysem, Pleuritis, Pneumothorax*), bei *Wanderleber*.

2. Tiefstand der untern Lebergrenze mit gleichzeitiger starker Veränderung der Form des Randes beobachtet man bei *Lebertumoren,*

Lebersyphilis sowie *Schnürleber*. Schliesslich wird die Gestalt des untern Leberrandes verändert, wenn die Gallenblase vergrössert ist (*Gallenstauung, Cholelithiasis, Cholecystitis, Hydrops vesicae felleae, Carcinom*). Man fühlt dann am Leberrande eine nach unten kugelig gestaltete, mit der Leber zusammenhängende Geschwulst.

3. Abnorme Beweglichkeit des unteren Leberrandes, sowie überhaupt des ganzen Organes derart, dass es sich durch Druck nach oben an seinen normalen Platz verschieben lässt, findet sich bei *Wanderleber*.

4. Die Consistenz des Organs, wie man sie an der Oberfläche oder dem untern Rande, falls man ihn umgreifen kann, prüft, ist gewöhnlich eine mässig feste. Ist sie abnorm hart, so ist dies durch *Cirrhose, Amyloid* oder *Stauungsleber* (s. o.) bedingt. Eine abnorme Fluctuation fühlt man bei *Leberabscess*, falls er oberflächlich liegt, wie bei *Echinococcus*; bei letzterem fühlt man die als *Hydatidenschwirren* bezeichnete schwirrende Erscheinung.

5. Die Oberfläche der normalen Leber ist stets glatt. Um dieselbe zu untersuchen, bedient man sich, besonders bei gleichzeitigem Ergusse in die Bauchhöhle, mit Vortheil der stossweisen Palpation, indem man mit den Fingerspitzen einzelne senkrechte Stösse auf die Lebergegend ausführt und die Finger darauf etwas auf der Oberfläche derselben verschiebt. Mitunter ist die Oberfläche der Leber uneben, und zwar zeigt sie feine Höcker von Hirsekorn- bis Erbsengrösse bei *einfacher Cirrhose*, grössere erbsen- bis kirschgrosse und dabei unregelmässige bei *Syphilis*, ganz grosse Knoten von Kirschen- bis Apfelgrösse bei *Krebs* (oft mit einer Delle im Centrum), bei *Echinococcus*, bei *Leberabscessen*, falls diese Veränderungen an der Oberfläche liegen. Bei allen andern Leberaffectionen ist die Oberfläche glatt.

6) In der Norm ist Druck auf die Lebergegend nicht schmerzhaft, ebenso nicht bei *Fettleber, Stauungsleber, Amyloid* und *Syphilis*. Schmerzhaftigkeit ist hingegen mehr oder weniger ausgeprägt bei *Entzündung, (Abscess, beginnender Cirrhose), Krebs* und *Gallenstauung*. Doch kommen öfter Abweichungen hiervon zur Beobachtung, indem das hauptsächlich schmerzerzeugende Moment die Zerrung oder Reizung der Peritoneums ist.

7) Eine pulsatorische Hebung über der Leber (s. auch oben) kann herrühren:

I. Von der Aorta; sie ist auf das Epigastrium beschränkt und bei *Gesunden* oft wahrnehmbar. Verstärkt erscheint sie (ausser bei *Aneurysma der Bauchaorta*) in solchen Fällen, wo die Leber *abnorme Consistenz* oder *Vergrösserung* zeigt und ist dann am stärksten über dem linken Leberlappen zu fühlen.

II. Von der Leberarterie; sie ist über der ganzen Leber fühlbar und kommt bei *Aorteninsufficienz* vor (s. S. 189).

III. Von der Lebervene; sie ist besonders über dem rechten Lappen zu fühlen und wird bei *Tricuspidalinsufficienz* mitunter beobachtet (s. S. 189).

IV. Vom rechten Ventrikel der Leber mitgetheilt; sie kommt bei *Hypertrophie des rechten Ventrikels* vor (s. S. 170) und ist besonders deutlich, wenn das Herz zugleich (durch Emphysem etc.) nach abwärts gedrängt ist.

d) Palpation der Milz.

Da in der Norm das Organ gänzlich unter dem Brustkorb verborgen liegt, ist es deshalb der Palpation nicht zugänglich. Dies ist nur bei krankhaften Zuständen der Fall, und deshalb dieser Umstand stets für eine pathologische Affection der Milz (mit einer später zu erwähnenden Ausnahme) beweisend. Man nimmt die Palpation am zweckmässigsten so vor, dass man in Rückenlage des Patienten zunächst untersucht, ob etwa schon in der linken Bauchgegend ein Organ zu fühlen ist, und wenn dies nicht der Fall ist, den unteren Rippenrand in der Axillarlinie oder etwas vor derselben mit den hakenförmig gekrümmten Fingern umgreift und den Patienten tief — mit dem Zwerchfell — inspiriren lässt. Erhält man auf diese Weise kein Resultat, so wiederholt man die Untersuchung, indem man den Patienten die rechte Seitenlage mit angezogenen Beinen einnehmen lässt, die Fingerspitzen unter den Rippenbogen einschiebt und zugleich mit der linken Hand vom Rücken aus gegen die Milzgegend einen Druck ausübt (LEUBE). Man muss bei der Untersuchung darauf achten, ob sich bei der Athmung ein Körper mit stumpfem Rande gegen die Fingerspitzen drängt. Contraction der Bauchmuskeln verursacht mitunter ein ähnliches Gefühl, ist jedoch stets leicht zu unterscheiden.

Man untersucht bei der Palpation des Milzrandes auf *Stand, Form* und *Beweglichkeit* desselben, der Milzoberfläche auf *Consistenz, Glätte* und *Beweglichkeit*.

1. Palpabilität des Milzrandes in Folge von Tiefstand ist vorhanden:

I. bei Vergrösserung des Organs *a*) bei *Malaria*; dabei ist die Milz gewöhnlich schon von der Abdominalwand aus zu fühlen, β) bei *Leukämie* und zwar am stärksten, so dass die Milz bis zur Mittellinie reichen kann, bei der *lienalen* Form, in geringerem Grade auch bei den anderen, γ) in Folge von *Stauung* (*Herzfehler*, speciell jedoch *Stauung im Pfortadergebiete, Lebercirrhose* etc.), δ) in Folge von specieller Erkrankung, (*Splenitis, Amyloid*), ε) bei *Tumoren* (hauptsächlich

Krebs und *Echinococcus*), ξ) bei *Infectionskrankheiten* (*Typhus abdominalis und exanthematicus*, *Febris recurrens*, *Scharlach*, ·*Pocken*, *Pyämie*, *acute Miliartuberculose*, viele Formen von *Pneumonie* etc.).

II. Bei Dislocation nach abwärts: *Wandermilz*. Dabei ist das Organ gewöhnlich nicht vergrössert und leicht beweglich.

2. Bei *starker Vergrösserung* lässt der vordere Milzrand oft ein bis drei Einkerbungen erkennen, welcher Umstand die Zugehörigkeit der fühlbaren Ränder zur Milz sichert. Eine ungleichmässige Veränderung der Form der Milz wird bei *Tumoren* und *Abscess* beobachtet.

3. Eine abnorme Beweglichkeit des Milzrandes auf Druck findet sich bei *Wandermilz*.

4. Die Consistenz der Milzoberfläche ist sehr wechselnd; sehr hart ist sie meist bei *Amyloid*, weich bei der *Infectionsmilz*.

5. Beschaffenheit der Oberfläche. Sie ist meist glatt; Prominenzen können durch *Tumoren*, am häufigsten *Carcinom* oder *Echinococcus* hervorgerufen werden.

6. Schmerzhaftigkeit. Milzvergrösserungen sind meist nicht empfindlich, nur bei der *Infectionsmilz*, sowie *Tumoren*, *Infarct*, *Entzündungen* ist mitunter Druckempfindlichkeit vorhanden. Pulsiren der Milz wird selten bei *Aorteninsufficienz* gefühlt.

e) Palpation des übrigen Abdomens.

In der Norm ist dasselbe überall weich, nicht gespannt, auf Druck nicht schmerzhaft. Natürlich ist die tiefe Palpation bei den verschiedenen Personen nicht gleich leicht auszuführen; solche mit starkem Fettpolster oder sehr straffen Bauchdecken sind schwieriger zu palpiren als solche mit schlaffen, magern Bauchdecken. Ist die Palpation, die stets in der Rückenlage ausgeführt werden soll, durch reflectorisches Anspannen der Bauchwand sehr erschwert, so kann man sich oft dieselbe auf die oben Seite 230 angegebene Art erleichtern. Mitunter erscheint das Abdomen bei tiefer Palpation, falls dieselbe ungeschickt ausgeführt wird, etwas empfindlich, jedoch ist nie wirkliches Schmerzgefühl vorhanden. Irgendwelche Organe sind in der übrigen Abdominalpartie normaliter nicht zu fühlen.

In pathologischen Fällen achtet man einmal auf ein *abnormes Resistenzgefühl*, dass sich soweit steigern kann, dass man deutlich circumscripte resistente Massen fühlt, ferner auf *Fluctuation*, sowie auf abnorme *Schmerzhaftigkeit*; letztere erschliesst man besser aus objectiven Schmerzäusserungen der zu Untersuchenden, wie aus ihren Angaben.

1. Mitunter erhält man ein elastisches Fluctuationsgefühl, besonders bei der stossweisen Palpation; am deutlichsten wird dasselbe, wenn man auf die eine Seite des Abdomens die flache Hand auflegt

und auf die andere Seite mit einer oder zwei Fingerspitzen aufklopft. Man fühlt dann die in der Flüssigkeit erzeugte Welle fast im selben Moment gegen die Hand anschlagen, und kann diese **Undulation** leicht von der viel später ankommenden Welle unterscheiden, die sich die Bauchwand entlang fortpflanzt. Auf diese Art und Weise erhalten, ist das Undulationsgefühl pathognomonisch für **Flüssig-keitsansammlung in der Bauchhöhle**; es wird bei *Ascites* fast stets, bei *Peritonitis* hingegen viel seltener beobachtet, weil bei der letzteren die Flüssigkeit viel geringer, meist abgesackt und stellenweise in fibrinöse Auflagerungen umgewandelt ist.

2. Das **Resistenzgefühl**, das man bei der Palpation erhält, ist in der Norm nur ein geringes und bietet keine Besonderheiten dar. **Vermehrte Resistenz, Prominenzen, Tumoren** und dergl. können in den verschiedensten Theilen des Abdomens zur Beobachtung kommen. Dabei ist es eine der schwierigsten Aufgaben der Diagnostik, den Sitz und die Art dieser Resistenzen zu bestimmen, einmal wegen der vielfachen Organe, die dort zusammenliegen, und oft ihre Lage wechseln, und dann, weil dieselben gewöhnlich selbst so gut wie garnicht durch die Palpation zu erkennen und zur Abgrenzung der abnormen Befunde zu benutzen sind. Aus diesem Grunde lassen sich auch keine allgemeinen diagnostischen Regeln aufstellen, sondern muss die Diagnose von Fall zu Fall mit sorgfältiger Heranziehung aller Momente (Percussion, Secretuntersuchung etc.) und Berücksichtigung der Anamnese zu stellen gesucht werden und wird trotzdem oft eine falsche sein. Es seien deshalb hier nur ein paar Punkte hervorgehoben.

Rundliche, umgrenzbare, dabei oft sehr derbe und höckerige Knoten sind meist *Neubildungen*, diffuse, unregelmässige Resistenzen hingegen gewöhnlich *chronische Entzündungsproducte*. Sie können angehören: 1. dem Pankreas, 2. dem Darm (Dünn- oder Dickdarm), 3. dem grossen Netz, 4. dem Mesenterium und dessen Drüsen, 5. dem Peritoneum resp. dem retroperitonealen Gewebe. Ausserdem können Leber, Magen und Milz so in ihrer Lage verändert sein, dass Theile von ihnen in der unteren Peritonealhöhle liegen, umgekehrt die Organe des kleinen Beckens (Blase, Uterus, Ovarien) in sie hinaufsteigen und schliesslich noch die Nieren sich nach unten und vorn vergrössern.

Pankreastumoren liegen gewöhnlich im Epigastrium oder Mesogastrium und erstrecken sich oft nach links. Sie sind sehr schwer von Magen- und Lebertumoren zu unterscheiden, ferner mit Prominenzen, die vom Colon transversum, grossen Netz etc. ausgehen, leicht zu verwechseln.

Tumoren oder abgesackte Entzündungsproducte des grossen Netzes sind durch die Palpation allein nicht zu diagnosticiren. Vermuthen kann man z. B. eine *tuberkulöse* oder *carcinomatöse* Affection des Omentum, wenn man quer durch das Abdomen verlaufend unterhalb des Colon einen soliden Wulst fühlt. Ferner kann man bei *chronischer — einfacher und tuberkulöser — Peritonitis* mitunter Verwachsungen oder Verlöthungen desselben mit benachbarten Theilen als solide Stränge fühlen.

Sehr leicht mit soliden Tumoren zu verwechseln sind harte Kothballen (*Scybala*). Sie können sich im ganzen Verlaufe des Colons finden; hauptsächlich trifft man sie in der linken Inguinalgegend der Flexura sigmoidea entsprechend, aber auch an anderen Stellen, z. B. im Colon transversum, wo sie, trotz ihrer oft vorhandenen Anordnung in einer Reihe, Tumoren des grossen Netzes vortäuschen können. Sind sie nicht zu hart, so kann man sie mitunter daran erkennen, dass sie eindrückbar und etwas formbar erscheinen. Ferner verschwinden sie nach einer ordentlichen Darmentleerung durch Abführmittel oder Darmeingiessungen. Letztere ist überhaupt bei allen anscheinenden Tumoren des Abdomens sehr zu empfehlen und nie zu versäumen, wenn sich nicht ihre Vornahme aus therapeutischen Gründen verbietet.

Eine mehr diffuse Resistenz in der rechten Regio inguinalis trifft man bei *Typhlitis* und *Perityphlitis* an, falls die Entzündung eine gewisse Ausdehnung gewonnen hat. Bei ersterer liegt die Resistenz mehr in der Tiefe auf die Ileocoecalgegend beschränkt, kann sich jedoch bei Fortschreiten der Entzündung auch nach unten und nach den Seiten erstrecken. Bei der Peri- oder Paratyphlitis ist die Resistenz deutlich zuerst häufig in der Axillarlinie zu fühlen und verbreitet sich dann im subserösen Gewebe des Peritoneum parietale nach vorn hin; sie liegt oberflächlicher und macht mehr den Eindruck einer teigigen Infiltration.

Tumoren des Colon transversum sind leicht zu palpiren, da dasselbe sehr oberflächlich liegt; ihre Zugehörigkeit ist jedoch sehr schwer zu bestimmen. Sind sie noch kleiner, so können sie oft mit Tumoren der Leber, der Gallenblase, des Magens verwechselt werden; werden sie grösser, so ziehen sie durch ihr Gewicht oft das Quercolon nach abwärts, können dann im Hypogastrium oder zu Seiten desselben gefühlt werden und sind von Erkrankungen des grossen Netzes etc. oft nicht auseinanderzuhalten.

Invagination der Därme verräth sich oft durch das Auftreten von schlauch- oder wurstähnlichen Resistenzen im Abdomen. Dieselben vermögen ihren Ort oft zu wechseln, ferner mitunter völlig zu verschwinden. Ein wichtiges Zeichen ihres Vorhandenseins ist einmal starker Meteorismus und dann ferner eine abnorm gesteigerte Peristaltik der oberhalb der verengten Stelle gelegenen Darmabschnitte, die sowohl sichtbar als auch fühlbar und oft mit gurrenden Geräuschen sowie mit Schmerzen verknüpft ist.

Die Mesenterialdrüsen können nur bei ganz beträchtlicher Vergrösserung gefühlt werden; dasselbe ist, und auch nicht immer, der Fall bei den retroperitonealen Drüsen.

Tumoren des Peritoneum parietale, *Carcinom, Sarcom* etc. erzeugen circumscripte oder diffuse Resistenzen an der betreffenden Stelle. Circumscripte peritonitische Exsudate sind gewöhnlich von weicherer Consistenz und können mitunter undeutliche Fluctuation zeigen; werden sie theilweise resorbirt, verkäsen sie oder formen sie sich bindegewebig um, so werden sie härter und können dann von Tumoren des Peritoneums und der übrigen Abdominalorgane nur schwer unterschieden werden. Dabei kann, jedoch sehr selten, peritoneales Reibegeräusch gefühlt werden.

3. Schmerzhaftigkeit bei der Palpation ist vielen Affectionen eigen.

Allgemein diffus verbreitet ist sie bei *allgemeiner Peritonitis* sowie bei *Enteritis*; circumscript an einzelnen Stellen localisirt bei Localerkrankungen. Und zwar ist die Ileocoecalgegend auf Druck stark empfindlich bei *typhlitischen Processen*, ferner bei *Ulcerationen* der Gegend der Valvula Bauhini (*Typhus abdominalis, Tuberkulose*), die Gegend des Quercolons bei *Colitis chronica, Bleikolik, einfacher Kolik, Dysenterie;* bei letzterer Affection ist auch das Colon descendens in der Fossa iliaca und inguinalis sinistra druckempfindlich. Bei *circumscripter Peritonitis* ebenso bei *Tumoren* sind die betreffenden resistenten Stellen fast stets bei der Palpation etwas schmerzhaft.

4. Pulsationen sind normaler Weise bei tiefer Palpation meist leicht zu fühlen längs des Verlaufes der Bauchaorta. Sehr verstärkt und oberflächlich sind dieselben bei *Aneurysmen der Bauchaorta.*

5. Von auscultatorischen, von der Palpation abhängigen Phanomenen ist ein gurrendes Geräusch (*Gargouillement*) zu erwähnen Dasselbe kommt bei reichlichem Gehalt des betreffenden Darmabschnittes an Luft und Flüssigkeit zu Stande, findet sich besonders häufig bei *typhöser* und *tuberkulöser Darmerkrankung* in der Gegend der Ileocoecalklappe (dann auch als *Ileocoecalgurren* bezeichnet), ist jedoch auch bei *einfachen Diarrhoen* und an andern Stellen oft wahrnehmbar und deshalb an sich nicht pathognomonisch.

C. Percussion.

a) Magen.

1. Normales percussorisches Verhalten (vergl. Taf. IV, Fig. 32). Gemäss der anatomischen Lage lassen sich am Magen folgende Zonen unterscheiden:

Zunächst eine Zone, die eigentlichen Magenschall bei starker und schwacher Percussion giebt; und zwar ist derselbe bei mittlerer Füllung des Magens ein tympanitischer, gewöhnlich tiefer Schall, der oft Metallklang (jedoch nur bei der Stäbchenplessimeterpercussion zu hören) besitzt. Bei starker Füllung und dadurch bedingter sehr starker Anspannung der Magenwand ist der Schall hingegen hell und nicht tympanitisch. Ist schliesslich der Magen nur mit festen oder flüssigen Massen gefüllt, oder ganz leer, und dabei ohne gasförmigen Inhalt, so ist der Schall über demselben dumpf.

Diese Zone entspricht dem von keinem andern Organe überlagerten Theile des Magens, der zum Theil der vordern eigentlichen Abdominalwand, zum Theil der Thoraxwand anliegt (f k n g h f). Die letztere Partie desselben stellt den Traube'schen halbmondförmigen Raum dar, und zerfällt wieder in zwei Hälften, eine untere und eine obere Zone. Letztere entspricht dem vor dem Magen gelegenen Theil des linken Complementärraumes, doch wird der tympanitische Schall desselben in der Norm durch die bei tiefer Inspiration heruntertretende Lunge gar nicht oder nur in geringem Grade modificirt.

In vorstehendem Sinne fasste Traube (nach Fräntzel, Traube's gesammelte Beiträge zur Pathologie und Physiologie II, S. 857) den halbmondförmigen Raum auf als eine Zone, die nach unten vom linken Leber- und Thoraxrand, nach oben von einer bogenförmigen Linie begrenzt wird, deren Concavität nach unten sieht, und vorn unterhalb des 5. oder 6. Rippenknorpels beginnt, sich längs des Thoraxrandes nach hinten bis zum vorderen Ende der 9. oder 10. Rippe erstreckt, mithin auf Tafel 32 der Linie k- n- g- h-Punkt, wo f h den Thoraxrand schneidet, entspricht.

Ueber diesen halbmondförmigen Raum finden sich in den Lehrbüchern öfters unrichtige Angaben. Ferber z. B. bezeichnet so den von Lunge überlagerten Theil des Magens (k m g n k), Scheube gar den ganzen von andern Organen nicht bedeckten Theil des Magens (k n g h f k), Edlefsen begreift den ganzen hinter der Thoraxwand gelegenen Theil des Magens darunter (also ausser dem eigentlichen Bezirk noch k m g n k) etc. Weil giebt ihn richtig an, behauptet jedoch, dass die obere Begrenzungslinie nach oben concav sei. Dies kann vorkommen, ist jedoch keineswegs die Regel; eher noch verläuft die Linie k n g öfters ziemlich gerade.

Ferner eine zweite Zone, die bei schwacher Percussion dumpfen, bei stärkerer (falls der Magen nicht leer oder zu stark gefüllt ist) gedämpften tympanitischen Schall giebt und dem durch die Leber überlagerten Theile des Magens entspricht (f e k f).

Schliesslich haben wir einen dritten Bezirk, der bei leiser Percussion Lungenschall, oft aber mit tympanitischem Beiklang, bei starker tympanitischen Schall ergiebt und dem von der Lunge überlagerten Theile (k m g n k) entspricht; die Schalldifferenz ist jedoch bei lufthaltiger Lunge und nicht zu stark gefülltem oder ganz leerem Magen nie beträchtlich. Ein kleines Theilchen davon ist sowohl von Lunge (der Lingula) wie vom Herzen überlagert (k m n k); bei leiser Percussion giebt dasselbe meist Lungenschall, bei starker gedämpften (von der relativen Herzdämpfung herrührend) mit mitunter vorhandenem tympanitischem Beiklange (s. Percussion des Herzens).

Besonders beim dritten Bezirke ist die Beschaffenheit des Schalles sehr von dem Füllungszustande des Magens abhängig und gelingt es durchaus nicht immer, dort die Grenzen des Organs mit Sicherheit festzustellen; dazu kommt noch, dass sich in der Axillarlinie fast stets das Colon transversum zwischen Magen und Milz einschiebt und so die topographische Percussion gleichfalls erschwert. Der zweite Bezirk ist ebenfalls nicht immer mit wünschenswerther Deutlichkeit abzugrenzen, besonders wenn der Pylorustheil in grosser Ausdehnung unter dem rechten dickern Leberlappen verborgen liegt.

Es bleibt somit als am leichtesten bestimmbar die untere Magengrenze übrig; aber auch hierbei können sich Schwierigkeiten in der Abgrenzung erheben. Ist nämlich das Colon transversum stark gespannt, so kann dasselbe einen tympanitischen oder auch einfachen hellen Schall geben, der in seiner Höhe nicht von dem Magenschalle zu unterscheiden ist.

Alle die angeführten Schwierigkeiten werden nun zwar nicht immer, aber doch fast stets beseitigt, wenn man den Magen künstlich durch Gas (Frerichs) auftreibt. Man erzielt so einmal eine grösstmögliche Ausdehnung desselben und erzeugt ferner einen lauten tiefen tympanitischen Schall über ihm, der sich gegen Lunge, Leber und Milz sehr gut, gegen das Colon fast stets gut absetzt und in der Mehrzahl der Fälle so eine leichte percussorische Bestimmung der Magengestalt, wie er sie bei starker Fällung darbietet, gestattet. Man lässt (nachdem man vorher die anscheinenden Magengrenzen, besonders die Grenze gegen das Colon aufgezeichnet hat) den Patienten rasch zwei Gläser Sodawasser trinken oder ein englisches Brausepulver getrennt einnehmen und untersucht dann von neuem in der Rückenlage; dabei tritt für die Inspection eine etwaige Hervorwölbung sowie verstärkte peristaltische Bewegungen (s. o.) und für die Palpation eine etwaige vermehrte Resistenz (s. o.), bei Vergrösserung des Magens gleichfalls deutlicher und stärker zu Tage.

Die Anwendung des gewöhnlichen Sodawassers ziehe ich sowohl der Darreichung von Brausepulver, wie dem neuern Vorschlag (von Runeberg), Luft mittelst der Schlundsonde in den Magen einzublasen, entschieden vor, da sie für den Patienten nicht angreifend, dabei rasch, bequem, ungefährlich und hinreichend zuverlässig ist.

Giebt nach der Aufblähung der Magen denselben Schall wie das Colon, so kann man die Grenze zwischen beiden ermitteln, indem man den Patienten, eventuell nach Trinken von einigen Gläsern Wasser, sich aufsetzen lässt. Es tritt dann durch den flüssigen, sich senkenden Inhalt des Magens bedingt eine Dämpfungszone im untersten Abschnitte desselben auf, die eine Abgrenzung meist leicht gestattet.

2. Pathologisches percussorisches Verhalten. Es wird entweder ein abnormer *Hochstand* oder abnormer *Tiefstand* der untern Grenze beobachtet.

I. Der abnorme dauernde Hochstand der untern Magengrenze beruht entweder auf *Verkleinerung des Organs* oder auf *Fixirung* desselben in Folge von Verwachsungen.

α) Verkleinerung des Magens wird beobachtet bei *Stenose* der *zuführenden Wege* und in Folge dessen entstehender Unmöglichkeit, dem Magen genügend Speise zuzuführen; es sind dies am Oesophagus *Carcinom, Divertikel, narbige Stricturen,* an der Cardia *Carcinom, Narben* oder *spastische Stricturen.*

β) Fixirung des Magens erfolgt durch bindegewebige Verlöthung desselben mit der Bauchwand oder benachbarten Organen bei *Krebs, Ulcus,* sowie bei *chronischer Peritonitis.*

Ferner ist zu erwähnen eine Veränderung der Magenfigur durch eine Einschnürung desselben, wodurch derselbe die sogenannte *Sanduhrform* erhält; sie findet sich bei *Narben,* von einem *Ulcus* oder von *Vergiftungen* mit ätzenden Stoffen herrührend.

II. Der dauernde Tiefstand des untern Magenrandes ist dann pathologisch, wenn letzterer bei einfacher Auftreibung unterhalb des Nabels die Mittellinie schneidet. Dabei kann das Organ entweder *vergrössert* sein oder es ist *dislocirt.*

α) Bei Vergrösserung des Magens sind auch die übrigen Magengrenzen nach aussen gerückt; die rechte überschreitet die rechte Parasternallinie, ja die rechte Mamillarlinie, die obere Grenze rückt bis zur 4. Rippe oder noch höher. Dieses Verhalten des Magens, als *Gastrectasie* bezeichnet, findet sich einmal bei **Verengerung des Pylorus** entweder durch **Druck von aussen** (*Carcinom der Leber, des Pankreas* etc.) oder durch **Erkrankung des Pylorus selbst** (*Carcinom, Hypertrophie desselben, bei chronischer Gastritis, narbiger Verengerung nach Heilung von Geschwüren oder Vergiftung mit ätzenden Flüssigkeiten*). Ferner bei **Insufficienz der Magenmuskulatur**, wie sie bei *habitueller Anfüllung* des Magens mit schwer verdaulichen Ingestis, bei *chronischer Gastritis* etc. vorkommt.

β) Die **Dislocation** des Magens zeichnet sich nur durch abnormen Tiefstand des untern Magenrandes aus bei nicht vergrösserter Magenschallfigur, sondern bei bloss veränderter Form derselben.

Sie kommt vor erstens in Folge von **Tiefstand des Zwerchfells.** Und zwar erzeugt *starkes Emphysem* sowie *Pneumothorax* oft eine wirkliche Verschiebung nach abwärts. Bei *Pneumonie* des Unterlappens der linken Lunge steht die untere Grenze meist normal oder ist nur wenig nach abwärts gerückt, während der von Lunge überlagerte Bezirk des Magens bei leiser Percussion gedämpften, bei starker mitunter gedämpft tympanitischen Schall giebt. Bei linksseitiger *Pleuritis* schliesslich kann die untere Magengrenze normal oder tiefer gerückt sein, während die obere Grenze dadurch, dass sowohl der hinter Lunge, wie der hinter dem linken Complementärraum der Pleura gelegene Theil des Magens gedämpften Schall giebt, wodurch der Traube'sche halbmondförmige Raum verkleinert erscheint, beträchtlich nach abwärts gerückt ist.

Zweitens bei **Herabziehung des Magens** durch *Tumoren* oder durch *Schnüren.* Es steht dabei speciell der Pylorus abnorm tief, und erhält dadurch die kleine Curvatur die Form einer gerade senkrecht verlaufenden Linie (Verticalstellung des Magens).

b) Leber.

1. **Normales percussorisches Verhalten** (vergl. Taf. IV, Fig. 32 und 33). Gemäss der Lage des Organes können wir an der Leber unterscheiden:

Erstens eine Partie, die bei leiser Percussion dumpfen Schall giebt; sie entspricht dem Theile der Leber, der der Thorax- und Abdominalwand direct von keinem lufthaltigen Organ überlagert anliegt und wird als Bezirk der **absoluten Leberdämpfung** bezeichnet (k e d D r x F f k). Seine untere Grenze entspricht dem untern Leberrande und lässt sich vorn und in der Seite fast stets gegen den tympanitischen Darm- oder Magenschall abgrenzen; nur hinten, wo sie an die Niere stösst (r x), geht sie in die sogenannte **rechte Nierendämpfung** über. Den Winkel, den beide bilden (x), bezeichnet man als *Leber-Nierenwinkel*. Die obere Grenze ist hinten, seitlich und vorn in der rechten Körperhälfte der untere Rand der rechten Lunge (e d D r); in der linken Körperhälfte ist eine obere Grenze jedoch meist nicht zu ermitteln, da hier die Leberdämpfung direct an den ebenfalls leeren Herzdämpfungsbezirk stösst (e k). Nur falls der linke Leberlappen so gross ist, dass er über die linke Parasternallinie nach links reicht, die Herzdämpfung ferner nicht vergrössert ist und er mithin an die linke Lunge anstösst, kann man einen und zwar den äussersten Theil der obern Lebergrenze bestimmen; er entspricht dann dem linken untern Lungenrande. Für den übrigen Theil, und bei Kleinheit des linken Lappens oder bei Vergrösserung der Herzdämpfung überhaupt, muss man sich begnügen, die Grenze zu markiren, indem man die Basis des Processus xiphoïdeus mit der Stelle des Spitzenstosses durch eine Linie (CONRADI'*sche Linie*) verbindet.

An diesem Bezirke lassen sich zwei Unterabtheilungen unterscheiden. Erstens eine Zone am obern Rande des Dämpfungsbezirkes, die nach unten von einer dem Ansatze der rechten Pleura entsprechenden Linie (d E v) begrenzt wird. Sie entspricht dem rechten Complementärraum und zeigt bei tiefer Inspiration in Folge von Herabtretens der Lunge, Aufhellung des Schalles. Zweitens eine solche, die der Gegend entspricht, wo unter der Leber ein Theil des Magens liegt (e k f e); hier erhält man bei starker Percussion, besonders falls der Magen stark mit Gas gefüllt ist, einen gedämpft tympanitischen Schall (s. o). Der restirende Antheil der absoluten Leberdämpfung giebt in der Norm, mit Ausnahme des untern Randes, auch bei starker Percussion einen dumpfen Schall.

Zweitens schliesst sich nach oben an die Leberdämpfung eine **bandförmige Zone** an, deren Ausdehnung etwas wechselt. In der rechten Sternallinie reicht sie gewöhnlich bis zum unteren Rande des 6. Rippenknorpels, in der Mamillarlinie bis zur 5. Rippe, in der Axillarlinie bis zum obern Rande der 7. Rippe, in der Scapularlinie, wo sie aufhört, bis zum obern Rande der 9. Rippe. Diese Zone wird als Bezirk der **relativen** oder **tiefen Leberdämpfung** bezeichnet und bietet bei leiser Percussion hellen, bei starker einen etwas gedämpften Schall dar (s. S. 66). Sie entspricht dem Antheil des von der rechten Lunge überlagerten Leberabschnittes, bei dem die überlagernde Lungenschicht nicht über 4—5 cm (s. S. 65) Dicke besitzt; die eigentliche Leberkuppe, sowie der hintere Abschnitt der Leber überhaupt ist jedoch, da hier die Dicke der überlagernden Lungenschicht über circa 5 cm beträgt, percussorisch in der Norm nicht bestimmbar.

2. Pathologisches Verhalten. Man geht hier vorzugsweise von dem Verhalten der absoluten Leberdämpfung aus und zieht das der relativen nur zur Aushülfe heran; dann kann an der obern oder der untern Lebergrenze Tieferrücken oder Höherrücken beobachtet werden. Je nachdem die andere Grenze auch verschoben oder normal ist, entstehen acht verschiedene Combinationen; von diesen entsprechen drei einer *Verkleinerung*, ebensoviel einer *Vergrösserung*, und zwei einer *einfachen Verschiebung* des Bezirkes der Leberdämpfung.

Die Verkleinerung der Leberdämpfung kann sich manifestiren

I. durch normalen Stand der untern, zu tiefen der obern Grenze). Dies kommt vor bei *Emphysem* mittleren Grades, indem die Lunge dabei den complementären Pleuraraum ausfüllt, aber noch keinen Tiefstand des Zwerchfells hervorruft; es fällt also dabei die Aufhellung des Complementärbezirkes bei tiefer Respiration fort. Die relative Dämpfungszone ist normal oder vergrössert.

II. Durch normalen Stand der obern, zu hohen Stand der untern Grenze. Dann liegt α) entweder wirkliche Verkleinerung der Leber vor (*acute gelbe Leberatrophie, Schrumpfleber*). Die relative Leberdämpfung ist dabei meist verkleinert. Oder β) die Leber ist in mehr oder weniger hohem Grade auf die Kante gestellt. Unter *Kantenstellung* der Leber versteht man eine Drehung derselben um ihre horizontale frontale Achse. Ist der Inhalt der Peritonealhöhle vergrössert (*Meteorismus, Ascites* etc.), so wird die vordere Bauchwand nach vorn vorgebuchtet und zugleich damit die untere Leberpartie nach vorn und oben gedrängt. In Folge dessen ist jetzt die Projectionsfigur, die die Leber auf die vordere Bauchwand wirft, kleiner als bei normalem Stande derselben, und somit die absolute und relative Leberdämpfung verkleinert. In hochgradigen Fällen kann die Leberdämpfung vollkommen verschwinden. Oder γ) es haben sich lufthaltige Darmschlingen zwischen Leber und Bauchwand von unten eingeschoben; dabei ist die relative Leberdämpfung normal. Auch hier kann, falls die Vorlagerung eine grosse Ausdehnung besitzt, die Leberdämpfung vollkommen verschwinden.

Vollständiges Verschwinden der Leberdämpfung wird ferner noch beobachtet α) bei Eintritt von Luft in die Peritonealhöhle und dadurch bedingter Abwärtsdrängung der Leber von der Bauchwand (*Tympanites peritonei* meist in Folge von *Perforation* vom *Magen* oder *Darm* aus), β) bei *Wanderleber*, γ) bei *Situs viscerum inversus*.

III. Durch zu tiefen Stand der obern, zu hohen der untern Grenze. Diese Veränderung stellt eine sehr beträchtliche Verkleinerung der Leberdämpfung, die sich ebenfalls bis zum vollkommenen Verschwinden derselben steigern kann, dar und wird gefunden, wenn *Emphysem* einerseits, andererseits die *Ursachen*, die die *untere Lebergrenze* nach *aufwärts rücken* (s. II.) zusammen vorliegen.

Die Vergrösserung der Leberdämpfung besteht

IV. in normalem Stand der untern Grenze, zu hohem der obern Grenze. Die Ursache hiervon kann sein entweder wirkliche Lebervergrösserung nach oben hin (*Fettleber, Amyloid, hypertrophische Cirrhose, Lebercarcinom, Leberechinococcus, Stauungsleber*), und dann ist auch die relative Dämpfung nach oben verschoben, eventuell auch vergrössert, oder sie beruht auf *rechtsseitiger Pleuritis* oder *Pneumonie* des Mittellappens, deren Dämpfung sich an die Leber anschliesst, und dann fehlt die relative Dämpfung.

V. in normalem Stand der obern Grenze, zu tiefem der untern Grenze. Die Ursache hiervon ist entweder Lebervergrösserung, wie bei IV., ferner *Schnürleber*; dabei ist die relative Leberdämpfung normal oder vergrössert. Oder sie ist nur scheinbar und beruht auf *Füllung* des *Colon transversum, Tumoren desselben, des Netzes*, etc. oder *Exsudat in der Bauchhöhle*, dessen Dämpfung sich an die der Leber anschliesst; dann ist die relative Dämpfung stets normal.

VI. in zu hohem Stand der obern, zu tiefem der untern Lebergrenze. Dies beruht entweder auf sehr bedeutender Vergrösserung der Leber oder darauf, dass ein sehr *starkes pleuritisches Exsudat* die Dämpfung nach oben vergrössert, und zugleich die Leber nach abwärts gedrängt hat. Im letzteren Falle fehlt die relative Leberdämpfung, während sie im ersteren normal und nur nach aufwärts verschoben, oder vergrössert sein kann. Schliesslich wird eine beträchtliche Vergrösserung der Leberdämpfung nach beiden Richtungen hin mitunter bei Affectionen der Leberconvexität (*Tumoren, Echinococcus, subphrenischem Abscess* etc.) gefunden.

Bisweilen beobachtet man bei starkem *rechtsseitigem pleuritischem Exsudate* eine Drehung der Leber um ihre sagittale horizontale Achse, indem das Ligamentum suspensorium als Fixationspunkt dient, und nun, während der rechte Leberlappen nach abwärts gedrängt wird, der linke nach oben steigt. Selten sieht man bei starkem *pericardialem Ergusse* oder bei *Pleuritis sinistra* das Umgekehrte.

Verschiebung, Dislocation der Leberdämpfung ist dann vorhanden, wenn die Dämpfungszone in toto nach oben oder nach unten ohne wesentliche Veränderung ihrer Grösse verschoben ist.

VII. Verschiebung beider Grenzen nach oben kann entweder durch Verdrängung der Leber von Seiten der Abdominalorgane oder durch Zug von Seiten der Thoraxorgane zu Stande kommen. Von Seiten der Bauchhöhle sind hier *Meteorismus der Därme*, *Ascites*, ferner *Tumoren der Bauchhöhle* zu erwähnen; dabei zeigt die relative Leberdämpfung normales Verhalten oder Verkleinerung. Von Seiten der Thoraxorgane kommt besonders der Zug bei Schrumpfung der rechten Lunge (*in Folge interstitieller Pneumonie oder nach Pleuritis*) in Betracht; die relative Dämpfung verhält sich verschieden.

VIII. Verschiebung beider Grenzen nach unten kommt vor bei *hochgradigem Emphysem* sowie bei *rechtsseitigem Pneumothorax*; dabei fehlt die relative Dämpfung oder ist verkleinert. Ferner bei *subphrenischem Abscess;* dabei ist die relative Dämpfung normal oder vergrössert. Weiter bei Zusammentreffen von *mässigen Emphysem und Lebervergrösserung.* Schliesslich wird sie auch noch auf den linken Lappen beschränkt beobachtet (eventuell mit Drehung der Leber s. o.) bei *hochgradiger Pericarditis.*

Als besondere Anomalie ist dann noch zu erwähnen das Dumpfbleiben des complementären Pleuraraumes bei tiefer Inspiration. Ueber dieses Vorkommnis vergl. S. 148.

c) Milz.

1. Normales percussorisches Verhalten (vergl. Taf. IV, Fig. 33). Bei der Milzpercussion sind zwei Bezirke zu unterscheiden.

Der erste begreift den Theil der Milz, der der hintern Thoraxwand direct anliegt, und giebt dumpfen Schall. Die Grenze dieses Bezirks bildet nach oben der untere Lungenrand (p q), nach vorn eine Bogenlinie (p t w), die von dem Kreuzungspunkt der 9. Rippe mit der Lungengrenze beginnt und in leicht nach vorn convexem Bogen an Magen und Flexura coli angrenzend so läuft, dass sie die Axillarlinie höchstens erreicht und dann am untern Rande der 11. Rippe, hier an das Colon descendens stossend, nach hinten zieht bis zur Scapularlinie. Daselbst geht die Milzdämpfung bei w (*Milznierenwinkel*) in die linke Nierendämpfung über, so dass hier eine Grenze nicht bestimmbar ist.

Dieser Bezirk zeigt eine Unterabtheilung, die durch den complementären Pleuraraum bedingt ist; in diesem wird der dumpfe Schall bei tiefer Inspiration normaliter hell.

Die zweite Zone schliesslich entspricht dem Theil der Milz, der unter der Lunge liegt. Sie giebt bei leiser Percussion hellen Lungenschall; dasselbe ist auch bei starker Percussion fast stets der Fall.

Es wird zwar darüber, ob eine *relative Milzdämpfung* existirt, noch gestritten (s. auch S. 140); ich muss jedoch gestehen, dass es meiner Erfahrung nach nur in wenigen Fällen möglich ist, eine relative Dämpfung in dem oberhalb der absoluten Milzdämpfung liegenden Abschnitte zu erhalten, und dass die Gestalt derselben so wechselnd und verschieden ausfällt, dass man noch weniger als bei der relativen Leberdämpfung, daraus diagnostische Schlüsse auf die Form und Grösse des Organs ziehen darf. So wie so gehört schon die Percussion der absoluten Milzdämpfung bekanntlich keineswegs zu den leichten Aufgaben, da schon in der Norm die daran grenzenden Theile speciell das Colon oft mit festem oder flüssigem Inhalte angefüllt sind, deshalb leeren Schall geben und so die percussorische Bestimmung der Milz falsch resp. unmöglich machen, ganz abgesehen von den vielfachen pathologischen Vorkommnissen, die diese Art der Untersuchung beträchtlich erschweren, jedenfalls den Ergebnissen derselben einen viel geringeren diagnostischen Werth zuweisen, wie den durch die Palpation erhaltenen.

Man nimmt die Percussion der Milz entweder in aufrechter Stellung des Patienten vor; bettlägerige Kranke lässt man sich so auf die rechte Seite legen, dass der Körper sich ungefähr in der Mitte zwischen Rückenlage und rechter Seitenlage befindet (Diagonallage). Beide Male muss der Untersuchte den linken Arm über seinen Kopf legen. Die Technik ist die der topographischen Percussion überhaupt s. S. 165. Dabei muss im Auge behalten werden, dass der untere Rand der linken Lunge in der Diagonallage etwas tiefer steht (s. S. 148), wie in aufrechter Stellung.

2. Pathologische Veränderungen. Dieselben bestehen gerade wie bei der Leber in Verschiebung der untern (und vordern) oder der obern Grenze; durch die Combination dieser Veränderungen wird entweder *Vergrösserung*, *Verkleinerung bis Fehlen*, oder *Dislocation* der Milzdämpfung hervorgerufen.

Verkleinerung der Milzdämpfung besteht entweder im *Herabrücken* der *obern* oder im *Heraufrücken* der *untern* und *vordern* Grenze oder in *beidem zugleich*.

I. Das erstere wird bei *Emphysem*, wobei die linke Lunge in den Raum des complementären Pleurasinus herabtritt, gefunden.

II. Heraufrücken der untern und vordern Lunge kann bei *Atrophie* der Milz, wie bei *Hochstand des Zwerchfells* (*Ursachen* s. o.) beobachtet werden.

Gänzliches Fehlen der Milzdämpfung kommt vor bei *Tympanites peritonei, Wandermilz,* sowie bei *Situs viscerum inversus.*

III. Verkleinerung der Milzdämpfung von allen Seiten bedingt ein fast vollständiges Verschwinden derselben und kommt vor bei *Combination* von *Lungenemphysem* mit *Milzatrophie* oder *Hochstand des Zwerchfells*.

Die Vergrösserung der Milzdämpfung wird einmal nach vorn und unten, ferner nach oben nnd dann nach beiden Richtungen beobachtet.

IV. Abwärtsrücken des vordern und untern Randes ausschliesslich beruht mitunter auf Vergrösseruug der Milz (*Ursachen derselben* s. S. 236) oder auf Anfüllung des Colon resp. der Magens mit nicht lufthaltigen Massen.

V. Vergrösserung durch Aufwärtsrücken der obern Grenze bei normaler unterer beruht fast nie auf wirklicher Vergrösserung, sondern ist durch das Auftreten von Dämpfungen über der Lunge (*linksseitige Pleuritis oder Infiltration*) verursacht.

VI. Vergrösserung der Milzdämpfung nach beiden Richtungen kann durch das Zusammentreffen obiger Umstände erzeugt sein, oder durch einen *starken pleuritischen Erguss*, der zugleich die Milz nach abwärts drängt, hervorgerufen werden.

Dislocation der Milzdämpfung ohne wesentliche Grösseveränderung geschieht

VII. nach abwärts bei *starkem Emphysem* und *bei linksseitigem Pneumothorax*,

VIII. nach oben bei *Hochstand des Zwerchfells* (Ursachen s. S. 248).

Das Verschwinden der Aufhellung des Schalles im complementären Pleuraraum bei tiefer Inspiration schliesslich beruht entweder auf Obliteration desselben oder auf Verwachsungen der Lunge mit der Brustwand; beide sind Folgen einer frühern *Pleuritis*.

d) Das übrige Abdomen.

1. Normales percussorisches Verhalten (vergl. Taf. IV, Fig. 32 und 33). Der ganze, S. 224 erwähnte Bezirk des Abdomens, der nach unten bis zur untern Grenze der vordern Abdominalwand, nach oben bis zur untern Leber, Magen- und Milzgrenze reicht, und hinten sich bis zum Rande der Musculi quadrati lumborum, wo eine Dämpfung beginnt, erstreckt, giebt normaliter tympanitischen Schall. Die Höhe desselben wechselt sehr; sie ist im allgemeinen höher als die des Magenschalles, doch können in der Norm einzelne Partien, besonders die Gegend des Colon transversum ein tieferes Timbre darbieten. Andererseits kann dumpfer Schall in der Norm an ver-

schiedenen Stellen sich zeigen oder heller, nicht tympanitischer Schall auftreten. Ueber die Ursachen hiervon vergl. 2.

2. Pathologisches Verhalten.

I. Es wird einmal Wechsel in der Höhe des Schalles beobachtet; derselbe kann jedoch, da auch schon in der Norm vorhanden, nicht für die Diagnose verwerthet werden.

II. Metallklang, besonders bei der Stäbchenplessimeterpercussion wird im normalen Zustande mitunter, öfters ferner bei *Tympanites peritonei* mit nicht zu starker Spannung der Bauchwand, so dass der Schall tympanitisch bleibt, beobachtet.

III. Ferner kann ein einfacher heller, nicht tympanitischer Schall über dem Darm auftreten. Derselbe kommt vor

α) bei *starker Spannung* der *Darmwand, Meteorismus intestinorum* und ist dann gewöhnlich über die ganze Darmgegend verbreitet. *Partieller Meteorismus,* wie er bei *Stenose im Darm* sich finden kann, kann hellen Schall in einer bestimmten Gegend geben; doch kann man im Allgemeinen daraus keinen Schluss auf den Sitz der Stenose ziehen.

β) Ferner findet er sich zuweilen auch bei *Lufteintritt in die Bauchhöhle mit starker Spannung* der Bauchwand; dann erstreckt er sich nicht bloss über die Darmgegend, sondern kann (s. o.) auch die Milz- und Leberdämpfung zum Verschwinden bringen.

IV. Schliesslich kommt auch dumpfer oder gedämpft tympanitischer Schall vor. Er findet sich:

α) Ueber *luftleeren Darmschlingen* oder solchen, die mit *Koth stark angefüllt sind,* an den verschiedensten Stellen, besonders natürlich da, wo der Koth Gelegenheit hat, länger zu verweilen; von solchen Stellen ist einmal das Coecum und die Gegend der Klappe, andererseits die Flexura sigmoidea zu erwähnen. Im ersten Falle kann sich dies durch eine Dämpfung in der rechten Fossa inguinalis markiren, im letztern Falle ist die Dämpfung von der Lage des S romanum abhängig und kann in der linken Fossa inguinalis, aber auch im Hypogastrium oder gar in der rechten Fossa inguinalis sich finden. Tritt nach Darreichung eines Laxans oder einer Darminjection reichliche Defäcation ein, so verschwindet die Dämpfung.

β) Bei *luftleeren Tumoren;* dieselben müssen jedoch eine gewisse Grösse besitzen und der Bauchwand anliegen. Die Lage der Dämpfung hängt natürlich von der Lage des Organes, von dem der Tumor ausgeht, ab; andererseits werden gerade durch solche Geschwülste die mannigfachsten Verlagerungen der Abdominalorgane zu Stande gebracht, so dass sie an ganz anomalen Stellen angetroffen werden. Aus diesem Grunde lassen sich keine stets giltigen

Gesetze über die Localisation derartiger Dämpfungen aufstellen und seien hier nur kurz einige Fälle hervorgehoben, wo die Dämpfung eine gewisse Regelmässigkeit in ihrer Lage zeigt.

Dämpfung in der unteren Hälfte des Epigastriums oder der Regio umbilicalis, spricht, falls Magen- und Lebergeschwülste ausgeschlossen werden können, für Tumoren des *Pankreas*, seltener des *Omentum* oder des *Colon*. Dämpfung im Hypogastrium, nach oben mit einer nach oben convexen Linie abschliessend, findet man bei starker *Anfüllung der Harnblase*, sowie bei *Vergrösserung des Uterus (durch Tumoren oder Gravidität)*. Im letzteren Falle kann die Dämpfung sich bis in das Epigastrium erstrecken.

Wandermilz, *Wanderniere* und *Wanderleber* können Dämpfungsbezirke, erstere in der linken Hälfte, letztere beide fast stets in der rechten Bauchhälfte erzeugen, die nach Lagewechsel oder Reposition verschwinden können.

Beträchtliche Milzvergrösserung kann ebenfalls eine Dämpfung in der linken Abdominalhälfte, deren Grenze an ihrem vorderen Rande eine oder zwei Incisuren besitzt, bedingen; ebenso verursacht starke Nierenvergrösserung (*Hydronephrose, Nierentumoren*) einen mehr oder weniger ausgedehnten Dämpfungsbezirk.

Tumoren des *Coecums* rufen Dämpfung in der rechten Fossa inguinalis hervor; dasselbe bewirkt Infiltration des subserösen Bindegewebes der Ileocoecalgegend (*Peri- oder Paratyphlitis*).

Alle diese Dämpfungen verschwinden natürlich nicht nach Entleerung des Darmes. Um sich über die genaue Lage derselben zu orientiren, kann man ferner die Percussion gerade wie die Palpation in verschiedenen Stellungen und bei verschiedenem Füllungszustande von Magen und Darm wiederholt vornehmen.

γ) Bei *Flüssigkeitserguss* in die Bauchhöhle.

Ist die Flüssigkeit frei beweglich, so erhält man beim Sitzen eine Dämpfung, deren obere Grenze der Horizontalebene parallel ist. Der Schall ist ganz dumpf oder gedämpft tympanitisch; bei tieferen Eindrücken des Plessimeters, besonders in den oberen Partien, wodurch die Flüssigkeit verdrängt wird, wird er jedoch hierbei, sowie bei den folgenden Lagen an einigen Stellen mitunter tympanitisch. Bei Rückenlagerung senkt sich die Flüssigkeit nach den tiefsten Stellen; ihre obere Begrenzung ist wieder der horizontalen Ebene parallel und beschreibt eine gebogene Linie, deren Convexität nach den Füssen zu sieht. Es hellt sich mithin der Schall unterhalb des Nabels bis mehr oder weniger weit in das Hypogastrium auf, umgekehrt tritt Leere in den seitlichen oberen Partien bis in die Hypochondrien auf. Bei Seitenlage wird der Schall in der betreffenden Seite, sowie in der unten befindlichen Körperhälfte mehr oder weniger dumpf, in der nach oben schauenden dagegen hell.

Dieses Verhalten der Percussion beruht einerseits auf der freien Beweglichkeit der Flüssigkeit, deren Oberfläche stets eine horizontale Ebene zu bilden sucht, und zweitens auf dem Umstande, dass die gashaltigen Därme als leichter stets die höchste, die Flüssigkeit als specifisch schwerer stets die tiefste Stelle des zur Verfügung stehenden Raumes einzunehmen sucht. Es findet sich dies Verhalten deshalb nur bei *Ascites*, nicht hingegen bei Peritonitis (s. jedoch gleich), und ferner nur, falls die Därme, speciell der Dünndarm, genügend frei beweglich sind. Ist letzteres, sei es durch Verwachsungen, sei es in Folge Schrumpfung und Verkürzung des Mesenteriums nicht der Fall, so wird auch das Percussionsergebniss mannigfach modificirt werden müssen. In der Gegend des Colon ascendens und descendens, wo dasselbe der Abdominalwand direct anliegt, tritt ferner so wie so keine absolute Dämpfung auf.

Ist die Flüssigkeit ziemlich frei beweglich und zugleich Luft in der Peritonealhöhle vorhanden, so ist das Percussionsresultat ähnlich wie oben beschrieben; ausserdem erhält man jedoch bei der Percussion, besser noch beim Schütteln, Plätschergeräusch, ferner sind die oben geschilderten metallischen Phänomene des Tympanites peritonei vorhanden.

Dies Verhalten beobachtet man nur, falls im Anschlusse an den durch Perforation erfolgten *Tympanites* sich eine *Peritonitis* mit dünnflüssigem, eitrigem Exsudat entwickelt. Da gewöhnlich hierbei entweder der Exitus letalis sich bald einzustellen pflegt, oder bei einiger Dauer der Exsudation es rasch zu Verklebungen der Därme kommt, so wird dieser Befund nur sehr selten und nur ganz kurze Zeit gefunden.

Ist die Flüssigkeit nicht frei beweglich, so ist das Verhalten der Dämpfung äusserst unregelmässig. Bei *circumscripter Peritonitis*, z. B. der als *Perityphlitis* bezeichneten in der Gegend des Coecum, ist die Dämpfung auf diesen Bezirk beschränkt und erstreckt sich nur mitunter auch etwas nach abwärts und nach vorn. Bei *diffuser allgemeiner Peritonitis* hängt das Verhalten des Percussionsschalles von der Ausdehnung derselben, ferner von der Menge der Flüssigkeit etc. ab. Geringe Quantitäten Exsudat erzeugen nur leichte Abdämpfung und erst grössere absolut dumpfen Schall; dieser findet sich unregelmässig über das Abdomen vertheilt und ändert sein Verhalten nicht bei Lagewechsel.

D. Auscultation.

Die spontan und bei der Palpation auftretenden gurrenden Geräusche sind schon oben erwähnt, ebenso die verschiedenen im
Magen (S. 234) oder der Peritonealhöhle (S. 240) entstehenden Suc-
cussionsgeräusche.

Mitunter hört man mit dem Stethoskope ein Reibegeräusch,
analog dem an der Pleura zu Stande kommenden. Es ist abhängig
von der Respiration, wird am öftersten noch über der Leber vernommen und kommt durch das Reiben der rauhen Peritonealblätter
an einander zu Stande. Bei diffuser Peritonitis ist es selten, etwas
häufiger bei *circumscripter Peritonitis* in der Lebergegend (*Perihepatitis*)
zu hören.

Sowohl über dem Magen wie auch über der Speiseröhre (links
resp. rechts von der Wirbelsäule) hört man beim Schlucken von
Flüssigkeiten ein oder zwei sogenannte Schluckgeräusche. Einen
diagnostischen Werth besitzen sie zur Zeit nicht.

E. Untersuchung des Mageninhaltes.

Der Inhalt des Magens kann entweder spontan durch Erbrechen oder künstlich durch Sondirung nach aussen entleert
werden. Die Gewinnung auf letzterem Wege geschieht gegenwärtig
leicht zu jeder Zeit vermittelst der von Kussmaul und Leube eingeführten *Magensonde.*

Technik der Gewinnung des Mageninhaltes. Man kann
den Magen sondiren entweder früh morgens, wo er in der Norm
leer sein soll, oder zu jeder Tageszeit eine bestimmte Zeit nach
einer dargereichten Probemahlzeit, um das Verhalten der Magensaft-
secretion zu studiren. In letzterem Falle giebt man entweder ein
Probefrühstück (Ewald und Boas), bestehend aus einer etwa 35 g
schweren Semmel und ca. 300 ccm Flüssigkeit (Wasser oder
schwachem Thee), oder ein *Probemittagsmahl* (Riegel), bestehend
aus 400 ccm Suppe, 60—200 g Beefsteak, 50 g Semmel und 300 ccm
Wasser. Man sondirt eine Stunde nach dem Frühstück, 4—5 Stunden nach dem Mittagsmahl. Findet man Anomalien, so kann man
die Sondirung auch zu anderen Zeiten, früher oder später wiederholen.

Zur Vornahme derselben lässt man den sitzenden Patienten den
Kopf wenig vorstrecken, führt eine Magensonde (*Magenschlauch*)
von weichem, vulcanisirtem Gummi, die vorher in warmes Wasser
getaucht worden ist, bis zur Rachenwand vor und schiebt, während

der Patient Schluckbewegungen ausführt, nach und nach die Sonde vor, bis sie sich im Magen befindet. Darauf lässt man den Kranken kräftig die Bauchpresse anwenden, wodurch sich, falls überhaupt Mageninhalt vorhanden, und derselbe nicht zu dickflüssig ist, eine genügende Quantität desselben aus dem Magenschlauche entleert. Nur sehr selten wird es nothwendig sein, einen Aspirator, etwa eine Kautschukbirne, die man zusammengedrückt aufsetzt, zu verwenden und mittelst derselben etwas Mageninhalt in den Schlauch zu aspiriren.

Contraindication der Einführung der Magensonde zu diagnostischen Zwecken bildet *Aneurysma der Aorta thoracica*, ferner *hochgradige Anätzung der Magenwand* durch Mineralsäuren oder Laugen. Dagegen sind *Ulcus* und *Carcinom* kein Hinderniss, nur muss natürlich die Sondirung möglichst schonend dabei vorgenommen werden.

Der so erhaltene Mageninhalt wird ebenso wie das Erbrochene nun einer *makroskopischen, chemischen* und *mikroskopischen* Untersuchung unterzogen.

a) Makroskopische Untersuchung.

Man achtet auf *Menge, Reaction, Farbe, Aussehen, Consistenz* und *Geruch* des Mageninhaltes. Die *Dichte* hat keinerlei diagnostische Bedeutung.

1. Die Menge des Erbrochenen schwankt sehr; sehr geringe Mengen werden Morgens bei *chronischem Magenkatarrh* entleert, beträchtliche Quantitäten besonders bei *Magenerweiterung*.

2. Die Reaction ist fast stets eine saure, insofern als sowohl das Erbrochene wie der ausgeheberte Mageninhalt blaues Lackmuspapier röthet.

Die quantitative Säurebestimmung wird unter b) besprochen.

3. Farbe. Besteht der Mageninhalt nur aus Schleim, so ist er *wasserhell* bis *grau* gefärbt.

Braune oder *rothe* Färbung speciell des Erbrochenen wird, falls man Nahrungsmittel dieser Farbe z. B. Rothwein oder Kaffee ausschliessen kann, durch Blut verursacht. Dabei ist entweder die Blutbeimengung isolirt, oder gleichmässig mit dem Mageninhalt gemischt. Im letzteren Falle ist eine hellrothe Färbung ein Zeichen, dass die Blutung von einem grösseren Gefässe stammt und nur kurze Zeit im Magen verweilt hat; dies kommt öfters (nicht immer) vor bei *Ulcus ventriculi*, ferner bei *vicariirenden Blutungen* etc. Oder die Farbe ist eine braune bis schwärzliche (*kaffeesatzähnliche*); in diesem Falle war die Blutung wahrscheinlich eine capillare, und ist das Blut der Einwirkung des Magensaftes unterworfen gewesen (Spaltung des Hämoglobins in Hämatin und Globin). Dies findet sich oft, aber gleichfalls nicht immer bei *Carcinoma ventriculi*, bei *Pfortaderverschluss*, bei *gelbem Fieber* etc.

Zum Unterschiede von der Hämoptoë reagirt erbrochenes Blut meist sauer und zeigt keine schaumige Beimischung.

Grün ist das Erbrochene resp. der Mageninhalt gefärbt bei Beimischung von Galle.

Gelblich oder *gelbbräunlich* sieht das Erbrochene aus, falls es aus Kothmassen besteht.

4. Aussehen und Consistenz. Im Allgemeinen bildet der durch die Sonde entnommene resp. erbrochene Mageninhalt eine Mischung der verschiedensten Substanzen, die durch die Nahrung eingeführt wurden. Man kann makroskopisch dieselben mitunter noch erkennen, speciell wenn ihre Verdauung gestört ist. So spricht das Vorkommen grösserer, gut erhaltener Brotstücke dafür, dass die Verdauung der Kohlehydrate, solches von unverdauten Fleischstücken dafür, dass die Eiweissverdauung pathologisch verändert ist.

Bei copiösem Erbrechen in Folge von abnormen Gährungsvorgängen im Magen beobachtet man an den erbrochenen Massen im Glase eine Sonderung in drei Schichten: eine obere, die aus schaumigen Massen besteht, eine mittlere, flüssige und stark trübe, in der sich zahlreiche Gasblasen finden, und eine untere krümelige, aus der die Gasblasen aufsteigen.

Rein wässerig ist das Erbrochene beim *Vomitus matutinus*; es besteht fast nur aus verschlucktem Speichel. Ferner bei der *Cholera*, bei der es eine seröse Flüssigkeit darstellt.

Schleim findet sich im Erbrochenen sowie im ausgeheberten Mageninhalt oft und verleiht demselben eine zähe, glasige Consistenz. Rein schleimig ist mitunter der Mageninhalt bei *Katarrh* des Organs.

5. Geruch. Derselbe ist gewöhnlich ein saurer. Essigsäure und Buttersäure verleihen dem Mageninhalte ihren charakteristischen Geruch. Ist in demselben Koth, so riecht das Erbrochene fäculent. Bei Urämie wird mitunter Ammoniakgeruch beobachtet.

b) Chemische Untersuchung.

1. Physiologisches Verhalten der Magenverdauung.

Gleich nachdem die Nahrung (Fette, Eiweissstoffe und Kohlehydrate, von letzteren ein Theil des Amylum durch den Speichel in Dextrin und Zucker übergeführt) sammt verschlucktem Speichel in den Magen gelangt ist, beginnt die Absonderung des wirksamen Magensaftes, bestehend aus Labferment, Pepsin und Salzsäure. Letztere wird vorläufig jedoch zur Bindung der überschüssigen Basen verwendet, andererseits verbindet sie sich mit dem eingeführten Eiweiss zu Syntonin (einem Acidalbumin). Da mithin der Mageninhalt noch keine freie Salzsäure enthält, so kann der verschluckte Speichel weiter seine Wirksamkeit auf Stärke entfalten, und noch weitere Mengen derselben in Dextrin und Zucker überführen. Zugleich bildet sich aus den eingeführten Kohlehydraten Milchsäure, ferner wird durch das Labferment, falls Milch eingeführt wurde, das Caseïn zur flockigen Gerinnung gebracht.

Ist schliesslich die grösste Menge des Eiweisses in Syntonin übergeführt, so beginnt freie Salzsäure im Magensaft aufzutreten. Durch sie und das Pepsin wird nun das Eiweiss der Nahrung theilweise direct oder mit intercurrenter Bildung von Hemialbumose in Peptone übergeführt. Zugleich damit hört die Speichelwirkung auf und verschwindet die Milchsäure allmählich aus dem Mageninhalt.

Gegen die Beendigung des Verdauungsprocesses hin wird nach und nach der Mageninhalt (Chymus) in den Darm übergeführt, nachdem schon ein Theil desselben, speciell Peptone, Wasser etc., nicht jedoch Fett im Magen resorbirt worden ist.

Die chemische Untersuchung erstreckt sich:

1. Auf die *Acidität*.

2. Auf das Vorhandensein der eigentlichen Secrete der Magenschleimhaut *Salzsäure*, *Pepsin* und *Labferment*.

3. Auf das Vorhandensein der normalen Verdauungsproducte im Magen oder auf die Veränderungen, die einmal an den eingeführten *Kohlehydraten*, zweitens an den eingeführten *Albuminaten* beobachtet werden.

4. Auf das Vorkommen *pathologischer Substanzen*.

5. Sind noch chemische Methoden angegeben worden, um die *Resorptionsfähigkeit*, sowie die *Motilität* des Magens zu untersuchen.

2. Acidität.

Fast stets enthält der Mageninhalt ausser der normalen Milchsäure und Salzsäure — und der pathologischen Essigsäure und Buttersäure — auch noch saure Salze; selbst wenn deshalb die Säuren fehlen, röthet er doch blaues Lackmuspapier fast stets (s. o.).

Die quantitative Aciditätsbestimmung wird mittelst Titration mit $^1/_{10}$ Normalnatronlösung vorgenommen.

Man misst 10 resp. 5 ccm filtrirten Mageninhalts in ein Becherglas, setzt einige Tropfen einer alkoholischen Phenolphthaleïnlösung hinzu und lässt aus einer graduirten Burette $^1/_{10}$ Normalnatronlauge hinzufliessen, bis sich eine ganz schwache Rosafärbung eben bemerkbar macht. Darauf liest man die Zahl der verbrauchten ccm der Flüssigkeit ab, und multiplicirt sie mit 10 resp. 20.

100 ccm normalen Magensaftes auf der Höhe der Verdauung brauchen 40—65 ccm (EWALD) der Natronlösung zur Neutralisation. Höhere oder niedrigere Zahlen sind pathologisch.

Die erwähnte Quantität Natronlauge würde, auf Salzsäure umgerechnet, da 1 ccm $^1/_{10}$ Normalnatronlauge 3,65 ccg HCl bindet, einem Gehalt von 0,14—0,24 Proc. Salzsäure entsprechen. Jedoch ist der wirkliche Salzsäuregehalt bei dieser Probe immer etwas geringer, da ein Theil der Normallösung noch zur Neutralisation der sauren Salze und der Milchsäure verwendet wird. Doch ist dieser Antheil, speciell der sauren Salze sehr gering, und auch bei der Milchsäure, falls sie nicht stark vermehrt ist, wenig in's Gewicht fallend, so dass man sie vernachlässigen kann. Will man genauere Resultate erhalten, besonders wenn noch pathologische Säuren vorhanden sind, so muss man den Mageninhalt vorher mit Aether mehrfach ausschütteln; die organischen Säuren gehen in denselben über, es bleibt die Salzsäure allein zurück und kann durch Titration bestimmt werden.

3. **Untersuchung auf das Verhalten der Verdauungssecrete.**

I. *Salzsäure.* Die Salzsäure ist im Mageninhalte einmal gebunden, ferner im freien Zustande vorhanden. Der Nachweis der ersteren ist sehr complicirt, dabei weniger wichtig als der der freien, da letztere allein für die Verdauung von Werth ist. Die Salzsäure wird qualitativ oder quantitativ nachgewiesen.

α) Qualitativer Nachweis.

1. **Mit Congoroth** (v. Hoesslin).

Man bringt einige Tropfen des nicht filtrirten Magensaftes auf Congopapier. Entsteht auf dem rothen Papier ein dunkelblauer Fleck, so ist Salzsäure von wenigstens 0,05—0,1 Proc. enthalten. Bleibt die Farbe roth, so fehlt freie Salzsäure, resp. ist nur unter 0,01 Proc. vorhanden. Wird die Farbe blauviolett, so kann Salzsäure fehlen, oder in nur geringer Menge vorhanden sein, ca. 0,02—0,05, oder schliesslich die Reaction durch Eiweiss, Pepton und sauere Salze ungünstig beeinflusst sein, trotzdem Salzsäure in genügender Menge vorhanden ist.

2. **Mit Methylviolett** (Maly und v. d. Velden).

Man setzt zu einer verdünnten wässerigen Lösung von Methylviolett (0,025 : 100), die eine violette Farbe besitzt, ebensoviel oder etwas mehr filtrirten Magensaftes im Reagensglase zu. Entsteht Blaufärbung, so ist entweder freie Salzsäure über 0,05 Proc. vorhanden oder die Färbung wird durch gleichzeitiges Vorhandensein von Milchsäure und Kochsalz bei Fehlen von Salzsäure hervorgerufen. Entsteht keine Blaufärbung, so fehlt entweder Salzsäure resp. ist unter 0,025 Proc. vorhanden, oder die Reaction ist bei Vorhandensein von genügender Salzsäure (bis 0,1 Proc.) durch Eiweissstoffe, Peptone oder Kochsalz gehemmt.

3. **Mit Tropaeolin 00** (v. d. Velden).

Zu einer wässerigen concentrirten Tropaeolinlösung, die eine dunkelgelbrothe Farbe besitzt, setzt man im Reagensglase ebenso viel filtrirten Mageninhaltes zu. Tritt eine braunrothe Färbung ein, so ist freie Salzsäure über 0,05 Proc. vorhanden. Bleibt dieselbe aus, oder tritt eine schmutzig braune Verfärbung ein, so fehlt entweder freie Salzsäure oder sie ist zwar vorhanden, aber die Reaction durch saure Salze oder Eiweiss beeinträchtigt.

4. Probe nach Günzburg.

Man setzt in einem Porcellanschälchen zu 2 Tropfen filtrirten Mageninhaltes ebensoviel des Reagens (2 g Phloroglucin, 1 g Vanillin, 30 g Alkohol absolut.) zu und erwärmt langsam und vorsichtig. Bildet sich ein hochrother Niederschlag, so ist freie Salzsäure über 0,01 Proc. vorhanden; bleibt derselbe aus, so fehlt sie.

5. Probe nach Boas.

Man verfährt wie bei 4; das Reagens besteht aus Resorcin 5 g, Rohrzucker 3 g, Spiritus dilut. ad 100 g. Bei Bildung eines rosa- oder zinnoberrothen Spiegels ist Salzsäure über 0,01 Proc. vorhanden und fehlt bei Ausbleiben desselben.

Da sämmtliche Proben Mängel besitzen, so empfiehlt es sich stets mehrere vorzunehmen. Und zwar führt man zuerst Probe 1 aus und schliesst daran Probe 4 oder 5, und dann Probe 2 oder 3.

β) Quantitativer Nachweis.

Die exakteste Methode ist gegenwärtig die von Sjöqvist angegebene. Dieselbe erfordert jedoch einen grösseren chemischen Apparatenaufwand und ist, selbst mit den Modificationen von v. Jaksch, Meyer, Bourget oder Boas für die Praxis zu umständlich. Es sei desshalb bezüglich derselben auf die Lehrbücher der Magenkrankheiten verwiesen.

Einfacher ist die oben angegebene, 10 ccm Mageninhalt wiederholt mit Aether, in Summa 100 ccm, auszuschütteln, wodurch die organischen Säuren entfernt werden, und dann den ersteren mit $^1/_{10}$-Normalnatronlauge zu titriren.

Zur Zeit des Höhepunktes der Verdauung soll stets freie Salzsäure im Mageninhalte sein. Fehlen derselben wird als Anacidität, Vorkommen in zu geringer Menge (unter 0,06 Proc.) als Subacidität, Vorkommen in zu beträchtlicher Menge (über 0,24 Proc.) als Superacidität bezeichnet.

II. *Prüfung auf Pepsin.* Dieselbe wird mittelst des Verdauungsversuches vorgenommen.

Man bringt in zwei Bechergläser oder Schalen oder Reagensgläschen je 10 ccm filtrirten Magensaftes, setzt zu der einen noch 2 Tropfen Acidum hydrochloricum Ph. Germ. zu und legt in jedes ein kleines 1 mm dickes und 1 cm breites Scheibchen von hartem Hühnereiweiss. Beide Gläser werden dann bei einer Temperatur von 37—40° C. gehalten, worauf nach 2 Stunden bei normalem Pepsin- und Salzsäuregehalt beide, bei

17*

normalem Pepsingehalt und Mangel an freier Salzsäure nur das Stückchen
mit Säurezusatz, bei Fehlen von Pepsin hingegen keines der Stückchen
ganz oder zum grössten Theile gelöst ist.

III. *Prüfung auf Labferment.*

10 ccm filtrirten Mageninhaltes werden mit Alkalilösung neutralisirt,
mit ebensoviel neutral reagirender Milch versetzt und einer Temperatur
von 37—40° C. ausgesetzt. Ist Labferment vorhanden, so ist die Milch in
10—15 Minuten geronnen; bleibt die Gerinnung aus, so wiederholt man
die Probe mit Zusatz von 2 ccm 5proc. Chlorcalciumlösung. Gerinnt auch
dann die Milch nicht, so fehlt sowohl Labferment als Labzymogen.

4. Untersuchung des Verhaltens der Nahrungsmittel.

I. *Stärke.*

Man setzt zu 10 ccm filtrirten Magensaftes einige Tropfen Jod-Jodkaliumlösung (1:2:300) zu. Färbt sie sich dunkelblau, so ist Stärke, färbt
sie sich purpurfarben, *Erythrodextrin*, bleibt sie gelblich, *Achroodextrin* vorhanden. Tritt die Blaufärbung resp. Purpurfärbung noch zwei Stunden
nach der Mahlzeit ein, so ist die Umwandlung der Stärke im Magen unter
der Einwirkung des verschluckten Speichels durch die Anwesenheit von
Säuren (zu reichlicher Salzsäure oder organischer Säuren) gehindert.

II. *Milchsäure.*

Probe nach Uffelmann.

Man setzt zu einigen ccm des Reagens (3 Tropfen Liq. ferri sesquichlorati, 3 Tropfen Acidi carbolic. liquefacti, 20 ccm Wasser, stets frisch zu
bereiten) ebensoviel von dem filtrirten Magensafte im Reagensglase zu.
Wird die amethystblaue Farbe des Reagens in gelb verwandelt, so ist
Milchsäure über 0,01 Proc. vorhanden. Bleibt die Färbung gleich oder
wird nur etwas heller, so fehlt Milchsäure. Wird hingegen die Lösung
entfärbt oder fahlgrau, so kann Milchsäure vorhanden sein, aber durch
diese Reaction der gleichzeitig vorhandenen Salzsäure oder anderer organischer Säuren verdeckt werden. In diesem Falle wiederholt man die
Probe nach Verdünnung des Magensaftes mit Wasser (Haas), oder man
entfernt die organischen Säuren durch Ausschütteln mit Aether und stellt
die Probe mit dem Aetherrückstande, den man mit wenig Wasser aufnimmt, an.

Milchsäure in der ersten Hälfte der Verdauungsperiode ist
normal; in der zweiten Hälfte und speciell gegen Ende der Verdauung ist die Anwesenheit von Milchsäure pathologisch und beruht
auf abnormen *Gährungsvorgängen* im Magen.

III. *Eiweisskörper* (*Albumin, Syntonin, Propepton* und
Pepton).

Der Nachweis dieser vier Körper wird am besten nach Ewald
vorgenommen.

5 ccm filtrirten Magensaftes werden im Reagensgläschen bis zum

Kochen erwärmt; mit einer zweiten Quantität geschieht dies nach vorheriger Neutralisation. Entsteht bei I. ein Niederschlag, so ist dies auf Gegenwart von Albumin oder Syntonin, und zwar, falls bei II. der Niederschlag ausbleibt, auf Albumin allein, falls hierbei ebenfalls ein Niederschlag entsteht, auf Syntonin allein oder mit Albumin zurückzuführen.

Eine dritte Probe wird mit ebensoviel concentrirter Chlornatriumlösung und einigen Tropfen Essigsäure versetzt; entsteht ein Niederschlag, so kann derselbe aus Albumin oder Propepton bestehen. Letzteres löst sich beim Erwärmen, um bei Erkalten wieder zu erscheinen.

Mit dem Filtrat der letzten Probe, die aber von Propepton frei sein muss, stellt man die Biuretreaction an (Zusatz von Natronlauge und wenig sehr stark verdünnter Kupfersulfatlösung) an. Entstehen von Purpurfärbung in der Kälte beweist das Vorhandensein von Pepton.

Albumin und Syntonin sind im Beginne der Verdauung normal; Vorkommen derselben in spätern Verdauungsstadien ist ein Zeichen einer verlangsamten Verdauung.

Propepton ist in der Mitte der Verdauung normal; Gegenwart desselben in vorgerückten Verdauungsstadien ist ein Zeichen von verlangsamter Peptonisirung.

Pepton schliesslich ist in der zweiten Hälfte der Verdauung normales Vorkommniss; Fehlen desselben zu dieser Zeit beweist ebenfalls eine mangelhafte Pepsinwirkung.

5. Vorkommen pathologischer Substanzen.

I. *Organische Säuren.*

Es kann aus den Kohlehydraten durch abnorme Gährungsprocesse einmal Essigsäure, andererseits Buttersäure gebildet werden. Ihr Vorkommen, das schon oft durch den charakteristischen Geruch (s. o.) erkannt wird, ist daher stets ein Beweis des Vorhandenseins abnormer Gährungen, wie sie sich besonders bei *Magenectasie* und *Magencarcinom* häufig abspielen.

Nachweis.

Man schüttelt 10 ccm filtrirten Magensaftes mit Aether mehrmals aus und löst den Aetherrückstand in etwas Wasser auf. Die eine Hälfte dieser Lösung neutralisirt man und fügt einen Tropfen Eisenchloridlösung hinzu; rothe Färbung beweist die Gegenwart von Essigsäure. Der andern Hälfte der Lösung fügt man ein Stückchen Chlorcalcium in Substanz zu; bei Gegenwart von Buttersäure scheidet sich dieselbe in der Form kleinster ölartiger Tropfen auf der Oberfläche aus.

II. *Galle.*

Dieselbe kommt bei längerem *Erbrechen*, sowie bei verschiedenen *Magenkrankheiten* im Magen vor.

Zum Nachweise filtrirt man den Mageninhalt und stellt zuerst mit dem Filtrat, und wenn sie hierbei negativ ausfällt, noch mit dem mit verdünnten Alkalien ausgezogenen Filterrückstand die GMELIN'sche Gallen-farbstoffprobe (s. unter Harn) an.

III. *Blut.*

Dasselbe wird mitunter im Erbrochenen beobachtet (*Hae-matemesis*). S. auch S. 255.

Entweder behandelt man die erbrochenen Massen mit etwas Kalilauge, filtrirt, setzt einer Probe ebensoviel normalen Harnes zu und kocht, wobei bei Blutgehalt der Niederschlag roth gefärbt ist (HELLER'sche Probe); oder man nimmt mit einem Tropfen, den man auf dem Objectträger ein-trocknen lässt, die Haeminprobe vor: Hinzufügen eines Körnchen Kochsalzes, sowie einiger Tropfen Eisessig, vorsichtige Erwärmung unter fortwährender Ersetzung der abdampfenden Essigsäure, worauf die mikro-skopisch nachweisbaren TEICHMANN'schen Krystalle (siehe Fig. 92 C, Taf. IX) sich bilden.

IV. *Harnstoff* und *Ammoniak.*

Ersterer wird durch Extrahiren des eingedampften Erbrochenen mit Alkohol, Filtriren und Eindampfen des Filtrates, Aufnahme des Alkohol-rückstandes mit Wasser und Hinzufügen von Salpetersäure, worauf die sechsseitigen mikroskopischen Tafeln des salpetersauren Harnstoffes aus-krystallisiren, letzteres durch Zusatz von Natronlauge zum Erbrochenen, worauf das Ammoniak verdunstet, und an seinem Geruche, Bläuung von darüber gehaltenem angefeuchteten rothen Lackmuspapier, sowie an der Bildung von Salmiaknebeln mit einem mit Salzsäure befeuchteten Glas-stabe erkannt wird, nachgewiesen.

Beide Körper werden bei *Uraemie* im Erbrochenen gefunden.

6. Bestimmung der Resorptionsfähigkeit der Magen-schleimhaut.

Man reicht dem Kranken 0,2 g Jodkalium in einer Gelatinekapsel und untersucht alle 2—3 Minuten entweder den Speichel (s. S. 221) oder den Harn (s. sp.) auf Jodgehalt.

Ist die Resorption von der Magenschleimhaut normal, so er-scheint das Jod nach 10—15 Minuten; viel späteres Erscheinen be-weist eine Verlangsamung der Resorption von seiten der Magen-schleimhaut.

7. Untersuchung der motorischen Kraft des Magens.
Nach EWALD.

Man giebt dem Patienten 1 g Salol in Kapsel und untersucht den Harn anfangs viertelstündlich, auf das Auftreten der Salicylsäurereaction mittelst Eisenchlorids (s. Harn). Sobald die Violettfärbung sich einstellt, kann man zweistündlich weiter bis zum Verschwinden der Reaction untersuchen.

Normaliter tritt, da das Salol erst im alkalischen Darminhalt gespalten wird und zur Resorption kommt, nach 45—75 Minuten

Violettfärbung ein und verschwindet nach 24—27 Stunden. Verspätetes Auftreten (Ewald) oder besser verspätetes Verschwinden (Huber) beweist eine Herabsetzung der motorischen Kraft der Magenmuskulatur.

Die Klemperer'sche Methode: Eingiessen von 100 ccm Oel in den Magen mittelst Schlundsonde, Aushebern desselben nach zwei Stunden und Beurtheilung der motorischen Sufficienz nach der Abnahme der Oelmenge ist nicht sehr bequem und für die Praxis weniger zu empfehlen.

c) Mikroskopische Untersuchung.

Sie wird gewöhnlich am frisch Erbrochenen resp. exprimirten Mageninhalte vorgenommen; man entnimmt entweder mittelst zugespitzter Glasröhre etwas von verschiedenen Stellen der Massen oder man kann den Filterrückstand, den man bei der chemischen Untersuchung erhält, hierzu verwenden.

Es können vorkommen.

1. Rothe Blutkörperchen. Erhalten (Fig. 37 A, Taf. V) werden sie im allgemeinen selten gefunden und zwar nur bei *frischer Haematemesis*, wo das Blut nur kurze Zeit im Magen verweilt hat. Hat es hingegen länger im Magen gelegen und dem Kaffeesatz ähnliches Aussehen erhalten, so findet man nur körniges Blutpigment.

2. Weisse Blutkörperchen (Fig. 39 A). In geringer Menge finden sie sich stets, gewöhnlich aber stark verändert, indem ihr Protoplasma mehr oder weniger verdaut und nur der Kern noch übrig ist. Sehr reichlich werden sie nur in dem seltenen Falle angetroffen, dass *Abscesse der Magenwand* oder *ihrer Umgebung* in den Magen durchbrechen.

3. Epithelien. Man findet sowohl Plattenepithelien (aus Mundhöhle und Oesophagus) (Fig. 34 B), wie Cylinderepithelien (aus dem Magen) in jedem Erbrochenen und ausgeheberten Mageninhalt; doch sind die Zellen in Folge der Verdauung meist sehr verändert.

4. Tumorbestandtheile werden fast nie beobachtet; selbst bei *Magenkrebs* findet man, da die abgestossenen Krebstheile sehr bald angedaut, und damit hochgradig verändert werden, wohl kaum deutliche Krebszellen mit alveolärer Anordnung.

5. Schleim ist in jedem Mageninhalte vorhanden, am reichlichsten bei *acutem* und *chronischem Magenkatarrh*, körniger Detritus wird ebenfalls nie vermisst. Das Vorkommen von Pigment ist oben sub 1 erwähnt.

6. Bestandtheile der eingeführten Nahrung. Und zwar findet man — bei gemischter Kost — I. Muskelfasern; sie zeigen, selbst bei genügender Verdauung, theilweise noch deutliche Quer-

streifung (Fig. 81 A, Taf. VIII). II. Elastische Fasern, bindegewebige Fasern und andere Bestandtheile der Fleischnahrung. III. Fett, in Kügelchen oder in nadelförmigen Krystallen (Fig. 92 A, Taf. IX). IV. Amylumkörperchen (Fig. 81 B); sie sind von runder oder ovaler Gestalt, zeigen eine concentrische Schichtung und färben sich mit Lugol'scher Lösung blau. V. Die mannigfachsten Pflanzenzellen und Pflanzenbestandtheile.

7. Thierische Parasiten. Man hat zuweilen Eingeweidewürmer (*Spul-* oder *Springwürmer*) im Erbrochenen beobachtet. Ueber das Aussehen derselben s. sp.

8. Pflanzliche Parasiten. Es finden sich die mannigfachsten Spross-, Schimmel- und Spaltpilze im Mageninhalt, über die zum Theil noch wenig bekannt ist. Von pathologischen sind zu erwähnen:

I. Hefepilze (*Saccharomyces cerevisiae*), runde oder ovale mit einem Kern versehene, öfters zu 2 oder 3 aneinander hängende Zellen von 4—8 μ Länge (Fig. 80 A, Taf. VII). II. Sarcina ventriculi (Goodsir), runde, etwas abgeplattete Zellen von circa 2,5 μ Grösse, zu acht an einanderhängend und so zu grösseren Packeten verbunden (Fig. 80 B). Beide werden besonders bei *abnormen Gährungen* angetroffen, können aber auch bei einfachem Magenkatarrhe gefunden werden, so dass ihnen nur eine beschränkte pathognomonische Bedeutung zukommt.

Die bakteriologische Untersuchung des Mageninhaltes besitzt einstweilen für die Diagnostik noch keinen Werth.

F. Untersuchung der Faeces.

a) Makroskopische Untersuchung.

Dieselbe richtet sich auf *Menge, Reaction, Consistenz und Form, Farbe und Aussehen*, sowie *Geruch*. Das *specifische Gewicht* besitzt keine Bedeutung.

1. Menge. Die von gesunden erwachsenen Menschen innerhalb 24 Stunden entleerte Quantität beträgt 120—200 gr. Sie ist unter physiologischen Verhältnissen abhängig vom *Alter* (bei Kindern entsprechend weniger), ferner von der Art und Menge der aufgenommenen *Nahrung*. Bei leicht verdaulicher Kost ist sie ceteris paribus geringer als bei schwer oder gar nicht verdaulicher z. B. reichlicher pflanzlicher Nahrung.

Pathologisch vermehrt ist sie bei Diarrhoe (s. u.); am stärksten bei *Cholera asiatica* und *nostras*.

2. **Reaction.** Dieselbe ist bald sauer, bald alkalisch und besitzt, keinen pathognomonischen Werth.

3. **Consistenz und Form.** Man unterscheidet *flüssige, dünnbreiige, dickbreiige, geformte* und *sehr feste* Consistenz.

Flüssige Consistenz ist fast stets pathologisch; sie kommt den diarrhoischen Stuhlentleerungen zu und wird bei *Enteritis, Dysenterie* sowie *Cholera* beobachtet.

Dünnbreiige Consistenz ist ebenfalls meist pathologisch und bei *Diarrhoe* vorhanden. Doch giebt es Individuen, die bei ungestörter Gesundheit und nur 1—2maliger täglicher Entleerung dünnbreiige Faeces entleeren. Mitunter zeigen dünnbreiige Stühle nach einigem Stehen eine Sonderung in einen krümlichen Bodensatz und eine darüber stehende flüssige Masse. Ist zugleich die Farbe gelb, so bezeichnet man solchen Stuhl als *erbsensuppenähnlich;* er wird bei *Abdominaltyphus*, aber auch bei *einfacher Enteritis* angetroffen.

Dickbreiige und geformte Consistenz ist die normale. Jedoch muss bei letzterer der Stuhlgang eine wurstförmige Beschaffenheit haben; dünne Massen von der Dicke eines Bleistiftes, oder ebensolche feste Ballen sind pathologisch und werden bei *Stricturen* des *Rectum* oder *Colon*, am öftersten bei *Carcinom* beobachtet.

Sehr feste Kothballen (*Scybala*) werden bei hartnäckiger und langdauernder *Obstipation* entleert; doch ist bei letzterer der Stuhlgang auch öfters bloss geformt.

4. **Farbe.** Die normale Farbe bei Gesunden ist ein helles oder dunkles Braun, das durch den Gehalt der Faeces an *Hydrobilirubin* (= *Urobilin*) bedingt ist. Säuglinge entleeren einen goldgelben Stuhl.

Braunroth bis Schwarz sind die Stuhlgänge gefärbt

I. Bei **Blutgehalt** (*Melaena*), sei es, dass die Blutung im Magen (*Ulcus, Carcinom* etc.), Dünndarm (*Typhus, Syphilis, Tuberculose, Lebercirrhose* etc.), oder in den oberen Partien des Dickdarms (*Dysenterie*) stattgefunden hat. Auch Verschlucken von Blut bei *Lungenblutungen* kann die Faeces schwarz färben; dabei sind dieselben von zäher Beschaffenheit, pechartig.

II. Bei Gebrauch von *Eisen* oder *Wismuth* (durch Bildung von Schwefeleisen und Schwefelwismuth), ferner nach reichlichem Genusse von Heidelbeeren.

Grün sind die Faeces gefärbt I. bei verschiedenen Formen von *Gastroentritis infantum* (*Diarrhée verte* der Franzosen); II. nach Gebrauch von *Calomel* (durch Gehalt an Schwefelquecksilber); III. **Schwarz-grün** ist das *Meconium* des Neugeborenen (in Folge Gehaltes an unverändertem Gallenfarbstoff).

Grau bis weiss sind die Faeces bei Fehlen der Galle (*Acholie*), und desshalb meist mit hepatogenem Icterus verbunden, in Folge ihres reichen Gehaltes an Fetten; zugleich sind sie von thonartiger Beschaffenheit.

Wasserhell resp. gräulich, dabei leicht getrübt, sind die Stuhlentleerungen bei *intensiver Diarrhoe*, speciell bei *Cholera* (Reiswasserstühle).

5. Aussehen. Dasselbe ist bei den Faeces verändert speciell in Folge abnormer Beimengungen. *Schleim*-Beimischungen werden bei Affectionen des *Dünn-* und *Dickdarms* gefunden, entweder gleichmässig mit den Faeces gemischt und denselben eventuell eine verminderte Festigkeit ertheilend (speciell bei *Dünndarmkatarrh*) oder in Gestalt grösserer Schleimflocken (bei *acutem Dickdarmkatarrh* und bei *Ruhr*), oder falls Scybala entleert werden, dieselben überziehend (bei *chronischer Colitis*).

Eiter allein wird nur entleert, falls ein *Abscess* in den Darmkanal durchgebrochen ist; Beimischung von Eiter, erkennbar an den weissen rahmähnlichen Streifen, wird bei *chronischer Entzündung* und *Ulceration* der Därme angetroffen.

Beimengung von *unzersetztem Blut* oder reines Blut wird entleert bei *Blutungen* im *untern* Theile des *Dickdarms* oder im *Rectum*, oder bei *Geschwüren* daselbst, *Haemorrhoiden*, mitunter bei *Dysenterie*, nicht jedoch, falls die Blutung höher oben sitzt (s. o.).

Unverdaute *Nahrungsreste*, wie Weintraubenschalen, Stücke von Aepfeln und Kartoffeln etc. können im Stuhlgang gefunden werden.

Cylinderförmige Gebilde, bandartig oder röhrenförmig, die meistens aus Schleim, seltener aus Fibrin bestehen, werden mitunter bei *chronischen Dickdarmkatarrhen* angetroffen. Aufschluss über ihren Charakter liefert die mikroskopische Untersuchung (s. c.).

Concremente sind von verschiedener, Hirsekorn- bis Erbsengrösse und darüber und können entweder Gallensteine oder Darmsteine sein. Ihr Charakter wird auf chemischem Wege bestimmt (s. b.).

Thierische Parasiten lassen sich meist schon makroskopisch leicht diagnosticiren. Da jedoch öfter ihr Nachweis auch auf mikroskopischem Wege geführt wird, so sollen sie dort (sub c) im Zusammenhang besprochen werden.

6. Geruch. Die normalen Faeces besitzen einen charakteristischen Geruch, der auf ihrem Gehalt an Indol- und Skatolverbindungen beruht. Aashaft stinkend ist der Geruch des Stuhlgangs bei den *acholischen thonfarbenen Stühlen*, desgleichen oft bei *Darmkatarrhen der Kinder*, bei *Krebs* und *Tuberculose*, *Amyloid des Darms*, bei *Dysenterie*.

Fast geruchlos sind häufig die diarrhoeischen Entleerungen, z. B. bei der *Cholera*.

b) Chemische Untersuchung.

Sie erstreckt sich einmal auf die normalen und ferner auf die pathologischen Faecesbestandtheile.

Die Bestimmung der normalen Faecesbestandtheile ist natürlich nur in quantitativer Hinsicht von Werth. Letzterer ist bei Stoffwechseluntersuchungen ein sehr beträchtlicher, zu rein diagnostischen Zwecken hingegen nur ein beschränkter, da Vermehrung des Schleims (bei *Diarrhoen*), sowie Abnahme resp. Verschwinden des Hydrobilirubins mit gleichzeitiger Zunahme der Fette (bei *Acholie*) fast stets schon makroskopisch (s. oben) erkannt werden kann, ferner die Vermehrung von Schleim, Gallensäuren und Salzen allen *Diarrhoen* ganz unabhängig von ihrer Aetiologie gemeinsam ist. Deshalb sei hier nur kurz darauf hingewiesen und behufs genauerer Orientirung auf die Lehrbücher der physiologischen Chemie verwiesen.

Was den chemischen Nachweis pathologischer Substanzen anbelangt, so sind folgende qualitative Proben leicht auszuführen:

1. Nachweis von Albumin.

Man rührt den Koth mit 1procentiger Kochsalzlösung an, lässt mehrere Stunden stehen, filtrirt und nimmt eine der später (beim Harn) zu erwähnenden Eiweissproben vor.

Albumin tritt bei *Typhus* und *Dysenterie*, aber auch bei *einfacher Diarrhoe* in den Faeces auf.

2. Nachweis von Blutfarbstoff.

Man stellt entweder mit einem Tröpfchen des wässerigen Extractes der Faeces die Haeminprobe an (s. S. 262) oder man extrahirt die Faeces mit verdünnter Natronlauge, setzt die gleiche Menge normalen Harns zu und kocht im Reagensglase; bei Blutgehalt sind die ausfallenden Erdphosphate röthlich gefärbt.

Über das Vorkommen von Blut s. o.

3) Nachweis von unverändertem Gallenfarbstoff.

Man bereitet sich durch Anrühren der Faeces mit Wasser und mehrstündiges Stehenlassen ein wässeriges Extract, das man filtrirt. Hierauf stellt man sowohl mit dem Filtrate wie mit dem Filterrückstande, da der Gallenfarbstoff mitunter in letzterem zurückbleibt, die GMELIN'sche Reaction (s. Harn) an.

Er kommt normaliter im *Meconium*, in den Faeces der Erwachsenen dagegen nur bei *Dünndarmkatarrhen* vor.

4. Untersuchung von Concrementen.

Um ihre Herkunft — ob Gallen- oder Darmsteine — nachzuweisen, werden dieselben im Mörser gepulvert und das Pulver in zwei Theile getheilt.

Die erste Hälfte wird mit Wasser einige Zeit ausgekocht und dann mit Alkohol und Aether längere Zeit ausgezogen. Das Extract wird hierauf abgegossen, spontan oder über dem Wasserbade verdunsten gelassen, wobei Cholesterin, falls vorhanden, als weisse glänzende Masse zurückbleibt, die mikroskopisch (Fig. 91 B, Tafel IX) und mikrochemisch (s. S. 160) leicht zu erkennen ist.

Den bei der Extraction gebliebenen Rückstand übergiesst man mit verdünnter Salzsäure; tritt hierbei Aufbrausen ein, so ist kohlensaurer Kalk vorhanden. Die Mischung wird einige Zeit digerirt und dann mit Chloroform, das das Bilirubin aufnimmt, extrahirt. Mit der letzteren Lösung kann man die Gmelin'sche Reaction vornehmen.

Fällt die Untersuchung auf Cholesterin negativ aus, so übergiesst man die zweite Hälfte der gepulverten Masse mit verdünnter Salzsäure (Aufbrausen bei Gehalt an kohlensaurem Kalk), digerirt einige Zeit und filtrirt darauf. Das Filtrat wird mit Ammoniak etwas alkalisch gemacht; war Tripelphosphat in dem Concrement vorhanden, so scheidet es sich in Sargdeckelkrystallen (Fig. 88 A, Tafel IX) aus.

Die Gegenwart von Cholesterin beweist das Vorliegen eines *Gallensteines*, die von Tripelphosphat das eines *Darmsteines*. Kohlensaurer Kalk kann bei beiden vorkommen.

c) Mikroskopische Untersuchung.

Es können sich im Stuhlgang vorfinden:

1. Rothe Blutkörperchen; sie sind sehr selten, selbst wenn Blut im Stuhlgange zweifellos vorhanden ist. Höchstens bei *Blutungen* in den *alleruntersten Darmpartien* werden sie beobachtet.

2. Weisse Blutkörperchen (Fig. 39 A, Tafel V), sind in normalem Stuhl nur selten zu finden. Eine mittlere Menge wird bei *Ulcerationen* des Darms, eine sehr reichliche bei *Durchbrechen* von *Abscessen* in denselben beobachtet.

3. Epithelien. Es kommen vor 1. Plattenepithelien in sehr geringer Anzahl, vom Anus und untern Theile des Rectums herrührend. II. Cylinderepithelien von der Darmmucosa. Im normalen Stuhlgang sind sie sehr selten, dabei meist verändert. Vermehrt und besser erhalten finden sie sich bei *Darmkatarrhen* der verschiedensten Art.

4. Schleim, sowie Gebilde die aus Schleim bestehen, werden besonders bei Zusatz von Essigsäure, worauf streifige Gerinnung eintritt, leicht erkannt.

Detritus ist stets äusserst reichlich vorhanden.

Amorphes Pigment wird besonders bei *Blutungen*, oft sehr reichlich, in Gestalt grosser braungelber Schollen angetroffen.

5. Von Krystallen können gefunden werden: I. Tripelphos-

phat (Fig. 88 A, Taf. IX), fast regelmässig im Stuhlgang vorkommend. II. Calciumphosphat in Keilform, die zu Büscheln gruppirt sind (Fig. 89 C, Taf. IX). III. Calciumoxalat in Briefcouvertform (Fig 87 C, Taf. IX). Beide sind nicht selten und haben keine pathognomonische Bedeutung. IV. Andere Kalksalze finden sich selten, ebenso Cholesterin in Krystallform (Fig. 91 B, Taf. IX); letzteres ist dagegen regelmässiger Befund in *Meconium*. V. Haematoïdin-Krystalle von rothgelber Farbe (Fig. 92 B, Taf. IX), werden bei *Katarrhen* und *nach Blutungen* öfters gefunden. VI. CHARCOT-LEYDEN'sche Krystalle (Fig. 91 C, Taf. IX), sind selten (bei *Enteritis, Anchylostomiasis* etc.), haben jedoch keinen diagnostischen Werth.

6. Nahrungsbestandtheile. I. Muskelfasern. Sie treten auf als gelbe schollige Massen, die stellenweise noch Andeutungen der Querstreifung erkennen lassen (Fig. 81 C. Taf. VIII). Sie fehlen natürlich bei fleischloser Diät. II. Elastische (Fig. 35 A, Taf. V) und bindegewebige Fasern. III. Fett. Dasselbe charakterisirt sich als helle, im Centrum glänzende, scharf conturirte Tropfen oder Tröpfchen, die durch die gewöhnlichen Reagentien nicht angegriffen, sondern nur durch Aether aufgelöst werden. Im Innern dieser Kugeln können sich ferner nadelförmige Fettkrystalle, sogenannte *Margarinnadeln*, entwickeln, die auch frei und in Büschelform vorkommen (Fig. 92 A, Taf. IX). Letztere sind besonders reichlich in den *acholischen* Faeces. IV. Amylumkörner (Fig. 81 B, Taf. VIII); sie färben sich mit LUGOL'shcer Lösung blau. V. Pflanzenzellen der verschiedensten Art.

7. Thierische Parasiten.

Dieselben sind entweder schon makroskopisch zu erkennen, einzelne sind jedoch nur mikroskopisch zu constatiren. Ferner sind die Eier derselben stets nur durch die mikroskopische Untersuchung nachzuweisen.

I. Protozoen. Von den verschiedensten Beobachtern ist das Vorkommen von Amöben und Infusorien im Darminhalt beschrieben worden. Von ersteren ist besonders die Amöba coli, von letzteren Cercomonas intestinalis, Trichomonas intestinalis und Paramaecium coli zu erwähnen. Da sie jedoch nicht häufig beobachtet sind, ferner zwar bei *Diarrhoen* gefunden wurden, indessen keinen speciellen pathologischen Werth zu besitzen scheinen, so kann eine Beschreibung derselben hier unterlassen werden.

II. Taenia solium (LINNÉ), etwas kleiner wie die folgende, besteht aus dem 2 mm breiten Kopf (Fig. 58a und b), der ein Rostellum und auf demselben einen Hakenkranz mit 20—30 Chitinhaken trägt und vier Saugnäpfe besitzt, Hals und Proglottiden. Die letzteren

(Fig. 58 c) sind circa 10 mm lang, 6—7 breit, haben die Geschlechtsöffnung seitlich, der Uterus ist nur unbedeutend verzweigt, auf
jeder Seite etwa 7—9 Zweige. Die Eier (Fig. 58 d) sind rundlich
von circa 34 μ Durchmesser und zeigen eine dicke Schale und im
Innern meist 6 Chitinhäkchen. Der Zwischenwirth dieser Parasiten
und Träger der Finne ist das Schwein; diese Taenie wird in Nord-
deutschland, wo vielfach rohes Schweinefleisch genossen wird, häufiger
angetroffen. Ausserdem kann die Finne auch beim Menschen selbst
(*Cysticercus*) vorkommen.

III. T a e n i a   s a g i n a t a (Goeze) s. mediocanellata (Küchen-
meister), erreicht eine Länge von 4—5 und mehr Metern. Sie besteht aus dem Kopf, der 2,5 mm breit ist, kein Rostellum und keinen
Hakenkranz, dagegen vier kräftige Saugnäpfe besitzt (Fig. 59 a und b),
Hals und Proglottiden. Letztere (Fig. 59 c) sind 15—16 mm lang,
circa 9 mm breit, haben die Geschlechtsöffnung seitlich, der Uterus
ist stark verzweigt und besitzt auf jeder Seite circa 15—30 Ver-
ästelungen. Die Eier (Fig. 59 d) sind oval, 36 μ lang, 32 μ breit,
besitzen eine dicke, radiäre Streifung zeigende Schale und im Innern

---

Tafel VI.
Mikroskopie II (Erklärung zu Fig. 58—74).
Thierische Parasiten.

Fig. 58. Taenia solium, a) Kopf, natürliche Grösse, b) Desgleichen, Vergrösserung 10,
c) Proglottiden, natürliche Grösse, d) Ei, Vergrösserung 300.

Fig. 59. Taenia saginata, a) Kopf, natürliche Grösse. b) Desgleichen, Vergrösserung 10,
c) Proglottiden, natürliche Grösse, d) Ei, Vergrösserung 300.

Fig. 60. Bothriocephalus latus, a) Kopf, natürliche Grösse, b) Desgleichen, Vergrösserung 10, c) Proglottiden, natürliche Grösse, d) Ei, Vergrösserung 300. Nach Bizzozero
und Heller.

Fig. 61. Echinoccocus. Membran mit Haken (letztere nach v. Jaksch).

Fig. 62. Ei von Trichocephalus dispar.

Fig. 63. Ei von Ascaris lumbricoides.

Fig. 64. Ei von Oxyuris vermicularis.

Fig. 65. Ei von Distomum lanceolatum. Nach Heller.

Fig. 66. Ei von Distomum hepaticum. Nach Heller.

Fig. 67 u. 68. Eier von Ankylostomum duodenale. Nach Perroncito.

Fig. 69. Ei von Rhabdonema strongyloides. Nach Perroncito.

Fig. 61—69 sämmtlich Vergrösserung 300.

Fig. 70. Eingekapselte Muskeltrichine. Vergrösserung 100.

Fig. 71. Acarus folliculorum. Vergrösserung 300. Nach Bizzozero.

Fig. 72. Acarus scabiei, a) Milbe, b) Ei (nach Bizzozero). Vergrösserung 300.

Fig. 73. Eier von Distoma haematobium. Vergrösserung 100. Nach Eichhorst.

Fig. 74. Larven von Filaria sanguinis hominis. Vergrösserung 100. Nach v. Jaksch.

Die Abbildungen, bei denen keine Quelle angegeben ist, sind nach eigenen Präparaten
gezeichnet.

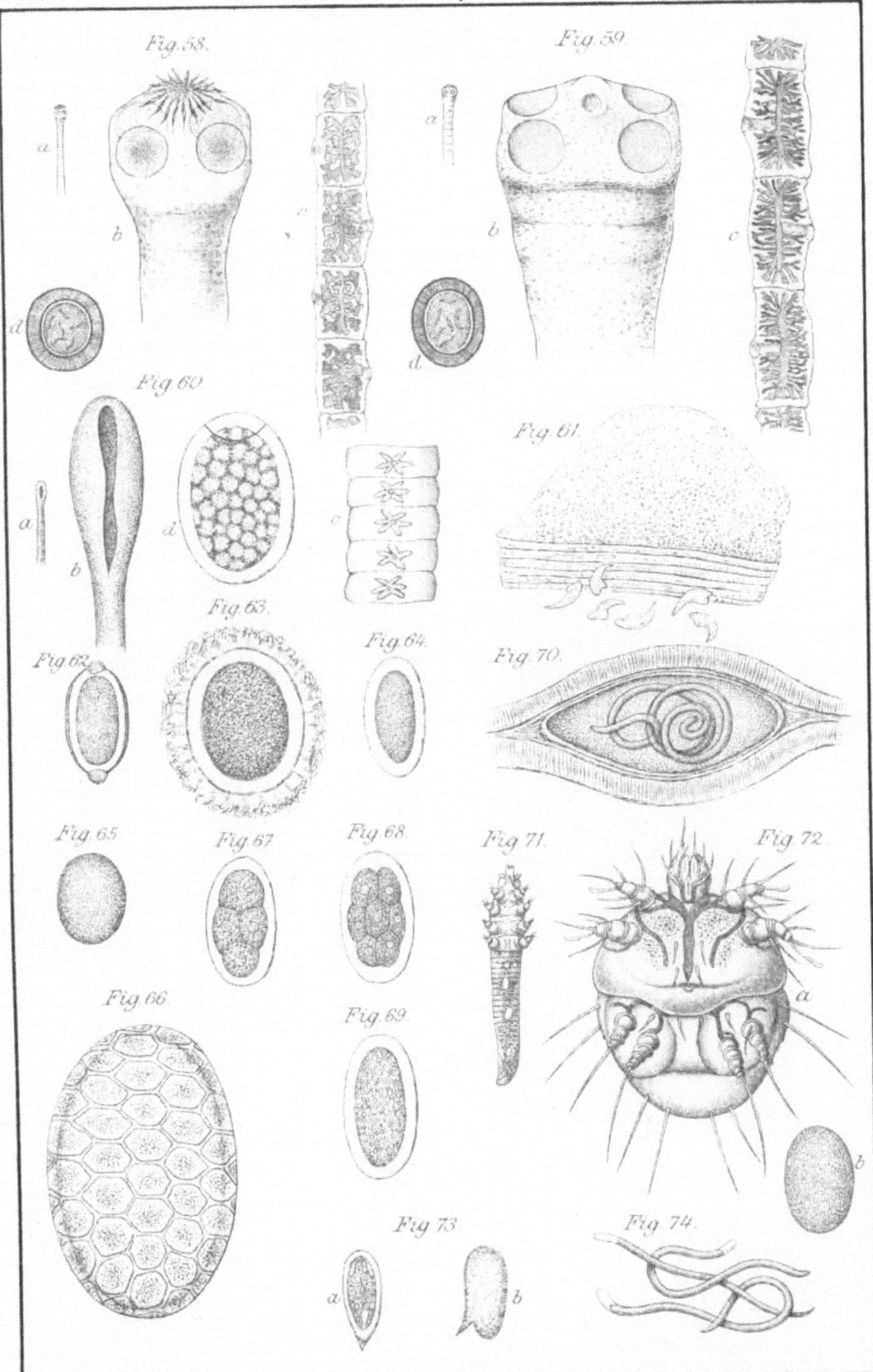
Fig. 58.
Fig. 59.
Fig. 60.
Fig. 61.
Fig. 62.
Fig. 63.
Fig. 64.
Fig. 65.
Fig. 66.
Fig. 67.
Fig. 68.
Fig. 69.
Fig. 70.
Fig. 71.
Fig. 72.
Fig. 73.
Fig. 74.
a
b
c
d

6 kleine Chitinhäkchen. Der Zwischenwirth ist das Rind. Dieser Bandwurm ist in Süddeutschland der häufigere.

Andere Bandwürmer (*Cestodes*) (T. nana, cucumerina etc.) sind bisher beim Menschen nur ganz selten, meist in südlichen Ländern, beobachtet worden und können hier als wenig wichtig füglich übergangen werden.

Beide Tänien bewohnen den Dünndarm, meist einzeln, selten zu mehreren und verursachen einmal Verdauungsstörungen (*Gastritis, Enteritis*), ferner allgemeine mehr oder weniger intensive Ernährungsstörungen (*Anämie* etc.), öfter aber auch nervöse u. dgl. Symptome. Die Diagnose wird vorzugsweise aus dem Abgange der Proglottiden, die sich in unregelmässigen Zwischenräumen, besonders nach gewissen Speisen, entleeren, gestellt.

IV. Bothriocephalus latus (BREMSER), ebenfalls zur Klasse der Cestoden gehörig. Er erreicht eine Länge von 4—8 Metern, besteht aus dem Kopf, der 2,5 mm lang und 1 mm breit ist, kein Rostellum noch Haken, dagegen zwei Saugnäpfe besitzt (Fig. 60, a und b), Hals und Proglottiden. Die letzteren haben eine Breite von 10 bis 18 mm und eine Länge von 5 bis 6 mm, die Geschlechtsöffnung ist in der Mitte, der Uterus sternförmig (Fig. 60 c). Die Eier sind oval, 75 μ lang, 45 μ breit, besitzen eine Schale, die an einem Ende ein kleines Deckelchen hat (Fig. 60 d).

Der Zwischenwirth sind verschiedene Fischarten (welche, ist noch Gegenstand der Controverse); der Bandwurm wird deshalb in Gegenden, wo man diese Fische roh zu verspeisen pflegt (Schweiz, deutsche Seeküste etc.), angetroffen.

Die Proglottiden dieses Bandwurms werden in grösseren zusammenhängenden Stücken und nur zeitweise entleert. Die pathologische Bedeutung desselben besteht darin, dass er schwere *Anämien* hervorrufen kann (RUNEBERG).

V. Distomum lanceolatum (MEHLIS) hat eine lanzettähnliche Gestalt, und ist 9 mm lang, 2—3 mm breit. Seine Eier (Fig. 65) sind 40 μ lang 30 μ breit.

VI. Distomum hepaticum (RUD.), Leberegel. Er besitzt eine Länge von 28 mm, Breite von 12 mm, und hat eine herzförmige Gestalt. Seine Eier (Fig. 66) sind oval, 130 μ lang, 80 μ breit.

Die beiden zur Klasse der Saugwürmer (*Trematodes*) gehörigen Distomumarten (sowie andere noch seltenere) schmarotzen in *Leber* und *Darm* und erregen dort *Entzündungen*. Sie sind beim Menschen selten; in den Faeces werden nur die Eier angetroffen.

Die folgenden Parasiten gehören sämmtlich zur Klasse der *Nematodes*, Spulwürmer.

VII. Ascaris lumbricoides (Linné), der gemeine Spulwurm. Die Thiere haben die Gestalt eines Regenwurms und sind von weisser Farbe; das Männchen wird bis 25, das Weibchen bis 40 cm lang. Die Eier (Fig. 63) sind gelbbraun, 60—70 μ lang, 55 μ breit, besitzen eine Schale und um dieselbe eine unregelmässige Eiweisshülle, die meist durch Gallenfarbstoff dunkelbraun gefärbt ist.

Dieser Parasit bewohnt den Dünndarm und erzeugt *Darm-* und *Allgemeinbeschwerden*. Mitunter gelangt er in den Magen und wird dann durch Erbrechen nach aussen befördert. Sein Nachweis wird, wenn er nicht selbst in den Faeces sich findet, am sichersten durch Untersuchung auf die charakteristischen Eier geführt.

VIII. Oxyuris vermicularis (Linné), Spring- oder Madenwurm. Er ähnelt den gewöhnlichen Maden an Gestalt, das Männchen ist 4 mm, das Weibchen 10 mm lang. Die Eier (Fig. 64) sind 55 μ lang und 30 μ breit, besitzen eine Membran und zeigen im Innern oft den unentwickelten Embryo.

Diese Parasiten kommen gewöhnlich in grösserer Anzahl besonders bei Kindern vor, sie bewohnen den Dünndarm und verursachen verschiedene *Darmbeschwerden*. Nach der Befruchtung wandern sie in den Dickdarm und das Rectum, erzeugen daselbst *Entzündung*, *starkes Jucken am After* etc. In den Faeces werden einmal die Eier angetroffen; zur Zeit der Wanderung finden sich in ihnen und im Schleim des Rectums auch die Parasiten selbst.

IX. Ankylostomum duodenale (Dubini). Es besitzt eine cylinderförmige Gestalt, das Männchen ist 8—12 mm, das Weibchen 10—18 mm gross. Die Eier (Fig. 67 und 68) sind oval, 50—60 μ lang, 30—40 μ breit, und zeigen 2—8 und mehr Furchungskugeln.

Dieser Wurm ruft bei den befallenen Individuen schwere, oft tödtlich verlaufende *Anämien* hervor. Besonders ist er bis jetzt bei Tunnelarbeitern (Gotthardtunnel), sowie in Deutschland bei Ziegelbrennern beobachtet worden. In den Faeces kommen nur die Eier vor.

X. Trichocephalus dispar (Rudolphi), Peitschenwurm. Er besitzt einen langen dünnen Vorderleib und einen dicken kürzeren Hinterleib, so dass seine Gestalt an die einer Hetzpeitsche erinnert. Das Thier ist 40 mm, das Weibchen bis 50 mm lang. Die Eier (Fig. 62) sind bräunlich, ca. 55 μ lang, 25 μ breit, mit einer Schale und an beiden Enden mit vorspringenden Deckelchen versehen.

Dieser Parasit findet sich im Dickdarm; er ist anscheinend unschädlich. Im Stuhlgang werden nur Eier beobachtet.

XI. **Trichina spiralis** (Owen). Sie entwickelt sich in zwei Formen, als Darmtrichine und als Muskeltrichine. Erstere entstehen nach dem Genusse von Fleisch mit lebenden Muskeltrichinen (besonders Schweinefleisch) im Dünndarm. Das Männchen ist 1,5 mm, das Weibchen 3 mm lang. Sie gebären dort lebendige Junge, die eine Länge von 0,12 mm besitzen, und, wenn auch selten, in den Faeces, z. B. nach frühzeitiger Darreichung von Laxantien, sich finden können. Dieselben wandern vom Darmcanal in den menschlichen Körper aus bis in die verschiedensten Muskeln, wo sie Entzündungserscheinungen hervorrufen und sich einkapseln. Die Länge dieser sogenannten Muskeltrichine beträgt 0,6—1,0 mm; sie liegt spiralig in sich gedreht in der circa 0,3 mm langen ovalen Kapsel (Fig. 70).

Die Invasion mit Trichinen ruft die bekannte als *Trichiniasis* bezeichnete schwere Erkrankung hervor.

XII. **Rhabdonema strongyloides** (Leuckardt) (früher als zwei Arten aufgefasst und als Anguillula stercoralis und intesttinalis bezeichnet). In den Faeces finden sich die Larven dieses Parasiten, die circa 2 mm lang sind, ferner seltener die Eier. Letztere sind denen des Ankylostomum sehr ähnlich, aber länger, 65 μ lang, 35 breit (Fig. 69) und nicht so regelmässig schon in Furchung begriffen.

Dieser Parasit kommt bei *Ankylostomiasis* vor, soll ausserdem die Ursache von der sogenannten *Cochinchina-Diarrhoe* sein, doch ist seine pathologische Bedeutung noch unklar.

Tafel VII.

Mikroskopie III (Erklärung zu Fig. 75—80.)

Pflanzliche Parasiten.

Fig. 75. A. Tuberkelbacillen (aus phthisischem Sputum), nach Ehrlich gefärbt. B. Pneumokokken (Reincultur), nach Ziehl-Neelsen gefärbt.

Fig. 76. A. Milzbrandbacillen (aus Kaninchenblut), nach Gram gefärbt. B. Staphylokokken und Streptokokken (aus Eiter verschiedener Abscesse), nach Gram gefärbt.

Fig. 77. A. Cholerabacillen (Reincultur), nach Weigert gefärbt. B. Gonokokken (aus Trippersecret), nach Bumm gefärbt.

Fig. 78. A. Recurrenspirillen (im Blut) nach v. Jaksch. B. Leprabacillen (aus Saft von leprösen Knoten) nach Ehrlich gefärbt.

Fig. 79. A. Actinomycesdrusen (aus aktinomykolischen Granulationen). B. Leptothrixfäden (aus Zahnbelag).

Fig. 80. A. Hefepilze (aus Erbrochenem). B. Sarcine (aus Erbrochenem).

Mit Ausnahme von Fig. 78A sind sämmtliche nach eigenen Präparaten, die gefärbten bei offener, die ungefärbten bei eingeschobener Condensorblende gezeichnet. Die Vergrösserung ist bei Fig. 79A 100fach, bei den anderen 500fach.

8. Pflanzliche Parasiten. In jedem Stuhlgange finden sich zahllose Mikroorganismen der verschiedensten Art (Spross-, Schimmel- und Spaltpilze). Wichtig sind natürlich nur diejenigen, die Erkrankungen verursachen können und deren Nachweis von diagnostischem Werthe ist. Von solchen können vorkommen:

I. Tuberkelbacillen (Fig. 75 A). Ihre Gegenwart beweist das Vorhandensein von *Darmtuberkulose*. Doch muss man sorgfältig entfärben, da auch andere Mikroorganismen der Faeces mitunter die Farbe lange festhalten; ausserdem finden sich fast in jedem Stuhlgang ovale sporenähnliche Körper, die ebenfalls die erste Färbung conserviren, jedoch nicht mit Bacillen zu verwechseln sind.

II. Spirillum Cholerae asiaticae (Koch) (Fig. 77 A), Kommabacillus. Dieselben kommen nur bei der *Cholera asiatica* im Stuhlgange vor. Sie färben sich in 5—10 Minuten mit allen Anilinfarben nach Weigert, werden nach Gram entfärbt und stellen kommaförmig gebogene Stäbchen, im Mittel 1,5 μ lang und $^1/_6$ bis $^1/_3$ davon breit dar. Bloss auf mikroskopischem Wege ist ihr Nachweis jedoch nicht immer mit Sicherheit zu stellen, da einmal die Kommabacillen bei Cholera sehr spärlich sein können und dann sich nicht von den anderen Mikroorganismen differenciren lassen, andererseits gerade bei schwerer acuter Gastroenteritis (*Cholera nostras*) sehr ähnliche Bacterien (Spirillum Finkler-Prior) angetroffen werden können. Deshalb entscheidet hierbei allein die bacteriologische Untersuchung (s. unter d).

Sind die Bacillen sehr spärlich, so ist der Nachweis nach Schottelius sehr empfehlenswerth. Man vermischt 100—200 ccm der verdächtigen Faeces mit 300—500 ccm alkalischer Fleischbouillon, rührt um und lässt die Mischung bedeckt an einem warmen Ort 10—12 Stunden stehen. Waren Kommabacillen vorhanden, so haben sie sich in dieser Zeit stark vermehrt und zugleich an der Oberfläche angesammelt, so dass dann ein dem Rande der Flüssigkeitsoberfläche entnommener Tropfen zahlreiche Kommabacillen zeigt.

III. Bacillus typhi abdominalis (Eberth). Sie sind in den Faeces bei *Typhus abdominalis* vorhanden. Da sie jedoch weder eine charakteristische Gestalt, noch ein specielles tinctorielles Verhalten zeigen, so ist ihr sicherer Nachweis allein auf mikroskopischem Wege einstweilen nicht möglich, auf bakteriologischem hingegen zu umständlich.

d) Bakteriologische Untersuchung.

Wie oben erwähnt, ist der Nachweis des Kommabacillus der asiatischen Cholera auf mikroskopischem Wege allein nicht mit Sicherheit zu führen, sondern zu diesem Zwecke die Anlegung einer

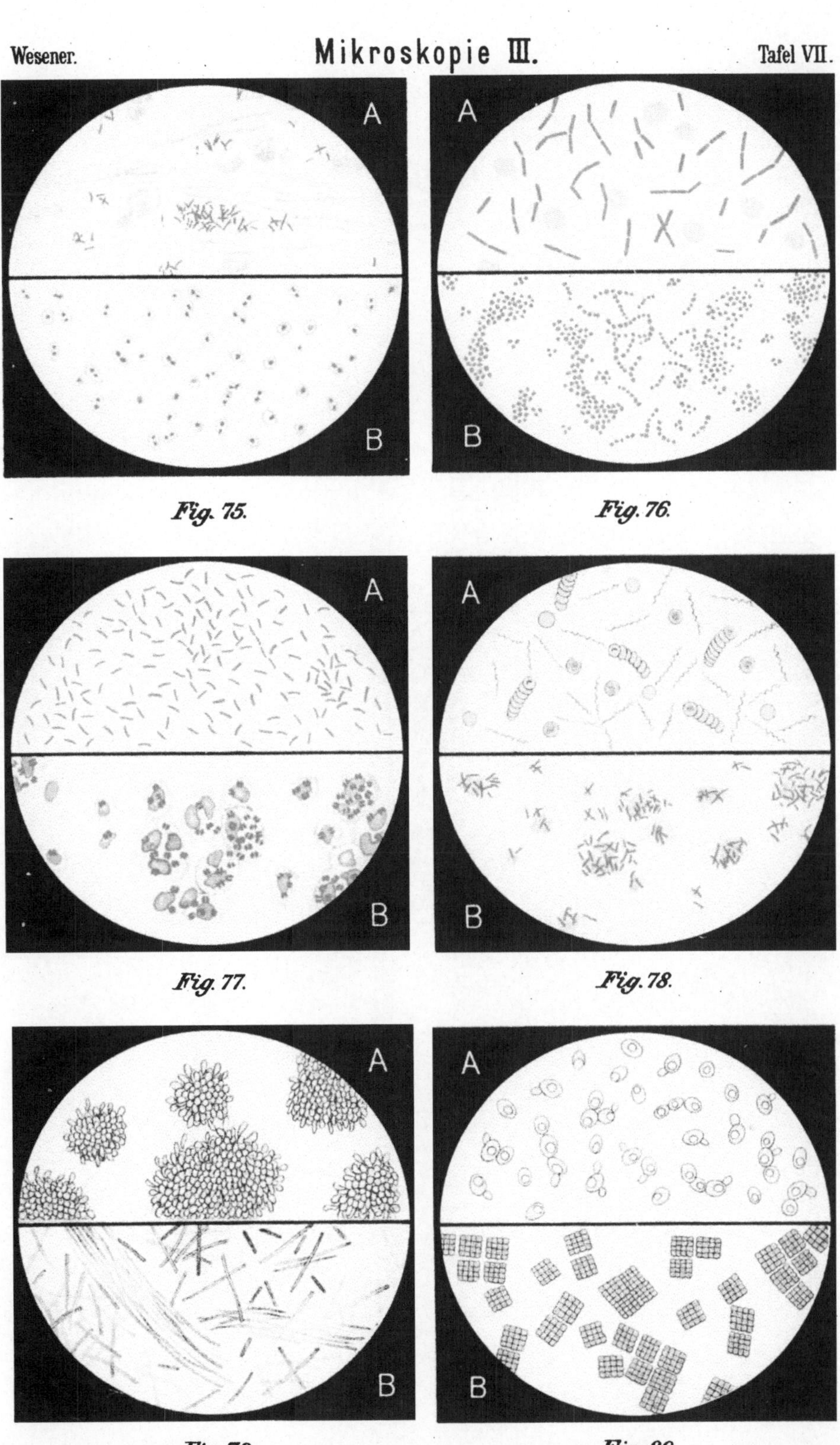

Fig. 75.   Fig. 76.

Fig. 77.   Fig. 78.

Fig. 79.   Fig. 80.

Verlag von Julius Springer in Berlin N.   Lith. Anst. von C. L. Keller in Berlin S.

Reincultur erforderlich. Da bei drohender Choleragefahr es vor allem auf die sichere Erkennung der ersten Fälle ankommt, gehört die Beschreibung der bakteriologischen Untersuchung mit zur klinischen Diagnostik und soll in folgendem ganz kurz, soweit sie sich ohne grössere Hülfsapparate ausführen lässt, besprochen werden. In betreff der ausführlichen bacteriologischen Methodik muss freilich auf die Lehrbücher der Bacteriologie verwiesen werden.

Man entnimmt den verdächtigen Faeces oder der Wäsche des Kranken mittelst einer ausgeglühten Platinnadel ein Schleimflöckchen und bringt es in die Gelatinenährlösung eines Reagensgläschens, die vorher bei gelinder Wärme, circa 30°, verflüssigt worden ist.

Solche Reagensgläschen mit Fleischwasserpeptongelatine, Agar-Agar etc. sind gegenwärtig leicht käuflich zu erhalten und lassen sich, wenn man den Wattepfropf mit einer Kautschuckkappe überzieht oder Kautschuckpapier darüberbindet, um das Austrocknen zu verhüten, nachdem man sie vorher ein paar Mal aufgekocht hat, längere Zeit conserviren.

Das Schleimflöckchen wird in der Gelatine I vertheilt; dann werden mit der Platinöse eine Anzahl — 3 bis 5 — Tröpfchen in ein zweites Glas, das gleichfalls verflüssigte Gelatine enthält, gebracht und vertheilt und von dieser Gelatine II ebenfalls so eine weitere Verdünnung im Glase III angefertigt. Man giesst nun die drei Gelatinen auf drei vorher — durch Abwaschen mit Sublimatlösung und längeres Erhitzen — sterilisirte Glasplatten und lässt sie dort erstarren. Die drei Platten werden darauf in einer feuchten Kammer, d. i. zwei in einander gestülpte mit feuchtem Fliesspapier ausgelegte Glasglocken, auf Glasbänkchen übereinander, I zu unterst, gelegt, oder im Nothfalle je eine zwischen zwei ebenfalls mit feuchtem Fliesspapier ausgelegte vorher mit Sublimatlösung abgewaschene Suppenteller. Die am zweiten resp. dritten Tage sichtbaren Colonien werden unter dem Mikroskop bei schwacher Vergrösserung gemustert, und von den verdächtigen Stichkulturen angelegt, d. h. man bringt mit einer ausgeglühten Platinnadel etwas davon in ein mit fester Gelatine gefülltes Reagensgläschen, indem man in die Gelatine ein bis drei Einstiche macht. Ausserdem werden natürlich von solchen Culturen mikroskopische Präparate angefertigt und zwar einmal frische ungefärbte, ferner gefärbte Deckgläschentrockenpräparate. Von ersteren empfiehlt es sich, Präparate in hängenden Tropfen zu untersuchen.

Die Colonien der Plattenkulturen besitzen eine mehr oder weniger unregelmässig begrenzte ausgebuchtete, stellenweise rauhe oder zackige Contur, zugleich ein granulirtes Aussehen, wie ein

Haufen Glasstückchen. Bei weiterem Wachsthum zeigt sich in der
Umgebung eine trichterförmige, geringe Verflüssigung.

Bei der Stichcultur bildet sich in Folge von Verflüssigung zunächst an der Oberfläche ein kleiner Trichter, dann langsam längs
des Impfstichs eine dünne helle Röhre. Die Oberfläche zeigt dann
bald eine tiefe eingesunkene Stelle, die das Aussehen einer Luftblase besitzt. Hingegen zeigen andere Darmspirillen, speciell das
Prior-Finkler'sche schon nach wenigen Tagen beträchtliche Verflüssigung längs des Impfstichs.

Auf Kartoffeln wächst er nicht bei Zimmertemperatur.

G. Untersuchung der Punctionsflüssigkeiten des Abdomens.

Von flüssigen Ergüssen werden im Abdomen beobachtet einmal
Flüssigkeiten, die vom *Peritoneum* herstammen, also Transsudate
oder Exsudate, die frei in der Peritonealhöhle sich befinden, und
zweitens solche, die von anderen Organen herrühren und noch von
einer speciellen Wand umgeben sind, *Cystenflüssigkeiten*; von
letzteren kommen im Abdomen vor *Ovarialcysten*, *Echinococcuscysten*
(der Leber, des Netzes etc.) und *Hydronephrose*. Da die sich bildenden Cysten der Abdominalhöhle häufig eine solche Grösse besitzen,
dass sie die Höhle fast ganz ausfüllen, so können sie, da sie palpatorisch und percussorisch denselben Befund wie Flüssigkeiten der Peritonealhöhle selbst geben, häufig das Vorhandensein solcher vortäuschen.
Aber auch bei geringerer Grösse ist öfter eine Verwechselung derselben unter sich, ferner z. B. mit abgekapseltem circumscriptem
Exsudat möglich. In solchem Falle ist die Probepunktion derselben
oft empfehlenswerth, da die Untersuchung der so erhaltenen Flüssigkeit in makroskopischer, chemischer und mikroskopischer Hinsicht
es ermöglicht, die Differentialdiagnose oftmals mit Sicherheit zu stellen.

Die Probepunction wird mit einer einfachen Pravaz'schen
Spritze ausgeführt: natürlich muss bei fettreicher oder ödematöser
Hautdecke die Nadel eine genügende Länge besitzen. Bei stärkerer
Anfüllung des Abdomens mit Flüssigkeit punctirt man in der Linea
alba, bei abgekapselten Ergüssen an der betreffenden Stelle. Zu
therapeutischen Punctionen bedient man sich des Troicarts.

a) Makroskopische Untersuchung.

1. **Menge.** Dieselbe lässt sich natürlich nur bei einer therapeutischen Punction, nicht bei einer Probepunction bemessen. Sowohl bei Transsudaten als auch bei Cystenflüssigkeiten ist die
Quantität häufig eine bedeutende, viele Liter betragende.

2. Consistenz und Aussehen. Helles durchsichtiges Aussehen, kommt den *Transsudaten, serösen Exsudaten* und dem Inhalte der *Hydronephrose*, ferner oft dem Inhalt von *Echinococcuscysten* zu.

Trübe, schleimig, fadenziehend ist der Inhalt von *Ovarialcysten*.

Von eitrigem Aussehen und dicklicher Consistenz sind *serös-eitrige* und *rein eitrige Exsudate*, ferner *Cystenflüssigkeiten*, falls eine *Vereiterung* der Cysten stattgefunden hat.

Jauchige Exsudate sind meist dünnflüssig.

Milchiges Aussehen kommt den *chylösen Transsudaten* und *Exsudaten* zu.

Nach einiger Zeit Gerinnung zeigen stets *seröse Exsudate; serösen Transsudaten* und *Ovarialcysten* kommt dies Verhalten sehr selten und dann in beträchtlich geringerm Maasse zu.

3. Reaction. Dieselbe ist stets alkalisch.

4. Farbe. Hellgelb sind die *serösen Exsudate* und *Transsudate*, ferner die *Cystenflüssigkeiten* in vielen Fällen.

Graugelbe bis grüngelbe Farbe ist auf eiterige Beschaffenheit zurückzuführen; sie findet sich deshalb bei *Exsudaten* sowie bei *Vereiterung* von *Cystenflüssigkeiten*.

Rothe bis braunrothe Färbung ist ein Zeichen von Blutgehalt. Hämorrhagisch können *Transsudate, Exsudate*, ferner *Echinococcuscysten* und *Ovarialcysten* sein.

Ist die Farbe mehr braungrün, dann ist dieselbe auf Anwesenheit von Blut und Eiter zurückzuführen; deshalb zeigen *jauchige Exsudate* sie sehr oft.

Milchweisse Farbe besitzen die *chylösen Transsudate* und *Exsudate*.

Wasserhell ist mitunter die Flüssigkeit der *Hydronephrose*.

5. Geruch. Während die *eitrigen* Flüssigkeiten nur einen faden Geruch besitzen, haben die *jauchigen Exsudate* einen sehr üblen Geruch.

Die Bestimmung des specifischen Gewichtes s. unter b.

b) Chemische Untersuchung.

1. Specifisches Gewicht. Bei genügender Menge wird dasselbe mittelst Urometers, sonst nach der S. 163 angegebenen Methode bestimmt.

Handelt es sich um peritoneale Ergüsse, so spricht ein specifisches Gewicht, das niedriger als 1012 ist, für *Ascites*, ein solches, das höher als 1018 ist, für ein *peritonitisches Exsudat* (Reuss).

Bei *Ovarialcysten* schwankt das specifische Gewicht zwischen 1002 bis 1055, meistens jedoch beträgt es 1010—1025.

Echinococcuscysten besitzen eine geringe Dichte, 1006—1015, ebenso *Hydronephrosen*, deren Dichte zwischen 1008 und 1020 schwankt.

2. **Nachweis von Albumin.** Es findet sich stets in der *Ascites-* und *peritonitischen* Flüssigkeit, ferner bei *Ovarialcysten*. Dagegen kommt es nur in Spuren vor oder fehlt gänzlich in *Echinococcus-* und *hydronephrotischen Cysten*. Es geben deshalb erstere bei Vornahme der qualitativen Eiweissproben (s. unter Harn) einen mehr oder weniger voluminösen flockigen Niederschlag, während letztere klar bleiben oder nur geringe Trübung zeigen.

Die Menge bestimmt man entweder durch Wägung (nach SCHERER s. unter Harn) oder kann sie, falls es sich um Exsudat oder Transsudat handelt, auch approximativ aus dem specifischen Gewichte (nach REUSS u. A.) ermitteln (s. S. 164).

3. **Metalbumin oder Pseudomucin** (HAMMARSTEN) wird fast regelmässig in der *Ovarialcystenflüssigkeit*, in andern hingegen nur verschwindend selten beobachtet.

Zum Nachweis säuert man die Flüssigkeit mit Essigsäure an, kocht sie, so dass die anderen Eiweissstoffe ausgefällt werden und filtrirt. Ist das Filtrat schleimig, so enthält es höchst wahrscheinlich Metalbumin. Man setzt dann Alkohol hinzu, wonach das Metalbumin in weissen Flocken ausfällt; letztere sammelt man auf einem Filter und presst sie ab; sie müssen sich dann in Wasser wieder zu einer trüben Flüssigkeit lösen. Letztere giebt bei den gewöhnlichen Eiweissproben (s. Harn) keinen Niederschlag, dagegen die MILLON'sche Reaction ein positives Resultat.

4. **Chlornatrium.** Alle Flüssigkeiten enthalten in wechselnder Menge verschiedene Salze. Am wichtigsten ist der Kochsalzgehalt, da derselbe bei *Exsudaten, Transsudaten, Ovarial-* und *Hydronephrosenflüssigkeiten* ein geringer, bei *Echinococcuscysten* dagegen ein beträchtlicher ist.

Setzt man der mit Salpetersäure angesäuerten Masse etwas Silbernitratlösung zu, so entsteht ein weisser, käsiger Niederschlag. Aus der Stärke desselben lässt sich die Chlornatriummenge annähernd taxiren.

5. **Bernsteinsäure.** Sie wird häufig in *Echinococcuscysten* gefunden.

Nachweis. Man dampft 50 gr der Flüssigkeit bis zur Sirupconsistenz ein, setzt etwas Salzsäure zu und extrahirt mit Aether. Den Aether giesst man ab, lässt ihn verdunsten und nimmt den Rückstand in wenig Wasser auf. Setzt man dazu einen Tropfen Eisenchloridlösung, so entsteht bei Gegenwart von Bernsteinsäure ein flockiger, rostbrauner Niederschlag.

6. **Harnstoff und Harnsäure** sind, wenn sie sich in grösserer Menge finden, charakteristisch für *Hydronephrose*.

Besonders der Nachweis der letzteren ist leicht zu liefern; man versetzt die Flüssigkeit mit Salzsäure. Nach 24 Stunden haben sich Krystalle ausgeschieden; letztere bringt man mit einigen Tropfen Salpetersäure in ein Porcellanschälchen und erwärmt langsam. Den zurückbleibenden orangefarbenen Flecken befeuchtet man mit Ammoniak; wird er purpurfarben, bei Befeuchtung mit Kalilauge blau, so war die Substanz Harnsäure (*Murexidreaction*).

c) Mikroskopische Untersuchung.

1. **Rothe Blutkörperchen.** Sie sind in geringer Menge fast stets, in reichlicher hingegen vorhanden bei *hämorrhagischem* Charakter der betreffenden Flüssigkeit (Fig. 37 A, Taf. V); war die Blutung älter, so sind gewöhnlich keine erhaltenen rothen Blutzellen mehr nachweisbar, sondern der Blutfarbstoff ist entweder gelöst oder es finden sich Hämatoidinkrystalle (s. 5, II).

2. **Weisse Blutkörperchen** finden sich in geringer Anzahl stets, in reichlicher dann, wenn *eitrige* Beschaffenheit vorliegt. Sie sind, falls der Eiter frisch ist, meist gut erhalten (Fig. 39 A, Taf. V), bei altem Eiter sowie *jauchiger* Beschaffenheit jedoch stark geschrumpft oder verfettet (Fig. 39 B).

3. **Epithelien.** Es finden sich I. plattenförmige **Endothelien** des Peritoneums bei *Exsudaten* und *Transsudaten*, meist spärlich. Richtige **Plattenepithelien**, meist stark verändert, können bei *Ovarialcysten* vorkommen. II. **Cylinder- und Flimmerepithelien** sind nur bei *Ovarialcysten* anzutreffen; auch sie sind ́ gewöhnlich stark verfettet oder sonst verändert. III. **Kubische Epithelien** vom Charakter der Epithelien der Harnkanälchen (Fig. 82 A, Taf. VIII) beweisen das Vorhandensein einer *Hydronephrose*.

4. **Fett** findet sich stets in den *eiterhaltigen* Flüssigkeiten. Fettkrystalle (Fig. 92 A, Taf. IX) sind besonders häufig in *jauchigen* Exsudaten. **Detritusmassen** kommen als Zerfallproducte häufig zur Beobachtung.

5. **Krystalle.** Es werden gefunden I. **Cholesterin** (Fig. 91 B, Taf. IX), selten in *rein eitrigen* Exsudaten, dagegen reichlich in *jauchigen* wie in *vereiterten Ovarialcysten*. II. **Hämatoidinkrystalle** (Fig. 92 B, Taf. IX); sie sind ein Zeichen einer früheren Blutung, jedoch werden sie selten in jauchigen Exsudaten, dagegen reichlich in *vereiterten Echinococcuscysten* gefunden. III. **Tripelphosphat** (Fig. 88 A) sowie diverse **Kalksalze** werden besonders in *jauchigen Exsudaten* angetroffen.

6. **Thierische Parasiten.** Von solchen kommt nur der Echinococcus in Betracht. Der Nachweis der charakteristischen Haken von circa 20 μ Länge oder der quergestreiften Membran, deren einzelne Linien circa 2—3 μ von einander entfernt zu sein pflegen (Fig. 61 Taf. VI), sichert die Diagnose einer *Echinococcuscyste*. Ganze Skoleces werden selten gefunden.

7. **Pflanzliche Parasiten.** In *Transsudaten* fehlen dieselben; desgleichen in *uncomplicirten Cystenflüssigkeiten*. Bei *serösen Exsudaten* sind sie spärlich, reichlich hingegen bei *eitrigen*, sowie *Vereiterung des Cysteninhaltes*, sehr reichlich bei *jauchigen Exsudaten*. Man findet I. Mikrokokken und zwar Streptokokken oder Staphylokokken, sich nach Weigert und Gram färbend (Fig. 76 B Taf. VII) bei *Peritonitis*, sowie bei *Vereiterung* des Inhaltes der Cysten. II. Tuberkelbacillen (Fig. 75 A), mitunter, aber keineswegs immer bei *tuberkulöser Peritonitis*. 3. Actinomycesdrusen (Fig. 79 A), bei *Abscessen* der verschiedensten Abdominalorgane, falls sie durch diesen Pilz hervorgerufen sind.

d) Bakteriologische Untersuchung.

Wie bei Pleuraexsudaten gelingt auch bei peritonealen der Nachweis ihres tuberkulösen Ursprunges, falls die Untersuchung auf Tuberkelbacillen im Stich lässt, öfters noch durch die Impfung von Thieren.

Fünftes Kapitel.
Untersuchung des Anus und Rectum.

a) Inspection.

1. Bei der äusseren Inspection des Anus, die man im Stehen des Patienten mit vorn übergebeugtem Oberkörper vornehmen kann, achtet man auf *Hämorrhoidalknoten*, die sich als dunkelblaue Knoten oder Wülste hervordrängen; ferner auf *Prolapsus recti*, als ringförmiger vorgefallener Wulst sich manifestirend und beim Husten, Pressen etc. stärker hervortretend; weiter auf *Condylomata lata*, die sich als erhabene, nässende geröthete Plaques präsentiren; auf *Fissuren*; ferner auf das Vorhandensein einer *Mastdarmfistel*, ausschliesslich bei *Tuberkulose* beobachtet.

2. Die innere Inspection des Rectums wird mittelst des Mastdarmspeculums (s. S. 15) vorgenommen. Man achtet auf Farbe und Schwellung der Schleimhaut (starke Röthung und Schwellung bei *Proctitis*, bei *Blennorrhoe des Rectums*, circumscripte Schwellung mit Fluctuation bei *periproctitischen Abscessen*), auf das Vorhandensein

von Ulcerationen (*tuberkulöser* oder *syphilitischer* Natur, ersteres durch den Bacillennachweis zu sichern), auf Tumoren (gutartige *Papillome*, oder *Carcinome*), sowie auf Verschluss oder Strictur, (letzteres durch *syphilitische Narben*, *ringförmiges Carcinom*, ersteres durch *unverdaute Nahrungsreste*, z. B. Weintraubenschalen u. dgl.).

b) Palpation.

Mittelst des palpirenden Fingers erhält man einmal Auskunft über die Beschaffenheit der Rectalwand. So kann man constatiren, ob eine Stenose (s. oben) vorhanden ist, oder ob Tumoren sich finden. Ferner kann man jedoch auch das perirectale Gewebe sowie benachbarte Organe (beim Manne die Prostata, die Hinterwand der Blase mit den Samenbläschen, sowie das Cavum Douglasii, beim Weibe letzteres, sowie theilweise die inneren Genitalien) in den Kreis der Untersuchung ziehen. Von diesen Theilen ist die Untersuchung des Douglas'schen Raumes wichtig, insofern als bei *malignen*, noch nicht palpabeln *Tumoren* der Abdominalorgane dort mitunter, speciell oft bei solchen des *Peritoneums*, sich früh palpable Geschwülste vorfinden, sowie bei *chronischer Peritonitis* abgesackte Exsudatmassen öfters dort liegen.

Fünfte Abtheilung.
Untersuchung des uropoëtischen Systems.

Der uropoëtische Apparat setzt sich zusammen aus den beiden Nieren, Nierenbecken und Ureteren, ferner der Harnblase und Harnröhre. Wir haben demnach zu besprechen 1. die Untersuchung der *Nieren* und *Nierenbecken*, 2. die Untersuchung der *Harnleiter* und der *Harnblase*, 3. die Untersuchung des Absonderungsproductes der Nieren, des *Harns*.

Die Affectionen der *Urethra* stellen weniger eine uropoëtische als eine sexuelle Affection dar und sind deshalb besser unter Untersuchung des Sexualapparates zu erörtern.

Erstes Kapitel.

Anamnese.

Die von den Kranken selbst beobachteten Erscheinungen beschränken sich auf Schmerzen und Anomalien der Harnsekretion.

1. Schmerzen in der Lumbalgegend werden bei *Nierensteinkolik* in sehr heftigem Maasse, bei *acuter Nephritis* hingegen meist nur in geringem Grade empfunden; bei *chronischen Entzündungen* pflegen sie, bis auf ein geringes Druckgefühl, zu fehlen. Blasenschmerzen kommen beim *acuten*, seltener beim *chronischen Blasenkatarrh* vor, ferner bei *Blasencarcinom* und *Blasenstein.*

2. Die Anomalien der Harnsecretion, auf die die Anamnese sich zu erstrecken hat, bestehen in Verhalten der Harnmenge, Häufigkeit der Harnentleerung mit eventuellem Harndrang oder Schmerzen, Aussehen, Farbe und Geruch des Harns. Diese Eigenschaften muss der Arzt jedoch nicht nur anamnestisch erforschen, sondern stets selbst eine genaue Untersuchung des Harnes vornehmen. Es wird deshalb das Verhalten des Urines im vierten Kapitel besprochen und hier nur kurz einiges über die Häufigkeit der Harnentleerung und etwaige subjective Empfindungen bei derselben erwähnt werden.

Bestehen Hindernisse der Harnentleerung, so geht dieselbe abnorm selten, mühsam, tropfenweise vor sich. Solche Hindernisse bilden einmal Verengerungen der Harnröhre (*Vergrösserung der Prostata, Stricturen, starke Phimose* etc.), ferner Lähmung der austreibenden Blasenmuskulatur. In letzterem Falle kommt es oft zur Harnverhaltung, *Retentio urinae*; näheres über die Ursachen derselben bei der Untersuchung des Nervensystems.

Umgekehrt kann die Harnentleerung abnorm häufig sein. Dies ist einmal bei Blasenaffectionen (*Cystitis acuta, Blasencarcinom*), ferner bei abnormer Beschaffenheit des Harns (*zu starke Acidität desselben in Folge grösserer Concentration, oder umgekehrt alkalische Reaction* etc.) schliesslich bei beträchtlicher Zunahme der Menge des Harns, Polyurie (bei *Diabetes, Schrumpfniere* etc.) der Fall. In den beiden ersteren Fällen ist die jedesmal entleerte Menge dabei oft sehr gering, zugleich bestehen starke Schmerzen in der Blase resp. der Urethra, und fast fortwährend starker Harndrang. Schmerzen in der Urethra allein, die beim Uriniren sich beträchtlich steigern, werden bei *Gonorrhoe* beobachtet.

Unwillkührlicher Harnabgang (*Incontinentia urinae*) wird

bei starker Benommenheit des Sensoriums (*acute Infectionskrankheiten, Apoplexie, Epilepsie* etc.), ausserdem continuirlich als *Harnträufeln* bei Lähmung der Schliessmusculatur der Blase beobachtet; näheres bei der Untersuchung des Nervensystems.

Zweites Kapitel.

Nieren.

Die Untersuchung der Nieren und der Nierenbecken geschieht mittelst *Inspection, Palpation* und *Percussion.*

A. Inspection.

Da die Nieren ganz im Hintergrunde des Abdomens verborgen liegen (s. sub C), so ergiebt die Inspection in der Mehrzahl der Fälle kein positives Resultat. Nur zwei Möglichkeiten sind vorhanden, dass sie sichtbar werden, *Vergrösserung* und *Dislocation.*

Die Vergrösserung muss jedoch eine beträchtliche sein; einfache Stauungsniere z. B. oder auch Nephritis genügt nicht. Es werden die Organe der Inspection zugänglich nur bei *Tumoren* und bei *Hydronephrose.* Sie treten dann in der mittleren Bauchgegend als rechts oder links gelegene Hervorwölbung zu Tage.

Tumoren, die solche Vergrösserung erzeugen, sind fast ausschliesslich *Sarkome (einfache* oder *striocelluläre),* seltener *Carcinome.* Die Hydronephrose ist eigentlich eine Vergrösserung des Nierenbeckens — die Niere wird dabei oft ganz atrophisch — und ist bedingt durch Verschluss des betreffenden Ureters (*Abknickung, eingekeilte Steine, Compression, Obliteration durch Entzündung*).

Ob es sich vorliegenden Falles um einen Tumor der Nieren oder eines andern Abdominalorgans handelt, ist aus der Inspection allein nicht mit Sicherheit zu erschliessen (s. vierte Abtheilung).

Die Dislocation betrifft vorzugsweise die rechte, selten die linke Niere (*Wanderniere, Ren mobilis*); dieselbe erscheint dann mitunter unterhalb des untern Leberrandes resp. des untern Magenrandes als kugelige Hervorwölbung. Charakteristisch für dieselbe ist, dass sie stets, sobald die Niere von selbst oder durch manuelle Reposition ihren alten Platz eingenommen hat, verschwunden ist. Doch giebt in der überwiegenden Mehrzahl der Fälle erst die Palpation sichere Resultate.

B. Palpation.

Die normalen Nieren selbst sind nicht palpabel. Dies ist ebenfalls nur bei stärkerer *Vergrösserung* und bei *Dislocation* der Fall.

Bei Vergrösserung fühlt man in der Tiefe des Abdomens einen mehr oder weniger beträchtlichen resistenten Körper, der auf Druck meist nicht schmerzhaft, von kugliger Form ist, und sich nach oben entweder bis hinter den rechten Leberlappen oder bis in die Magengegend verfolgen lässt. Den obern Theil des Tumor abzutasten gelingt dagegen nicht. Die Oberfläche kann entweder glatt sein, andererseits auch höckerig, z. B. bei *Echinococcus*. Bei Hydronephrose erhält man mitunter Fluctuationsgefühl.

Bei Dislocation kann man oft die bohnenförmige Gestalt des Körpers durch die einfache oder bimanuelle (indem man die zweite Hand auf die Lumbargegend legt) Palpation erkennen und denselben in Rückenlage reponiren, so dass er dem palpirenden Finger entschwindet. Durch Aufrechtsitzenlassen, Druck gegen die Nierengegend von hinten mittelst der andern Hand kann man ihn meist wieder hervorrufen.

In manchen Fällen, besonders bei magern Personen mit schlaffer Musculatur kann man ferner durch die Palpation bis in die Nierengegend gelangen; dieselbe kann entweder von hinten oder von vorn vorgenommen werden.

Bei der Palpation von hinten versucht man in sitzender Stellung mit den hakenförmig gekrümmten Fingern an den Rand des Musculus quadratus lumborum in der Nähe der 12. Rippe in die Tiefe und auf die Vorderfläche desselben zu gelangen. In der Norm ist diese Palpation an sich nicht schmerzhaft, und erreicht man dabei die äussere Nierenoberfläche selbst nicht. Fühlt man jedoch daselbst eine vermehrte Resistenz in der Tiefe und ist Druck auf dieselbe sehr empfindlich, so liegt wahrscheinlich eine mit Vergrösserung des Organs einhergehende Erkrankung desselben (*acute oder chronische parenchymatöse Nephritis, Stauungsniere* etc.) vor.

Die Palpation von vorn wird in Rückenlage des Patienten eventuell mit angezogenen Beinen vorgenommen. Man geht mit den Händen entweder rechts von der Wirbelsäule unter dem rechten Leberlappen, oder links unterhalb des untern Magenrandes erst in die Tiefe gegen die hintere Abdominalwand vor und drückt von da dann nach oben gegen die Nierengegend hin. Auch diese Art der Palpation ist in der Norm nicht besonders empfindlich; ebensowenig gelingt es dabei, die untere Nierenkuppe zu erreichen. Fühlt man hingegen eine merkliche Resistenz, und ist Druck gegen dieselbe schmerzhaft, so ist ebenfalls eine Nierenaffection mit *Vergrösserung* des Organs wahrscheinlich.

C. Percussion.

a) Topographie der Nieren.
(Vergl. Fig. 31, Taf. III.)

Die Nieren liegen zu beiden Seiten der Wirbelsäule und zwar so, dass ihr oberster Punkt etwa der obern Grenze des 12. Brustwirbels, ihr unterster Punkt der untern Grenze des 3. Lendenwirbels entspricht, wobei die rechte Niere meist etwas tiefer steht als die linke. Ihr äusserster Punkt entspricht etwa dem äusseren Rande der Musculi sacrospinales. Ihre bohnenförmig ausgebuchtete Innenfläche ist der Wirbelsäule so zugewendet, dass das obere Ende derselben meist etwas näher steht als das untere; die Entfernung dieser Innenränder von den Wirbelkörpern schwankt, kann 0—2,5 cm betragen.

Beide Nieren liegen der Rückenwand zum grössten Theil, etwa zu $^2/_3$ direct an. Das obere Drittel wird bei beiden durch den complementären Pleurasinus bedeckt. Ausserdem wird ein ganz kleines Stück des obern äussern Randes der linken Niere von der Milz, ein noch kleineres des äussern obern Randes der rechten Niere von der Leber überlagert.

b) Normales percussorisches Verhalten.
(Vgl. Fig. 33, Taf. IV.)

Man erhält über der Nierengegend beiderseits von der Wirbelsäule einen Dämpfungsbezirk, der als Zone der sogenannten rechten und linken Nierendämpfung bezeichnet wird. Nach innen stossen dieselben über den Processus spinosi zusammen; nach aussen werden dieselben von einer geraden Linie begrenzt, die nicht der Nierengrenze, sondern gewöhnlich dem äusseren Rande des Musculus erector trunci entspricht und nach abwärts oft bis zu den Cristae ossis ilei reicht, in andern Fällen mehrere cm oberhalb derselben aufhört, so dass dann unterhalb des dumpfen Schall gebenden Bezirkes eine Zone mit hellem tympanitischem Schall sich findet. Nach oben stösst diese Linie links an der Stelle, wo sie den untern Rand der 11. Rippe schneidet, mit der Linie, welche die untere Grenze der Milzdämpfung bildet, zusammen und wird der daraus resultirende Winkel als Milznierenwinkel — bei w — bezeichnet. Rechts stösst sie ebenfalls am unteren Rande der 11. Rippe mit der untern Lebergrenze zusammen (Leber-Nierenwinkel bei x). Es hängt mithin die Dämpfungszone der Nierengegend links mit dem Bezirk der Milz-, rechts mit dem der Leberdämpfung zusammen.

Es wurde viel und wird theilweise noch darüber gestritten, ob die Dämpfung in diesem Bezirk wirklich durch die Anwesenheit der Nieren erzeugt wird, oder ob die Nieren an sich nichts damit zu thun haben und der dumpfe Schall ausschliesslich bedingt wird durch die an dieser Stelle so mächtige Rückenmuskulatur, speciell die Mm. sacrospinales und quadrati lumborum, und ob es demzufolge gestattet ist, Veränderungen des Schalles in dieser Gegend auf die Nieren zurückzuführen oder nicht. Meiner Meinung nach ist die letztere Ansicht (der auch Weil, Ferber, Guttmann, Vierordt u. a. beipflichten) die richtigere.

Der oben geschilderte Bezirk giebt in der Norm, wie erwähnt, dumpfen Schall. Nur der obere Theil desselben, soweit er dem complementären Pleurasinus entspricht, zeigt bei tiefer Inspiration eine Aufhellung des Percussionsschalles.

c) Pathologische Veränderungen der Nierenpercussion.

Die zu beobachtenden Anomalien sind folgende:

1. Anscheinende Vergrösserung nach oben findet sich bei *Pleuritis, Hydrothorax, Pneumonie* etc., wenn die durch diese Affectionen bewirkte Dämpfung direct in den durch Milz- resp. Leberdämpfung und Nierendämpfung gebildeten dumpfen Bezirk übergeht.

2. Vergrösserung des Bezirkes nach der Seite hin kommt vor, I. falls die angrenzenden Darmpartien (Colon ascendens und descendens) leer oder mit festen oder flüssigen Massen gefüllt sind, so dass sie keine Luft enthalten. II. Soll sie beobachtet worden sein bei Vergrösserung der Niere. Bei beträchtlicherer Volumenzunahme ist dies zweifellos möglich; dagegen schwanken die Angaben darüber, ob eine geringe Vergrösserung des Organs, wie sie bei *acuter Nephritis, Stauungsniere,* verschiedenen Formen der *chronischen Nephritis, Amyloid* etc. sich vorfindet, ein Auswärtsrücken der Grenze bedingt. Jedenfalls ist dies nur in sehr wenigen Fällen einwandfrei beschrieben worden, und desshalb zur Diagnose nur mit der grössten Vorsicht heranzuziehen.

3. Verkleinerung des Bezirkes von oben her wird beiderseits beobachtet, wenn die Lunge sich ausdehnt und den Complementärraum erfüllt (*Emphysem*), und ferner einseitig, wenn die Pleurahöhle mit Luft erfüllt ist (*Pneumothorax*).

Obliteration des Complementärraums nach *Pleuritis* hindert einmal diese Verkleinerung, ferner auch die normale Aufhellung bei tiefer Inspiration.

4. Verkleinerung des Bezirks, durch Einwärtsrücken der Grenze kann bei Verkleinerung (*Atrophie der Niere, Schrumpfniere*) vorkommen. Auch diese Erscheinung ist jedoch nur in sehr wenigen

Fällen wirklich zweifellos constatirt worden, sondern wird fast regelmässig vermisst, so dass sie für die Diagnose nur mit grosser Reserve verwerthet werden darf.

5. **Vollkommenes Verschwinden des dumpfen Schalles und Ersetzung desselben durch tympanitischen** wird beobachtet I. mitunter bei starker Anfüllung des Colon durch Gas, II. mitunter, jedoch keineswegs immer bei *Wanderniere* auf der betreffenden Seite.

Drittes Kapitel.
Untersuchung der Ureteren und der Harnblase.

A. Inspection.

In der Norm ist die Harnblase, da hinter der Symphyse gelegen, nicht sichtbar. Sie kann es werden, falls sie sich stark ausdehnt und dadurch sich nach oben hin vergrössert. In solchen Fällen beobachtet man oft eine pralle, nach oben von einer nach oben convexen Linie begrenzte Hervorwölbung des Hypogastriums. Eine derartig hochgradige Vergrösserung der Harnblase wird bei Harnverhaltung (*Retentio urinae*) in Folge von *Stricturen der Harnröhre, starker Phimose, Hypertrophie der Prostata,* bei *fieberhaften Krankheiten* mit *Benommenheit des Sensoriums,* bei *Lähmung des Musculus detrusor, Krampf des Musculus sphincter,* mitunter bei *Concrementen der Blase* etc. beobachtet. Die Hervorwölbung kann in extremen Fällen bis fast zum Nabel reichen und ist, gegenüber anderen Tumoren des Hypogastriums, dadurch charakterisirt, dass sie nach Katheterisation verschwindet.

B. Palpation.

Ist die Harnblase aus den eben erwähnten Ursachen stark vergrössert, so fühlt man in der betreffenden Gegend einen prallen, elastischen Tumor, dessen obere Begrenzung meist leicht als nach oben convexe Linie zu fühlen ist.

Ferner kann man die Harnblase, freilich nur einen Theil ihrer hintern Wand bei Männern auch vom Rectum her, bei Frauen von der Vagina palpiren. Speciell kann man auf diese Weise Veränderungen der Ureteren an ihrer Einmündungsstelle in die Blase erkennen. Verdickung derselben, gewöhnlich mit Druckempfindlichkeit verbunden, wird bei *Ureteritis* beobachtet, wie sie sich bei Fortschreiten einer Cystitis auf das Nierenbecken findet, ferner bei *Tuberkulose* des Ureters.

Schliesslich kann die Palpation mittelst solider metallener Sonden oder Katheter vorgenommen werden. Dieses diagnostische Verfahren ist besonders von Wichtigkeit zur Erkennung von *Blasensteinen*. Man erhält dabei, falls man an das Concrement stösst, ein Gefühl des Widerstandes, mitunter sogar auch ein durch das Gehör wahrzunehmendes Crepitationsgeräusch. Genaueres über diese Art der Untersuchung findet sich in den Lehrbüchern der chirurgischen Diagnostik.

C. Percussion.

Auch diese Untersuchungsmethode giebt nur bei starker Vergrösserung der Blase ein positives Ergebniss; die oben geschilderte Resistenz zeigt dann in ihrem ganzen Bezirke dumpfen Schall, der nach Entleerung des Harnes gewöhnlich einem tympanitischen Platz macht.

Viertes Kapitel.

Harn.

Der Harn ist das Secretionsproduct der Nieren und ist seine Untersuchung bei der Unzulänglichkeit der sonstigen Untersuchungsmethoden der Harnorgane für die Diagnostik der Krankheiten des uropoëtischen Apparates von ganz hervorragender Bedeutung.

Der Harn ist in der Norm eine klare, gelbe Flüssigkeit, von saurer Reaction, einem specifischen Gewichte von 1,017—1,020 im Mittel, der in 24 Stunden in der Menge von 1500—1700 ccm im Mittel entleert wird.

Seine hauptsächlichsten normalen Bestandtheile sind 1. Wasser (96 Proc., Vogel), 2. Harnstoff (2,3—3,2 Proc., also in 24 Stunden 30 bis 35 gr, Neubauer), 3. Harnsäure, an Basen, vorzugsweise Natrium gebunden (0,2—1,0 gr in 24 Stunden, Ranke), 4. Kreatinin (0,6—1,3 gr in 24 Stunden, Ranke), 5. Oxalsäure, an Kalk gebunden (bis 0,02 gr in 24 Stunden, Fürbringer), 6. Hippursäure (0,5—1,0 gr in 24 Stunden), 7. Aromatische Oxysäuren (0,015—0,03 gr in 24 Stunden, Baumann), 8. Schwefelsäure und zwar einmal als gepaarte oder Aetherschwefelsäure an Phenol, Parakresol, Indoxyl, Skatoxyl u. a. gebunden (0,1 bis 0,6 in 24 Stunden), andererseits als Sulfat- oder präformirte Schwefelsäure bloss an Basen (Kalium und Natrium) gebunden (Menge der gesammten Schwefelsäure im Mittel 2,0—2,5 in 24 Stunden), 9. Urobilin, 10. Chlornatrium (15 gr im Mittel in 24 Stunden), 11. Phosphorsäure an Basen (Kalium, Natrium, Calcium und Magnesium) gebunden (2,5—3,5 gr P_2O_5 in 24 Stunden), 12. Kalium (2—4 gr K_2O in 24 Stunden), 13. Natrium (4—7 gr Na_2O in 24 Stunden), 14. Calcium (0,12—0,35 CaO in 24 Stunden), 15. Magnesium (0,18 bis 0,4 MgO in 24 Stunden), sämmtlich an Säuren gebunden, 16. ausser den eben erwähnten Basen auch Ammoniak (0,4—0,8 gr in 24 Stunden). Zahlreiche andere Stoffe sind nur in geringer Menge vorhanden und von geringem Interesse.

Die Untersuchung des Harns ist eine *makroskopische, chemische* und *mikroskopische*.

A. Makroskopische Untersuchung.

a) Menge und specifisches Gewicht.

Erstere ist durch den Gehalt an Wasser, letzteres durch die Menge der festen Substanzen bedingt. Da diese sich in 24 Stunden in der Norm stets gleich bleiben (ca. 60 gr nach NEUBAUER), die Wasserquantität jedoch schwankt, so stehen Harnmenge und Harndichte in engem Zusammenhang, insofern als Steigen der ersteren eine Abnahme der letzteren und umgekehrt hervorruft, wobei jedoch gewöhnlich die auf die Normalquantität von 1500 ccm berechnete Dichte stets dieselbs bleibt. Man erhält dieses sogenannte reducirte specifische Gewicht nach der Formel

$$\text{Red. } D = \frac{Q\,(D - 1000)}{1500} + 1000,$$

wobei Q die Harnmenge, D das specifische Gewicht (Wasser zu 1000 gerechnet) angiebt. Dieses reducirte specifische Gewicht ist in der Norm stets im Mittel 1017—1020.

Ueber die Technik der Bestimmung der Menge und Dichte s. S. 26 und 27.

Da, wie erwähnt, die Dichte durch den Gehalt an festen Bestandtheilen bedingt ist, so hat man versucht, aus derselben die Menge der Fixa zu berechnen. Wegen der vielen und verschiedenen Stoffe sind die Resultate natürlich stets nur approximativ; die besten giebt noch die Berechnung nach HAESER. Man multiplicirt die beiden letzten Zahlen des specifischen Gewichtes mit 2,33 (HAESER'scher Coëfficient), um die Menge der in 1 L. enthaltenen Fixa in Grammen zu erhalten.

Die Veränderungen der Menge und Dichte zerfallen in solche, wo die reducirte Dichte *normal, gesteigert* oder *vermindert* ist.

Bei normalem Verhalten der reducirten Dichte kann man finden:

1. Zunahme der Harnquantität und Abnahme der absuluten Dichte. Dies kommt vor physiologisch bei reichlicher Aufnahme von Getränken, ferner nach Genuss verschiedener Mittel, die deshalb auch als *Diuretica* bezeichnet werden (*Coffein, Calomel, verschiedene Salze* etc.), pathologisch bei verschiedenen Formen von chronischer Nierenentzündung, speciell *Schrumpfniere,*

ferner stets bei *Diabetes insipidus*, bei *Resorption* von *hydropischen* oder *entzündlichen Ergüssen*, schliesslich bei manchen Formen der *Hysterie*, sowie mitunter bei *anämischen Zuständen*.

2. **Abnahme der Harnquantität und Zunahme der Dichte** wird gefunden physiologisch bei **verminderter Wasseraufnahme**, sowie bei **starker Wasserabgabe** durch die **Haut** (*Schwitzen*); pathologisch bei starker **Wasserabgabe** durch den **Darm** (*Diarrhoe*, speciell bei *Cholera asiatica*), vielen **acuten fieberhaften Krankheiten**, sowie bei **Nierenaffectionen** (*Stauungsniere,* acuter und *chronischer parenchymatöser Nephritis*).

3. **Das reducirte specifische Gewicht ist erhöht I.** bei *Diabetes mellitus*, dabei ist Harnmenge und specifisches Gewicht stark erhöht, erstere auf 3 bis 8 und mehr Liter, letzteres auf 1035 bis 1045 und darüber; II. öfters bei **fieberhaften Erkrankungen**, die mit sehr **beträchtlichem Eiweisszerfall** einhergehen, z. B. *Typhus*, *Pneumonie* etc. Dann ist die Menge nicht vermehrt oder gar etwas vermindert, die Dichte hingegen stark erhöht.

4. **Das reducirte specifische Gewicht ist vermindert I.** mitunter bei *chronischer interstitieller Nephritis*, indem die Menge zwar vermehrt, die Dichte hingegen unverhältnissmässig stärker verringert ist; II. öfters bei **acuter Nephritis** (*idiopathisch*, bei *Scharlach*, bei *Diphtherie* etc.); die Harnmenge ist sehr stark vermindert bis fast zur *Anurie*, die Dichte im Verhältniss zu wenig gesteigert; III. vor und bei *uraemischen* Zuständen.

b) Farbe.

Dieselbe ist im normalen Harne durch einen Farbstoff, *Urobilin* (= *Hydrobilirubin*) bedingt; in pathologischen Harnen kann durch verschiedene anomale Körper eine Aenderung der Farbe erzeugt werden.

Da das Urobilin gewöhnlich in derselben Menge in 24 Stunden ausgeschieden wird, so muss die Farbe des Harns von der Wassermenge und Concentration desselben abhängen. Hellgelb bis fast wasserhell ist der Harn desshalb unter den Verhältnissen, wo seine Menge vermehrt ist: bei reichlicher *Flüssigkeitsaufnahme, Schrumpfniere, Diabetes mellitus* und *insipidus, Hysterie*. Hingegen rothgelb bis gelbroth bei Verminderung der Menge: starkes *Schwitzen, profuse Diarrhoen*, viele *Nierenkrankheiten, fieberhafte Krankheiten*.

Von pathologischen Färbungen ist anzuführen:

1. Gelb mit Uebergang in's Grünliche wird der Harn nach verschiedenen Arzneistoffen (*Rheum, Senna, Antipyrin, Thallin* u. a.).

2. Rothe Färbung (hellroth bis braunroth) wird hervorgerufen

durch Blutbeimengung zum Harn (*Haematurie* und *Haemoglo-binurie*), und zwar ist bei letzterer der Harn mehr gleichmässig braun gefärbt, bei ersterer hingegen hellroth bis braunroth.

3. Dunkelgelbe bis gelbbraune Färbung zeigt der Harn, falls unveränderter Gallenfarbstoff in ihm enthalten ist (bei *Icterus*). Dabei ist der Schaum ebenfalls gelb gefärbt.

4. Braunschwarze bis schwarze Färbung, die jedoch gewöhnlich erst beim Stehen eintritt, findet sich I. nach Einverleibung von Stoffen, die sich im Körper in Hydrochinon theilweise umwandeln (*Benzol*, *Phenol*, *Folia uvae ursi*, *Theerpräparate*, *Naphthalin*), II. bei Auftreten von *Melanin*, einem schwarzen Pigmente.

5. Milchweiss ist der Harn, falls Fett oder Chylus ihm beigemischt sind (*Lipurie* und *Chylurie*).

c) Reaction und Aussehen.

Da die klare, resp. trübe Beschaffenheit des Harnes theilweise von der Reaction abhängt, so sollen beide Eigenschaften zusammen besprochen werden.

Der ganz normale Harn des Gesunden reagirt wegen seines Gehaltes an sauren Salzen sauer, er röthet blaues Lackmuspapier; dasselbe ist bei sehr vielen Krankheiten der Fall. Beim Stehen geht nach einiger Zeit diese Reaction in Folge von Umwandlung des Harnstoffes unter Wasseraufnahme zu kohlensaurem Ammoniak in eine alkalische über. Zugleich wird der normaliter klare Harn trübe.

Folgende Abweichungen von diesem Verhalten kann der Harn darbieten.

1. Saure Reaction und trübes Aussehen.

Die Trübung kann in diesem Falle bedingt sein I. durch harnsaure Salze; dieselben sind im frisch entleerten Harn neutral und gelöst. Ist der Harn nun concentrirt und stark sauer, so wandeln sich dieselben in schwer lösliche saure Urate um, die dann besonders beim Erkalten des Harnes als ein ziegelrothes Sediment (in Folge von Mitreissen von Urobilin) sich ausscheiden und den Harn trüben. Dies ist besonders deshalb bei verminderter Quantität des concentrirten Harns: *fieberhafte Krankheiten*, *Wasserverluste* etc., der Fall. Beim Erwärmen, sowie bei Zusatz von Alkalien wird der Harn klar. II. durch Beimischung organischer Bestandtheile: Blut, Eiter, Schleim, Nierenbestandtheile (Epithelien, Cylinder), Fett und Chylus. Dies kommt bei den verschiedenartigsten Krankheiten, besonders der uropoëtischen Organe, aber auch vielfachen anderen Affectionen vor. S. unter B. und C.

19*

2. Alkalische (oder neutrale) Reaction und klares Aussehen.

In diesem Falle ist die Alkalescenz durch Abnahme der sauren und Zunahme der alkalisch reagirenden Salze (neutrale und alkalische phosphorsaure, sowie kohlensaure Salze) im Harn hervorgerufen und kommt vor bei reichlichem Genusse kohlensaurer und pflanzensaurer Salze, nach reichlichen Mahlzeiten, bei Blutkrankheiten, Inanition. Nach einiger Zeit wird der Harn stets trübe in Folge Ausfallens der schwer löslichen Erdphosphate. Diese Trübung verschwindet bei Säurezusatz.

3. Alkalische (oder neutrale) Reaction und trübes Aussehen.

Dieses Verhalten wird einmal durch Zunahme der alkalischen Salze (s. 2.) verursacht, ferner aber auch durch die sogenannte, oben angeführte alkalische Harngährung. Dabei bilden sich ausser gelöstem kohlensaurem Ammoniak noch saures harnsaures Ammoniak, ferner phosphorsaure Ammoniakmagnesia als Sediment, ausserdem sind im Harn stets die Erzeuger dieser Gährung (Micrococcus ureae u. a.), wie zahlreiche andere Spaltpilze zugegen; schliesslich fallen auch die Erdphosphate aus. Alles dies trägt dazu bei, dem Harn ein trübes Aussehen zu verleihen. Kommt diese letztere Alkalescenz beim frisch entleerten Harn vor, so ist sie stets ein Symptom von Zersetzungen innerhalb der Harnwege und wird deshalb vorzugsweise bei *chronischer Cystitis* beobachtet.

Man unterscheidet sie von der durch fixe Alkalien bedingten leicht, indem man ein angefeuchtetes rothes Lackmus- oder Curcumapapier an ein Uhrschälchen anklebt und mit letzterem ein mit dem Harn gefülltes Spitzglas bedeckt. Durch das flüchtige Alkali wird hierbei das Papier gebläut resp. gebräunt, durch die fixen Alkalien nicht (s. auch S. 28).

Die quantitative Acidität- resp. Alkalescenzbestimmung wird durch Titrirung mit $^1/_{10}$-Normalnatronlauge resp. $^1/_{10}$-Normaloxalsäurelösung nach den Grundsätzen der Volumetrie vorgenommen. Sie ist im allgemeinen nicht von besonderem diagnostischem Werthe.

d) Geruch und Geschmack.

Frisch entleerter Harn besitzt einen eigenthümlichen Geruch, der als an Fleischbrühe erinnernd bezeichnet wird. In alkalische Gährung übergegangener Harn hat einen stechenden, unangenehm „urinösen" Geruch.

Nach Einnahme von Terpentin riecht der Harn nach Veilchen; nach reichlichem Genuss von Spargeln erhält er einen widerlichen

Geruch (von Methylmercaptan?). Bei Gehalt von Aceton zeigt der Harn oft einen obstartigen Geruch.

Selten kommt im frischen Urin Schwefelwasserstoff vor und verleiht demselben den bekannten Geruch nach faulen Eiern; bei Erwärmung desselben wird ein darüber gehaltenes Stückchen Fliesspapier, das mit alkalischer Bleizuckerlösung getränkt ist, schwarz. Die *Hydrothionurie* entsteht gewöhnlich, wenn vom Darme aus durch abnorme Communicationen oder Diffusion das Gas in die Harnwege hineingelangt.

Diabetischer Harn schmeckt süss.

B. Chemische Untersuchung.

Dieselbe erstreckt sich einmal auf die normalen Harnbestandtheile und ist natürlich hierbei nur eine quantitative Analyse von diagnostischem Werthe, ferner auf das Vorkommen pathologischer Substanzen, schliesslich auf den Nachweis einer Anzahl von Arzneimitteln.

a) Harnstoff.

Die Harnstoffmenge kann nach dem specifischen Gewichte abgeschätzt werden, und zwar entspricht einem specifischen Gewichte von

> 1014 etwa 1 Proc. Harnstoff,
> 1014—1020 etwa $1\frac{1}{2}$ Proc. Harnstoff,
> 1020—1024 „ 2—$2\frac{1}{2}$ Proc. Harnstoff,
> 1024—1028 „ 3 Proc. Harnstoff.

Die einfachste quantitative Harnstoff- und Stickstoffbestimmung ist die von Liebig angegebene.

Man füllt in ein Becherglas zwei Reagensgläser Harn und ein Reagensglas Barytlösung (1 Vol. kalt gesättigte Baryumnitratlösung und 2 Vol. kalt gesättigte Aetzbarytlösung) und filtrirt von dem entstehenden Phosphatniederschlage ab. Von dem Filtrate misst man 15 ccm in ein Becherglas und titrirt mit einer Quecksilbernitratlösung (von der 1 ccm 1 cgr Harnstoff entspricht) bis zum Eintreten der Endreaction. Letztere besteht darin, dass ein Tropfen Harnmischung mit einem Tropfen concentrirter Sodalösung in einem Uhrschälchen auf dunkler Unterlage zusammengebracht einen gelb gefärbten Niederschlag hervorruft.

Von der verbrauchten Zahl an Cubikcentimetern der Titrirflüssigkeit zieht man, falls sie unter 30 ccm beträgt, ab 1) ca. 10 Proc. für Kochsalz, 2) für jede 5 weniger als 30 verbrauchte ccm 0,1 ccm. Beträgt sie über 30 ccm, so muss man vor Anstellung der Endreaction für jeden ccm mehr die Hälfte Wasser zusetzen. Diese Correcturen sollen Fehlerquellen, die durch die Einstellung der volumetrischen Lösung auf eine 2 procentige Harnstofflösung bedingt sind, eliminiren. Von der schliesslich erhaltenen

Zahl entspricht 1 ccm 0,01 gr Harnstoff. Doch ist die Probe im Fieber (wegen Anomalien der Chloride) so überhaupt nicht, ferner bei Eiweissgehalt erst nach Entfernung des Eiweisses zu verwenden.

Das so erhaltene Resultat zeigt ferner nicht die Menge des wirklichen Harnstoffes, sondern die Stickstoffmenge, auf Harnstoff berechnet an (28 Theile Stickstoff entsprechen 60 Theilen Harnstoff).

Die Harnstoffausscheidung ist vermehrt bei eiweissreicher Nahrung, acuten fieberhaften Krankheiten, Diabetes mellitus. Sie ist vermindert bei eiweissarmer Kost, bei Inanition, bei verschiedenen Nierenkrankheiten, bei Consumptionskrankheiten, bei der Urämie.

Um den Harnstoff allein bestimmen zu können, ist gegenwärtig die Knop-Hüfner'sche Methode allen anderen vorzuziehen. Behufs Vornahme derselben von Seiten des praktischen Arztes sind eine Anzahl von Apparaten (Azotometer nach Esbach, Ureometer von Southall, Apparat nach Sehrwald u. a.) angegeben worden. Doch stehen Mittheilungen über die klinische Brauchbarkeit derselben noch aus.

b) Harnsäure.

Approximativ soll man die Harnsäure ebenfalls nach dem specifischen Gewicht bestimmen können, indem man die beiden letzten Ziffern des specifischen Gewichtes mit 2 multiplicirt; die so erhaltene Ziffer soll die Menge der in 1 Liter enthaltenen Harnsäure in Centigrammen angeben (Méhu).

Eine einfache und dabei in allen Fällen zuverlässige Methode der quantitativen Harnsäurebestimmung existirt zur Zeit nicht.

Vermehrung der Harnsäure wird beobachtet bei *fieberhaften Krankheiten, Leukämie, harnsaurer Diathese* und *nach dem acuten Gichtanfall.* Vermindert ist sie *während* und *vor dem Gichtanfall,* sowie bei *chronischen Blut- und Stoffwechselkrankheiten.*

c) Indoxyl und Scatoxyl.

Die aromatischen Oxysäuren, ferner Phenol, Parakresol, Indoxyl, Scatoxyl und Brenzcatechin sind die Producte der Eiweissfäulniss im Darm. Eine Vermehrung derselben im Harn tritt deshalb dann ein, wenn die Eiweissfäulniss im Darm gesteigert ist, sowie die Producte derselben in grösserer Quantität wie normal zur Resorption kommen. Dabei sind gewöhnlich sämmtliche Substanzen gleichmässig vermehrt und genügt deshalb der Nachweis eines dieser Körper, um die Zunahme der Eiweissfäulniss und der Darmresorption zu erkennen. Als solcher empfiehlt sich die Untersuchung auf Vermehrung des indoxylschwefelsauren Kalis, des sogenannten Harnindicans.

Harnindicanprobe nach JAFFÉ-SENATOR. Man setzt dem Harn fast dasselbe Volumen Salzsäure, dann 2—5 ccm Chloroform und darauf tropfenweise eine halbgesättigte Chlorkalklösung oder eine verdünnte Lösung von unterchlorigsaurem Natrum zu, indem man nach jedem Tropfen das Reagensglas mit dem Daumen verschliesst und mehrmals umkehrt. Ist das zu Boden sinkende Chloroform durch Indigo blau getärbt, so ist Harnindican in abnorm vermehrter Menge vorhanden, während wegen der geringen Menge des Körpers im normalen Harn bei letzterem das Chloroform farblos bleibt.

Die Indicanmenge ist gesteigert bei *Ileus, Peritonitis, ulcerirten Carcinomen der Abdominalorgane*, sowie bei Steigerung der Eiweissfäulniss im Darm (*Ulcerationen bei Darmtuberkulose*), oder an anderen Stellen am Körper (*jauchige Abscesse*). Zuweilen kann das Indican sich schon innerhalb der Harnwege oder nach einigem Stehen in Indigo umwandeln; dann zeigt der Harn eine bläuliche bis schwarzblaue Farbe.

ROSENBACH'sche Probe. Man setzt zu 10 ccm Harn, die man im Reagensglase kocht, tropfenweise Salpetersäure zu, indem man nach jedem Tropfen von neuem aufkocht. Bei positivem Ausfalle der Probe tritt eine tief burgunderrothe Färbung mit blaurothem Schüttelschaum auf, die bei weiterem Zusatz der Säure plötzlich einer hellen Gelbfärbung Platz macht.

Der Körper, der diese Reaction hervorruft, ist nach ROSENBACH und ROSIN Indigoroth, nach SALKOWSKI, RUMPEL und MESTER u. a. dagegen wahrscheinlich ein Skatolfarbstoff.

Diese Reaction tritt auf bei *Ileus, Carcinom des Darms, Ulcerationen mit Functionsstörung, profusen Diarrhoen etc.* Jedoch geht ihr Vorkommen und ihre Intensität keineswegs parallel mit der Indicanreaction.

d) Urobilin.

Probe nach JAFFÉ. Man setzt dem Harn Ammoniak zu, filtrirt von dem entstehenden Niederschlage ab und setzt zu dem Filtrate ein Paar Tropfen einer 10 procentigen Chlorzinklösung. Bei Zunahme des Urobilins zeigt die Lösung grüne Fluorescenz, ferner spectroskopisch ein Absorptionsband an der Grenze von Grün und Blau in der Mitte zwischen b und F (letzteres ist öfters auch schon am Harn selbst zu constatiren).

Fällt die Probe deutlich positiv aus, so ist die Urobilinmenge vermehrt; dies kommt vor bei *fieberhaften Krankheiten, Blutkrankheiten mit Zerfall der rothen Blutzellen,* bei *Stauungsharn,* bei *Icterus.* Ausserdem wird eine Form des Icterus beobachtet, bei der nur das Urobilin vermehrt ist, ohne Auftreten von unverändertem Gallenfarbstoff in Haut und Harn (*Urobilinicterus*).

e) Chlornatrium.

Man setzt zu 10 ccm Harn einige Tropfen Salpetersäure zu und darauf 1 ccm 10procentiger Silbernitratlösung. Bei normalem Kochsalzgehalt entsteht ein dicker, käsiger, weisser Niederschlag, bei Verminderung dagegen nur eine weisse milchige Trübung.

Genauer ist die titrimetrische Bestimmung nach MOHR. Man setzt zu 10 ccm Harn 100 ccm destillirtes Wasser, 5—10 Tropfen einer gesättigten Kaliumchromatlösung und titrirt mit einer Silbernitratlösung, die im Liter 29,075 gr Silbernitrat enthält, bis der entstehende Niederschlag einen röthlichen Schimmer erhält. Von der Anzahl der verbrauchten ccm zieht man bei leichten Harnen 0,5, bei schweren 0,5 bis 1,0 ccm ab und berechnet aus dem Rest die Menge des Chlornatriums (1 ccm der Lösung entspricht 0,1 gr Chlornatrium).

Vermehrung des Chlornatrium findet sich physiologisch bei *reichlichem Wassertrinken*, sowie bei vermehrter *Kochsalzaufnahme*, pathologisch bei *fieberhaften Krankheiten nach der Krise*, bei *Resorption* von *Exsudaten* und *Transsudaten*.

Verminderung des Kochsalzes beobachtet man bei *fieberhaften Krankheiten*, speciell bei der *Pneumonie* während des *Fastigiums*, bei *Inanition*, beim *Entstehen von Exsudaten* und *Transsudaten*.

f) Schwefelsäure.

Im allgemeinen kommt es bei der Untersuchung des Harns nur darauf an, das Verhältniss der präformirten zur gepaarten Schwefelsäure (in der Norm 10 : 1) festzustellen.

Nachweis nach BAUMANN. Man säuert den Harn mit Essigsäure an und setzt darauf Chlorbaryumlösung resp. SALKOWSKI's Barytmischung (2 Vol. kalt gesättigte Barytlösung und 1 Vol. kalt gesättigte Chlorbaryumlösung) im Ueberschuss zu; es fällt die Sulfatschwefelsäure als unlöslicher schwefelsaurer Baryt aus. Man filtrirt ab, setzt dem Filtrat Salzsäure zu und kocht einige Zeit; es wird die gepaarte Schwefelsäure dadurch in Sulfatschwefelsäure übergeführt und durch das überschüssige Chlorbaryum wieder zur Ausfällung gebracht.

Vermehrung der Gesammtschwefelsäure wird beobachtet nach *reichlicher Fleischnahrung*, im *Fieber, Diabetes, Leukämie*.

Abnahme der Gesammtschwefelsäure wird gefunden in der *Reconvalescenz fieberhafter Krankheiten*.

Zunahme der Aetherschwefelsäure auf Kosten der Sulfatschwefelsäure findet man bei *Ileus* und *eitrigen Processen* im Körper, überhaupt bei allen den Affectionen, die eine Zunahme der Phenole etc. bewirken, ferner bei *Carbolvergiftung*; bei der letzteren kann die Sulfatschwefelsäure bis auf geringe Spuren verschwinden.

g) Phosphorsäure.

Dieselbe ist zu einem Drittel an Erden (Calcium und Magnesium), zu zwei Drittel an Alkalien (Kalium und Natrium) gebunden.

Nachweis. Man setzt zu 10 ccm Harn 3 ccm ammoniakalischer Magnesiamischung (11 gr Magnesiumchlorid, 14 gr Ammoniumchlorid, 70 gr Ammoniak, 130 gr Wasser); findet eine flockige Ausscheidung statt, so ist die Menge etwa normal, ist der Niederschlag hingegen sehr beträchtlich, so ist sie vermehrt, ist nur eine milchige Trübung vorhanden, vermindert. Genauere Resultate giebt die Titration nach NEUBAUER, in Hinsicht der jedoch auf die Lehrbücher der Harnanalyse verwiesen werden muss.

Vermehrung der Phosphorsäure wird beobachtet bei stark phosphorsäurehaltiger Nahrung (*Fleischkost*), ferner bei *fieberhaften Krankheiten, Diabetes mellitus, Phosphaturie*.

Verminderung der Phosphorsäureausscheidung ist oft vorhanden bei *Osteomalacie* und *Rhachitis, Arthritis* und *Nierenleiden*.

h) Eiweiss im engern Sinne (Albumin und Globulin).

Von Eiweisskörpern können im Harne vorkommen: 1. *Albumin* und *Globulin*, meist zusammen, sehr selten ein Körper allein vorkommend; auch als *Eiweiss* (*Albumen*) im engern Sinne bezeichnet; 2. *Hemialbumose*; 3. *Pepton*; 4. *Haemoglobin*; 5. *Mucin*.

Was zunächst den Nachweis von Albumen im engeren Sinne anbetrifft, so existiren eine grosse Anzahl von Methoden zum qualitativen Nachweis; diejenigen, die sich durch verhältnissmässige Einfachheit und dabei doch genügende Sicherheit auszeichnen, sind folgende:

1. HELLER'sche Ringprobe. Man füllt in ein Reagensgläschen etwa 5 ccm Salpetersäure und lässt auf dieselbe langsam ebensoviel vorher filtrirten Harn laufen, ohne dass sich beide Flüssigkeiten vermischen. Tritt an der Berührungsstelle eine scheibenförmige (bei der Besichtigung als Ring erscheinende) Trübung auf, so ist Albumen vorhanden.

Ein Ring kann jedoch auch auftreten, *trotzdem Eiweiss fehlt*: a) bei sehr concentrirtem Harne durch Ausscheidung von *Harnsäure*; er ist jedoch höher, breiter, verschwindet beim Erwärmen und bleibt bei etwaiger Verdünnung des Urins mit Wasser aus; b) bei Gehalt des Urins an *Harzsäuren* (nach Einnehmen von Terpentin, Copaivabalsam etc.); er löst sich dann in Alkohol, was der Eiweissring nicht thut.

2. Kochprobe. Man kocht im Reagensglase 10 ccm vorher filtrirten Harn und setzt dann 2—5 ccm Salpetersäure zu. Tritt eine bleibende Trübung resp. Niederschlag auf, so ist Eiweiss vorhanden.

Eine Trübung tritt auf, *trotz Fehlens von Eiweiss*: a) bei Gehalt an *Harzsäuren*; sie verschwindet bei Alkoholzusatz; b) vor dem Salpetersäurezusatz durch Ausfallen der *Erdphosphate* bei nur schwach sauern Harnen; sie löst sich beim Zusatz der Säure.

3. **Essigsäure-Ferrocyankaliumprobe.** Man setzt zu 10 ccm filtrirten Harn 5 ccm einer 10proc. Essigsäurelösung (oder 3—5 Tropfen reine Essigsäure), sodann einige Tropfen Ferrocyankaliumlösung (1:20) zu. Trübung resp. Niederschlag beweist die Gegenwart von Eiweiss.

Eine Trübung kann trotz Mangel an Albumen auftreten: a) bei Gehalt an *Harzsäuren*, verschwindet jedoch auf Alkohol; b) bei Gehalt an *Mucin*; sie tritt schon beim Zusatz der Essigsäure auf, und wird nach dem Zusatz der Salzlösung stärker, bleibt jedoch bei umgekehrtem Zusatz der Reagentien sowie bei Zusatz von Mineralsäuren aus; c) durch *Harnsäure*; sie löst sich beim Erwärmen und tritt nur bei Verwendung von concentrirter Essig säure, bei 10procentiger (wegen der Verdünnung des Harns) hingegen nicht auf.

4. **Probe mit Essigsäure und Salzlösungen.** Man setzt zu 10 ccm filtrirtem Harn 3—5 Tropfen Essigsäure, dann 5 ccm concentrirte Kochsalzlösung oder 10 ccm concentrirte Glaubersalz- oder Bittersalzlösung zu und kocht. Trübung oder Niederschlag beweist das Vorhandensein von Eiweiss.

Trübung in *eiweissfreien* Harnen kann, wie bei Probe 3, schon nach Essigsäurezusatz auftreten und ebenso unterschieden werden.

5. **Probe mit Pikrinsäure.** Man setzt zu 10 ccm filtrirten Harns einige Tropfen einer concentrirten Pikrinsäurelösung; sofort auftretende Trübung beweist das Vorhandensein von Albumen.

Eine Trübung tritt auch ein bei Gegenwart von *Pepton*.

Auch für den quantitativen Nachweis existiren verschiedene Methoden.

Die sicherste ist die nach Scherer, mittelst Ausfällen und Wägen des Eiweisses; sie ist jedoch etwas umständlich und braucht ihretwegen nur auf die Lehrbücher der Harnanalyse verwiesen zu werden, da wir in der volumetrischen Eiweissbestimmung nach Esbach eine andere, für ärztliche diagnostische Zwecke genügende approximative Methode besitzen.

Der hierzu erforderliche Apparat ist der Albuminimeter, ein dickwandiges Reagensglas, das mit 10 Marken, deren unterste acht mit den Zahlen $\frac{1}{2}$, 1 etc. bis 7, die oberste mit R und die zweitoberste mit U versehen sind. Man füllt etwas von der, während 24 Stunden entleerten und gemischten Urinmenge, das man vorher filtrirt hat, bis zur Marke U, dann das Reagens (10 gr Pikrinsäure, 20 gr Citronensäure, destillirtes Wasser ad 1000 ccm) bis zur Marke R, verschliesst mit dem Daumen und kehrt mehrmals bis zur vollständigen Mischung der beiden Flüssigkeiten um. Hierauf lässt man das mit einem Kautschuckpfropfen verschlossene Glas 24 Stunden bei Zimmertemperatur an einem nicht von der Sonne beschienenen Platze stehen, und liest dann die Höhe des gebildeten Niederschlags ab. Die Ziffern bedeuten den Eiweissgehalt in Grammen auf

1 Liter. Ist der Eiweissgehalt des Urins deshalb grösser als $7^0/_{00}$, so muss man ihn vorher verdünnen.

Der getrennte Nachweis des Albumins und Globulins geschieht am bequemsten nach HOFMEISTER-POHL.

Man setzt dem Harne Ammoniak bis zur alkalischen Reaction zu, und filtrirt nach einer Stunde von dem entstandenen Niederschlage ab. Dann setzt man zu 10 ccm des Filtrates im Reagensglase ebensoviel einer concentrirten Lösung von Ammoniumsulfat zu; entsteht ein Niederschlag, so rührt derselbe von Globulin her. Man filtrirt abermals ab und setzt zu dem Filtrate nochmals 10 ccm des Reagens; ein zweiter Niederschlag ist auf Albumin zurückzuführen. Die Menge beider wird abtaxirt.

Albumen kommt im Harne dauernd nur unter pathologischen Verhältnissen vor und zwar einmal von der Niere herrührend, *wahre* oder *renale Albuminurie*, und zweitens dem Harn an anderen Stellen des uropoëtischen Apparates beigemischt, *falsche* oder *accidentelle Albuminurie*.

Die renale Albuminurie hat statt

1. bei Nierenerkrankungen: *acute* und *chronische Nephritis, Amyloid, Tuberkulose* etc. *der Nieren*. Bei acuter und chronischer parenchymatöser Nephritis ist die Albuminurie stets vorhanden und meist beträchtlich; bei der genuinen Schrumpfniere kann sie zeitweise fehlen und ist, wenn vorhanden, meist gering. Ebenso kann sie bei Amyloid, Tuberkulose, Carcinom vermisst werden;

2. bei Anomalien der Blutcirculationsverhältnisse, die eine *Abnahme der Blutgeschwindigkeit* (HEIDENHAIN) in den Nieren hervorrufen: *Herzkrankheiten* (*Klappenfehler, Herzmuskelerkrankungen*), *Lungenkrankheiten* (*Emphysem*), *Hemmung des Harnabflusses, Anämie und Ischämie der Nieren* u. s. w.;

3. bei chemischen und morphologischen Anomalien des Blutes: bei *fieberhaften Infectionskrankheiten*, bei *Vergiftungen*, bei *anämischen Zuständen* (*Anämie, Chlorose, Leukämie*), bei *Stoffwechselkrankheiten* (*Diabetes mellitus, Arthritis*).

Accidentelle Albuminurie findet sich:

1. bei Erkrankungen des Nierenbeckens und der Ureteren: *Pyelitis, Tuberkulose* etc.;

2. bei Blasenkrankheiten: *Cystitis, Tumoren, Steine* etc.;

3. bei Urethraerkrankungen: *Gonorrhoe* u. a.

4. Ferner können sich eiweisshaltige Flüssigkeiten aus Abscessen, sowie bei Frauen aus der Scheide (*Menstrualblut, Vaginalsecret*) dem Harn beimischen.

Liegen die Ursachen der renalen und accidentellen Albuminurie zusammen vor, so kommt es zu einer *gemischten Albuminurie*.

i) Hemialbumose (Propepton).

Nachweis. Man setzt zu 10 ccm Harn 5 Tropfen Essigsäure und 1—2 ccm Kochsalzlösung zu, kocht, um das Eiweiss zu entfernen, und filtrirt von einem etwa entstehenden Niederschlage heiss ab. Entsteht beim Erkalten des klaren Filtrats eine Trübung, die auf Erwärmen wieder verschwindet, so ist die Gegenwart von Hemialbumose erwiesen.

Propeptonurie (Albumosurie) findet sich bei verschiedenen Affectionen und hat vorläufig keine pathognomonische Bedeutung; ausserdem wird die Albumose im spermahaltigen Urin beobachtet (Posner).

k) Pepton.

Die bisherigen Methoden zum Peptonnachweis sind, wenn sie einfach sind, nicht sicher und scharf genug, sondern zeigen erst grössere Peptonmengen an.

Pepton ist wahrscheinlich vorhanden, falls die unter h 2 und 3 erwähnten Eiweissproben negativ, h 5 hingegen positiv ausfällt (Paton), oder der Harn mit Metaphosphorsäure einen Niederschlag giebt (Hindenlang), oder die Biuretreaction positiv ausfällt (bei Zusatz von Kalilauge und einigen Tropfen einer sehr verdünnten Kupfersulfatlösung tritt eine purpurrothe Färbung ein).

Ist der Harn eiweisshaltig, so empfiehlt Paton, demselben schwefelsaures Ammoniak zuzufügen bis zur Sättigung, von dem Eiweissniederschlage abzufiltriren und mit dem klaren Filtrate die Pikrinsäureprobe anzustellen. Doch fällt dieselbe ebenfalls nur bei grösserem Peptongehalt positiv aus, ist ausserdem nicht ganz sicher.

Zuverlässige Resultate giebt nur die Isolirung des Peptons nach Hofmeister.

Peptonurie ist bei vielen Affectionen gefunden worden; constant und besonders reichlich trifft man Pepton im Harn an bei solchen Krankheiten, bei denen ein Zerfall von weissen Blutkörperchen mit Resorption derselben in die Blutbahn stattfand (*Pneumonie nach der Krise, häufig bei Empyem, eitriger Meningitis, ulceröser Phthise, acutem Gelenkrheumatismus* etc).

l) Hämoglobin.

Heller'sche Probe. Man macht den Harn mit Kali- oder Natronlauge deutlich alkalisch und kocht. Bei Blutgehalt ist der entstehende Erdphosphatniederschlag durch das mitgerissene Hämoglobin röthlich bis blutroth gefärbt. Will man ganz sicher gehen, so kann man den Niederschlag abfiltriren und mit einer kleinen Quantität des Niederschlages, die man auf dem Objectträger eintrocknen lässt, die Häminprobe anstellen (s. S. 262).

Auch spektroskopisch kann man die Gegenwart von Blutfarbstoff constatiren; man verdünnt den filtrirten Harn mit Wasser und kann die Streifen des Oxyhämoglobins oder des Methämoglobins beobachten (s. S. 207).

Blutfarbstoff im Harn findet sich entweder gelöst (*Hämoglobinurie*) und ist dann Methämoglobin oder in rothen Blutkörperchen enthalten und ist dann Oxyhämoglobin (*Hämaturie*).

Hämoglobinurie kommt vor 1. idiopathisch als *periodische Hämoglobinurie*, 2. symptomatisch bei Vergiftungen, (*Kalium chloricum, Arsenwasserstoff, Pyrogallol* etc.), bei schweren Infectionskrankheiten (*Scharlach, Pocken, Typhus, Syphilis, Malaria*), bei ausgedehnten Verbrennungen, nach Transfusionen.

Ueber das Vorkommen von Hämaturie s. unter mikroskopischer Untersuchung.

m) Mucin.

Man setzt zum Harn einige Tropfen Essigsäure. Tritt ein Niederschlag auf, der bei Zusatz einer mineralischen Säure wieder verschwindet, so ist Mucin im Harne vorhanden.

Vermehrung des Mucingehaltes des Harns (geringe Mengen sind besonders bei Frauen physiologisch) findet sich bei katarrhalischen Affectionen der Harnwege (*Pyelitis, Cystitis, Urethritis*) und ferner bei fieberhaften Erkrankungen, sowie öfters, neben Eiweiss, bei Nephritis.

Ob übrigens die Substanz wirklich Mucin ist, erscheint nach neueren Untersuchungen fraglich.

n) Traubenzucker.

Im Harne können verschiedene Zuckerarten vorkommen. Der häufigste von diesen ist der *Traubenzucker*, ferner wird noch mitunter *Milchzucker* gefunden; andere Zuckerarten (*Levulose, Inosit*) sind selten und von weniger Wichtigkeit.

Zum qualitativen Nachweis des Traubenzuckers sind verschiedene Proben vorhanden. Da bisher noch keine zugleich absolute Sicherheit, beträchtliche Schärfe und genügende Bequemlichkeit darbietet, so empfiehlt es sich in zweifelhaften Fällen mehrere Proben vorzunehmen.

1. Trommer'sche Probe. Man setzt zu 10 ccm Harn, der vorher nöthigenfalls enteiweisst sein muss, im Reagensglase 2—3 ccm Kali- oder Natronlauge und darauf tropfenweise 10proc. Kupfersulfatlösung so lange, bis ein kleiner ungelöster Ueberschuss von Kupferoxydhydrat zurückbleibt. Darauf erwärmt man, am besten nur die oberste Schicht; bei Gehalt an Traubenzucker tritt eine Reduction ein, und es scheidet sich gelbes Kupferoxydulhydrat oder rothes Kupferoxydul aus.

Diese Probe leidet an verschiedenen Mängeln; tritt zwar die charakteristische Ausscheidung schon bei mässiger Erwärmung ein, so ist sicher Zucker über 0,2 Proc. vorhanden (falls nicht etwa Salicylsäure oder Chloral genommen wurde, die ebenfalls eine Reaction bewirken). Andererseits kann trotz Anwesenheit von Zucker bis 0,4 Proc. die Ausscheidung ausbleiben, indem das gebildete Kupferoxydul in Lösung bleibt. Dann wird die obere Schicht zwar gelbröthlich, bleibt jedoch klar.

2. NYLANDER's Modification der BÖTTCHER'schen Probe. Man setzt zu 10 ccm Harn, der nöthigenfalls von Eiweiss befreit sein muss, 1 ccm des Reagens (4 gr Tartarus natronatus, 2 gr Bismuthum subnitricum 100 gr Liq. Natr. caustici von 8 Proc. und dem specifischen Gewicht 1,115) und kocht, nöthigenfalls mehrere Minuten. Ist der ausgeschiedene Niederschlag rein schwarz (durch Wismuthoxydul), nicht braun gefärbt, so ist Zucker über 0,05 Proc. vorhanden (falls nicht Rheum und Senna vorher genommen wurde). Bleibt die Färbung aus, so fehlt Zucker oder ist höchstens in Spuren vorhanden.

3. RUBNER's Probe. Man setzt zu 10 ccm Harn eine genügende Menge Bleizuckerlösung, filtrirt und setzt zu dem Filtrate Ammoniak bis zur bleibenden Fällung. Hierauf wird der weisse Niederschlag vorsichtig erwärmt; wird er dabei rosaroth gefärbt, so ist Zucker über 0,2 Proc. vorhanden.

4. Gährungsprobe. Man füllt drei sogenannte Gährungsröhrchen, eins mit dem fraglichen Harn, ein zweites mit einer Traubenzuckerlösung, ein drittes mit normalem Harn an, setzt zu jedem ein erbsengrosses Stück frischer Hefe, und lässt die drei Röhrchen 24 Stunden an einem warmen Orte (von 25—30° C.) stehen. Ist im Harne Zucker über 0,05 Proc. vorhanden, so ist nur im aufrechten Schenkel von Röhrchen I und II Gasentwickelung aufgetreten, fehlt Zucker, so darf nur in Röhrchen II sich Gas (Kohlensäure) entwickelt haben. Ist in Röhrchen II keine oder in III Gasentwickelung aufgetreten, so ist die Hefe unbrauchbar.

Andere Proben, speciell die MOORE-HELLER'sche, sind zwar hübsch, aber von geringer Schärfe und deshalb übergangen.

Die zur quantitativen Zuckerbestimmung dienenden empfehlenswerthen Methoden sind folgende:

1. FEHLING'sche Probe. Man füllt 10 ccm des Reagens, dass man sich frisch aus gleichen Theilen Kupfersulfatlösung (34,639 Cuprum sulfuricum, Aq. destill. ad ½ Liter) und alkalischer Seignettesalzlösung (173 gr Tartarus natronatus, 350 gr Liq. Natr. caustici von 1,14 specifischem Gewichte, Aq. dest. ad 500 ccm) bereitet und vorher durch Kochen auf seine Wirksamkeit (es muss unverändert bleiben) geprüft hat, in eine Porcellanschale und verdünnt sie mit 40 ccm Wasser. Ferner verdünnt man 10 ccm Harn, falls er über 1030 spec. Gew. hat, mit 90, event. mit 40 ccm Wasser, füllt ihn in eine Burette und titrirt nun, indem man nach jedem Zufliessenlassen von Harn das Reagens in der Porcellanschale eine Weile zum Kochen erhitzt, so lange, bis alles Kupferoxydhydrat reducirt ist, so dass die blaue

Färbung der Lösung vollkommen verschwunden ist. Die Zuckermenge in Procenten ist dann, da 10 ccm der Reagens zur Reduction 0,05 g Traubenzucker benöthigen, gleich $\dfrac{V \cdot 5}{Q}$, wobei V die Ziffer der Verdünnung des Harns, Q die Menge der aus der Burette zugesetzten ccm anzeigt.

Die Methode giebt gut verwerthbare Resultate, erfordert jedoch etwas Uebung im Titriren.

2. Durch Gährung nach ROBERTS. Man bestimmt Dichte und Temperatur des Harns, lässt darauf einige 100 ccm mittelst Presshefe vollständig 24—48 Stunden lang vergähren und bestimmt dann, nachdem man den vergährten Harn filtrirt und mit einigen ccm desselben mittelst der NYLANDER'schen Probe das Fehlen von Zucker constatirt hat, abermals Dichte und Temperatur. Den Zuckergehalt in Procenten erhält man dann nach der Formel:

$$Z = 0{,}23 \cdot \left[D - \left(D_1 + \frac{T_1 - T}{3} \right) \right],$$

wobei D und D_1 das specifische Gewicht (Wasser gleich 1000) und T und T_1 die Temperatur (in Centigraden) vor und nach der Vergährung angeben.

3. Durch Circumpolarisation. Dieses Verfahren basirt auf der Eigenschaft des Zuckers, die Polarisationsebene rechts zu drehen; es erfordert einen kostspieligen Apparat (Saccharimeter von SOLEIL-VENTZKE, verschiedene Halbschattenapparate, Spectropolarimeter von v. FLEISCHL u. a.) ist dabei auch nicht immer zuverlässig, oder wenn es dies sein soll, ziemlich umständlich, und sei deshalb hier nur angeführt.

Das Vorhandensein von Traubenzucker im Harn wird als *Meliturie* oder *Glykosurie* bezeichnet. Diese Affection kommt vor: 1. bei *Diabetes mellitus*; die Menge schwankt dabei, sie kann von 0,05—8 Proc. und höher hinaufgehen, und wird, falls sie gering ist, nach Genuss von Kohlehydraten regelmässig vermehrt. 2. bei *Erkrankungen des Centralnervensystems*, die den Boden des 4. Ventrikels afficiren; 3. selten, nicht constant und meist gering bei verschiedenen Intoxicationen (*Kohlenoxyd, Chloroform* und *Chloral, Morphium* etc.), Leberkrankheiten, acuten Infectionskrankheiten (*Typhus, Diphterie, Scharlach* etc.), ferner nach *epileptischen* und *apoplectischen Insulten*). Diese beiden Glykosurien werden durch genossene Kohlenhydrate nicht gesteigert.

o) Milchzucker.

Der Milchzucker reducirt sowohl die TROMMER'sche wie die NYLANDER'sche Lösung; auch die RUBNER'sche Probe genügt nicht zur Unterscheidung von Dextrose. Dagegen vergährt er nicht oder nur langsam und unvollkommen mit Hefe.

Quantitativ kann er nach FEHLING titrirt werden; da er nur 70,3 Proc. des Reductionsvermögens des Traubenzuckers für die Lösung besitzt, so werden 10 ccm derselben jedoch erst durch 6,7 cgr Milchzucker reducirt.

Milchzucker wird im Harn von *Wöchnerinnen, die nicht säugen* oder *wenn sie das Säugen aussetzen*, einige Tage hindurch gefunden (*Lactosurie*).

p) Aceton und Acetessigsäure.

Nachweis des Acetons nach LEGAL. Man fügt zu 10 ccm Harn im Reagensglase 3—5 Tropfen einer frisch bereiteten Lösung von Nitroprussidnatrium und eben so viel Tropfen Natronlauge hinzu. Der Harn wird in Folge seines Kreatiningehaltes dunkelroth, nach einiger Zeit aber wieder gelb. Tritt dann auf Zusatz von Essigsäure abermals Rothfärbung ein, so ist Aceton vorhanden.

Aceton ist in ganz geringen Mengen, die sich mittelst der obigen Probe nicht nachweisen lassen, normaler Harnbestandtheil. Vermehrung, so dass die Probe deutlich ausfällt, wird beobachtet: 1. bei vermehrtem Eiweissumsatz im Körper (*fieberhafte Krankheiten, Diabetes mellitus* u. a.); 2. mitunter bei Carcinom; 3. als Erkrankung sui generis (*Acetonurie*).

Nachweis der Acetessigsäure nach v. JAKSCH. Man fügt zu 20 ccm Harn 2 Tropfen Liquor ferri sesquichlorati, filtrirt und setzt zu dem Filtrat nochmals einige Tropfen des Reagens. Wird der Urin roth, so wiederholt man die Probe nach vorherigem Kochen des Harns; bleibt jetzt die Färbung aus, so nimmt man eine dritte Portion, setzt ihr 2 Tropfen Schwefelsäure zu, schüttelt mit Aether aus, und fügt zu letzterem 2 Tropfen Eisenchloridlösung hinzu. Wird er roth gefärbt, so ist die Gegenwart von Acetessigsäure erwiesen.

Acetessigsäure im Harn ist stets pathologisch; sie wird gefunden: 1. bei *Diabetes mellitus* als Zeichen einer drohenden oder bestehenden Säureintoxication; 2. mitunter bei *fieberhaften Erkrankungen*; 3. als Krankheit sui generis (*Diaceturie*).

q) Der Diazokörper.

Nachweis nach EHRLICH. Man setzt zu 10 ccm Harn einige Tropfen Ammoniak und 5—10 ccm des Reagens (frisch zu bereiten durch Mischen von 0,6 ccm einer $^1/_2$procent. Natriumnitritlösung mit 25 ccm einer Lösung von 1 gr Sulfanilsäure in 50 ccm Salzsäure und 950 ccm Wasser). Die Reaction ist vorhanden bei gelbrother bis scharlachrother Färbung des Harnes und Schaumes.

Die Diazoreaction — der sie gebende Körper ist noch nicht genau bekannt — findet sich: 1. stets bei *Abdominaltyphus* mit Ausnahme der ganz leichten Fälle, vom Ende der ersten Woche an; 2. sehr häufig bei *Tuberkulose* und *Masern*; 3, wechselnd bei *Pneumonie*. Sie fehlt bei *Intermittens, einfachen Abdominalkatarrhen* und *chronischen* nicht fieberhaften *Krankheiten*.

r) Gallenfarbstoff.

Zum Nachweise desselben sind zahlreiche Reactionen angegeben worden; alle besitzen nur eine mittlere Schärfe, sowie bedingte Zuverlässigkeit, derart dass geringe Mengen Gallenfarbstoffs sich häufig dem Nachweise entziehen. Die besten sind folgende:

1. Nachweis nach GMELIN. Man füllt in ein Reagensglas 10 ccm Salpetersäure und einige Tropfen Acidum nitricum fumans und überschichtet sie vorsichtig mit dem Harne. Es entstehen eine Anzahl übereinander stehender farbiger Ringe; falls der oberste derselben grün gefärbt ist, ist Gallenfarbstoff vorhanden.

Schärfer wird die Probe, wenn man den Harn mit Essigsäure ansäuert, mit Chloroform vorsichtig durch häufiges Umdrehen des Reagensglases den Gallenfarbstoff auszieht und dann mit dem gelbgefärbten Chloroform die GMELIN'sche Probe anstellt (PENZOLDT) oder wenn man ca. 50 ccm Harn durch ein Filter filtrirt, das letztere auf einen Teller ausbreitet und einen Tropfen der eben erwähnten Salpetersäuremischung darauf fallen lässt (ROSENTHAL). Entsteht um denselben, neben anderfarbigen, auch ein grüner Ring, so ist der Harn gallenfarbstoffhaltig

2. Probe nach PENZOLDT. Man filtrirt eine grössere Monge Harn durch ein doppeltes Filter und lässt letzteres trocknen. Darauf bringt man 5 ccm Essigsäure auf das Filter, während man den Trichter unten mit dem Finger verschliesst, und durch Schwenken mit dem ganzen Filter in reichliche Berührung. Nach einiger Zeit lässt man sie in ein Becherglas ablaufen; sie ist bei Gallenfarbstoffgehalt gelbgrün und wird nach einigem Stehen bläulichgrün.

3. Probe nach HUPPERT. Man versetzt 20 ccm mit frischer Kalkmilch im Ueberschuss, filtrirt den Niederschlag ab, spült den letzteren vom Filter mittelst Alkohols, dem ein paar Tropfen verdünnte Schwefelsäure zugesetzt sind, in ein Reagensglas und kocht. Bei Gallenfarbstoffgehalt ist der Niederschlag gelb, entfärbt sich beim Kochen und giebt eine grüne Lösung der darüber stehenden Flüssigkeit.

Gallenfarbstoff findet sich im Harn:

1. Bei Resorptionsicterus in Folge von Verschluss der Gallenwege (Ursachen s. S. 89) oder in Folge von Erkrankung der Leber (*acute gelbe Leberatrophie, hypertrophische Cirrhose, Syphilis, Lebercarcinom* etc.); 2. bei hämatogenem Icterus in Folge von *Intoxicationen*.

s) Gallensäuren.

Nachweis nach NEUKOMM-SCHOTTEN mittelst der PETTENKOFER'schen Reaction. Man setzt zu 10 ccm eiweissfreien Harnes 1 ccm einer 0,2 proc. Rohrzuckerlösung, bringt dann von dieser Mischung einige Tropfen auf ein Porcellanschälchen und verdampft vorsichtig. Nach dem Erkalten des Rückstandes verreibt man mit demselben einen Tropfen Schwefelsäure und nachdem das Aufbrausen, das eintritt, beendigt ist. einen zweiten.

Bei Gegenwart von Gallensäuren in nicht zu geringer Menge tritt nach 10 bis 20 Minuten eine deutliche Rothfärbung ein.

Gallensäuren kommen öfters in kleinen Mengen im normalen Harne vor; Vermehrung derselben, so dass sie mittelst der obigen Probe wahrnehmbar sind, wird mitunter, aber nicht immer bei hepatogenem Icterus beobachtet. Im hämatogenen Icterus fehlen sie.

t) Heterogene Stoffe.

Mit diesem Namen bezeichnet man solche im Harn auftretende Körper, die nicht aus dem Organismus selbst stammen, sondern demselben von aussen zugeführt werden, denselben verändert oder unverändert mit dem Harn wieder verlassen und sich desshalb in letzterem chemisch nachweisen lassen. Besonders bei einer Anzahl von Arzneimitteln ist ihr Nachweis im Harn oft von Werth, weil der Arzt dadurch controliren kann, ob die betreffenden Substanzen, eventuell andere Arzneimittel, denen er sie in geringer Quantität hatte zusetzen lassen, wirklich von dem Patienten genommen wurden, und ferner, ob sie noch im Körper vorhanden oder bereits wieder gänzlich eliminirt sind. Es sollen desshalb im Folgenden diejenigen Reactionen dieser Körper, die sich leicht ausführen lassen, kurz angegeben werden.

1. Jod.

Nachweis. Man fügt zu 10 ccm Harn drei Tropfen rauchende Salpetersäure, 1—2 ccm Chloroform und schüttelt. Ist das sich zu Boden setzende Chloroform roth bis violett gefärbt, so enthält der Harn Jod.

2. Brom.

Nachweis. Man fügt zu 10 ccm Harn die Hälfte frisches Chlorwasser, einige ccm Chloroform und schüttelt. Ist das zu Boden sich setzende Chloroform gelb gefärbt, so ist Brom im Harn in grösserer Menge vorhanden.

3. Chlor.

Nach Chloroform und Chloralhydrat treten im Harn Verbindungen auf, die auf Trommer's aber nicht auf Nylander's Reagens reducirend einwirken und deshalb Zucker vortäuschen können.

Nach Einnehmen chlorsaurer Salze wird der Harn, wenn man ihm $^{1}/_{4}$ seines Volumens Salzsäure zusetzt und ihn erwärmt, zuerst röthlich und dann wieder hell gefärbt (Edlefsen).

4. Tannin.

Nachweis. Der Harn wird durch einige Tropfen Eisenchloridlösung schwarzblau gefärbt (nach Gebrauch nicht zu kleiner Mengen).

5. Chrysophansäure (Rheum und Senna).

Nachweis. Durch Zusatz von freien Alkalien wird der Harn roth; die Farbe geht beim Schütteln in Aether über (Penzoldt).

6. **Santonin.**

Nachweis wie bei 5, nur geht die Farbe nicht in den Aether über (Penzoldt).

7. **Copaivabalsam.**

Nachweis. Durch Zusatz von Salzsäure wird der Harn trübe und purpurroth.

8. **Salicylsäure und Salol.**

Nachweis. Man setzt dem Harn einen Tropfen Eisenchloridlösung zu; färbt er sich dabei violett, so ist Salicylsäure vorhanden.

Salol giebt dieselbe Reaction; ausserdem dunkelt der Harn beim Stehen nach.

Beide Stoffe stören die Zuckerbestimmung, da der Harn nach ihrem Gebrauch sowohl Trommer's als Nylander's Reagens zu reduciren vermag.

9. **Antipyrin.**

Nachweis. Der Harn färbt sich nach Zusatz von Eisenchlorid allmählich purpurroth; der färbende Stoff geht bei Schütteln des angesäuerten Harns mit Aether in letzteren über.

10. **Thallin.**

Nachweis. Der Harn färbt sich bei Zusatz von Eisenchlorid purpurroth; der durch Ausschütteln mit Aether in diesen übergehende Körper färbt sich bei Eisenchloridzusatz grün.

11. **Antifebrin.**

Nachweis. Man kocht 10 ccm Harn mit 2,5 ccm Salzsäure einige Minuten; nach dem Erkalten setzt man etwas 3proc. Phenollösung und wenig verdünnte Chromsäurelösung oder Eisenchlorid zu. Der Harn färbt sich roth, nach reichlichem Ammoniakzusatz blau.

u) Harnconcremente.

Man bezeichnet so feste Ausscheidungen aus dem Harne, die innerhalb der Harnwege sich bilden. Ihre Grösse schwankt ebenso wie ihre Zusammensetzung; sie können ganz klein, sandkorngross sein (*Harngries*), andererseits an geeigneten Stellen, z. B. Nierenbecken, Blase, eine beträchtliche Grösse erreichen (*Blasensteine, Nierensteine*).

Ihre Zusammensetzung kann einmal an ihrem Aussehen und ferner durch chemische Untersuchung ermittelt werden. Dabei ist zu bemerken, dass solche Steine nicht immer aus einer Substanz bestehen (*einfache Concremente*), sondern häufig Schichten zeigen, deren jede chemisch anders zusammengesetzt ist (*gemischte Concremente*).

1. **Aussehen.**

Uratsteine bestehen aus Harnsäure oder harnsaurem Natron; sie sind ziemlich hart, von gelber bis brauner Farbe, glatt. *Ammonsteine* bestehen aus harnsaurem Ammoniak, sind weich, von hellgelber Farbe. *Oxalatsteine* bestehen aus oxalsaurem Kalk, sind sehr hart, dunkelbraun, glatt oder höckerig (maulbeerförmig). *Phosphatsteine* bestehen aus Erdphosphaten und Tripelphosphat, sind weich, grau gefärbt, rauh. *Carbonatsteine* bestehen aus kohlensaurem Kalk, sind weich, weiss, bröckelig und selten. Noch seltener sind die sehr harten *Cystin-* und die zimmetbraunen *Xanthinsteine*, sowie andere Concremente.

2. Chemische Untersuchung.

Man pulvert einen oder mehrere Theile (letzteres bei verschiedenen Schichten) des Concrementes im Achatmörser und erhitzt eine Probe auf einem Platinbleche bis zum Glühen.

Fortsetzung auf der nebenstehenden Tabelle.

C. Mikroskopische Untersuchung.

Normaler Harn bildet nach einigem Stehen im Spitzglase (s. S. 30) entweder nichts oder höchstens ein kleines Wölkchen (*Nubecula*), das aus Schleim, spärlichen Epithelien, sowie vereinzelten Leukocythen besteht.

Anders im pathologischen Harn; hier setzen sich nach kürzerer oder längerer Zeit die fremden unlöslichen, resp. zur Ausscheidung kommenden Substanzen als die specifisch schwereren zu Boden und füllen den unteren Theil des Spitzglases mehr oder weniger aus; es bildet sich ein Sediment. Von letzterem fertigt man nach der S. 30 beschriebenen Methode Präparate zur mikroskopischen Untersuchung an.

Im Harn können vorkommen:

1. Rothe Blutkörperchen; sie finden sich einmal in wohlerhaltenem Zustande (Fig. 37 A, Taf. V) und sind dann leicht zu erkennen. Sie liegen dabei einzeln, oder sind zu cylinderförmigen Haufen (*Blutkörperchencylinder*) angeordnet (s. auch 9). Sind sie länger dem Harne beigemischt, so gehen sie jedoch Veränderungen ein; sie quellen auf, werden biconvex und geben ihr Haemoglobin an die Flüssigkeit ab. In solchen Fällen sieht man blasse biconvexe Scheiben oder Ringe, sogenannte *Stromata* oder *Schatten* (Fig. 37 B, Taf. V) im Harn. Das Vorkommen rother Blutkörperchen im Harn wird als *Hämaturie* bezeichnet. Letztere wird beobachtet:

I. bei Nierenaffectionen: *Nephritis acuta, acuter Exacerbation einer chronischen Nephritis*, bei *Traumen, Neubildungen* und *Tuberkulose der Niere*, bei *Thrombose* und *Embolie der Nieren*, schliesslich mitunter bei *Infectionskrankheiten (schwerer Variola u. a.)*.

<table>
<tr>
<th colspan="4">Die Probe verbrennt vollständig</th>
<th colspan="5">Die Probe verbrennt gar nicht oder hinterlässt unter Schwärzung einen in Wasser löslichen Rückstand</th>
</tr>
<tr>
<th colspan="2">Eine neue Probe giebt die Murexidreaction (s. S. 279)</th>
<th colspan="2">Die Murexidprobe fällt negativ aus</th>
<th colspan="4">Der Rückstand braust bei Betupfen mit Säure nicht auf.</th>
<th rowspan="4">Der Rückstand braust bei Betupfen mit Säure auf: Calcium-oxalat.</th>
</tr>
<tr>
<td rowspan="3">Löst man etwas von dem Pulver in verdünnter Salzsäure, filtrirt und kocht das Filtrat mit Kalilauge, so entweicht Ammoniak, das Curcumapapier bräunt und mit einem in Salzsäure getauchten Glasstab Salmiaknebel erzeugt: Ammonium-urat.</td>
<td rowspan="3">Die Ammoniakprobe fällt negativ aus: Freie Harnsäure.</td>
<td rowspan="3">Man löst etwas in verdünnter Salpetersäure und verdampft langsam. Es bleibt ein Rest von citronengelber Farbe, der durch Kalilauge rothgelb wird: Xanthin.</td>
<td rowspan="3">Die nebenstehende Probe fällt negativ aus. Bei der Verbrennung (s.o.) entwickelt sich bei blaugrüner Farbe stechender Geruch: Cystin.</td>
<td rowspan="3">Man übergiesst eine neue Probe mit Salzsäure; sie braust auf: Calcium-carbonat.</td>
<td colspan="3">Beim Uebergiessen mit Salzsäure braust eine neue Probe nicht auf; man erwärmt sie eine Zeit lang und lässt sie wieder erkalten.</td>
</tr>
<tr>
<td rowspan="2">Es bleibt etwas ungelöst oder scheidet sich nach dem Erkalten wieder aus und giebt die Murexidreaction: Harnsaures Natron.</td>
<td colspan="2">Es löst sich alles; man setzt kohlensaures Natron zu und erwärmt.</td>
</tr>
<tr>
<td>Es entsteht Ammoniak (s. nebenan): Tripelphosphat.</td>
<td>Es entsteht kein Ammoniak: Erdphosphate.</td>
</tr>
</table>

II. bei Affectionen des Nierenbeckens: *Pyelitis acuta* und *chronica, Nierensteine, Tuberkulose.*

III. bei Affectionen der Blase: *Cystitis acuta* und *chronica, Traumen, Neubildungen, Tuberkulose der Blase, Blasensteine.*

IV. bei Affectionen der Urethra: *Varicen, Gonorrhoe, Traumen.*

V. bei einigen Blutkrankheiten (*Scorbut, Purpura haemorrhagica, Hämophilie*) können ebenfalls Blutungen aus den Harnwegen auftreten.

Bei Hämoglobinurie (s. S. 301) finden sich hingegen im Urin entweder gar keine rothen Blutkörperchen resp. Schatten oder höchstens ganz spärliche, während die chemische Untersuchung (s. B. l.) reichlichen Hämoglobingehalt ergiebt; dagegen sieht man bei dieser Affection mitunter braune schollige oder krümlige Massen von Methämoglobin.

2. Weisse Blutkörperchen. Sie sind in saurem Urin gut erhalten und zeigen ein gekörntes Protoplasma (Fig. 39 A, Taf. V); im alkalischen Harn hingegen quellen sie auf und werden dadurch grösser, heller und blasser. Dabei kleben sie zusammen, sodass in solchen Fällen das ganze Sediment eine gallertige zusammenhängende, schwer trennbare Masse darstellt.

Weisse Blutkörperchen im Harne in grösserer Quantität können einmal bei Blutbeimischung (siehe 1) sich finden; ferner kommen sie bei allen Formen der *chronischen Nephritis* mehr oder weniger reichlich vor. In sehr beträchtlicher Menge stellen sie Eiterbeimischung dar und werden entweder bei *Entleerung* von *Abscessen* in die *Harnwege* angetroffen (wobei sie plötzlich in grosser Menge auftreten und ebenso rasch wieder verschwinden können), oder sie finden sich bei Affectionen der Harnwege selbst; von solchen sind zu erwähnen *eitrige Pyelitis* (tuberkulöse, durch *Steine* etc.), *chronische Cystitis* (idiopathisch, tuberkulös, bei *Tumoren, Steinen*), *Gonorrhoe*. Schliesslich kann bei *starkem Fluor vaginalis* sich eitriges Scheidensecret dem Harne beimischen.

3. Epithelien. Die im Harn vorkommenden Epithelien stammen entweder aus den Harnwegen, oder bei Frauen auch aus der Vagina. Letztere sind grosse Plattenepithelien mit bläschenförmigem Kerne, die meist in zusammenhängenden Schollen sich finden (Fig. 83 B) und vereinzelt stets im gesunden weiblichen Harn, reichlich bei *Katarrh der Vagina* vorzukommen pflegen.

Die aus den Harnwegen stammenden Epithelien sind:

I. Nierenepithelien. Sie sind entweder polygonal oder viel häufiger durch Quellung ziemlich abgerundet, rund oder oval, von 10—25 μ und mehr Durchmesser, zeigen ein leicht gekörntes Proto-

plasma und einen mitunter wenig sichtbaren runden oder ovalen
Kern (Fig. 82 A). Dies ist die Beschaffenheit der gut erhaltenen
Exemplare, wie sie einzeln oder in Cylinderform mit Lumen zu-
sammenliegend (*Epithelialschläuche*, Fig. 83 C) beobachtet werden.
Andererseits zeigen die Epithelien sehr oft Degenerationserscheinun-
gen. Die albuminöse Trübung ist an ihnen zwar nicht leicht nachzuweisen, sehr leicht aber die fettige Degeneration. Die so ver-
änderten Epithelien zeigen eine Anzahl Fetttröpfchen in ihrem
Protoplasma bis zur vollständigen Ersetzung desselben durch Fetttropfen (Fig. 82 A). Letztere können durch Zerfall dann frei werden.
Hat sich der Kern dabei erhalten, so kann man dann auch freie
Kerne im Harn antreffen; sie haben etwa die Grösse von Leukocythen und sind mitunter schwer von diesen zu unterscheiden,
doch werden sie auf Zusatz von Essigsäure nicht hell, sondern im
Gegentheil deutlicher.

Nierenepithelien finden sich nur bei Erkrankungen der
Niere, sowohl acuten wie chronischen. Bei ersteren überwiegen
oft die erhaltenen Epithelien, während bei den chronischen Formen
mehr, mitunter sogar ausschliesslich die verfetteten angetroffen
werden.

Eine Unterscheidung der einzelnen Nierenepithelien ist von verschiedenen Forschern als möglich und diagnostisch bedeutungsvoll
behauptet worden. Man muss jedoch mit Sicherheit annehmen,
dass die einzelnen Epithelien sehr oft durch Quellung verändert
werden, so dass eine Erkennung der einzelnen Formen und damit
eine sichere Diagnose der Ausdehnung und Localisation des pathologischen Processes in den Nieren wohl in der Mehrzahl der Fälle
nicht möglich sein wird.

II. Epithelien des Nierenbeckens und der Harnleiter.
Sie sind von sehr verschiedener Gestalt und besitzen mit anderen
Epithelformen so grosse Aehnlichkeit, dass sie schwer mit Sicherheit
zu erkennen sind. Nur falls sie längere, einseitige, unipolare, oder
doppelte, bipolare Fortsätze besitzen (Fig. 82 B), sind sie mitunter
zu bestimmen, wobei jedoch nicht übersehen werden darf, dass auch
die Epithelien der mittleren Schichten der Harnblase wie der Harnröhre eine mehr oder weniger ausgeprägte spindelförmige Gestalt
zeigen.

Finden sich deutliche Nierenbeckenepithelien, so beweisen sie
das Vorhandensein eines entzündlichen Processes der Nieren-
beckenschleimhaut (*Pyelitis* durch *Steine, Tuberkulose, in Folge von
Cystitis etc.*).

III. Epithelien der Harnblase. Sie sind von verschiedener

Gestalt, entweder gross, polygonal, oder spindelförmig, oder schliesslich kleiner, rundlich oder oval. Ihre Grösse schwankt demgemäss beträchtlich, von 30—40—60 μ und darüber. Erstere (Fig. 83 A, links) gehören der obersten, die spindelförmigen (Mitte) der mittleren, die kleineren (rechts) den unteren Schichten der Mucosa an.

Reichliches Vorkommen von Blasenepithelien ist bei der *acuten Cystitis* (*idiopathisch* oder *in Folge von Gonorrhoe, Harnsteinen*, durch *Katheter* etc.) der Fall; je nach der Menge der Epithelien der einzelnen Schichten kann man einen Schluss auf die Intensität des Processes ziehen.

Bei der *chronischen Cystitis* werden Blasenepithelien im allgemeinen viel seltener als bei der acuten angetroffen.

IV. Epithelien der Harnröhre. Bei dem Manne (Fig. 82 C, unten) sind es Cylinderepithelien, 20—28 μ lang, doch finden sich in den tieferen Schichten auch spindelförmige, geschwänzte oder mehr runde oder ovale Formen. Beim Weibe (Fig. 82 C, oben) sind sie in den oberen Schichten plattenförmig, ähnlich den Scheidenepithelien, aber kleiner, in den tiefen Schichten jedoch auch oval oder rundlich.

Sie finden sich bei Katarrhen der Harnröhre, hauptsächlich *acuter* und *chronischer Gonorrhoe*, meist nur in mässiger Menge.

V. Die Epithelien der Drüsen (Prostata, Cowper'sche, Littré'sche etc.) sind Cylinderzellen und häufig mit kurzen Fortsätzen an einer Seite versehen.

Tafel VIII.
Mikroskopie IV (Erklärung zu Fig. 81—86).

Fig. 81. A. Muskelfasern, aus Mageninhalt. B. Stärkekörner, aus Mageninhalt. C. Muskelfasern, aus Faeces.

Fig. 82. A. Nierenepithelien, aus Harn bei verschiedenen Formen von Nephritis. B. Epithelien des Nierenbeckens und C. Epithelien der weiblichen (oben) und männlichen (unten) Harnröhre (nach Ultzmann und Hofmann).

Fig. 83. A. Epithelien der Harnblase (nach Ultzmann und Hofmann). B. Epithelien der Vagina, aus Harn. C. Epithelschläuche, aus Harn bei acuter Nephritis.

Fig. 84. A. Blutkörperchen- und Blutfarbstoff-Cylinder, aus Harn bei acuter Nephritis. B. Hyaline Cylinder, aus Harn bei chronischer interstitieller Nephritis.

Fig. 85. A. Grob- und feingranulirte Cylinder, aus Harn bei chronischer parenchymatöser Nephritis. B. Wachscylinder (nach Ultzmann und Hofmann). C. Cylindroide, aus Harn bei Cystitis chronica.

Fig. 86. A. Spermatozoen, Prostataconcretionen und Tripperfaden, aus Harn (theilweise nach Ultzmann und Hofmann). B. Colostrum. C. Frauenmilch.

Sämmtliche Abbildungen sind, wenn nicht eine andere Quelle angegeben ist, nach eigenen Präparaten bei einer Vergrösserung von 300 gezeichnet.

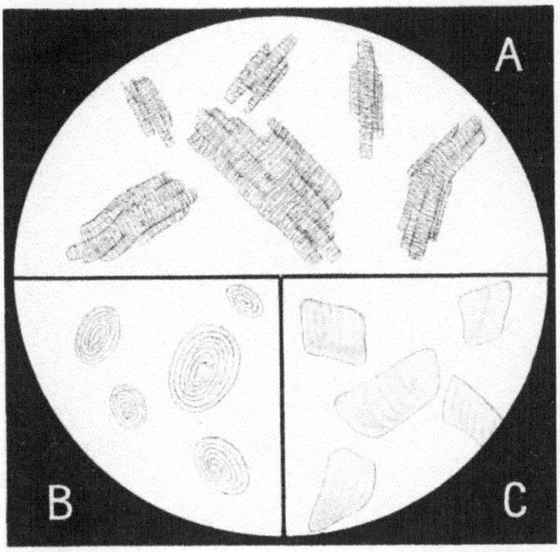

Fig. 81.

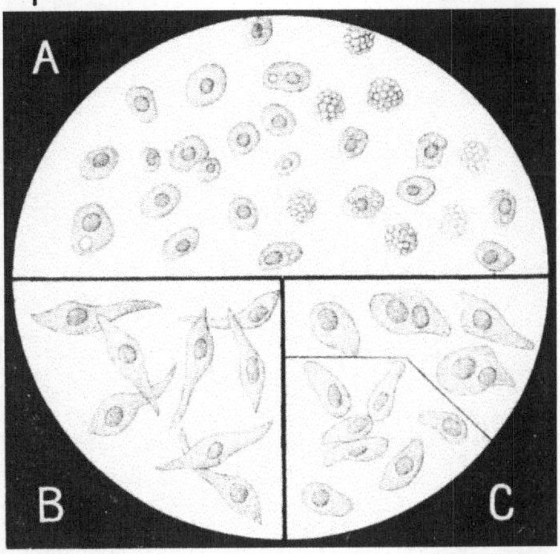

Fig. 82.

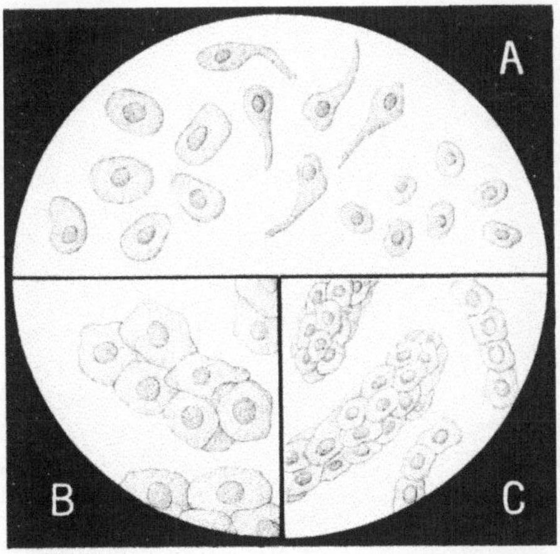

Fig. 83.

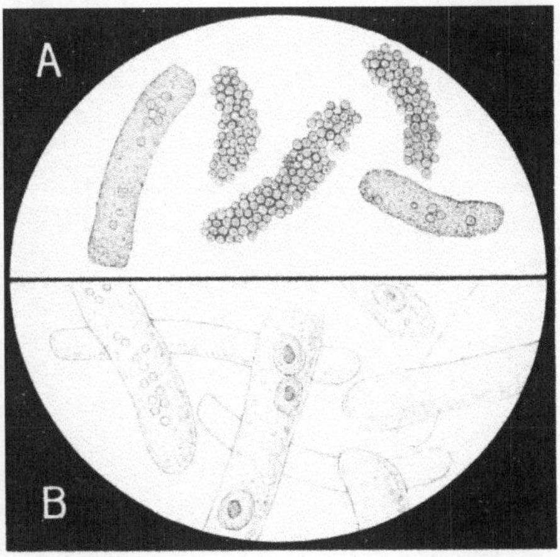

Fig. 84.

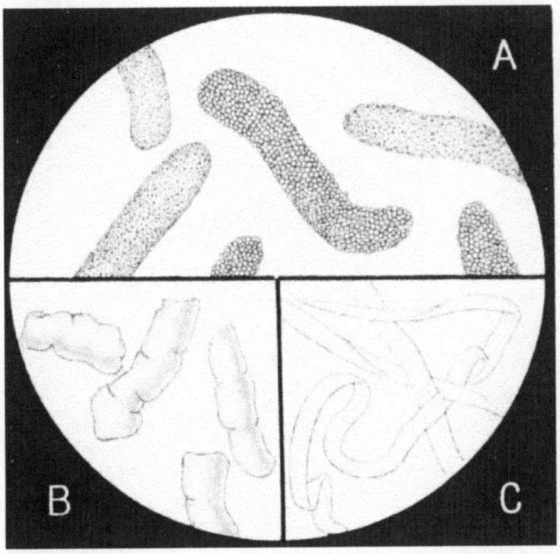

Fig. 85.

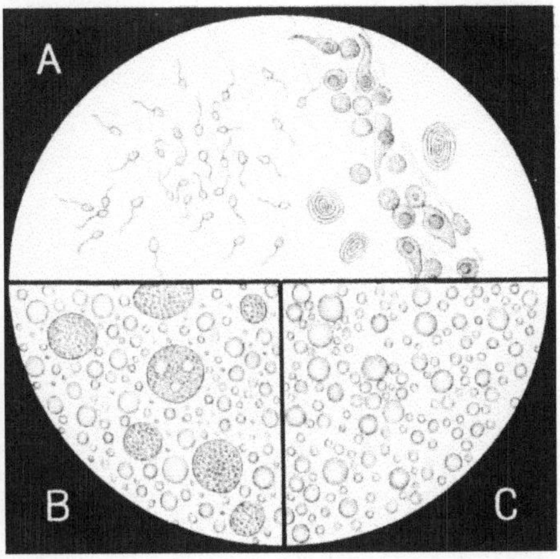

Fig. 86.

Verlag von Julius Springer in Berlin N

Lith. Anst. von C. L. Keller in Berlin S

Unter einander sind sie kaum zu unterscheiden, aber auch schwer von anderen ähnlichen Epithelien der Harnwege zu differenziren. Sie kommen im allgemeinen selten im Harne vor; mitunter finden sie sich in den sogenannten Tripperfäden (Fig. 86 A, rechts), die bei *chronischer Gonorrhoe* mit Betheiligung der Ausführungsgänge der genannten Drüsen sehr oft im Urin beobachtet werden.

4. Zellen von Tumoren werden im allgemeinen selten im Harn gefunden. Mitunter sind ganze Stücke von *Zottenkrebs* der Harnblase mit dem Urin abgegangen und haben durch die Constatirung ihrer mikroskopischen Structur die Diagnose gesichert; einzeln haben solche Zellen hingegen keine diagnostische Bedeutung.

5. Schleim ist mikroskopisch vor allem an seiner Gerinnbarkeit bei Essigsäurezusatz zu erkennen. Er wird entweder in kleinen Klümpchen, die zahlreiche Eiterkörperchen enthalten und miteinander verkleben, bei *Cystitis*, oder in Gestalt von einigen mm bis mehrere cm langen Fäden, den oben erwähnten Tripperfäden, die mikroskopisch mehr oder weniger Eiterkörperchen und wechselnde Mengen von Drüsenepithelien enthalten, bei *chronischer Urethritis* beobachtet.

6. Körnige Detritusmassen finden sich in jedem pathologischen Harn und stammen von den zerfallenen organischen Bestandtheilen her.

7. Fett kann im Harn in Tröpfchen von verschiedener Reichhaltigkeit und Grösse auftreten, die dadurch charakterisirt sind, dass sie sich in Aether leicht lösen. Ist es reichlich vorhanden, so ertheilt es dem Harn eine milchweisse Farbe, ist es hingegen spärlich, so sammelt es sich mitunter in Tropfen an der Oberfläche des Harnes an. Fett kommt im Harne frei vor:

a) als *Lipurie* bei den verschiedensten Erkrankungen der *Nieren* in Folge von Freiwerden aus den verfetteten Nierenepithelien; in diesen recht seltenen Fällen ist das Fett stets gering, ausserdem liegen auch andere mikroskopische Zeichen der Nierenerkrankung vor. Die mechanische Beimischung von Fett nach *Katheterismus*, durch *Aufbewahren* des Harns in *ölhaltigen Gefässen* ist natürlich vorher auszuschliessen.

β) Mit Eiweiss zusammen bei *Chylurie*; die Differentialdiagnose von der Lipurie ist chemisch zu ermitteln. Diese Erkrankung wird beobachtet einmal in Folge eines in den Tropenländern heimischen im Blute, Nierenbecken etc. lebenden Parasiten (*Filaria sanguinis hominis*, cf. S. 213), ferner aber auch idiopathisch.

8. Pigment. Vor allem ist Blutpigment zu erwähnen. Dasselbe kommt sowohl frei im Harne vor, wie in cylinderförmigen Aggre-

gaten (*Blutfarbstoffcylinder*, Fig. 84 A), und ist von gelbrother bis braunschwarzer Farbe. Frei ist es stets ein Zeichen von stattgehabter Blutung, und kann desshalb bei allen Affectionen, bei denen überhaupt Blut im Harne gefunden wird, beobachtet werden; Blutfarbstoffcylinder dagegen werden nur bei *Nephritis haemorrhagica*, *hämorrhagischem Infarct* und *Traumen* der *Niere*, sowie bei *Hämoglobinurie* gefunden.

9. **Harncylinder.** Es sind das cylinderförmige solide Gebilde, die in den Harnkanälchen der Niere gebildet werden.

Wie sie zu Stande kommen, darüber herrschen noch Controversen; die einen wollen sie als ein Product eines Exsudationsprocesses (WEISSGERBER und PERLS) auffassen und verlegen die Exsudation entweder in die Glomeruli oder in die geraden Harnkanälchen; andere (v. RECKLINGHAUSEN u. a.) fassten sie als einfaches pathologisches Secret der erkrankten Harnepithelien auf, wieder andere (BAYER, BURKHARD, SENATOR u. a.) nahmen an, dass sie in vielen Fällen sich in Folge der Desquamation zerfallender, degenerirender Epithelien bilden.

Man unterscheidet verschiedene Formen der soliden Cylinder und trennt von ihnen die ein Lumen besitzenden, auch *Epithelialcylinder* genannten, aber besser als *Epithelialschläuche* bezeichneten sub 3 besprochenen röhrenförmigen Gebilde, welche bei verschiedenen Formen der *acuten Nephritis* — die desshalb auch als *desquamative* bezeichnet werden — vorkommen, ab.

Die Grösse der Cylinder ist verschieden; sie können eine Länge von wenigen μ bis zu $^1/_{10}$ mm und eine Dicke von 10—40—50 μ besitzen, sind dabei meist nicht verästelt.

Die Harncylinder bestehen I. aus Blutkörperchen oder Blutfarbstoff (*Blutkörperchen-* und *Blutfarbstoffcylinder*) (s. sub 1 und 8); II. aus einer hyalinen, dem Fibrin ähnlichen Maasse, die in ihrer Zusammensetzung noch nicht genau erforscht ist: *hyaline Cylinder* (Fig. 84 B). Dieselben sind von heller, homogener, durchsichtiger Beschaffenheit, oft sehr schwer und dann noch am besten, wenn man das Gesichtsfeld etwas verdunkelt, zu erkennen; III. aus einer ähnlich constituirten körnigen Masse: je nach der Beschaffenheit dieser Granulirung unterscheidet man *fein-* und *grobgranulirte Cylinder* (Fig. 85 A); IV. aus einer leicht gelblichen, wachsartig matt glänzenden Substanz: *Wachscylinder*. Dieselben sind meist kurz, öfters an den Rändern eingekerbt (Fig. 85 B). Schliesslich beobachtet man V. eine Form, die keine ganz runde, sondern eine mehr plattgedrückte bandartige Gestalt besitzt, dabei öfters verästelt ist oder sich verjüngt und oft von wesentlich geringerer Dicke, nur 1—10 μ, wie die vorhergehende, hingegen meist beträchtlicher

Länge ist. Dieselben bestehen aus Schleim, sind sehr zart und durchsichtig und werden als *Cylindroide* bezeichnet.

Die hyalinen und gekörnten Cylinder können einmal Einlagerungen und zweitens Auflagerungen darbieten. Erstere bestehen aus rothen oder weissen Blutkörperchen oder Epithelien, letztere aus rothen oder weissen Blutkörperchen, aus erhaltenen oder zerfallenen Epithelien, Fetttröpfchen oder Detritusmassen, schliesslich verschiedenen Krystallen.

Was das Vorkommen und die diagnostische Bedeutung der Cylinder anbetrifft, so finden sich Blutcylinder ausschliesslich bei **Erkrankung der Nieren, die mit Blutung verbunden ist**, also *Nephritis acuta, Traumen, Thrombose* und *Embolie*, schliesslich bei *acuten Exacerbationen* von *chronischen Nephritiden* (s. oben).

Hyaline Cylinder finden sich bei *Stauungsniere*, bei *acuter Nephritis*, besonders in spätern Stadien, bei *fieberhaften Infectionskrankheiten*, bei *Icterus*, bei der *Granularniere* und *Amyloid*, schliesslich auch bei den anderen Formen *chronischer Nephritis*; bei letzterer sind sie hingegen meist nicht häufig und treten jedenfalls gegen die folgende Form zurück.

Granulirte Cylinder beobachtet man bei *chronischen Formen* der *Nephritis*, besonders der *parenchymatösen*, ferner bei *lange bestehender Stauungsniere*. Sie sind dabei meist sehr reichlich.

Wachscylinder werden ebenfalls vorzugsweise bei *chronischer Nephritis*, ferner öfters bei *Amyloid* gefunden. Sie treten besonders zahlreich gegen das Lebensende hin auf, sind übrigens nicht für eine besondere Form der Erkrankung pathognomonisch.

10. Aus Fibrin bestehende Massen werden entweder direct mit dem Harn entleert oder sie bilden sich erst beim Stehen desselben nach einiger Zeit. Gewöhnlich sind diese Coagula von solcher Grösse, dass sie schon makroskopisch leicht erkennbar sind; sie haben die verschiedenste Gestalt, röhrenförmig oder membranös. Die Massen sind chemisch daran erkennbar, dass sie beim Kochen mit verdünnter Salzsäure- oder Sodalösung sich grösstentheils lösen, ferner mikroskopisch an ihrem fädigen Bau und ihrem Färbungsverhalten gegenüber der WEIGERT'schen Fibrinfärbemethode kenntlich.

Fibrinausscheidung (*Fibrinurie*) ist sehr selten; sie wird beobachtet bei *Hämaturie*, bei *Chylurie*, ferner bei *pseudomembranösen Entzündungen der Harnwege* (*Diphtherie, Cantharidenvergiftung* u. a.).

11. Spermatozoen können sowohl im männlichen wie im weiblichen Harne beobachtet werden. Beim Weibe finden sie sich nur *nach stattgehabtem Coitus*; beim Manne hingegen werden sie ausser nach jeder *Samenentleerung* noch bei verschiedenen Erkrankungen

der Sexualorgane (*Spermatorrhoe* u. a.) angetroffen (s. folgenden Abschnitt).

12. **Nicht organisirte Sedimente.** Man versteht hierunter die im Harne enthaltenen organischen und anorganischen chemischen Verbindungen, die in amorphen oder krystallinischen Massen vorkommen können. Zu ihrer Erkennung zieht man einmal die Reaction des Harnes heran, da einige nur im sauren, andere nur im alkalischen Harne sich finden, ferner ihre Gestalt, schliesslich ihr mikrochemisches Verhalten (s. S. 30).

I. **Harnsäure.** Sie findet sich nur im sauren, nicht im nativen alkalischen Harne. Wenn der Harn jedoch ausserhalb des Körpers die alkalische Gährung eingeht, kann sie eine Zeitlang sich erhalten. Sie krystallisirt in viereckigen, rhombischen Tafeln, die jedoch im Harn durch Abstumpfung der Ecken und Kanten die mannigfachsten Formen zeigen. So entstehen sechsseitige Tafeln, Wetzstein- und Tonnenformen, sowie spiessige Gebilde; die Krystalle liegen dabei einzeln oder rosettenähnlich angeordnet. Seltener finden sie sich zu zwei in Hantelform (Fig. 87 A). Sie sind in concentrirtem Harne stets durch mitgerissenen Farbstoff gelb bis gelbroth gefärbt, lösen sich nicht in Säuren, dagegen in Alkalien.

Harnsäurekrystalle werden im Harn sehr häufig beobachtet, falls er concentrirt und stark sauer reagirend ausgeschieden wird (*Stauungsharn*, *Fieberharn* etc.); ihr reichliches Vorkommen ist mithin keineswegs ein Beweis für harnsaure Diathese.

Tafel IX.

Mikroskopie V. Erklärung zu Fig. 87—92.

Fig. 87. A. Harnsäurekrystalle, B. Harnsaures Natron (Urate), C. Calciumoxalatkrystalle, sämmtlich aus Harn.

Fig. 88. A. Tripelphosphatkrystalle, B. Basisch-phosphorsaurer Kalk und Magnesia (Erdphosphate), C. Ammoniumuratkrystalle, sämmtlich aus Harn.

Fig. 89. A. Calciumcarbonat, B. Krystallinisches Trimagnesiumphosphat (nach v. Jaksch), C. Neutraler phosphorsaurer Kalk, sämmtlich aus Harn.

Fig. 90. A. Leucin und Tyrosin (nach Ultzmann und Hofmann), B. Hippursäurekrystalle, C. Calciumsulfatkrystalle (beide nach v. Jaksch), sämmtlich aus Harn.

Fig. 91. A. Cystinkrystalle (nach Ultzmann und Hofmann) aus Harn, B. Cholesterinkrystalle, aus Gallensteinen dargestellt, C. Charcot-Leyden'sche Krystalle, aus Sperma dargestellt.

Fig. 92. A. Fett und Fettkrystalle, aus Sputum, B. Haematoidinkrystalle (nach Funcke), C. Haeminkrystalle, aus Blut dargestellt.

Die nicht als entlehnt bezeichneten Abbildungen sind nach eigenen Präparaten gezeichnet. Vergrösserung 300.

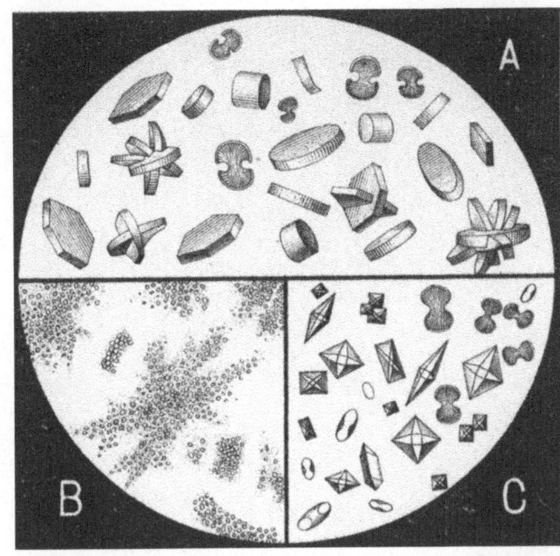

Fig. 87.

Fig. 88.

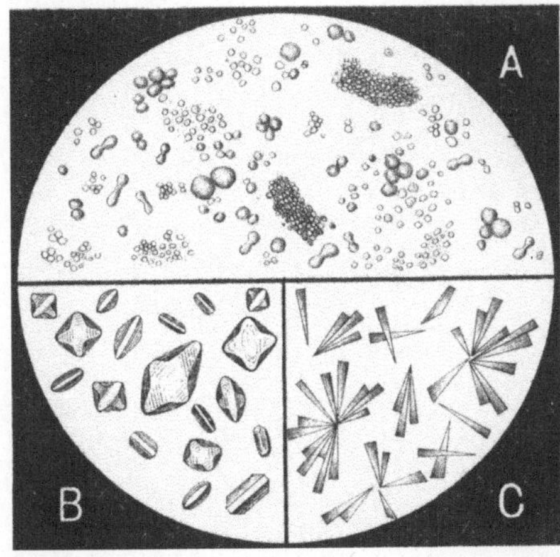

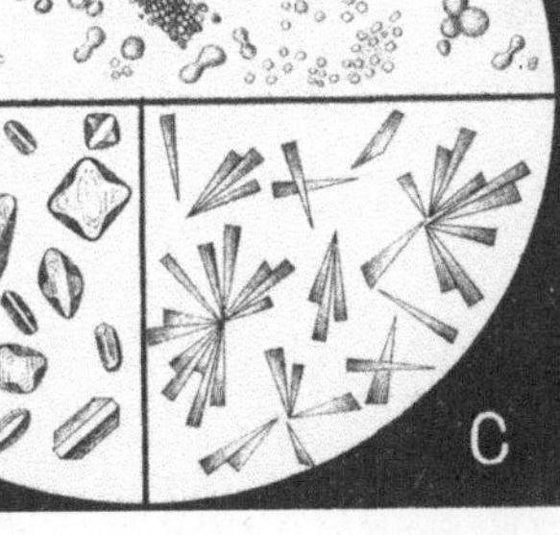

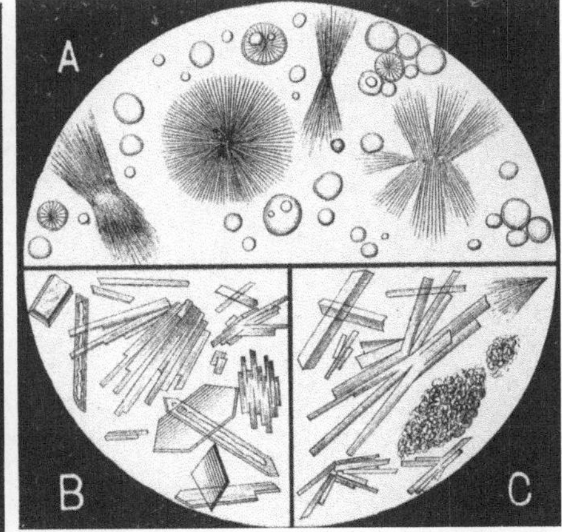

Fig. 89.

Fig. 90.

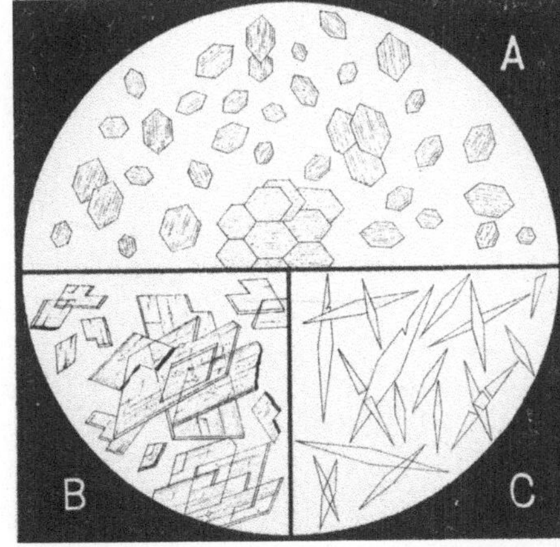

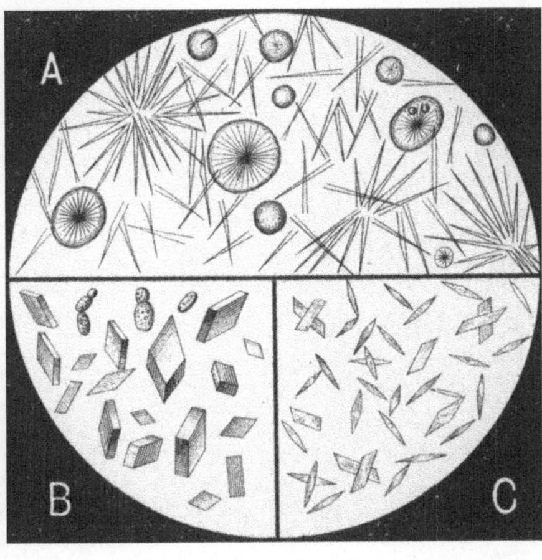

Fig. 91.

Fig. 92.

Verlag von Julius Springer in Berlin N   Lith. Anst. von C. L. Keller in Berlin S.

II. **Harnsaure Salze, Urate.** Es sind dies einerseits harnsaures Natron und Kali, andererseits harnsaures Ammoniak. Die ersten beiden harnsauren Salze finden sich nur im sauren Harne; wird derselbe alkalisch, so können sie sich zwar kurze Zeit erhalten, werden jedoch rasch in harnsaures Ammoniak übergeführt. Sie zeigen die Gestalt feiner Körnchen, die häufig einen gelblichen Schimmer (durch mitgerissenen Harnfarbstoff) haben, und entweder einzeln, gewöhnlich jedoch in baum- oder cylinderförmigen Figuren zusammenliegen, so dass speciell letztere granulirte Harncylinder vortäuschen können (Fig. 87 B). Sie lösen sich bei Zusatz von Alkalien; bei Zusatz von Säuren lösen sie sich zuerst, und scheidet sich nach einiger Zeit dann Harnsäure aus.

Sie werden ebenfalls sehr leicht im stark sauren und dabei concentrirten Harne, sowie er sich abkühlt, ausgeschieden; besonders sind sie mithin im *Fieber-* und *Stauungsharn* fast constant zu finden (*Sedimentum lateritium*). Pathognomonisch sind sie hingegen nicht.

III. **Harnsaures Ammoniak.** Es findet sich nur im Harne, der der ammoniakalischen Gährung unterliegt. Es krystallisirt in Kugeln; letztere sind oft mit kleinen Nadeln besetzt und zeigen dann Stechapfelform (Fig. 88 C). Die Nadeln können sich auch einzeln oder zu Drusen angeordnet finden. Auch diese Krystalle sind mitunter leicht gelblich gefärbt.

Bei Zusatz von Säure löst es sich und scheiden sich nach einiger Zeit Harnsäurekrystalle aus.

IV. **Oxalsaurer Kalk.** Er findet sich sowohl im sauren wie im alkalischen Harne und krystallisirt in Oktaëdern (sog. Briefcouvertform), ferner in Prismen mit pyramidalen Endflächen, schliesslich in kugelförmigen Aggregaten, die mitunter in Folge einer Einschnürung Sanduhr- oder Hantelform (im allgemeinen selten) zeigen (Fig. 87 C) und sich nicht in Essigsäure, dagegen in Salzsäure lösen.

Calciumoxalatkrystalle können im gesunden Harn, besonders nach dem *Genuss oxalsäurehaltiger Speisen,* vorkommen; reichlicher sind sie bei manchen *fieberhaften Krankheiten, Diabetes mellitus, Icterus catarrhalis.* Ueber die sogenannte *Oxalurie* als besondere Krankheit herrscht noch Unklarheit.

V. **Phosphorsaure Salze.** Es können die neutralen oder basischen phosphorsauren Erden als Sediment ausfallen.

a) **Basisch phosphorsaure Erden** (sogen. Erdphosphate) finden sich ausschliesslich im alkalisch reagirenden Harne. Sie zeigen die Gestalt feinster Körnchen, die in regellosen Haufen und

Schollen zusammenliegen und ungefärbt sind (Fig. 88 B). Sie lösen sich bei Zusatz von Säuren.

Eine pathognomonische Bedeutung haben sie nicht; speciell kann man die sogenannte Phosphaturie nicht aus ihrem Vorkommen allein diagnosticiren.

Die basisch phosphorsaure Magnesia kann auch in Krystallform (mit 22 Molekülen Krystallwasser), wenn auch selten, vorkommen; sie krystallisirt in länglich rhombischen Tafeln (Fig. 89 B).

β) Neutraler phosphorsaurer Kalk findet sich nicht häufig als Sediment im amphoteren resp. schwach sauren Harne.

Seine Krystalle haben keilförmige Gestalt; sie liegen einzeln oder zu Rosetten oder Garben angeordnet (Fig. 89 C) und lösen sich auf Zufügung von Säuren.

γ) Phosphorsaure Ammoniakmagnesia oder Tripelphosphat findet sich im Harne, der die alkalische Harngährung eingegangen ist, sowie mitunter im ammoniakreichen schwach sauren oder im spontan alkalischen Harn, nicht dagegen im stark sauren.

Es krystallisirt in Prismen mit schrägen Endflächen (sogen. Sargdeckelform), die die verschiedenartigste Grösse besitzen und oft Abweichungen von dem Grundtypus zeigen (Fig. 88 A). Es löst sich auf Säurezusatz.

VI. Kohlensaurer Kalk findet sich nicht häufig und nur im alkalischen Harne, besonders nach reichlicher Pflanzennahrung. Er krystallisirt in Kugelformen und zwar entweder als ganz feine körnige Massen, oder als grössere Kugeln, die einzeln liegen oder Aggregate zu zweien (Biscuit-, Hantelform) bilden (Fig. 89 A).

Er ist besonders daran zu erkennen, dass er sich in Säuren unter Gasentwicklung löst.

VII. Schwefelsaurer Kalk ist sehr selten als Sediment im sauren Harne beobachtet worden. Er zeigt die Form langer Prismen oder Tafeln (Fig. 90 C), und löst sich selbst in starken Mineralsäuren nur sehr schwer.

VIII. Leucin ist im Harne nur gelöst beobachtet worden, scheidet sich jedoch bei freiwilliger oder künstlicher Verdunstung desselben mitunter ab; Tyrosin hingegen kommt als spontanes Sediment fast stets mit vorigem zusammen vor. Ersteres krystallisirt in concentrische Ringe zeigenden Drusen, letzteres in feinen Nadeln, die zu Büscheln oder Garben vereinigt sind (Fig. 90 A).

Beide sind selten; sie werden constant bei der *acuten gelben Leberatrophie*, ferner mitunter bei *schwerem Typhus* und *Variola*, sowie bei *Phosphorvergiftung* gefunden.

IX. Cystin kommt als Sediment oder gelöst vor; in letzterem Falle kann man es durch Zusatz von Essigsäure ausfällen. Es krystallisirt in sechsseitigen Tafeln (Fig. 91 A), die sich in Ammoniak lösen, und wird in beträchtlicher Menge bei einer seltenen und merkwürdigen Alteration des Stoffwechsels beobachtet, die als *Cystinurie* bezeichnet wird.

X. Hippursäure ist ebenfalls ein seltenes Sediment, das in Nadeln oder rhombischen Prismen vorkommt (Fig. 90 B), und sich in Essigsäure nicht löst.

XI. Fett kann in nadelförmigen Krystallen, die zu Büscheln angeordnet sind, vorkommen (Fig. 92 A).

Schliesslich hat man in sehr seltenen Fällen Indigokrystalle (von blauer Farbe), Bilirubin- und Hämatoidinkrystalle (von gelber bis rother Farbe in Leukocythen oder frei) (Fig. 92 B) u. a. gefunden.

13. Thierische Parasiten. In unseren Zonen wird nur der Echinococcus (Membranen, Scoleces oder Haken) (Fig. 61, Taf. VI) mitunter im Harne beobachtet, falls eine Cyste, die im Harnapparate oder demselben benachbart war, in denselben durchbricht.

Bei Patienten, die längere Zeit in den Tropen zugebracht haben, werden die Eier von Distoma haematobium, sowie die Larven von Filaria sanguinis hominis mitunter im Harne angetroffen. Erstere sind oval und mit einer lateral oder am Ende sitzenden Spitze versehen (Fig. 73 a und b, Taf. VI), 120 bis 140 μ lang, 55 bis 65 μ breit; sie verursachen *Haematurie* und *Chylurie*. Letztere sind schon S. 213 geschildert; der Harn ist dabei blut- und eiterhaltig.

14. Pflanzliche Parasiten. Der frisch entleerte normale Harn ist frei von Mikroorganismen resp. enthält nur wenige, die sich aus der Urethra ihm beigemischt haben; bald nach seiner Entleerung, im Sommer schon nach einigen Stunden, findet man jedoch in Folge von Hineingelangen von aussen zahlreiche Mikroorganismen in ihm, vorzugsweise Mikrokokken und Bakterien, selten Hefe, sogut wie gar keine Schimmelpilze. Wie oben erwähnt, erzeugen gewisse Arten dieser Bakterien die alkalische Harngährung. Findet die letztere bereits in den Harnwegen statt (bei *Cystitis chronica* u. dgl.), so enthält der frisch entleerte Urin bereits zahlreiche Mikroorganismen. Ueber die einzelnen Arten und die Pathogenität derselben ist noch wenig bekannt; ebenso sind jene seltenen Fälle, wo der frisch entleerte normale Harn Bakterien enthält, noch wenig aufgeklärt.

Andererseits werden im Harn eine Anzahl von pathogenen

Mikroorganismen beobachtet; ihr Nachweis hat häufig eine pathognomonische Bedeutung.

I. **Tuberkelbacillen** (Fig. 75 A, Taf. VII). Sie werden in Deckgläschentrockenpräparaten, die man in der bekannten Art (S. 31) von dem Sedimente anfertigt, durch Färbung nach Ehrlich oder Ziehl-Neelsen (S. 32) nachgewiesen. Da sie jedoch sehr oft nur spärlich sind, so empfiehlt es sich, vor der Anfertigung das Sediment etwas einzuengen. Dies geschieht am besten dadurch, dass man den über dem Sedimente im Spitzglase stehenden Urin abgiesst, den Rest durch ein kleines Filter filtrirt, und dann von dem auf letzterem zurückbleibenden Sedimente, das man mit einem Platinspatel abstreicht, die Deckgläschenpräparate anfertigt (Kirstein).

Auch der Vorschlag von de Vos, den durch Kochen des — eiweisshaltigen — Harnes entstehenden Eiweissniederschlag, von dem die Tuberkelbacillen mitgerissen werden, zur Anfertigung von Deckgläschenpräparaten zu benutzen, verdient Beachtung. Neuerdings hat Litten vorgeschlagen, den Harn mit der Centrifuge zu behandeln, und von dem so erhaltenen Sedimente die Präparate herzustellen.

Was die Färbung anbetrifft, so thut man ferner gut, nach der Entfärbung in Säure die Präparate noch in Alkohol zu entfärben, da im Smegma normaliter vorkommende Bacillen auch die erste Färbung gegenüber der Säure, nicht aber gegenüber Alkohol festhalten und sonst Gelegenheit zu Verwechselungen geben können.

Der Nachweis der Tuberkelbacillen im Harn beweist eine *tuberkulöse Erkrankung* des *Harnapparats* (Niere und Nierenbecken, Harnleiter, Blase, Urethra), wenn nicht eine abnorme Communication mit dem *Darm* bestand.

II. **Actinomycesdrusen** (Fig. 79 A, Taf. VII) können sich im Harne finden, wenn sie aus dem actinomykotisch erkrankten Urogenitalapparate oder von benachbarten afficirten Abdominalorganen her in den Urin gelangten. Sie sind leicht schon im einfachen ungefärbten Präparat zu erkennen.

III. **Gonokokken** (Fig. 77 B, Taf. VII) finden sich ausser im Secrete der Urethra und des Cervicalkanals (s. folgendes Kapitel), auch öfters im eitrigen Sediment des Harns bei *acuter Blennorrhoe der Urethra*, sowie bei *gonorrhoischer Cystitis*. Sie färben sich mit Anilinfarben, entfärben sich nach Gram; nur die innerhalb weisser Blutkörperchen liegenden, semmelförmigen Diplokokken sind charakteristisch (s. folgendes Kapitel).

Andere Mikroorganismen (Erysipelkokken, Pneumoniekokken, Typhusbacillen etc.) haben einstweilen noch keinerlei diagnostische Wichtigkeit, obwohl sie öfters im Harne vorzukommen scheinen, da man, um sie genau und sicher constatiren zu können, auf die bakteriologische Untersuchung mittelst Culturen und Thierexperiment angewiesen ist.

Sechste Abtheilung.
Untersuchung des Genitalsystems.

Da der Sexualapparat bei beiden Geschlechtern ein verschiedener ist, so wird auch der Gang der Untersuchung desselben ein verschiedener sein müssen. Und zwar wird beim männlichen Geschlecht die Untersuchung sich auf Penis und Harnröhre mit ihren Drüsen, ferner auf Scrotum, Testikel, Vas deferens und Samenbläschen, schliesslich auf das Sperma erstrecken. Beim weiblichen Geschlecht hingegen sind zu untersuchen Vulva, Vagina, Uterus, Ovarien, Tuben nebst Adnexa, ferner die Mammae, schliesslich das Vaginal-, Uterus- und Brustdrüsensecret.

Nur zu einem beschränkten Theil gehört diese Untersuchung dem Gebiet der internen Diagnostik an. Beim Manne überwiegen die chirurgischen Affectionen des Genitalsystems beträchtlich über die andern; und was die Krankheiten des weiblichen Sexualsystems anbetrifft, so sind dieselben bekanntlich von der inneren Medicin und Chirurgie abgetrennt als ein besonderes Specialfach, das der Gynäkologie, zusammengefasst worden. Letztere speciell hat sowohl die äussere als besonders die interne Untersuchung der weiblichen Sexualorgane gegenwärtig zu hoher Vollkommenheit ausgebildet. Es soll desshalb die Untersuchung des Genitalapparates im Nachfolgenden nur kurz, hauptsächlich soweit sie für innere Erkrankungen in Betracht kommt, abgehandelt werden, in Betreff des Genaueren aber auf die Lehrbücher der chirurgischen und gynäkologischen Diagnostik verwiesen werden.

Erstes Kapitel.
Anamnese.

Einige Punkte derselben sind schon auf Seite 79 unter c) 5 kurz erwähnt worden.

Man fragt ferner bei Männern 1. nach dem Verhalten der Potentia coëundi. Abnahme bis zum vollständigen Verlust derselben (*Impotenz*) kann beruhen entweder auf mechanischen Behinderungen des Cohabitationsvermögens, oder, was das bei weitem häufigere ist, auf mangelnder Erection. Letztere wird beobachtet bei consumirenden Krankheiten sowie bei Affectionen des Centralnervensystems. Von solchen sind anzuführen: *Diabetes mellitus, Nephritis chronica, Tabes dorsalis, Neurasthenie, psychische Alterationen* etc.

2. Krankhafte Samenverluste (*Pollutionen, Spermatorrhoe*). Treten die Pollutionen während des Schlafes und unter Erection des Gliedes, dabei nicht zu häufig ein, so sind sie physiologisch; krankhaft sind sie nur, falls sie entweder abnorm häufig, oder auch bei wachem Zustande, oder ohne Erection auftreten. Unter dem Namen *Spermatorrhoe* versteht man von der Pollution unabhängige Samenverluste wie sie meist während der Defäcation und Harnentleerung erfolgen (Fürbringer). Solche krankhafte Samenverluste kommen zur Beobachtung I. bei *angeborener* und durch sexuelle Excesse (Onanie, Coitus nimius) *erworbener Neurasthenie*; II. bei localen anatomischen Erkrankungen des Urogenitalapparats (*chronische Gonorrhoe, Stricturen der Harnröhre, Balanitis, Blasensteine, Hypertrophie der Prostata*), meist Spermatorrhoe erzeugend; III. bei *Phthisis incipiens, Convalescenz* von *acuten fieberhaften Krankheiten*, speciell *Typhus*; IV. bei Nervenkrankheiten (*Tabes dorsalis, Rückenmarkstraumen*).

Bei Frauen erkundigt man sich 1. nach dem Verhalten der Menstruation. Dieselbe tritt in unseren Breiten in der Regel zwischen dem 14. und 16. Lebensjahre, häufiger jedoch auch früher, seltener später zuerst auf. Sie erlischt definitiv zwischen dem 45. und 50. Lebensjahre, ausnahmsweise später. Die normale Menstruation kehrt periodisch in Zwischenräumen von 21—30, meist 27 bis 29 Tagen, wieder und hält gewöhnlich 3—5 Tage, mit Schwankungen von 1—8 Tagen, an.

Von krankhaften Veränderungen der Menstruation sind hervorzuheben I. Fehlen derselben (*Amenorrhoe*). Es wird beobachtet bei consumirenden Krankheiten (*Phthise, Carcinose* etc.), Inanition, Reconvalescenz, Chlorose und Anämie, Herzfehlern, Erkrankungen der Sexualorgane, ferner in Folge psychischer deprimirender Affecte, schliesslich während der Gravidität, des Puerperiums und gewöhnlich auch der Lactation. II. Unregelmässiger, zu häufiger oder seltener Eintritt der Menstruation mit entweder zu starken und zu lange dauernden, oder schwachen, kurze Zeit andauernden Blutungen, und dabei oft stark subjectiven Beschwerden wird als *Dysmenorrhoe* bezeichnet. Sie wird gefunden entweder bei Erkrankungen des Gesammtorganismus (*fieberhafte Infectionskrankheiten, Emphysem, Herzfehler, Chlorose, dauernde sexuelle Erregung* etc.) oder bei Localaffectionen der Genitalorgane (*Metritis, Endometritis, Myome* etc.).

2. Nach etwaigen Geburten (Zahl, Verlauf der Gravidität und der Geburt etc., Selbststillung, Vorkommen von Aborten und dgl.). Häufige Aborte müssen, wenn die Mutter gesund ist, den Verdacht auf *Syphilis* des Vaters wachrufen. Sterilität der Ehe kann entweder Schuld des weiblichen oder männlichen Theiles sein. Während die Erkennung der Sterilität des Weibes zur gynäkologischen Diagnostik gehört, ist die Sterilität des Mannes Gegenstand der medicinisch-klinischen Untersuchung. Sie beruht entweder auf einer Impotentia coeundi (s. 1) oder auf Impotentia generandi (s. 2. Kapitel).

Zweites Kapitel.

Untersuchung der männlichen Geschlechtsorgane.

A. Penis.

Derselbe ist der unmittelbaren Inspection und Palpation zugänglich. Pathologische Vorkommnisse sind

1. Bildungsfehler: *Hypospadie* und *Epispadie* (Ausmünden der Harnröhre an der untern oder obern Fläche; dabei ist oft die Glans und das Präputium gespalten oder sonst verändert). Ferner ist u. a. hierher zu rechnen die *angeborene Phimose*, mit oder ohne Verwachsung des innern Präputialblattes mit der Glans, da sie Gelegenheit zu chronischer Harnverhaltung und ihren Folgen (*Dilatation der Harnblase und Nierenbecken mit Hydronephrose*) geben kann.

2. Entzündung kann local oder mehr allgemein sein. Eine Entzündung des Präputiums und der Glans wird als *Balanitis*, *Balanoposthitis* bezeichnet; sie kommt oft bei andern Krankheiten der Harnorgane vor und ist meist durch zersetztes Secret der Vorhaut verursacht. Sie findet sich besonders bei verschiedenen *erschöpfenden Krankheiten* und bei *Diabetus mellitus* und kann zu Geschwürsbildung führen. Nicht mit ihr und mit venerischen Erkrankungen zu verwechseln ist eine Herpeseruption an Vorhaut und Eichel (*H. praeputialis*). Allgemeines Oedem des Gliedes wird bei anderweitigem Hautödem, ferner aber auch bei andern Krankheiten der Harnorgane, sowie idiopathisch beobachtet.

Die Entzündung der Lymphgefässe, der Venen, der Schwellkörper etc. gehört in das Gebiet der Chirurgie.

3. Geschwüre. Sie sitzen gewöhnlich im Sulcus praeputialis, meist neben dem Frenulum und sind entweder kraterförmig, mit

21*

weichem Rande, wie mit einem Locheisen ausgeschlagen, oder flach auf verdickter, indurirter Basis mit verhärteten Rändern. Das erstere Geschwür findet sich bei der *Helkosis* und wird als *Ulcus molle* bezeichnet; es kann stark in die Tiefe greifen und zu gangränösen Zerstörungen führen. Das letztere ist ein charakteristisches Zeichen der *syphilitischen* Infection und wird auch als *harter Schanker* oder *Ulcus durum* bezeichnet; es ist bloss eine häufige Folgeerscheinung, die auch fehlen kann und durch Zerfall der Oberfläche der Primärinduration entsteht. Nach Verheilung der Geschwüre bleiben als Zeichen der überstandenen Erkrankung Narben, die oft pigmentirt sind, zurück.

Tuberkulöse Geschwüre sind im Anschlusse an rituelle Circumcision beobachtet worden; sie sind meist flach, unregelmässig, doch können sie auch beträchtlich in die Tiefe gehen. Ihre Natur wird durch den Nachweis der Tuberkelbacillen in ihrem Secrete gesichert.

Auch bei vernachlässigtem Herpes praeputialis können Geschwüre vorkommen.

4. **Tumoren.** Hahnenkammähnliche Excrescenzen (*Condylomata acuminata*), werden an der Glans bei *Gonorrhoe* mitunter gefunden.

Breite Condylome sind daselbst selten. Andere Tumoren, ferner Wunden etc. sind Sache der chirurgischen Diagnostik.

B. Urethra.

a) Inspection und Palpation.

Die Harnröhre ist der Inspection mittelst Endoskop (s. S. 16) zugänglich, doch fällt die Ausübung dieser Methode der chirurgischen Diagnostik zu.

Die Palpation wird entweder von aussen vorgenommen, wobei man auf Verhärtungen wie Schmerzhaftigkeit achtet, ausserdem, falls nicht von selbst ein deutlicher Ausfluss sich manifestirt, durch Drücken längs der Harnröhre zu ermitteln sucht, ob eine katarrhalische Secretion der Urethra vorliegt. Ist letztere vorhanden, so liegt eine Entzündung der Harnröhre, *Urethritis*, vor, die fast stets *gonorrhoischen* Ursprungs ist. Ueber die Localisation derselben s. b.

Ausserdem kann man die Sondenuntersuchung vornehmen; sie giebt Aufschluss über das Vorhandensein, den Sitz, Grad, die Ausdehnung etc. von *Stricturen* der Harnröhre. Jedoch gehört die Diagnose der letzteren, sowie der andern Erkrankungen der Urethra, der Chirurgie an.

b) Secretuntersuchung.

Das zur Untersuchung gelangende Secret kann entweder spontan oder durch Druck (s. o.) aus der Harnröhre entleert werden, oder es mischt sich beim Uriniren dem Urin bei und erzeugt eine mehr oder weniger deutliche Trübung desselben.

1. Makroskopische Untersuchung. Das Urethralsecret ist entweder hell, schleimig (so bei den seltenen Fällen von *nicht gonorrhoischer Urethritis*, ferner im Beginn sowie gegen Ende einer *acuten*, mitunter bei *chronischer Gonorrhoe*, oder gelb, schleimig-eitrig (besonders bei *chronischer Gonorrhoe*) oder rein eitrig (bei *florider acuter Gonorrhoe*). Oefters, besonders bei schweren Formen, zeigt es Blutbeimengung. Die Menge desselben schwankt; während bei florider Gonorrhoe dasselbe meist sehr reichlich ist, findet man bei chronischer öfters nur morgens einen die Harnröhrenmündung verklebenden Tropfen.

Besteht eine Urethritis, so ist der Harn ferner stets mehr oder weniger trübe; diese Trübung ist bei acuter Gonorrhoe am geringsten, stärker bei chronischer. Bei letzterer finden sich ferner fast stets Klümpchen oder Fäden von einigen mm bis mehreren cm Länge, sogenannte *Urethral-* oder *Tripperfäden.*

Ob die Entzündung im vorderen oder hinteren Theil der Harnröhre sitzt, ermittelt man dadurch, dass man den Kranken in zwei Absätzen uriniren lässt und beide Portionen in gesonderten Gefässen auffängt; bei Katarrh der Pars anterior urethrae ist die erste Portion trübe, die zweite klar, bei Erkrankung der Pars posterior hingegen sind beide trübe.

2. Die chemische Untersuchung liefert nichts von diagnostischem Belang.

3. Mikroskopische Untersuchung. Sie erstreckt sich gleichfalls sowohl auf das unvermischte Urethralsecret wie auf den bei Urethraerkrankungen erhaltenen Harn und kann zeigen: I. Rothe Blutkörperchen, meist spärlich, nur bei Blutbeimengung reichlicher. II. Weisse Blutkörperchen von wechselnder Menge. Am spärlichsten sind sie im schleimigen Ausfluss, sehr reichlich im eitrigen. III. Epithelien der Harnröhre (Fig. 82 C unten, Taf. VIII), sowie der Cowper'schen, Littré'schen etc. Drüsen finden sich in wechselnder Menge, meist spärlich. Am reichlichsten sind die Harnröhrenepithelien noch bei acuter Gonorrhoe im Beginn, sowie öfters bei chronischer Gonorrhoe. Die Drüsenepithelien sind ein fast constanter Bestandtheil der Tripperfäden. IV. Urethralfäden. Sie kommen im Harn bei chronischer Gonorrhoe vor (Fig. 86 A, Taf. VIII),

bestehen aus Schleim (der sich auch sonst im schleimigen und schleimig-eitrigem Ausfluss findet), der zu fädigen oder flockigen Massen angeordnet ist und zahlreiche Leukocythen, ferner Drüsenepithelien (s. III), sowie mitunter Spermatozoen einschliesst. V. Pflanzliche Parasiten. *α*) Tuberkelbacillen; sie würden bei der — seltenen — tuberkulösen Erkrankung der Urethra anzutreffen sein. *β*) Diplococcus Gonorrhoeae (*Gonococcus* Neisser) sind 0,6—1,6 μ grosse Diplokokken, die durch einen feinen Spalt getrennt sind, so dass sie die sogenannte Semmelform zeigen (Fig. 77 B, Taf. VII). Sie färben sich nach Weigert (am besten färbt man nach Bumm die Deckgläschentrockenpräparate des Harnröhrenausflusses resp. des Harnsedimentes nur einige Secunden in wässriger Fuchsinlösung und spült sie gleich in Wasser ab), nicht dagegen nach Gram. Sie liegen vorzugsweise in Eiterzellen, ferner seltener in Epithelien; durch Zerfall der Zellen können sie auch frei werden. Da ähnliche Diplokokken auch in der gesunden, wenigstens nicht gonorrhoisch afficirten Harnröhre vorkommen können, so ist nur das Vorkommen in den Eiterkörperchen und die Nichtfärbbarkeit nach Gram für *Gonorrhoe*, dann aber auch absolut beweisend, da die Gonokokken in keinem Falle von acuter Gonorrhoe vermisst werden. Dagegen fehlen sie oft im Ausflusse bei chronischer Gonorrhoe.

Kommt es desshalb darauf an, das Vorhandensein einer chronischen Gonorrhoe mit Sicherheit zu diagnosticiren, so hat man empfohlen, mittelst Sublimat- oder Höllensteininjection eine Ablösung der obersten Epithelialschicht der Harnröhrenschleimhaut und dadurch Production eines reichlichern, dann die tiefern Epithelzellen, Eiterkörperchen und Gonokokken enthaltenden Secretes hervorzurufen.

C. Prostata.

Die Prostata ist der Palpation vom Rectum aus zugänglich; man achtet auf Grösse (Hypertrophie bei *alten Leuten, Tumoren, Tuberkulose* etc., oft Harnverhaltung, Cystitis u. dgl. bewirkend), Schmerzhaftigkeit (bei *Tumoren, Tuberkulose, Entzündung*), Consistenz (hart bei *Hypertrophie* und *Tumoren*, weich, fluctuirend bei grossen *Abscessen*) und Oberfläche (stark höckerig bei *Tumoren*).

Die Samenbläschen können vom Rectum her nur selten palpirt werden, dann nämlich, wenn sie in Folge *Tuberkulose* oder *Abscessbildung* vergrössert sind.

D. Scrotum, Hoden und Vas deferens.

a) Aeussere Untersuchung.

Das äussere Scrotum kann Affectionen seiner Haut zeigen; besonders sind hier breite Condylome zu erwähnen, die an den Berührungsstellen zwischen Penis und Scrotum, sowie zwischen Innenfläche der Schenkel und Scrotum gefunden werden können.

Die Hoden sind der Inspection und Palpation zugänglich. Man untersucht

1. in Hinsicht auf Grösse. Vergrösserung eines Hodens selbst kommt vor einmal bei Entzündungen des Hodens (*Orchitis in Folge von Traumen, Cystitis*, bei *Parotitis epidemica, Typhus, Pyämie* etc.) und Nebenhodens (*Epididymitis in Folge von Traumen, Gonorrhoe, Pyämie* etc.), Tuberkulose derselben, Neubildungen (*Adenom, Sarcom, Carcinom, Gumma*). Ferner kann durch Flüssigkeitsansammlung in der Tunica propria (*Hydrocele*) eine Vergrösserung der einen Scrotalhälfte hervorgerufen oder schliesslich durch die Darmschlingen einer Scrotalhernie erzeugt werden. Im erstern Falle ist der Percussionsschall über der betreffenden Hälfte des Scrotum dumpf, im letzteren tympanitisch.

Verkleinerung des Hodens wird bedingt durch mangelnde Entwicklung desselben zur Zeit der Pubertät (*Microrchismus*) oder durch erworbene Atrophie desselben (*Hydrocele* etc., nach *Entzündungen*, im *hohen Alter* etc.).

Fehlen eines Hodens wird selten durch wirklichen Mangel, häufiger durch anomale Lage desselben bedingt (*Cryptorchismus*).

2. Auf Schmerzhaftigkeit. Schmerzhaft, spontan und auf Druck, ist stets die *gonorrhoische Epididymitis*, und die andern *acuten Entzündungen*, sowie gewöhnlich die *Tuberkulose*. Eigentliche *Tumoren*, die übrigens selten sind, sind oft nicht schmerzhaft.

3. Consistenz. Ein vergrösserter Hode selbst ist, falls keine Abscesse oder Erweichungsherde bestehen, ziemlich derb. *Hydrocele* fühlt sich elastisch fluctuirend an, ebenso oft grosse *Abscesse*.

4. Oberflächen. Bei *Tuberkulose* sind mitunter Höcker zu fühlen, ebenso bei manchen *Tumoren*.

Der Samenstrang ist in der Norm kaum fühlbar, nicht schmerzhaft. Deutlich als Strang fühlbar und zugleich schmerzhaft wird er bei Entzündung (*Funiculitis*); dieselbe ist meist secundär durch Entzündungen in der Umgebung, besonders des Hodens und Nebenhodens verursacht.

b) Secretuntersuchung.

Das hier in Betracht kommende Secret ist die Spermaflüssigkeit; sie besteht aus den Producten der Hoden, der Samenbläschen, der Prostata, LITTRÉ'schen, COWPER'schen Drüsen, und wird entweder so (beim Coitus, Pollutionen, krankhaften Samenverlusten) oder dem Urin beigemischt entleert.

Andererseits können aber auch nur einzelne dieser Secrete für sich (z. B. Prostatasecret) spontan oder bei der Urinentleerung zusammen mit dem Harne entleert werden. Man muss also einmal den Harn resp. das Sediment desselben auf die charakteristischen Formbestandtheile untersuchen, andererseits auch die spontan entleerten Massen.

1. Makroskopische Untersuchung. Die Samenflüssigkeit im Ganzen stellt eine weissliche, schleimige Flüssigkeit von alkalischer bis neutraler Reaction und eigenthümlichem Geruch dar. Prostatasecret allein ist eine dünnflüssige Milch, von dem der intensive Spermageruch herrührt; das Secret der COWPER'schen und LITTRÉ'schen Drüsen ist eine zähe glasige Masse, das der Samenbläschen eine schleimige gelatinöse Substanz (FÜRBRINGER).

2. Chemische und mikroskopische Untersuchung. Eine rein chemische Untersuchung der Spermaflüssigkeit ist zur Zeit nicht nöthig, da man die erforderlichen chemischen Reactionen mit der mikroskopischen Untersuchung verbinden kann. Nur sei hier noch kurz daran erinnert, dass beim Spermagehalt des Urins in demselben Propepton gefunden wird (s. S. 300). Die mikroskopische Untersuchung richtet sich auf:

I. Rothe Blutzellen; sie finden sich ganz vereinzelt wohl in jedem Sperma, besonders bei vorhandenen Entzündungen und ältern Leuten.

II. Dasselbe gilt von den weissen Blutkörperchen; reichlicher sind diese bei vorhandenem Katarrh.

III. Von Epithelien kommen im Sperma sowohl Plattenepithelien, aus der Harnröhre stammend, wie Cylinderepithelien, aus den Hoden oder den Urethraldrüsen vor; die letzteren sind bei Erkrankung dieser Organe reichlicher und dann mitunter verfettet.

IV. Spermatozoen. Sie bestehen aus dem Kopf, der eine keulenförmige Gestalt besitzt, und dem Schwanz und sind ca. 50 μ lang (Fig. 86 A, Taf. VIII). Im normalen frischen Sperma sind sie in steter Bewegung, die sie jedoch auf Säuren, destillirtes Wasser, beim Eintrocknen rasch verlieren, während sie durch Alkalien wieder angefacht werden kann.

Fehlen derselben im frischen Sperma wird als *Azoospermie* (Fürbringer) bezeichnet und beruht darauf, dass dem entleerten Sperma das Hodensecret fehlt, während alle übrigen vorhanden sein können, und desshalb die Menge, Beschaffenheit, Geruch etc. des entleerten Productes makroskopisch in nichts sich vom normalen Sperma unterscheidet. Diese Azoospermie beruht in weitaus der Mehrzahl der Fälle auf *doppelseitiger Epididymitis* resp. *Funiculitis gonorrhoica*, selten auf andern Ursachen (*Atrophie* oder *chronischer Erkrankung der Hoden*).

Vorkommen derselben in der bei unfreiwilligem Samenabgang entleerten Flüssigkeit resp. im Harne beweist, dass es sich um *Pollutionen* resp. *Spermatorrhoe* handelt; Fehlen derselben in solchen Fällen findet sich, falls diese Entleerungen bei Azoospermisten erfolgen, oder es liegt nur Entleerung von Prostatasaft, *Prostatorrhoe*, vor.

V. Böttcher'sche oder Spermakrystalle. Es sind dies helle oktaëdrische 20—60 μ lange Krystalle, die identisch sind mit den Charcot-Leyden'schen Krystallen, die im Auswurf, Fäces etc. gefunden werden (Fig. 91 C, Taf. IX). Sie bestehen chemisch aus der sogenannten Schreiner'schen Base, Spermin, und sind das phosphorsaure Salz derselben. Die Base selbst ist stets im Prostatasecret enthalten; die Phosphorsäure kann von beigemengtem Hodensecrete herrühren, oder mitunter von den phosphorsauren Salzen des Urins, falls letzterer sich beimischt. Fehlt sie, so kann man die Entstehung der Krystalle hervorrufen durch Zusatz eines Tropfens 1 proc. Ammoniumphosphatlösung zu einem Tropfen des fraglichen Schleims oder Sedimentes auf dem Objectträger und Stehenlassen ohne Deckgläschen 1 bis 2 Stunden lang. Finden sich diese Krystalle — spontan oder nach der obigen Behandlung —, so ist in der entleerten Flüssigkeit Prostatasecret vorhanden. Ob es sich dann um Spermatorrhoe oder Prostatorrhoe (in Folge von *chronischer Prostatitis*) handelt, ergiebt die Anwesenheit resp. das Fehlen von Samenfäden (s. IV). Fehlen die Krystalle hingegen, so ist die Abwesenheit von Prostatasecret ziemlich — Ausnahmen kommen jedoch besonders bei Harnbeimischung vor — sicher.

VI. Amyloidconcretionen (Fig. 86 A, Taf. VIII) sind rund oder oval, zeigen geschichteten Bau, im Centrum mitunter eine feinkörnige Masse und färben sich mit Jod violett. Sie entstammen gleichfalls dem Prostatasecrete.

VII. Hyaline gequollenen Sagokörnern ähnliche Klümpchen, von gelatinöser Beschaffenheit; sie entstammen den Samenbläschen.

VIII. **Körnchen** von der halben Grösse und darunter eines rothen Blutkörperchens (die nach Fürbringer aus einem Lecithin bestehen); mitunter sind sie in Zellen eingeschlossen. Sie sind Product der Prostata.

IX. **Gelbliches Pigment** wird bei *alten Leuten,* sowie *Erkrankungen der Genitalorgane* mitunter angetroffen.

X. Von pflanzlichen Parasiten kommen besonders die **Tuberkelbacillen** in Betracht. Ob sie bei *Tuberkulose des Hodens* im Sperma auftreten können, ist noch nicht durch klinische Erfahrung sichergestellt, jedoch wahrscheinlich.

Drittes Kapitel.

Untersuchung der weiblichen Geschlechtsorgane.

A. Vulva und äussere Geschlechtstheile.

Dieselben werden vorzugsweise der Inspection unterworfen und die Palpation nur zur Aushülfe herangezogen; man nimmt sie gewöhnlich in Rückenlage vor.

Die Veränderungen, die sich vorfinden, können die mannigfaltigsten sein. Folgende seien erwähnt, behufs der anderen (*Entwicklungsfehler, Neubildungen* etc.) auf die Lehrbücher der Frauenkrankheiten verwiesen.

Oedem der grossen Labien kommt gewöhnlich frühzeitig bei *allgemeinem Anasarka* vor; mitunter kann es jedoch selbst stark entwickelt sein, bei sonst nur mässigem Hydrops.

Varicen der grossen Labien finden sich oft bei Anwesenheit von Varicen der untern Extremitäten (besonders *Gravidität*).

Zieht man die grossen Schamlippen auseinander, so erhält man einen Ueberblick über die Innenfläche derselben. Dabei achtet man auf **Farbe** und **Beschaffenheit** dieser Theile, ferner auf **Secretion,** und speciell, ob dieselbe aus der **Scheide** oder von der **Harnröhre** herstammt. Um letzteres nachzuweisen, geht man mit dem Finger in die Vagina ein und sucht durch Druck auf die Urethra längs der Vorderwand Secret herauszudrücken; solches findet sich öfters bei *acuter Gonorrhoe* und zeigt makroskopisch und mikroskopisch dieselben Eigenschaften wie das Secret der männlichen Urethra; es enthält mithin rothe und sehr reichlich weisse Blutkörperchen, ferner Epithelien der weiblichen Harnröhre (Fig. 82 C oben, Taf. VIII), schliesslich Gonokokken.

Von **Geschwüren** werden beobachtet, das *weiche Schankergeschwür,* sowie die *syphilitische,* gewöhnlich ulcerirte Induration; der Sitz derselben kann an der Innenwand der grossen, an den kleinen Labien, in der Fossa navicularis etc. sein.

Ferner werden sowohl spitze Condylome (an den kleinen Labien, der Urethralmündung etc.) speciell bei *Gonorrhoe*, oder auch bei *einfachem Fluor*, wie auch breite nässende papulöse Excrescenzen; bei *Syphilis*, dort angetroffen. Zugleich kann Schwellung der Bartholini'schen Drüsen (s. u.) als Geschwulst an der Innenseite der kleinen Labien sichtbar werden.

Selten kommen dort Tumoren vor.

Schliesslich kann der Vorfall der Scheide und des Uterus durch Inspection oft leicht erkannt werden, doch ist seine Diagnose Gegenstand der Gynäkologie.

B. Vagina und Portio vaginalis.

a) Inspection und Palpation.

Man bedient sich hierzu der Vaginalspecula (S. 16), sowie der Digitalpalpation (S. 40), eventuell der Sondenuntersuchung (S. 42).

Bei der Untersuchung der Scheide achtet man:

1. Auf die Farbe der Schleimhaut. Dieselbe ist stark geröthet, bis blauroth bei *acuter Kolpitis* und zwar mehr bei der *gonorrhoischen* als bei der *einfachen*; weinhefefarben ist sie bei *Gravidität*.

2. Auf Schwellung derselben. Bei *acuter gonorrhoischer* Erkrankung ist die Schleimhaut stark geschwollen, die Falten derselben stark verbreitet (letzteres gut durch die Exploration zu constatiren; dabei ist sowohl Palpation wie Speculumeinführung oft sehr schmerzhaft). Ferner kann es im Verlauf derselben zu Entzündung und Abscessbildung der Bartholini'schen Drüsen (*Bartholinitis*) kommen (s. o.).

3. Secretion derselben. In der Norm wird ein rein schleimiges Secret abgesondert, das jedoch auch ohne wesentliche Erkrankung oft in Folge Beimischung reichlicher Zellenbestandtheile ein weissliches Aussehen darbieten kann. Gesteigert ist die Secretion, dabei schleimig-eitrig oder auch fast rein eitrig, rahmähnlich bei Leucorrhoe; dieselbe ist entweder ein Zeichen eines Katarrhes der Vaginalschleimhaut oder was das häufigere ist, eines Katarrhes der Uterusschleimhaut (s. unten). Der Katarrh der Scheidenschleimhaut selbst wird hervorgerufen: in der Mehrzahl der Fälle durch *gonorrhoische Infection*; ferner wird er beobachtet in Folge von vermehrtem Blutandrang (*Onanie, übermässiger Coitus, Stauung bei Herz- und Leberkrankheiten, Schwangerschaft*) weiter bei *Chlorose* und *Anämie, cachektischen Zuständen*, schliesslich nach *Erkältung*.

4. **Geschwüre** der Vagina sind entweder einfache *katarrhalische* oder *infectiöse*; von letzteren kann die *Helcose*, der *harte Schanker*, ferner *Tuberculose* in der Vagina vorkommen.

5. **Geschwülste** sind leicht zu erkennen; ihre Unterscheidung, sowie die Erkennung von **Traumen**, **Fisteln** u. dgl. ist Sache der gynäkologischen Diagnostik. Auch **Fremdkörper** werden mitunter beobachtet und leicht diagnosticirt.

Bei der Untersuchung der Vaginalportion berücksichtigt man:

1. **Gestalt** derselben und **Weite** des Orificium externum. Drängt man das Speculum gleichmässig gegen das Vaginalgewölbe, so kann man oft dadurch die Ränder des Muttermundes etwas nach aussen stülpen und dadurch einen Einblick in den Anfangstheil des Cervical-canals gewinnen. Die Vaginalportion ist bei *Nulliparen* fast regel-mässig konisch, das Orificium entweder ein kleines Grübchen oder eine kleine vollkommen glatt geränderte Querspalte. Bei *Frauen*, die *geboren* haben, nimmt die Vaginalportion eine cylindrische Ge-stalt an, und der Muttermund wird zu einer mehr oder weniger un-regelmässigen Querspalte mit Einrissen.

Ueber die diagnostische Bedeutung der Weite des Cervix-kanals sind die gynäkologischen Lehrbücher zu vergleichen.

2. **Farbe und Schwellung.** Sie ist meist bedingt durch das Verhalten der Scheidenschleimhaut.

3. **Secretion.** Schleimige Secretion aus dem Cervicalcanal ist stets in geringem Grade vorhanden. Reichliche Abscheidung eines schleimigen bis eitrigen Secretes findet man bei *Katarrh des Cervical-canals* (der entweder eine Begleiterscheinung des Scheidenkatarrhes oder der Endometritis ist oder schliesslich auch idiopathisch vor-kommt), sowie bei *Katarrh der Uterusschleimhaut (Endometritis)*.

4. **Geschwüre**; weiche wie syphilitische Ulcera können in seltenen Fällen an der Portio vaginalis gefunden werden.

5. **Tumoren.** Ihre Diagnose gehört ausschliesslich in das Gebiet der Gynäkologie.

6. **Lage** der Vaginalportion; dieselbe ist von der Lagerung des Uterus abhängig und deshalb bei allen Dislocationen desselben mehr oder weniger verändert.

b) Untersuchung des Vaginal- und Uterussecretes.

Es unterliegen der Prüfung: 1. *Menstruationssecret*; 2. *Lochialsecret*, beide aus dem Uterus stammend, das erstere nur während der Men-struation, das letztere während der ersten Zeit des Puerperiums secernirt. 3. *Katarrhalisches Secret*, das entweder der Uterus- oder der Vaginalschleimhaut entstammen kann.

1. **Menstruationssecret.** Dasselbe ist eine Flüssigkeit, die normaliter vorzugsweise aus Blut besteht, und ausserdem nur noch etwas Schleim enthält.

Die Menge desselben beträgt in der Norm 100—200 ccm, doch kann dieselbe schon physiologisch beträchtlichen Schwankungen unterliegen. Reichliche Zunahme derselben wird auch als *Menorrhagie* bezeichnet; bei Constatirung derselben ist man freilich mehr auf die subjectiven Angaben der Patientinnen, als auf objective Untersuchungsresultate angewiesen.

Mikroskopisch kann man in demselben constatiren: Rothe Blutkörperchen in grosser Anzahl, ferner Leukocythen und Epithelien (plattenförmige der Vagina, cylinderförmige des Uterus). Mitunter werden grössere Coagula oder Fetzen entleert: die mikroskopische Untersuchung ergiebt, ob es sich bloss um Gerinnsel handelt, die ausser obigen Formelementen noch Fibrin enthalten, oder um Stücke der Uterusschleimhaut, wie sie bei *Dysmenorrhoe* mitunter entleert werden und an ihrem Gehalte an Drüsen erkennbar sind.

2. **Lochialsecret.** Dasselbe besitzt nur 1—3 Tage ein stark blutiges Aussehen, wird am 4. und 5. mehr serös, und von da an nach und nach eitrig.

Die Reaction ist bei normalen Lochien neutral oder schwach sauer, bei zersetzten alkalisch; letztere besitzen auch einen mehr oder weniger putriden Geruch.

Die chemische Untersuchung desselben ergiebt nichts bemerkenswerthes; mikroskopisch lassen sich Anfangs reichlich, später spärlicher rothe Blutkörperchen, Anfangs spärlich, später reichlicher Leukocythen und Epithelien (fast ausschliesslich Plattenepithelien der Vagina), ferner stets Detrituskörnchen, sowie Spaltpilze nachweisen. Letztere nehmen bei *Puerperalaffectionen* beträchtlich zu, doch sind sie noch nicht genügend studirt, um für die Diagnose verwerthbar zu sein.

3. **Katarrhalisches Secret.**

Makroskopische Beschaffenheit. Aussehen desselben s. oben. Die Reaction desselben ist schwach sauer, neutral oder alkalisch, während das gesunde Vaginalsecret stark sauer reagirt. Der Geruch des Secrets ist fade, kann jedoch oft äusserst unangenehm und penetrant werden.

Mikroskopisch enthält dasselbe zahlreiche Leukocythen, ferner je nach dem Ursprung Vaginal- oder Uterusepithelien, reichlich Schleim, wenig rothe Blutkörperchen. Von thierischen Parasiten finden sich in ihm ein Infusorium, *Trichomonas vaginalis*, übrigens ohne diagnostische Bedeutung; von pflanzlichen Oïdium albicans, letzteres besonders häufig bei *Schwangeren*. Diagnostisch von Werth . ist einmal der Nachweis von Tuberkelbacillen, der, falls das Secret aus den inneren Genitalien stammt, auf eine *Tuberculose des Uterus oder der Tuben* hindeutet, sowie die Constatirung von Gonokokken. Die letzteren sind bei Erwachsenen, falls es sich um *acute Gonorrhoe* handelt, im Secret der Vagina, sowie oft der Urethra (s. o.), falls jedoch *chronische Gonorrhoe* vorliegt, vorzugsweise in dem Schleim des Cervicalcanals zu constatiren; nur bei kleinen Kindern, die an *infectiöser Vulvovaginitis* leiden, wird es stets in dem eitrigen Secrete der Vagina gefunden.

C. Innere Genitalorgane
(Uterus, Ovarien, Tuben und die übrigen Adnexa).

Die Untersuchung derselben ist ausschliesslich eine Domäne der gynäkologischen Diagnostik.

D. Mammae.

a) Inspection und Palpation.

An der Brustdrüse und den Warzen werden besonders während der Gravidität und der Lactation, aber auch zu andern Zeiten die verschiedensten Affectionen (*Entzündung*, *Wunden*, *Geschwülste* etc.) beobachtet. Die Diagnostik derselben gehört jedoch der Chirurgie und Gynäkologie an und sei desshalb hier übergangen.

b) Untersuchung des Brustdrüsensecretes.

Während der Gravidität vergrössert sich die Drüse und sondert ein trübes, weissliches Secret ab, das sich von ungefähr dem 2. bis 3. Monate der Schwangerschaft an ausdrücken lässt und ein ziemlich sicheres Zeichen von *Gravidität* ist; dasselbe wird als *Colostrum* bezeichnet und auch noch in den ersten Tagen nach der Geburt secernirt. Vom dritten Tage ungefähr an beginnt dann die eigentliche *Milchsecretion*.

1. Makroskopische Untersuchung.

Aussehen und Farbe. Das Colostrum ist eine mehr dünnflüssige, schleimige Flüssigkeit, die Milch hingegen von weisser Farbe und undurchsichtig. Mischt sich Blut der Milch bei, so wird die Farbe derselben mehr röthlich.

Die Menge des Colostrum ist stets eine geringe, die der Milch bedeutend grösser. Im Durchschnitt beträgt der einmalige Milchgehalt einer Brustdrüse ca. 90—150 g.

Die Reaction der normalen Milch selbst ist stets alkalisch.

Das specifische Gewicht beträgt in der Norm 1025—1035. Es wird mittelst eines CONRAD'schen Lactodensimeters (S. 27) bestimmt. Nimmt der Gehalt der Milch an festen Theilen ab, so sinkt das specifische Gewicht bis 1020 und darunter, nimmt er zu, so steigt dasselbe bis 1045 und höher.

2. Die chemische Untersuchung erstreckt sich auf Bestimmung des *Fettgehaltes* und des *Milchzuckers*.

Bestimmung des Fettgehaltes nach MARCHAND-CONRAD. Man bedarf dazu des CONRAD'schen Lactobutyrometers, eines cylinderförmigen Glasgefässes, dessen mittlerer Theil verjüngt, und das mit verschiedenen Marken versehen ist. Man füllt dasselbe mit der zu untersuchenden Milch bis zu einer Marke, setzt einen Tropfen Natronlauge zu, sowie Aether bis zu einer zweiten, und Alkohol bis zu einer dritten Marke, mischt und lässt bei gelinder Wärme das Fett sich absetzen. Dann liest man an einer Scala die Grösse der Fettschicht ab und berechnet darnach den Fettgehalt in Procenten gemäss einer dem Apparate beigegebenen Tabelle.

Gute Milch soll 2,5—5,3 Proc., im Mittel 3,9 Proc. Fett enthalten (KÖNIG).

Bestimmung des Milchzuckers nach RITTHAUSEN-GERBER. Man verdünnt 5 ccm Milch mit 100 ccm Wasser und setzt 3 ccm einer Kupfersulfatlösung (63,5 g auf 1 L.), sowie ebensoviel einer 5 procentigen Aetzkalilösung hinzu, wodurch Fette und Albuminate ausgefällt werden. Man trennt sie durch Filtriren mit Auswaschen des Niederschlags; mit dem Filtrate und Waschwasser, das man auf 250 ccm bringt, titrirt man dann nach FEHLING und berechnet den Milchzucker (s. S. 303).

Gute Milch soll 4,8—7, im Mittel etwa 6 Proc. Milchzucker enthalten.

3. Durch die mikroskopische Untersuchung lassen sich nachweisen:

I. Rothe Blutkörperchen; sie sollen in der Norm nicht vorkommen, sondern sind immer ein Zeichen von Beimischung von Blut.

II. Weisse Blutkörperchen sind in der Norm selten; sind sie reichlich, so liegt Entzündung oder Abscedirung vor.

III. Epithelien sind selten.

IV. Fett. Dasselbe tritt auf, einmal in der Form der Colostrumkörperchen (Fig. 86 B, Taf. VIII); es sind dies grosse, 30—40 μ messende Zellen, die zahlreiche kleinere oder grössere, helle oder leicht gelbliche Fetttröpfchen enthalten: ein Kern ist an ihnen nur schwer sichtbar. Sie sind im Colostrum vorzugsweise vorhanden, verringern sich bei der Geburt und verschwinden ungefähr 8 Tage nach der Entbindung.

Zweitens als freie Fetttröpfchen (Fig. 86 C, Taf. VIII) von verschiedener Grösse, und zwar von ganz kleinen bis zu solchen von 10 μ und mehr Durchmesser. Sie liegen entweder in Haufen beisammen; dies ist oft im Colostrum der Fall, sowie in der Milch die erste Woche nach der Niederkunft, von da an jedoch sind sie durchgehends frei.

V. Pflanzliche Parasiten. Bei *entzündlichen Affectionen der Milchdrüse* können Eiterkokken in der Milch gefunden werden. Schliesslich können Tuberkelbacillen in der Milch *tuberculöser Frauen* vorkommen; jedoch sind sie stets in sehr geringer Menge vorhanden, eventuell noch leichter durch das Thierexperiment nachzuweisen.

Siebente Abtheilung.
Untersuchung des Nervensystems.

Bei den bisher besprochenen Körpersystemen ist, wie wir gesehen haben, die diagnostische Untersuchung vorzugsweise eine anatomische; sie erstreckt sich auf die Lage, die Grösse der Organe, ihre physikalische Beschaffenheit etc. Die Untersuchung auf die Functionsthätigkeit tritt hingegen sehr zurück und dient gleichsam nur dann und wann zur Aushülfe; nur in solchen Fällen, wo die anatomische Untersuchung wenig leistet, wie bei den Nieren, oder wo der Umstand, dass den betreffenden Organen eine bestimmte Functionsthätigkeit mit einem greifbaren Endproduct zukommt, eine Untersuchung des letzteren ermöglicht, wie z. B. beim Harn, beim Mageninhalt, ist die diagnostische Untersuchung zugleich eine functionelle.

Anders beim Nervensysteme. Hier ist eine anatomische Untersuchung nur wenig möglich, und desshalb allein auch ganz unzulänglich. Wir sind bei der Diagnostik des Nervensystems ganz auf die Functionsprüfung desselben angewiesen; aus diesem Grunde muss der Gang der Untersuchung auch hierbei ein anderer sein, wie bei den anderen Systemen, und zwar muss derselbe sich an die einzelnen Functionen des Nervensystems anschliessen.

Wir unterscheiden zunächst anatomisch am Nervensystem drei Bestandtheile: 1. das im Schädel gelegene Gehirn, 2. das in der Wirbelsäule gelegene Rückenmark. Diese beiden werden auch als Centralorgane im anatomischen Sinne bezeichnet; ihnen gegenüber stehen 3. die peripheren Nerven, und zwar einmal die direct vom

Gehirn ausgehenden cerebralen, die Kopf und einen Theil des Halses versorgen, und dann die vom Rückenmark ausgehenden spinalen, die den Rest des Halses, Rumpf und Extremitäten versehen.

Auch in functioneller Beziehung können wir am Nervensystem dreierlei Arten von nervösen Apparaten unterscheiden. Und zwar haben wir einerseits Apparate, die dazu dienen, Erregungen, die von der Aussenwelt dem Organismus und zwar dessen Sinnesoberfläche zugeführt werden, nach dem Centralorgan hinzuleiten. Es sind dies also centripetal leitende Apparate und gehören hierzu einerseits die von der Haut, den Muskeln, serösen Häuten, Schleimhäuten etc. bis zum Centralorgan verlaufenden Bahnen, die als sensible im engern Sinne, ferner die die vier anderen Sinne (Gesicht, Gehör, Geschmack und Geruch) vermittelnden, von den Endorganen (Auge, Ohr, Zunge und Gaumen, Nase) bis zum Centralorgan sich erstreckenden Bahnen, die als sensorische bezeichnet werden.

Zweitens giebt es nervöse Apparate, die der Aufgabe dienen, im Centralorgan entstehende Erregungen nach der Peripherie hinzuleiten, also centrifugal verlaufende. Dieselben laufen einmal zu den Muskeln (quergestreiften und glatten) und rufen eine Contraction derselben hervor: motorische Apparate; dazu gehören aber auch umgekehrt solche, die eine Bewegung der Muskeln zu verhindern im Stande sind: Hemmungsnerven. Zweitens üben Nervenapparate einen Einfluss auf die Secretionsthätigkeit der Körperdrüsen aus: secretorische Apparate, und schliesslich giebt es wahrscheinlich solche, von denen die nutritiven Processe im Organismus abhängen: trophische Apparate.

Drittens schliesslich haben wir einen Nervenapparat, der dazu dient, die centripetal verlaufenden Erregungen als Empfindungen zum Bewusstsein und zum Verständniss zu bringen, und ebenso die centrifugal verlaufenden Erregungen durch den Willen auszulösen. Dieser Nervenapparat wird als nervöses Centralorgan resp. psychisches Organ bezeichnet.

Es gliedert sich mithin die Untersuchung des Nervensystems zwanglos in sechs Unterabtheilungen, von denen drei sich auf die anatomische, drei auf die functionelle Beschaffenheit der Nervenapparate beziehen: 1. *Untersuchung des Gehirns* resp. *des Schädels.* 2. *Untersuchung des Rückenmarks* resp. *der Wirbelsäule.* 3. *Anatomische Untersuchung der peripheren Nerven.* 4. *Functionelle Prüfung der centripetal leitenden Nervenapparate.* 5. *Functionelle Prüfung der centrifugal leitenden Nervenapparate.* 6. *Untersuchung des psychischen Organes.*

Erstes Kapitel.
Anamnese.

Während, wie im ersten Abschnitt erwähnt, der Anamnese bei den bisher besprochenen Organkrankheiten nur ein beschränkter Werth zukommt, ist dies bei den Affectionen des Nervensystems anders. Bei ihnen beansprucht die Anamnese für die Diagnostik eine beträchtliche Bedeutung und muss desshalb auch eine ausführliche und genaue sein. Dies beruht einmal auf dem Umstande, dass viele Nervenaffectionen sich in ihren Symptomen sehr ähnlich sind und Hauptverschiedenheiten nur in ihrem Verlaufe und in der Reihenfolge der einzelnen Symptome darbieten, und ferner darauf, dass manche differentiell wichtigen Symptome von nervösen Erkrankungen wechselnd und vorübergehend sind, derart, dass sie zwar früher vorhanden gewesen sind, aber zur Zeit der Untersuchung fehlen können.

Die Aufnahme der Anamnese ist auch hier eine allgemeine, sowie eine specielle. Die letztere befolgt ganz genau denselben Gang, den die functionelle Prüfung einhält und braucht desshalb hier nicht genauer erörtert zu werden. Die erstere ist S. 78 und 79 genauer geschildert; jedoch seien hier nochmals kurz die Momente erwähnt, die für die Diagnose der Nervenkrankheiten speciell in Betracht kommen:

1. Heredität. Man hat zu fragen nach nervösen Affectionen der Ascendenten (*Psychosen, Hysterie, Epilepsie* u. dgl.), ferner nach *Syphilis* oder *Tuberculose* der Eltern, sowie nach *Alkoholismus* u. dgl.

2. Von früheren Krankheiten hat man sich besonders nach *Syphilis* zu erkundigen, da dieselbe für viele Nervenleiden ein wichtiges ätiologisches Moment ist. Andere Infectionskrankheiten (*Diphtherie, Typhus, Variola* etc.) sind weniger wichtig.

3. Von toxischen Einwirkungen sind: *Alkohol, Blei, Quecksilber, Nicotin, Secale cornutum* diejenigen, die häufig hierher fallende Erkrankungen hervorrufen können.

4. Körperliche Strapazen. *Starke Arbeit, Feldzüge* u. dgl., die zugleich Gelegenheit zu starken Durchnässungen und Durchkältungen gaben; geschlechtliche Excesse, *Onanie* u. dgl. sind wichtig.

5. Geistige Ueberanstrengungen. *Geistige Ueberbürdung*, zu starke, dauernde oder plötzliche *intensive Gemüthseindrücke* etc.

6. Traumen. Verletzungen durch *Fall, Schlag, Stoss* u. dgl. (wobei man genau die einzelnen Umstände des Unfalls eruiren muss), *Eisenbahnunfälle* etc.

Zweites Kapitel.
Untersuchung des Schädels.

Da das Gehirn einer anatomischen Untersuchung selbst unzugänglich ist, erstreckt sich letztere nur auf seine Umhüllung, den *Schädel*, und sucht aus dem Verhalten der Hülle Schlüsse auf das des Inhaltes zu ziehen. Man richtet dabei sein Augenmerk auf *Grösse*, *Form* und *Druckempfindlichkeit*.

1. Grösse. Die normalen Maasse sind S. 23 angegeben.

Vergrösserung wird als *Makrocephalie* bezeichnet; sie kommt vor I. bei *infantilem Hydrocephalus*, II. bei *Rhachitis*. Es bleiben dabei die Fontanellen abnorm lange geöffnet.

Verkleinerung wird *Mikrocephalie* genannt; sie ist eine *angeborene Missbildung*.

2. Form und Gestalt.

In Betreff der verschiedenen normalen Formen vergl. S. 23; sie haben für die Pathologie keinen besonderen Werth, desto mehr für die Anthropologie. Dagegen sind Unregelmässigkeiten in der Schädelbildung von grösserer diagnostischer Bedeutung. Sie sind entweder allgemeine oder locale.

Bei den allgemeinen zeigt sich eine Asymmetrie des Schädels man beobachtet dieselbe bei *Geisteskranken*, *Verbrechern* etc., aber auch bei ganz *Gesunden*.

Die localen sind entweder Vortreibungen oder Einziehungen; erstere werden speciell bei noch wachsendem Schädel, aber auch im höhern Alter beobachtet und sind verursacht durch *Geschwülste* des *Schädels*, des *Gehirns* oder seiner *Häute (Sarkome, Carcinome* und *Syphilome)*, oder bei Knochendefect durch *Vorfall* des *Gehirns* oder seiner *Häute*.

Die Einziehungen (*Impressionen*) sind entweder durch *Traumen* hervorgerufen oder können eine Folge von *geheilter syphilitischer Zerstörung* des Schädels sein. In beiden Fällen findet man meist zugleich Narben der Schädelhaut, die am Schädel oft adhärent sind.

3. Die Druckempfindlichkeit wird durch Beklopfen der verschiedenen Schädelstellen mittelst einer Fingerkuppe oder des Percussionshammers geprüft. Ist gesteigerte Druckempfindlichkeit vorhanden, so kann sie gleichfalls entweder eine allgemeine oder locale sein.

Allgemeine Druckempfindlichkeit wird bei den verschiedenen Formen von *Kopfschmerz*, bei *acuter* und *chronischer Meningitis cerebralis*, bei *Hysterie*, *Neurasthenie* etc. gefunden.

Locale Druckempfindlichkeit kann bei *denselben Affectionen* beobachtet werden; zur Diagnose des Ortes der Erkrankung ist sie kaum zu verwerthen.

Drittes Kapitel.
Untersuchung der Wirbelsäule.

Auch das Rückenmark an . sich ist der anatomischen Untersuchung unzugänglich; letztere erstreckt sich desshalb gleichfalls nur auf die Umhüllung desselben, die knöcherne Wirbelsäule. Man prüft die *Gestalt* derselben sowie ihre *Druckempfindlichkeit*.

1. Gestalt. Man achtet vor allem auf das Vorhandensein von *Verkrümmungen* oder *Dislocationen*.

Dislocation der Wirbel entsteht

I. bei Fractur oder Luxation derselben und kann durch Compression der Medulla eine *paraplegische Lähmung* erzeugen.

II. bei Caries der Wirbel; es bildet sich eine winklige *Kyphose* (s. S. 121) aus; auch hier kann es in Folge von Compression oder dadurch, dass sich der Entzündungsprocess auf den Inhalt des Wirbelcanals fortpflanzt, zu Lähmungserscheinungen kommen.

III. bei Rhachitis; es entsteht *Skoliose* oder *Kyphoskoliose* (s. S. 121).

IV. durch habituellen Muskelzug, bei demselben entsteht gewöhnlich eine *Skoliose* (s. S. 121). Derselbe Effect wie durch habituellen Muskelzug einer Seite wird erzielt durch einseitige Lähmung der Rückenmuskulatur oder eines Theiles derselben und dadurch bedingtes Ueberwiegen der Antagonisten.

V. durch Alter (*senile Atrophie* der *Knorpel*, s. S. 121). In den Fällen III—V wird der Inhalt des Wirbelcanals an sich nicht mit afficirt.

2. Die Druckempfindlichkeit wird durch Druck oder Beklopfen der Dornfortsätze oder durch Herüberstreichen mit einem heissen Schwamme geprüft; die Lendenwirbel sind auch zum Theil durch die Bauchdecken zu fühlen. Gesteigerte Druckempfindlichkeit kann eine allgemeine oder locale sein.

Die allgemeine wird gefunden bei *acuter* und *chronischer Meningitis spinalis*, bei *Hysterie, Neurasthenia spinalis*.

Die locale wird bei *denselben Affectionen* beobachtet; besonders bemerkenswerth ist die bei *Meningitis cerebro-spinalis* sehr oft beobachtete Druckempfindlichkeit der oberen Halswirbelsäule. Ferner findet man circumscripte Druckempfindlichkeit oft bei *Tabes*, bei *Caries der Wirbel*, bei *Tumoren*.

Ausserdem kann ferner öfters die Bewegung der Wirbelsäule dem Kranken schmerzhaft sein. Dies findet sich bei *Caries*, ferner bei *Meningitis spinalis*. Die Patienten halten desshalb die Wirbelsäule in solcher Stellung, bei der die Schmerzen gering oder fehlend sind, fest. Besonders ist dies bei *Cerebrospinalmeningitis*, bei der der Kopf stark nach hinten gebeugt gehalten wird, der Fall.

Viertes Kapitel.

Untersuchung der peripheren Nerven.

Auch von den peripheren Nerven sind nur wenige so oberflächlich gelegen, dass sie der anatomischen Untersuchung in grösserem oder geringerem Maasse zugänglich sind. Die Untersuchung erstreckt sich auf *Beschaffenheit* der Nerven und ihrer Umgebung, ferner auf *Druckempfindlichkeit*.

1. Bei der Prüfung der Beschaffenheit der Nerven achtet man auf etwaige allgemeine oder circumscripte Verdickungen; erstere sind bei *Neuritis* und *Perineuritis*, letztere bei *Tumoren* der *Nerven* beobachtet.

Was die Umgebung anbetrifft, so können von Processen, die periphere Nerven in Mitleidenschaft ziehen können, vorkommen I. Traumen, und zwar einmal *Stich-*, *Schnittwunden* etc., die auch den Nerven treffen, *Quetschungen*, *Contusionen* u. dgl., *Fracturen* und *Luxationen*, die ihn *comprimiren* oder auch *verletzen*. II. Entzündungen in der Umgebung des Nerven, die entweder einen Druck auf ihn ausüben oder sich auf ihn fortpflanzen: *cariöse Knochenaffectionen*, *Abscesse* etc. III. Sonstige Massen, die den Nerven comprimiren, wie *Drüsengeschwülste*, *übermässige Calluswucherung* nach geheilter Fractur, *Aneurysmen* etc.

2. Druckempfindlichkeit. Man beobachtet entweder Druckempfindlichkeit eines Nerven in seinem ganzen Verlaufe, z. B. mitunter bei *Neuritis*, oder an bestimmten Stellen, speciell solchen, wo der Nerv sehr oberflächlich und zugleich dem Knochen nahe liegt, und die als *Valleix'sche Schmerzpunkte* bezeichnet werden. Das letztere Vorkommniss wird speciell bei *Neuralgien* beobachtet (s. sp.).

Fünftes Kapitel.

Functionelle Untersuchung der centripetal leitenden Nervenapparate.

Dieselbe zerfällt in Prüfung der verschiedenen Arten des *Gefühlssinnes*, der *Sensibilität im engern Sinne*, und ferner des *Gesichts-*, des *Gehörs-*, *Geschmacks-* und *Geruchssinnes*. Letztere vier werden als *sensorielle* Functionen bezeichnet, und verbindet man mit der Untersuchung der beiden ersten gewöhnlich auch eine genauere anatomische Untersuchung der der betreffenden Function dienenden Organe (*Auge, Ohr*).

A. Untersuchung der Sensibilität.

a) Physiologische Vorbemerkungen.

Die Leitung des Gefühlssinnes wird vermittelt 1. durch die sensibeln Endorgane. Diese finden sich vor I. am reichlichsten in der ganzen äussern Haut, sowie in den sichtbaren Schleimhäuten; sie vermitteln die eigentliche Hautsensibilität, *cutane Sensibilität*. II. in den Muskeln des Körpers; sie vermitteln die sogenannte tiefe Sensibilität, auch als *musculäre Sensibilität* bezeichnet. III. Schliesslich können auch sensible Empfindungen und zwar sowohl des Allgemeingefühls wie wirkliche Schmerzempfindungen in den verschiedenen inneren Körperorganen erzeugt werden, *viscerale Sensibilität*; in dieser Hinsicht verhalten sich die einzelnen Organe sehr verschieden. Während einige, z. B. der Uterus, besonders das Collum, das Lungengewebe fast unempfindlich sind, sind andere sehr reichlich mit sensibeln Fasern versehen, z. B. die serösen Häute, das Gehirn, das Herz (wenn auch für viele Organe dieses Verhalten noch nicht ganz klar ist), die zwar in der Norm keinerlei, resp. nur eine Allgemeinempfindung zur Perception bringen, in pathologischen Verhältnissen aber die Ursache sehr heftiger Schmerz- und anderer abnormer Empfindungen werden können.

2. Von diesen Endorganen aus werden die specifischen Reize nach den Centren fortgeleitet. Für die Hautsensibilität erfolgt diese Fortleitung mittelst der sensibeln Nervenbahnen. Dieselben treten (vom Körper aus) von den sensible Fasern führenden Nerven durch die hintern Wurzeln zum Rückenmark, und zwar durch die hintern Wurzelbündel zu den Hinterhörnern (wenigstens zum grössten Theile; ob auch cutane sensible Fasern in den Hintersträngen verlaufen, ist noch ungewiss). Etwas oberhalb ihres Eintritts findet eine Kreuzung statt und verlaufen die sensibeln Fasern dann also auf der entgegengesetzten Seite zum Gehirn. Innerhalb des letztern ist über ihren Verlauf, wie über die Lage gegenüber andern Bahnen noch wenig bekannt; nur das ist sicher, dass sie durch die Cap-

sula interna ziehen und zwar in das hintere Drittel des hintern Schenkels, also hinter die motorische Bahn eintreten.

3. Die Centren der Sensibilität; über ihre Lage ist etwas Definitives noch nicht festgestellt.

Der functionellen objectiven Untersuchung zugänglich sind in ausgedehntem Maasse zur Zeit nur die Endapparate der Haut und sichtbaren Schleimhäute; in geringerem Grade unterliegt die tiefere Sensibilität der Prüfung. Bei dem sensibeln Verhalten der sub 1. III. genannten Organe hingegen sind wir bloss auf die subjectiven Empfindungen der Kranken angewiesen. Aber auch bei der Prüfung der cutanen Sensibilität spielt die Subjectivität der Kranken stets eine grosse Rolle, so dass ein Reiz, der von den einen gar nicht gefühlt wird, von andern sehr stark oder gar unangenehm empfunden wird.

b) Hautsensibilität.

Man prüft dieselbe in Hinsicht auf ihre verschiedenen Qualitäten und zwar *Berührungsempfindung, Schmerzempfindung, Temperaturempfindung, elektrische Empfindung.*

1. *Untersuchungstechnik und physiologisches Verhalten.*

I. Berührungsempfindung.

Man unterscheidet bei dem Berührungsgefühl wieder eine Anzahl verschiedener Unterabtheilungen und zwar meistens den *Tastsinn, Raumsinn, Ortssinn* und *Drucksinn;* in wie weit dieselben selbstständige Untergruppen darstellen oder mit einander in Zusammenhang stehen, darüber schwanken heutzutage noch die Ansichten.

α) Prüfung des Tastsinnes.

Man vollführt — bei geschlossenen Augen des Patienten — verschiedene Arten der Berührung (Streichen, Betupfen, leichtes Kneipen, Kitzeln etc.) an den verschiedenen Körperregionen und lässt die Patienten einmal durch den Ruf „jetzt" oder „ja" den Zeitpunkt, an dem sie die Berührung spüren, zweitens die Art derselben angeben. Dabei achtet man besonders auf den Umstand, ob die Berührung beiderseits an correspondirenden Stellen gleichartig empfunden wird.

Beim Gesunden werden alle Berührungen sofort und beiderseits gleich empfunden und richtig gedeutet. Natürlich spielt die Intelligenz hierbei eine gewisse Rolle; wichtig ist ferner der Umstand, dass die Prüfung der Sensibilität die psychischen Functionen der Patienten angreift und bei längerer Dauer etwas abstumpft. Man erhält desshalb, wenn man eine solche Untersuchung zu lange ausdehnt, regelmässig gegen das Ende hin schlechtere Resultate als im Beginn und thut aus diesem Grunde gut, die ganze Untersuchung nicht in einer Sitzung, sondern nur in kürzeren Abschnitten vorzunehmen.

β) Prüfung des Raumsinnes.

Dieselbe wird mittelst eines Aesthesiometers (von Sieveking) — übrigens thut ein einfacher Zirkel, dessen Distanzen man an einem Centimetermaass abmisst, meist dieselben Dienste — vorgenommen, indem man ermittelt, bei welcher Distanz noch die beiden Spitzen eine Doppelempfindung geben.

Das normale Verhalten des Raumsinns ist je nach den Hautstellen sehr verschieden; am feinsten ist er an der Zungenspitze: ca. 1—2 mm. Es folgen dann die Volarseite der Fingerspitzen (1,7—2,5 mm), die Lippen (3—6 mm), dann die übrigen Theile der Finger (2,5—7,0 mm und mehr), die Vola manus (6,8—12,0 mm), die Zehen (6,8—18,0 mm), die verschiedenen Stellen des Gesichts (6—26 mm), die Füsse (15—36 mm), der Handrücken (22—31 mm), Vorderarm und Unterschenkel (25—41 mm), Rücken und Bauch (40—68 mm), Oberschenkel und Oberarm (43—72 mm) (genauere Angaben von Weber, Landois, Vierordt in Vierordt's Tabellen). Die Ziffern schwanken schon im normalen Zustande sehr beträchtlich.

γ) Prüfung des Ortssinnes.

Man berührt mit der Fingerspitze oder einem stumpfen Instrumente (Bleistift, Stecknadelknopf etc.) eine Hautstelle und lässt den Patienten bei geschlossenen Augen den Ort angeben oder besser auch ihn seinerseits die Stelle mit einem Finger bezeichnen.

Die erste Art der Prüfung erstreckt sich nur auf den Ortssinn; die letztere Art erfordert natürlich normales Verhalten der Motilität, da bei Störungen derselben es möglich ist, dass der Patient die Berührung an der richtigen Stelle empfindet, aber nicht sie mit seinem Finger treffen kann. Uebrigens ist es noch physiologisch, wenn die Genauigkeit, mit der der Kranke die Stelle angiebt, nur eine annähernde ist. Die Feinheit des Localisationsvermögens verhält sich im allgemeinen analog der Feinheit der Raumempfindung.

δ) Prüfung des Drucksinnes.

Man belastet verschiedene Körperstellen, die jedoch auf dem Lager fest aufruhen müssen, mit verschiedenen Gewichten, die eine gleich grosse Aufsatzfläche besitzen, und ermittelt die untere Grenze des noch erkennbaren Gewichtsunterschiedes. In weniger genauer Art kann man die Prüfung mittelst verschieden starken Druckes mit dem Finger vornehmen; für stärkere Störungen des Drucksinnes genügt dies vielfach.

Der Gesunde erkennt im Gesicht noch $\frac{1}{30}$—$\frac{1}{40}$, an den Extremitäten noch $\frac{1}{10}$—$\frac{1}{20}$ des ursprünglichen Gewichtes (Eulenburg bei Vierordt). Die Werthe schwanken übrigens sehr bedeutend.

II. Schmerzempfindung.

Man prüft dieselbe, indem man entweder eine aufgehobene Hautfalte kneift oder indem man mit einer Stecknadel Stiche vollführt. Auch hier müssen die Patienten erstens den Zeitpunkt markiren, an dem sie mit geschlossenen Augen die Schmerzempfindung wahrnehmen, und zweitens angeben, ob sie dieselbe auch wirklich als wenn auch mässigen Schmerz, oder nur als Berührung oder gar nicht empfinden. Physiologisch verhalten sich dabei die beiden Körperhälften gleich; ebenso zeigen die einzelnen Körperregionen nur sehr geringe Differenzen in der Perception.

III. Temperaturempfindung.

Man prüft den Temperatursinn, indem man entweder zwei Reagensgläschen, die mit verschieden temperirtem Wasser gefüllt sind, oder zwei Metallstäbe, die ungleichmässig erwärmt sind, an die verschiedenen Hautstellen andrückt und den Patienten angeben lässt, ob und welche Differenzen von ihm wahrgenommen werden. Zu genauen Untersuchungen bedient man sich eines Thermästhesiometers (nach Eulenburg, Nothnagel u. a.).

Gesunde erkennen genau, ob ein Gegenstand warm oder kalt ist und können noch sehr feine Temperaturdifferenzen wahrnehmen. Die Feinheit der Haut hierfür ist ebenfalls nach den Körperregionen, wenn auch wenig verschieden; sie ist am feinsten an den Armen (0,2° C. Temperaturdifferenz werden noch erkannt), Handrücken (0,3°) und im Gesicht (0,2—0,4°), geringer an der Hohlhand, Brust, Bauch und Oberschenkel (0,4—0,5°), am geringsten am Unterschenkel und Rücken (0,6—1,2°) (Nothnagel bei Vierordt). Die feinsten Unterschiede werden bei einer Temperatur von 27—33° erkannt.

IV. Elektrische Empfindung.

Man untersucht dieselbe, indem man mit einer besondern, von Erb angegebenen Elektrode zur faradocutanen Sensibilitätsprüfung die Minimalwerthe ermittelt, bei denen Empfindung des Stromes überhaupt, sowie Schmerzempfindung eintritt. Dabei muss jedoch der Leitungswiderstand der Haut in Rechnung gebracht werden. Da man ausserdem die absolute Stromstärke an den faradischen Apparaten noch nicht ganz sicher bestimmen kann, so sind einstweilen mit dieser Methode nur grosse Anomalien zur Diagnose verwerthbar.

2. *Pathologisches Verhalten der Hautsensibilität.*

Pathologische Anomalien der Hautsensibilität machen sich in der Mehrzahl der Fälle für alle Abarten derselben, wenn auch nicht in ganz gleicher Intensität geltend. Die Fälle hingegen, wo nur eine Empfindungsqualität pathologisch ausschliesslich oder wenigstens fast allein verändert ist, sind selten. Man bezeichnet letztere als *partielle Empfindungsanomalien.*

Das Verhalten der Sensibilität kann weiter in zwei Richtungen alterirt sein; entweder ist sie in ihrer *Intensität* verändert, *herabgesetzt* oder *gesteigert*, oder es zeigt die *Leitung* Anomalien.

Bei der Untersuchung ist genau zu ermitteln, welche Ausdehnung die Sensibilitätsstörung besitzt, und dieselbe auf den Körper oder auf ein Körperschema aufzuzeichnen; zugleich ist festzustellen, ob die Sensibilitätsstörung scharf begrenzt ist oder allmälig in die normale Empfindung übergeht. Man vergleicht dann die erhaltenen pathologischen Befunde mit der Vertheilung der Hautnerven und ermittelt so, welche sensibeln Nerven resp. Nervenäste Läsionen zeigen. Eine Darstellung der Topographie der sensibeln Hautnerven giebt Fig. 93 und 94 auf Tafel X.

I. Herabsetzung der Sensibilität erstreckt sich gewöhnlich auf alle Qualitäten; man bezeichnet sie als *Hypästhesie* im weitern Sinne, oder falls die Empfindung total aufgehoben ist, als *Anästhesie*.

Hypästhesie kommt vor: α) auf bestimmte circumscripte Bezirke, die dem Verbreitungsgebiete eines oder mehrerer Hautnerven

Tafel X.

Topographie III (Erklärung zu Fig. 93 u. 94).

Vertheilung der Hautnervengebiete des Körpers.

Nervus trigeminus.

Bezirk des 1. Astes (*roth*): 1. N. supraorbitalis, 2. N. supratrochlearis, 3. N. infratrochlearis, 4. N. lacrymalis, 5. N. ethmoidalis. Ausserdem Conjunctiva und ein Theil der Nasenschleimhaut.

Bezirk des 2. Astes (*blau*): 6. N. infraorbitalis, 7. N. subcutaneus malae s. zygomaticus. Ausserdem Schleimhaut des Oberkiefers, eines Theiles der Nase und des Gaumens, die oberen Zähne.

Bezirk des 3. Astes (*gelb*): 8. N. auriculo-temporalis, 9. N. buccinatorius, 10. N. mentalis. Ausserdem ein Theil der Zungen- und Wangenschleimhaut, Schleimhaut des Unterkiefers, die unteren Zähne.

1.—4. Halsnerv.

11. Bezirk der hinteren Äste (*weiss*): 11a. N. occipitalis major.

Bezirk der vorderen Äste (Plexus cervicalis): 12. N. occipitalis minor (*schwarz schraffirt*), 13. N. auricularis magnus (*violett*), 14. N. subcutaneus colli inferior (*blau*), 15. Nn. supraclaviculares (*roth*).

5. Halsnerv — 1. Brustnerv.

16. Bezirk der hintern Äste (*weiss*).

Bezirk der vorderen Äste (Plexus brachialis): 17. N. axillaris (*grün*), 18. N. cutaneus medialis und 19. N. cutaneus medius (*violett*), 20. N. musculo-cutaneus s. cutaneus lateralis (*gelb*), 21. N. medianus und 21a. N. cutaneus palmaris Mediani (*blau*), 22. N. ulnaris, 22a. N. dorsalis

Fortsetzung auf Seite 347.

entsprechen, oder innerhalb desselben fallen, beschränkt, bei Affectionen, die die Leitung der betreffenden sensiblen Nerven vermindern oder aufheben (*Neuritis, Drucklähmung, Schnitt und andere Traumen* etc.).

β) auf unregelmässige, nicht den Hautnervenbezirken entsprechende Bezirke sich erstreckend, besonders bei *Hysterie.*

γ) halbseitig (*Hemianästhesie*) abgegrenzt, den ganzen Körper oder Theile desselben afficirend bei *Läsionen an der Stelle der innern Kapsel, wo die sensibeln Bahnen zusammenliegen,* ferner bei functionellen Neurosen, besonders bei *Hysterie.*

δ) beide Körperhälften (Beine, Rumpf oder Arme) gleichmässig befallende wird als *Paranästhesie* bezeichnet; sie ist besonders bei Rückenmarksaffectionen vorhanden (*Quetschung oder Compression des Rückenmarks durch Traumen, Tumoren, Caries, Entzündungen* etc.).

II. Steigerung der Sensibilität markirt sich dadurch, dass die Empfindung für Temperatur und Schmerz stark erhöht ist, und dass einfache Berührungen als Schmerz empfunden werden (*Hyperästhesie im weiteren Sinne*).

Sie wird beobachtet bei *peripherer Neuritis,* bei *Lepra nervorum,* bei *Meningitis;* bei *Hypochondrie, Hysterie, Neurasthenie, sogenannter „trauma-*

Ulnaris, 22 b. N. palmaris Ulnaris (*roth*), 23. N. radialis, 23 a. N. cutaneus posterior superior und 23 b. N. cutaneus posterior inferior (*schwarz schraffirt*).

12 Brustnerven.

24. Bezirk der hintern Äste (*weiss*).

Bezirk der vordern Äste (*weiss*), 25. Rami perforantes laterales, 26. Rami perforantes anteriores.

1.—4. Lendennerv.

27. Bezirk der hintern Äste (*weiss*).

Bezirk der vordern Äste (Plexus lumbalis s. cruralis): 28. N. ileohypogastricus (*violett*), 29. N. ileoinguinalis und zwar a) 1., b) 2. Ast (*blau*), 30. N. genito-cruralis und zwar a) lumbo-inguinalis, b) spermaticus externus (*roth*), 31. N. cutaneus femoris externus lateralis (*grün*), 32. N. cruralis und 32 a. N. saphenus (*schwarz schraffirt*), 33. N. obturatorius (*gelb*).

5. Lendennerv, 1.—5. Kreuzbeinnerv.

34. Bezirk der hintern Äste (*weiss*).

Bezirk der vordern Äste (Plexus sacralis s. ischiadicus), 35. N. pudendo-hämorrhoidalis und zwar a) N. hämorrhoidalis externus (versorgt die Aftergegend), b) Nn. scrotales posteriores, c) N. dorsalis penis (*schwarz schraffirt*), 36. N. cutaneus femoris posterior (*violett*), 37. N. tibialis und zwar a) N. communicans Tibialis, b) N. cutaneus plantaris proprius, c) Nn. plantares mediales, d) Nn. plantares laterales (*roth*), 38. N. peroneus und zwar a) N. cutaneus posterior medius, b) N. communicans Peronei, c) N. peroneus superficialis, d) N. peroneus profundus (*blau*).

Steissbeinnerven (Plexus coccygeus) versorgen die Haut der Steissbeingegend.

Die Abbildungen sind nach Henle, Seeligmüller und Flower zusammengestellt.

tischer Neurose“, *progressiver Paralyse,* bei *verschiedenen Infectionskrankheiten im Prodromalstadium.*

III. Anomalien in der Leitung manifestiren sich in der verschiedensten Art und Weise.

Verlangsamte Leitung erkennt man daran, dass die Patienten auf die Aufforderung, sofort bei Wahrnehmung der Empfindung „jetzt“ zu rufen, erst einige Zeit, bis 5 und mehr Secunden nach der Berührung, dieselbe wahrnehmen. Sie kann sich auf alle Qualitäten oder auch auf einzelne (gewöhnlich die Schmerzempfindung) erstrecken und wird sowohl bei Rückenmarkskrankheiten (besonders *Tabes dorsualis*) wie bei peripheren Nervenaffectionen beobachtet.

Als „Nachempfindung“, „Doppelempfindung“, „perverse Empfindung“ etc. werden eine Anzahl von Sensibilitätsanomalien bezeichnet, denen bisher ein besonderer diagnostischer Werth noch nicht zukommt. Betreffs ihrer sei auf die ausführlichen Lehrbücher der Nervenkrankheiten verwiesen.

IV. Von partiellen Empfindungslähmungen sind zu erwähnen:

Veränderungen der Schmerzempfindung allein. Herabsetzung derselben allein (*Hypalgesie*) bis Aufgehobensein (*Analgesie*) wird gefunden bei *Paralyse,* bei Rückenmarksaffectionen (*Myelitis, Tabes, Syringomyelie*), bei *Hysterie,* bei *peripherer Neuritis in spätern Stadien.* Die Verspätung der Schmerzempfindung s. o.

Von Veränderungen der Temperaturempfindung ist besonders diejenige, die bei *Syringomyelie* beobachtet wird, wichtig. Sie besteht in beträchtlicher Herabsetzung des Temperatursinnes (und der Schmerzempfindung s. oben), so dass die Haut verbrannt werden kann, ohne Schmerz oder Empfindung davon auszulösen, bei fast vollständig intakter Tastempfindung.

c) Tiefe Sensibilität.

Auch hierbei werden verschiedene Qualitäten angenommen, die man als *Muskelsinn* und *Kraftsinn* bezeichnet.

I. Muskelsinn. Unter Muskelsinn begreift man die Empfindung von der Lage der einzelnen Glieder des Körpers, die es dem Menschen ermöglicht, selbst bei geschlossenen Augen eine genaue Vorstellung über die Stellung seines Körpers zu gewinnen. Die Ursache dieser Lagevorstellung ist hauptsächlich die Sensibilität der Muskeln, Gelenke und Bänder, doch wirken auch noch andere Ursachen, darunter theilweise auch die Hautsensibilität mit.

Prüfung. Dieselbe wird auf verschiedene Weise vorgenommen;

gewöhnlich giebt man der einen Extremität des Kranken bei geschlossenen Augen eine bestimmte (flectirte oder extendirte, ab- oder adducirte etc.) Stellung und lässt ihn dieselbe entweder mit Worten beschreiben oder mit der Extremität der andern Seite nachmachen. Bei Gesunden geschieht dies prompt und stets richtig.

II. Kraftsinn. Unter Kraftsinn versteht man die Fähigkeit, die Kraft abzuschätzen, die man zur Hebung eines Körpers zu verwenden hat.

Prüfung. Hierbei ist es schwer, den Drucksinn ganz auszuschliessen; gewöhnlich nimmt man die Prüfung so vor, dass man aus einem Tuch eine Schlinge bildet, dieselbe über den Arm oder das erhobene Bein des Patienten legt, in dieselbe verschiedene grosse Gewichte hineinlegt und dann ermittelt, welche Differenzen der Kranke noch wahrnimmt. Der Gesunde soll noch Unterschiede von $1/_{40}$ erkennen.

2. *Pathologisches Verhalten.*

Herabsetzung der tiefen Sensibilität wird speciell bei *Tabes* beobachtet, wo sie schon frühzeitig sich bemerkbar macht, ferner bei *peripherer Neuritis.*

d) Sensibilität der inneren Organe.

Wie oben erwähnt, gehen ausser von der Haut und den Muskeln auch von allen anderen Körperorganen centripetale Fasern zu den Centralorganen; in der Norm vermitteln sie das, was man als Allgemeingefühl bezeichnet. In pathologischen Verhältnissen können nun diese Nervenapparate afficirt werden und dann abnorme sensible Eindrücke hervorrufen. Die letzteren können sich einmal als Störungen des Allgemeingefühls, theilweise und besonders auffallend durch abnorme Sensationen (*Parästhesien*) äussern, weiter aber auch durch directe Schmerzempfindungen (*Neuralgien*). Uebrigens sei bemerkt, dass über die Ursachen und das Zustandekommen dieser sogenannten *visceralen Sensibilität* (zu der man vielfach auch die von den Sinnesorganen ausgehenden sensibeln Empfindungen rechnet) noch viel Unklarheit und Controverse herrscht; sogar der Verlauf dieser Bahnen ist noch unklar, wenn auch sicher das sympathische Nervensystem dabei eine grosse Rolle spielt.

Die abnormen Empfindungen werden hierbei bedingt einmal dadurch, dass die Nerven selbst einer anatomischen oder functionellen Erkrankung unterliegen und ferner dadurch, dass sie durch Erkrankung ihrer Umgebung, die gewöhnlich eine Entzündung ist, in Mitleidenschaft gezogen werden. Besonders die serösen Häute (Pleura, Peritoneum), sowie die Schleimhäute der innern Organe (Magen, Darm, Gallenblase und Gallengänge, Nierenbecken, Harnblase u. a.) können bei Entzündungen heftige Schmerzen hervorrufen; ebenso können bei einer Anzahl der letzteren mechanische, durch Concremente u. dgl. erzeugte Reizungen ganz intensive Schmerzempfindungen verursachen.

Hier soll nur eine Anzahl von Organen, insofern als Sensibilitätsstörungen, die von ihnen ausgehen, von diagnostischer Wichtigkeit sind, besprochen werden.

1. Gehirn. Die Neuralgie desselben wird als Kopfschmerz (*Cephalalgie, Cephalaea*) bezeichnet und ist ein sehr häufiges Symptom. Er ist von verschiedener *Intensität, Dauer* und *Localisation*. Die Stärke des Schmerzes kann eine sehr geringe sein, nur in einem leichten Druckgefühl bestehen, andererseits sich zu den heftigsten Schmerzen gestalten, die es giebt. Letzteres ist z. B. mitunter bei *Tumoren*, bei *syphilitischen* nächtlichen Kopfschmerzen etc. der Fall.

Die Dauer wechselt. Mitunter treten die Schmerzen in Anfällen auf; dies ist z. B. bei der *Hemicranie*, ferner bei *eigentlichen Kopfneuralgien* der Fall.

Die Localisation ist sehr verschieden: der Schmerz kann entweder anscheinend den ganzen Schädel erfüllen oder er ist an einzelnen Stellen (Nacken bei *Meningitis*, halbseitig bei *Hemicranie*, auf dem Scheitel bei *Hysterie — Clavus hystericus*, — an verschiedenen Stellen bei *Neurasthenie*) localisirt.

Kopfschmerzen treten auf

I. bei anatomischen Erkrankungen der Meningen, sowie allen Affectionen des Gehirns und der Schädelknochen, die die Meningen mit afficiren (*Meningitis, Encephalitis, Tumoren, Syphilis des Gehirns und des Schädels* etc.).

II. bei functionellen Erkrankungen des Nervensystems: *Hysterie* und *Neurasthenie* (s. o.).

III. bei verschiedenen Krankheiten, bei denen der Schmerz wahrscheinlich reflectorisch zu Stande kommt: *Tabes, Magenkrankheiten, Affectionen der Nase, der weiblichen Genitalien.* Er ist oft halbseitig (*Hemicranie, Migräne*).

IV. Durch Anomalien des Blutes in den Hirngefässen und zwar entweder rein quantitative Anomalien (Anämie der Hirngefässe bei *Anämie, Chlorose*, Hyperämie bei *Plethora* etc.) oder qualitative (Gehalt an schädlichen Stoffen bei den *acuten Infectionskrankheiten, Vergiftungen* etc., zu hoher Temperatur bei *Fieber* u. dgl.).

2. Rückenmarksschmerzen (*Rhachialgie*) kommen auf dieselbe Art und Weise zu Stande; sie werden vorzugsweise beobachtet

I. bei Affectionen der Rückenmarkshäute und Betheiligung derselben an Affectionen der Wirbel oder des Rückenmarkes (*Meningitis spinalis, Tumoren, Caries der Wirbel, Tabes dorsalis* etc.); II. bei functionellen Krankheiten, speciell bei *Hysterie* und *Neurasthenia spinalis*.

Natürlich muss man durch genaue Untersuchung alleinige Affectionen der Wirbel oder der Rückenmuskeln ausschliessen können.

Die Parästhesien, die im Gehirn oder Rückenmark ihre Localisation haben, gehören meist in das Gebiet der Psychiatrie.

3. Störungen in den sensiblen Hautnerven. Sie können, wie oben erwähnt, einmal bestehen in abnormen Sensationen, *Parästhesien*, andererseits in Schmerzen, *Neuralgien*. Sie zeigen das Charakteristische, dass vom Kranken ihr Sitz stets in das Hautgebiet der oder des betreffenden Nerven verlegt wird; die Sensibilität der betreffenden Hautparthie selbst kann dabei intact oder ebenfalls verändert sein.

Die Parästhesien bestehen in Empfindungen des Kribbelns, Ameisenlaufens (*Formicatio*), Taubseins etc. Sie kommen vor bei den verschiedensten Rückenmarksaffectionen gewöhnlich *im Beginn*: *Myelitis, Tabes*, hier besonders oft ausserdem in Form des sogenannten Gürtelgefühls, *Ergotismus* etc., ferner bei *multipler Neuritis im Beginne*, schliesslich bei Erkrankung und mechanischer Reizung (durch *Druck, Stoss* u. dgl.) einzelner Nerven.

Als besondere Parästhesie ist ferner heftiges Juckgefühl (*Pruritus*) zu erwähnen, das mitunter bei Neurosen beobachtet wird.

Die Schmerzen, die im Gebiete eines oder mehrerer Nerven auftreten, bezeichnet man als Neuralgien der betreffenden Nerven. Sie verlaufen meistens in Anfällen von verschiedener Dauer und Intensität. Ihre Ausdehnung ist gewöhnlich derart, dass sie sich längs der befallenen Nerven vom Centrum zur Peripherie hin erstrecken und in das gesammte von dem betreffenden Nerven versorgte Hautgebiet oder nur in einen Theil desselben verbreiten. Dabei ist der betreffende Nerv in seinem Verlaufe an den Stellen wo er palpabel ist, höchst druckempfindlich (s. S. 341). Diese Druckempfindlichkeit ist verschieden gross, am stärksten gewöhnlich während der Anfälle, geringer in den schmerzfreien Intervallen.

Neuralgien kommen vor:

I. durch wirkliche anatomische Läsionen im Nerven: hierher sind zu rechnen die *neuralgiformen Schmerzen* bei *Neuritis*, bei *Lepra nervorum*, die *lancinirenden Schmerzen* der *Tabiker* (in den unteren Extremitäten und längs der Intercostalnerven): entzündliche Neuralgien.

II. **als idiopathische Erkrankung** einzelner Nerven ohne erkennbare Ursache (nur Erkältung, Durchnässung etc. wird öfter als Grund angegeben): **rheumatische N.**

Die Neuralgie des Nervus ischiadicus wird dabei als *Ischias*, die des N. trigeminus auch mitunter als *Tic douloureux* bezeichnet.

III. **bei mechanischer Reizung** eines Nerven durch *Druck von Tumoren, Entzündung in der Nähe* u. dgl.

IV. **durch im Blute kreisende toxische** Substanzen bei **Infectionskrankheiten** (*Malaria, Syphilis, Influenza, Phthisis*), bei **constitutionellen Krankheiten** (*Diabetes, Gicht*); bei **chronischen Vergiftungen** (*Blei, Quecksilber* u. dgl.): **toxische N.**

In den verschiedensten inneren Organen werden gleichfalls Parästhesien beobachtet; sie kommen vor bei *Hysterie* (z. B. der *Globus hystericus*), *Hypochondrie*, besonders bei *Geisteskrankheiten* und sei desshalb ihretwegen auf die Lehrbücher der Psychiatrie verwiesen.

Von Neuralgien dieser Organe seien folgende erwähnt:

4. **Am Herzen** beobachtet man Anfälle von Herzklopfen, die mit starkem Angstgefühl und einer krampfartigen Schmerzempfindung in der Herzgegend einhergehen, und als *Angina pectoris* oder *Stenocardie* bezeichnet werden. Während das Herzklopfen durch Störung der motorischen Herznerven erzeugt wird (s. sp.), beruht der Schmerz wohl auf Affection der sensibeln im Herzen gelegenen nervösen Apparate.

Stenocardische Anfälle werden beobachtet

I. **bei Herzaffectionen**, speciell bei *Atherom* der *Coronararterien*, bei *Myocarditis, Fettherz, Klappenfehlern* (vergl. auch S. 194).

II. **bei functionellen nervösen Krankheiten** als Theilerscheinung (*Hysterie, Neurasthenie* etc.).

III. **als wichtiges Symptom** beim *Morbus Basedowii*.

IV. **bei Intoxicationen**, speciell durch *Nicotin*.

5. **An dem Magen** werden rein neuralgische Anfälle ebenfalls beobachtet und als *Cardialgie* im engern Sinne bezeichnet; sie kommen vor I. **bei verschiedenen Magenkrankheiten**, besonders *Ulcus*; II. reflectorisch bei *Gallensteinkolik, Uterusleiden* etc. III. **bei nervösen Erkrankungen**: *Hysterie, Neurasthenia gastrica, Tabes dorsalis* (hier als *gastrische Krisen* bezeichnet); vergl. auch S. 215.

6. **Am Dickdarm** kommen solche Anfälle ebenfalls vor; sie werden als *Kolik* bezeichnet und beruhen entweder auf **nervösen Erkrankungen**, speciell *Tabes* oder auf **Intoxicationen** speciell mit *Blei* (*Bleikolik*) (vergl. auch S. 216).

7. Schliesslich ist noch die sogenannte *Ovarie* zu erwähnen, ein bei Hysterie vorkommendes Schmerzgefühl, das in der Unter-

bauchgegend entweder rechts oder links sich manifestirt und durch Druck auf diese Stelle entweder gesteigert oder auch gemildert wird. Ebenso kann der Druck mitunter einen hysterischen Anfall hervorrufen, oder auch einen schon bestehenden unterdrücken.

B. Untersuchung der sensoriellen Apparate.

a) Gesichtssinn.

Bei der Prüfung desselben schliesst man gewöhnlich eine genauere Untersuchung des ganzen Inhaltes der Orbita in Bezug auf ihr Verhalten (Sensibilität, Motilität etc.) mit an. In einem solchen Falle besteht die Untersuchung des Auges aus: 1. Untersuchung des *äussern Auges*, der *vordern Kammer* und der *Regenbogenhaut*; 2. Prüfung der *Beweglichkeit* desselben; 3. Prüfung des Verhaltens der *Pupille*; 4. Prüfung der *Sensibilität*; 5. Prüfung der *centralen Sehschärfe*; 6. Prüfung des *Farbensinnes*; 7. Prüfung des *Gesichtsfeldes*; 8. Ophthalmologische Untersuchung des *Augenhintergrundes*.

Nur No. 2—4 gehört zur eigentlichen internen Untersuchung und ist desshalb theils oben (unter Sensibilität) schon besprochen, theils später zu schildern; No. 1, sowie 5—8 erfordert eine specialistische Untersuchung und wird desshalb in Folgendem nur ganz kurz behandelt werden, soweit einzelne Punkte für die Diagnose innerer Krankheiten in Betracht kommen. Betreffs des nähern, speciell der Technik der Untersuchung, muss jedoch auf die Lehrbücher der Augenheilkunde verwiesen werden.

1. Anatomische Vorbemerkung.

Die Bahn für den Gesichtssinn entspringt an der Retina und verläuft im vordern Theil des Opticus bis zum Chiasma, wo eine theilweise Kreuzung (*Semidecussatio*) stattfindet. Die von den innern Retinahälften stammenden Fasern kreuzen sich nämlich, die von den äussern hingegen nicht.

Vom Chiasma central trennt sie sich wieder in die beiden Tractus n. optici; dieselben schlagen sich um die Grosshirnschenkel herum, gehen zum Corpus geniculatum externum und treten weiter mit dem vordern Paar der Corpora quadrigemina sowie mit dem hintersten Theile des Thalamus opticus in Verbindung, wobei sie im hintern Drittel des hintern Schenkels der Capsula interna liegen. Vom Tractus gehen ferner Faserzüge zu den Kernen der motorischen Augenmuskeln und wahrscheinlich auch zum Kleinhirn; die eigentliche Gesichtssinnbahn zieht dann aus dem Sehhügel durch die GRATIOLET'sche Sehstrahlung in die Rinde des Occipitallappens und des Cuneus. Von letzterm gehen ferner Fasern zu verschiedenen motorischen Centren.

2. Aeusseres Auge.

Eingesunkensein des Augapfels wird beobachtet bei starker

Atrophie des Fettgewebes der Orbita (*Consumptionskrankheiten*) oder bei starkem Wasserverlust des Körpers (*Cholera*). Vorspringen der Augäpfel (*Exophthalmus*) ist doppelseitig vorhanden bei *Morbus Basedowii*, einseitig bei *Tumoren der Orbita*, die den Augapfel nach vorn drängen, ferner bei *Lähmung* aller oder der meisten *Augenmuskeln*.

Die Untersuchung der Cornea und vordern Augenkammer hat nur ophthalmologisches Interesse. Dagegen ist eine Besichtigung der Iris (auf frische Entzündung, alte Adhäsionen u. dgl.) bei schiefer Beleuchtung, falls Verdacht auf *Syphilis* vorliegt, nicht zu unterlassen.

Verschwärungen der Cornea etc. schliesslich können sich vorfinden bei *Lähmung* des *ersten Astes* des *Trigeminus* (s. auch später).

3. **Centrale Sehschärfe.**

Verringerung des Sehvermögens in Folge von Erkrankung der nervösen Apparate des Gesichtssinnes wird als *Amblyopie*, *Schwachsichtigkeit*, Aufhebung desselben als *Amaurose, Blindheit*, bezeichnet. Sie werden zunächst bei verschiedenen Netzhauterkrankungen beobachtet; weiter kommen sie bei Affectionen der Leitungsbahnen vor. Und zwar bildet sich, falls die Läsion vor dem Chiasma liegt, einfache Amblyopie oder Amaurose eines Auges resp. bei doppelseitiger Erkrankung beider Augen aus. Solche sind:

I. Traumen, die den Nervus opticus treffen; II. Entzündungen desselben (*Neuritis nervi optici*) bei *Hirntumoren, Meningitis basilaris, Pachymeningitis haemorrhagica*, bei *Infectionskrankheiten*, wie *Erysipel, Masern, Scharlach, Pocken, Typhus, Diphtherie*, bei *Diabetes, Intoxicationen* mit *Alkohol, Tabak, Blei, Syphilis*; III. Atrophie bei *Tumoren, die den Opticus comprimiren, Hydrocephalus, Meningitis chronica, progressiver Paralyse, multipler Sclerose, Tabes dorsalis*; IV. nach Blutverlusten.

Liegt hingegen die Läsionsstelle central von dem Chiasma, so tritt bei einseitiger Läsion Hemianopsie (s. unten), bei doppelseitiger beiderseitige Amaurose auf. In letzterer Hinsicht ist besonders die *urämische Amaurose* bei *Nephritis* zu erwähnen.

4. **Farbensinn.** Die Untersuchung desselben hat für Erkrankungen des Nervensystems an sich keinen diagnostischen Werth.

5. Die Prüfung des Gesichtsfeldes wird mit dem Perimeter oder der Gesichtsfeldtafel vorgenommen.

Mehr oder weniger gleichmässige Einengung des Gesichtsfeldes von der Peripherie her (concentrische Gesichtsfeldeinengung), wird besonders bei *Opticusatrophie, Intoxicationsamblyopien* (meist als centrales Scotom bei *Alkoholikern* und *Rauchern*), ferner bei *Hysterie, Hysteroepilepsie, Neurasthenie* und angeblich (von Andern bestritten) auch bei den sogenannten „*traumatischen Neurosen*", schliesslich natürlich bei vielfachen *Erkrankungen des Auges* selbst beobachtet.

Der concentrischen Gesichtsfeldeinengung gegenüber stehen die Fälle, wo das restirende Gesichtsfeld durchaus unregelmässige Gestalt besitzt. Am wichtigsten ist diejenige Form, wo eine Hälfte des Gesichtsfeldes ausgefallen ist; sie wird als *Hemianopsie, Hemiopie* etc. bezeichnet. Letztere kann an den Augen entweder eine gleichseitige sein, indem z. B. beide rechten Hälften des Gesichtsfeldes ausfallen, oder es fallen die beiden temporalen Hälften des Gesichtsfeldes fort.

Das erstere Symptom ist bedingt durch eine Lähmung identischer Netzhautstellen und zwar liegt die sie verursachende Läsion einmal central vom Chiasma und zweitens stets entgegengesetzt dem Gesichtsfelddefect, also z. B. bei Ausfall der linken Hälfte des Gesichtsfeldes auf der rechten Seite des Nervenapparates. Diese sogenannte *homonyme Hemianopsie* wird beobachtet: bei Affectionen des Chiasma (*Tumoren, Entzündungen, Traumen,* hier öfters mit Amblyopie oder Amaurose eines Auges complicirt), des Tractus opticus derselben Art, der Corpora geniculata oder des Thalamus (*Tumoren, Gumma, Blutungen, Erweichungen, Sclerose* etc.), der Sehstrahlung und der Rinde des Occipitallappens (*Tumoren, Apoplexie, Traumen, Epilepsie, Meningitis* u. dgl.).

Nicht homonyme Hemianopsie beruht auf Erkrankungen, die in der Gegend des Chiasma sich vorfinden und derart gelegen sind, dass sie den vordern oder hintern Winkel des Chiasma afficiren.

6. Ophthalmoskopische Untersuchung.

Diejenigen Veränderungen des Augenhintergrundes, die für die Diagnose innerer Krankheiten von Werth sind, sind:

I. Veränderungen der Retina. Retinitis findet sich bei *chronischer Nephritis* (*R. albuminurica*), ferner bei *Syphilis*, bei *Diabetes*, bei *Leukämie*.

Blutungen der Retina können beobachtet werden bei *Anämien*, bei *chronischer Nephritis, Leukämie, Pyämie*, bei *Hirnapoplexien*.

II. Veränderungen der Papille. Stauungspapille kann bei gesteigertem Hirndruck vorkommen; vor allem machen *Tumoren* und *Meningitis*, selten *Hydrocephalus* Stauungspapille, doch kann dies Symptom auch fehlen.

Ueber das Vorkommen von Sehnervenentzündung und Atrophie s. unter 3.

III. Veränderungen der Chorioidea. Chorioiditis kommt (ausser als Affection sui generis) bei *Syphilis* vor.

Tuberkel der Chorioidea können bei *allgemeiner Miliartuber-kulose* gefunden werden.

b) Gehörsinn.

Auch hierbei untersucht man gewöhnlich den ganzen Gehör-apparat im Zusammenhange, indem man prüft 1. die Beschaffen-heit des äussern Ohres; 2. das Verhalten des äussern Gehör-gangs, Trommelfells, eventuell der Paukenhöhle mittels *otos-kopischer* Untersuchung; 3. die Hörfähigkeit.

Die Untersuchung von No. 1 ist von geringem Werthe, die von 2 gehört in das otiatrische Specialgebiet und sei in Betreff dessen auf die Lehrbücher der Ohrenheilkunde verwiesen. Auch die Prü-fung der Hörfähigkeit sei hier nur ganz kurz in Hinsicht auf ihren klinisch-diagnostischen Werth besprochen, im übrigen ebenfalls auf die Specialwerke verwiesen.

1. Anatomische Vorbemerkung.

Die Endigungen des N. acusticus liegen in dem innern Ohre (Schnecke und Vorhof); von da verläuft er centripetal durch den Canalis Fallopii zur Hirnbasis, tritt zwischen dem Pedunculus und dem Lobulus cerebelli in den Boden des 4. Ventrikels, wo er zu seinen Kernen zieht. Von dort geht ein Theil wahrscheinlich zur unteren Schleife der andern Seite, dann durch die hintern Vierhügel, die Corpora geniculata interna, letztes Drittel der hintern Abtheilung der innern Kapsel (doch ist diese Stelle noch frag-lich) zum Hörcentrum, das in der Rinde des Temporallappens liegt. Im allgemeinen ist über den genauen Verlauf sowie die Verbindungen des N. acusticus mit dem motorischen Apparate noch sehr wenig bekannt.

2. Prüfung des Gehörs.

Die Prüfung der Hörfähigkeit wird einmal durch Constatirung, wie weit Flüsterstimme oder das Ticken einer Uhr oder der POLITZER'sche Hörmesser gehört wird, andererseits durch Prüfung der Knochenleitung (durch Aufsetzen einer Stimmgabel oder Auf-legen der Uhr auf verschiedene Bezirke des Kopfes) vorgenommen. Wird die Knochenleitung bei Herabsetzung der Hörfähigkeit bei Luftleitung normal befunden, so ist dies ein Zeichen, dass Acusticus und Labyrinth normal sind, und die Ursache der Taubheit im Mittelohr zu suchen ist.

3. Pathologisches Verhalten.

Von Alterationen der Hörfähigkeit werden beobachtet:

I. Abnahme resp. Verlust der Hörfähigkeit, als *Hypakusie* resp. *Anakusie, Taubheit* bezeichnet. Vollständige Anakusie wird nur bei Affectionen des nervösen Apparates angetroffen; Hypakusie wird gefunden: *a*) bei vielen Krankheiten des Mittelohres, *β*) bei Erkrankung des Labyrinths (*Caries des Felsenbeins*, MENIÈRE'sche

Krankheit etc.), γ) in Folge von Affection des Acusticus (*Druck durch Tumoren*, nach *Cerebrospinalmeningitis, traumatischen Blutungen u. dgl., Infectionskrankheiten*), δ) bei Hirnaffectionen, die das Hörcentrum oder die Verbindung desselben mit den Acusticuskernen afficiren (*Meningitis, Abscesse, Blutungen, Tumoren* etc.). Bei Hypakusie in Folge von β—δ ist auch die Knochenleitung beeinträchtigt.

II. Steigerung der Hörschärfe, als Hyperakusis bezeichnet, wird bei *Lähmung des Nervus stapedius* (in Folge von Facialislähmung oberhalb des Abganges desselben) beobachtet.

III. Subjective Gehörsempfindungen sind Geräusche, die nicht durch eine objective Schallursache bedingt sind. Sie werden beobachtet bei Gehirnleiden (*Tumoren, Apoplexie*), Affectionen des Labyrinthes (Menière'sche *Krankheit*, bei dieser mit heftigem Schwindel verbunden, *Syphilis*) oder des Acusticus (*Compression durch Tumoren* etc.), bei functionellen Neurosen (*Hysterie, Neurasthenie, Neuralgie des Trigeminus*), nach *Salicylsäure-* und *Chiningebrauch*, bei *Anämien.*

c) Geschmackssinn.

1. Anatomische Vorbemerkungen.

Die Bahnen des Geschmackes verlaufen in zwei verschiedenen Nerven: die vom Gaumen und dem hintern Drittel der Zunge kommende im N. glossopharyngeus, die von den vordern zwei Dritteln in der Chorda tympani bis zum Ganglion geniculi, durch den N. petrosus superficialis major zum Ganglion sphenopalatinum und dann im 2. Ast des Trigeminus (Erb und Schiff); beide ziehen zu ihren Kernen in der Oblongata (IX und V) und von dort zur innern Kapsel, hinterstes Drittel der hinteren Abtheilung. Die Lage des Centrums ist noch unbekannt.

Nach Brücke, Fick u. a. verlaufen die Geschmacksfasern der Chorda anders, und zwar geht ein Theil vom Ganglion geniculi durch den Plexus tympanicus zum Ganglion petrosum, ein anderer durch das Ganglion oticum und Nervus petrosus superfacialis minor zum Plexus tympanicus und Ganglion petrosum, und weiter im Glossopharyngeus.

2. Prüfung des Geschmacks.

Man prüft denselben so, dass man die Zunge ausstrecken lässt, und nun mit einem Pinsel oder Glasstab ein wenig der Untersuchungsflüssigkeit auf eine Stelle der Zunge aufträgt und dann den Patienten, ohne dass er die Zunge zurückzieht, auf einer Tafel, wo man die 4 Qualitäten des Geschmackes (salzig, süss, sauer, bitter) aufgeschrieben hat, die betreffende Geschmacksempfindung mittelst der Hand bezeichnen lässt. Vor Prüfung einer neuen Stelle ist die Lösung dann mittelst Watte abzuwischen, eventuell, falls der Kranke nach Zurückziehen der Zunge noch Geschmack verspüren sollte, der Mund mit Wasser auszuspülen. Als Versuchsflüssigkeiten verwendet man Kochsalzlösung, Zuckerlösung, Essigsäurelösung und Chininlösung. Die zu prüfenden Stellen sind Zungenspitze, Zungenmitte, Zungenwurzel und die Zungenränder und sind dieselben stets rechts und links zu vergleichen.

3. Pathologisches Verhalten.

Man beobachtet in pathologischen Fällen einmal Steigerung der Feinheit des Geschmacks, *Hypergeusie*, und umgekehrt Herabsetzung resp. Verlust des Geschmacks, *Hypogeusie* und *Ageusie*, und zwar entweder für alle oder nur für einige Geschmacksempfindungen (letzteres als *partielle Ageusie* oder *Dysgeusie* bezeichnet; ihr sehr nahe steht die *Parageusie*, die darin besteht, dass die Geschmacksqualitäten zwar empfunden, aber mit einander verwechselt werden). Schliesslich werden noch perverse Geschmacksempfindungen, die subjectiver Art ohne objective Reizung der Geschmacksnerven entstehen, beobachtet und ebenfalls als *Parageusie* von einigen Autoren bezeichnet.

I. Herabsetzung des Geschmacks bis zum totalen Verluste kann sein

α) total, sich auf die ganze Zunge erstreckend, oder als totale Parageusie: bei *Hysterie*;

β) halbseitig total: bei *totaler Hemianästhesie*;

γ) halbseitig und zwar auf die vordern $^2/_3$ beschränkt bei *Lähmung der Chorda tympani* an irgend einer Stelle ihres Verlaufes, auf das hintere Drittel bei *Affection des Nervus glossopharyngeus*;

δ) Unregelmässig bei *peripheren Läsionen* (Verbrennungen etc.) der *Zunge*.

II. Perverse Geschmacksempfindung sowie Parageusie kommt vor bei *Hysterie*, ferner bei *diversen Hirnkrankheiten*; sie sind wie die ebenfalls dort beobachtete Hypergeusie, jedoch selten und noch nicht näher studirt.

d) Geruchssinn.

1. Anatomische Vorbemerkung.

Dieser Sinn wird durch den Nervus olfactorius vermittelt; die Endigungen desselben liegen im obern Theile des Naseninnern (Portio olfactoria). Ueber seinen Verlauf im Hirn ist noch nichts sicheres bekannt, nur durchlaufen die Bahnen das hinterste Drittel der hinteren Abtheilung der Capsula interna. Das Centrum ist bei verschiedenen Thierarten in den Gyri hippocampi liegend gefunden worden.

2. Untersuchung des Geruchs.

Man untersucht, indem man dem Patienten bei fest geschlossenem einem Nasenloch kleine Fläschchen mit stark riechenden Stoffen unter das andere geöffnete hält und sie den betreffenden Geruch einziehen lässt.

Man kann verschiedene Stoffe benutzen, z. B. Aqua Rosae, Ol. Cajeputi, Ol. camphoratum, Tinct. Asae foetidae u. a. Zu vermeiden sind solche Körper, die, wie Ammoniak und andere zugleich die sensibeln Endigungen des Trigeminus in der Nase stark reizen.

3. Pathologisches Verhalten. Auch hier kommen wie beim Geschmack von Alterationen zur Beobachtung Steigerung der Geruchsfähigkeit, *Hyperosmie*, dann Herabsetzung bis zum Verlust des Geruchsvermögens, *Hyposmie* resp. *Anosmie*, und zwar entweder für alle oder nur für einzelne Geruchsarten (*Dysosmie*), sowie Perception, jedoch Verwechselung der Gerüche, *Parosmie*, schliesslich subjective perverse Geruchsempfindungen, auch als *osmische Parästhesie* bezeichnet.

I. Herabsetzung der Riechfähigkeit wird beobachtet:

α) am häufigsten bei Erkrankungen der Nasenschleimhaut,

β) bei Affectionen des Siebbeines,

γ) bei Processen im Gehirn, die den Olfactorius comprimiren (*Tumoren, Meningitis, Hydrocephalus*).

δ) mitunter bei Hemianästhesie und zwar sowohl bei solcher durch *Affection* der oben erwähnten Stelle der Capsula interna wie bei *hysterischer* Hemianästhesie.

II. Perverse Geruchsempfindung, sowie Parosmie wird bei *Hysterie* beobachtet, ebenso die sehr seltene Hyperosmie.

Sechstes Kapitel.

Functionelle Untersuchung der centrifugal leitenden Nervenapparate.

Die hierher gehörigen Nervenapparate sind einmal solche, die die Bewegung aller Körpertheile vermitteln, die *eigentlich motorischen*. Andererseits sind zu besprechen jene zweifellos vorhandenen und in ihrer Bedeutung von allen Physiologen und Neurologen voll anerkannten, aber in ihrem Wesen fast noch gar nicht erforschten Bahnen, die den Ernährungsvorgängen in den Nerven, Muskeln und sonstigen Organen vorstehen und als *trophische* bezeichnet werden. Schliesslich unterliegt der Untersuchung die Function derjenigen nervösen Organe, die die Secretionsprocesse der verschiedenen secernirenden Körperdrüsen beherrschen, und als *secretorische* bezeichnet werden.

A. Prüfung der Motilität.

Bei allen motorischen Functionen haben wir zwei grosse Unterabtheilungen zu statuiren: 1. Bewegungen, die willkürlich verrichtet werden und 2. solche, die von unserer Willkür stets oder gewöhnlich unabhängig geschehen.

Die willkürliche Motilität kommt der gesammten quergestreiften Muskulatur des Körpers (mit Ausnahme des Herzens) zu und wird durch die dieselbe innervirenden motorischen Nerven allein vermittelt.

Die von der Willkür unabhängigen motorischen Erscheinungen spielen sich ab einmal an denjenigen Organen, die glatte Muskulatur besitzen (z. B. Oesophagus, Magen, Darm, Gefässsystem, Harnblase, Uterus), sowie am Herzen. Diese Bewegungen werden durch gewisse Reize, die entweder auf die Muskeln selbst oder auf die Centren einwirken, in geregeltem Gange erhalten. Ferner können aber auch an den willkürlichen Muskeln Bewegungserscheinungen auftreten, die ohne Einmischung des Willens sich vollziehen, und die auf den mannigfachsten Ursachen beruhen. Einmal kann eine Reizung der Centren im Gehirn oder Rückenmark vorliegen; der Effect sind unfreiwillige Bewegungen, die als Krämpfe, Zitterbewegungen etc. bezeichnet und als *Hyperkinesien* zusammengefasst werden. Es können ferner die Muskeln durch direct auf sie einwirkende mechanische Reize oder durch solche, die von sensibeln Bahnen her im Rückenmark direct auf die motorischen Nerven übergehen, zur Contraction gebracht werden; es sind dies die unter dem Namen der mechanischen und der Reflexerregbarkeit zusammengefassten Motilitätsphänomene. Schliesslich können auch noch durch Einwirkung der Elektricität auf die Muskeln und ihre motorischen Nerven Bewegungserscheinungen hervorgerufen werden.

Es erhellt hieraus, dass die Prüfung der Motilität eines der ausgedehntesten und zugleich wichtigsten diagnostischen Hilfsmittel bei Erkrankungen des Nervensystems ist, und dass dieselbe desshalb in jedem Falle sorgfältig und exact vorzunehmen ist.

In welcher Reihenfolge man die einzelnen Functionen prüft, ist mehr oder weniger irrelevant, und findet sich in den diagnostisch-neurologischen Werken desshalb auch ein mehr oder weniger verschiedener Prüfungsmodus; im Folgenden habe ich mich an den oben gekennzeichneten Unterschied zwischen von Willkür abhängigen und unabhängigen Bewegungsphänomenen gehalten und sind darnach folgende Untersuchungen vorzunehmen:

1. Prüfung der willkürlichen Motilitätserscheinungen an den willkürlichen Muskeln. Sie zerfällt in Untersuchung der *activen Motilität*, der *Coordination* und der *passiven Motilität*.

2. Prüfung der vom Willen unabhängigen Motilitätserscheinungen an den willkürlichen Muskeln. Sie zerfällt in Untersuchung der *Krampferscheinungen (Hyperkinesien)*, der *Reflexerregbarkeit*, der *mechanischen*, sowie der *elektromotorischen Erregbarkeit*.

3. Prüfung der Motilitätserscheinungen an den vom Willen unabhängigen Muskeln.

a) Anatomische Vorbemerkungen.

Die Centren der willkürlichen Motilität sind in der Rinde des Grosshirns (*psychomotorische Centren*) und zwar in der vordern und hintern Centralwindung und im Lobulus paracentralis gelegen. Dieselben sind so vertheilt, dass im untersten Drittel der vordern, zum geringern Theil auch der hintern Centralwindung die Centren für das Gesicht mit Ausnahme der Stirn, und mit Einbegriff der Zunge, im mittlern Drittel der vordern Centralwindung das Centrum für den Arm und im Lobulus paracentralis und obersten Drittel beider Centralwindungen das Beincentrum gelegen ist. Die von diesen Centren ausgehenden Fasern verlaufen convergirend (als *Stabkranz*) zur Capsula interna, wo sie sich in ihrem hintern Schenkel auf verhältnissmässig kleinem Raume zusammengedrängt vorfinden. Von da gehen sie zum Fuss des Hirnschenkels und durch denselben zum Pons; hier findet eine Trennung statt, indem die motorischen Hirnnervenbahnen in dem Pons und der Medulla oblongata sich kreuzen und zu den am Boden des vierten Ventrikels liegenden grauen Kernen treten. Von letzteren entspringen dann die eigentlichen motorischen Hirnnerven.

Die Bahnen für die Extremitäten dagegen verlaufen durch den Pons und vereinigen sich dann an der Unterfläche der Medulla oblongata zu den beiden Pyramiden, abermals auf verhältnissmässig kleinem Raume zusammengedrängt. Hier zerfallen sie in zwei Abschnitte; der grössere Theil kreuzt sich in der Pyramidenkreuzung und zieht dann in den Pyramidenseitenstrangbahnen abwärts; der kleinere hingegen verläuft ungekreuzt im vorderen Pyramidenstrang. Von beiden treten im ganzen Verlauf des Rückenmarks Fasern zu den in den Vorderhörnern gelegenen grossen Ganglien und verlassen dieselben wieder, um die vordern Rückenmarkswurzeln zu bilden; aus diesen gehen die motorischen Bahnen dann in die Rückenmarksnerven über und bilden den motorischen Antheil derselben.

b) Active Motilität.

1. *Technik der Prüfung und physiologisches Verhalten.*

Man lässt den Patienten, um die Beweglichkeit zu prüfen, folgende Bewegungen ausführen und zwar entweder frei, oder auch indem man dieselben, speciell bei den Extremitäten, durch Widerstand zu hindern sucht.

I. **Nervus Oculomotorius, Trochlearis und Abducens.** Man lässt den Patienten einen Finger fixiren und führt mit letzterem verschiedene Bewegungen aus, denen der Patient folgen muss.

II. **Nervus Trigeminus 3. Ast.** Man lässt den Unterkiefer öffnen und schliessen, sowie nach vorn und den Seiten bewegen.

III. **Nervus Facialis.** Man lässt die Stirn in Querfalten (*M. frontalis*) und Längsfalten (*M. corrugator supercilii*) legen, die Augen schliessen (*M. orbicularis palpebrarum*), die Zähne durch Heben der Oberlippe entblössen (*M. levator labii sup. et anguli oris*), Pfeifen (*M. buccinator* und *orbicularis oris*), lachen (*M. zygomaticus*). Man inspicirt ferner den weichen Gaumen und lässt ä intoniren; der letztere wird jedoch ausser vom 7. auch noch von 5., 10. und 11. Hirnnerven theilweise innervirt.

IV. **Nervus Hypoglossus.** Man lässt die Zunge herausstrecken und mit derselben verschiedene Bewegungen nach oben, unten, den Seiten etc. vollführen.

V. **Nervus Vagus** cf. Kehlkopfsuntersuchung S. 17.

VI. **Nervus Accessorius.** Man prüft die Function des M. sternocleidomastoideus und des M. cucullaris.

VII. **Muskulatur des Nackens.** Man lässt den Kopf heben und senken, nach rechts und links drehen und neigen.

VIII. **Muskulatur des Rumpfes.** Um die Rückenmuskeln zu untersuchen, lässt man im Stehen und Sitzen Drehungen und Bewegungen des Rumpfes vornehmen. Um die Bauchmuskeln zu prüfen, lässt man den Kranken aus liegender Stellung sich ohne Hilfe der Hände aufrichten, oder man lässt ihn die Bauchpresse, wobei das Zwerchfell mitwirkt, in Thätigkeit setzen, während man mit auf den Bauch aufgelegten Händen den Grad der Contraction prüft. Die Wirkung des letzteren ferner, sowie der Respirationsmuskeln prüft man an der Respiration.

IX. **Muskeln der obern Extremität.** Man lässt die verschiedensten Bewegungen im Schultergelenke (Hebung und Senkung, Rotation), im Ellbogengelenke (Flexion und Extension, Pronation und Supination), im Handgelenke, schliesslich mit den Fingern machen und zwar einmal frei, sodann, indem man die intendirten Bewegungen zu hindern sucht, um die rohe Kraft derselben abzuschätzen; zu letzterem Zwecke lässt man sich ferner die Hand drücken und prüft die Stärke des Händedruckes oder man verwendet ein Dynamometer (s. S. 43).

X. **Muskeln der untern Extremität.** Man prüft die einfache Motilität im Liegen (da Stehen und Gehen zu den coordinirten Bewegungen gehört). Man lässt das Bein aufheben, ein Kniegelenk flectiren, ab- und adduciren, rotiren, schliesslich Bewegungen im Fussgelenk und mit den Zehen ausführen. Ausserdem lässt man dieselben ausführen unter gleichzeitigem Versuche, sie zu hindern, indem man z. B. den Patienten ein Bein anziehen lässt, die Fusssohle desselben erfasst und sich, während er das Bein zu strecken sucht, dem entgegenstemmt u. dgl.

Alle diese Bewegungen geschehen unter physiologischen Verhältnissen sicher, ausgiebig und gleichmässig und zugleich mit einer gewissen Kraft, so dass dieselben (an den Extremitäten) dabei einen mehr oder weniger beträchtlichen Widerstand überwinden können, der freilich in der Norm schon vielfach von dem Kräfte- und Ernährungszustand des Kranken abhängt.

2. *Pathologisches Verhalten.*

In pathologischen Verhältnissen kann nun die spontane Motilität entweder ganz verloren gegangen oder im Gegensatz zu andern gesunden Muskeln mehr oder weniger herabgesetzt sein, eine **motorische Lähmung** bestehen. Den ersten Zustand bezeichnet man als *muskuläre Akinesie* oder *Paralyse*, und erkennt ihn daran, dass die den betreffenden Muskeln zukommenden Functionen vollständig erloschen sind; den letzteren bezeichnet man als *muskuläre Hypokinesie* oder *Parese*, und kennzeichnet sich derselbe einmal dadurch, dass die betreffenden Bewegungen langsamer und weniger ausgiebig als die gesunden vollführt werden, und dass ausserdem die rohe Kraft derselben mehr oder weniger beträchtlich abgenommen hat, so dass selbst ganz geringe Widerstände nicht mehr überwunden werden können.

Die Lähmung kann nur einen oder wenige Muskeln betreffen, oder sie kann ganze grosse Muskelgebiete befallen. Man bezeichnet in solchen Fällen eine Lähmung einer Hälfte des Körpers (mit oder ohne Gesichtslähmung) als *Hemiplegia*, eine Lähmung beider Beine oder beider Arme als *Paraplegia* (*inferior* resp. *superior*). Ist nur ein Körpertheil (Arm, Bein oder Gesichtshälfte) gelähmt, so bezeichnet man diesen Zustand als *Monoplegia* (*brachialis, cruralis, facialis*).

Um eine Lähmung einzelner Muskeln feststellen zu können, muss der Untersucher natürlich über die Functionen sämmtlicher Körpermuskeln genau unterrichtet sein. Dieselben hier aufzuzählen, würde zu weit führen und muss desshalb auf die Lehrbücher der Anatomie resp. der neurologischen Pathologie verwiesen werden.

Nur einige der hauptsächlichsten Symptomenbilder, wie sie bei häufiger vorkommenden Lähmungen beobachtet werden, sollen hier ganz kurz geschildert werden.

I. Oculomotoriuslähmung. Es sind gelähmt die Augenmuskeln, mit Ausnahme des M. rectus externus und obliquus superior, ferner der M. Levator palpebrae superior. Es entsteht *Strabismus divergens* (durch Ueberwiegen des M. Abducens), ferner Erweiterung der Pupille (*Mydriasis*), Doppelsehen (*Diplopie*), sowie Herabhängen des obern Augenlides (*Ptosis*). Sind nur einzelne der vom Oculomotorius versorgten Muskeln gelähmt, so wird das Bild dadurch entsprechend modificirt.

II. Abducenslähmung. Das betreffende Auge kann nicht nach aussen bewegt werden; es entsteht *Strabismus convergens*, event. mit *Diplopie*.

III. Trochlearislähmung. Das Auge kann nicht nach aussen und oben bewegt werden; bei den Bewegungen treten Doppelbilder auf.

IV. Facialislähmung. Die Stirn ist auf der gelähmten Seite glatt, das Auge steht offen (*Lagophthalmus*) und kann nicht ganz geschlossen werden; beim Versuche zu schliessen wird der Augapfel nach oben rotirt. Die Nasolabialfalte der betreffenden Seite ist verstrichen oder weniger ausgeprägt, der Mund ist nach der gesunden Seite verzogen (beim Lachen und Pfeifen wird diese Verziehung noch viel intensiver), der Mundwinkel der gelähmten Seite hängt herab und ist offen, so dass Getränke und Speichel herabfliessen. Sind nur einzelne Aeste des Nerven gelähmt, so wird das Bild etwas geändert; andererseits sind oft auch Gaumenbewegung, Gehör und Geschmack dabei afficirt (s. S. 357 und 358).

V. Gaumenlähmung. Der gelähmte Gaumenbogen hängt herab und hebt sich nicht beim Phoniren; die Uvula ist nach der gesunden Seite verzogen. Bei beiderseitiger Lähmung ist die Sprache stark näselnd und gerathen verschluckte Flüssigkeiten leicht in die Nase.

VI. Zungenlähmung. Bei halbseitiger Lähmung weicht die herausgestreckte Zungenspitze nach der gelähmten Seite ab. Bei totaler sind alle Bewegungen aufgehoben.

VII. Kehlkopflähmung (s. S. 114).

VIII. Accessoriuslähmung. Es sinkt die betreffende Schulter herab und kann nur schlecht gehoben werden, ebenso der Oberarm, da die Feststellung des Schulterblattes nicht genügend stattfindet.

IX. Lähmung des Plexus brachialis. Der betreffende Arm ist gelähmt; hervorzuheben ist eine theilweise Lähmung, die sich nur auf die Mm. deltoideus, brachialis internus, biceps und supinator longus, seltener noch dazu der M. infraspinatus oder supraspinatus bezieht (ERB) und einer Läsion der 5. und 6. Wurzel des Plexus brachialis an einer bestimmten Stelle entspricht.

X. Ulnarislähmung. Es sind verhindert die Bewegung der Hand, der 3 letzten Finger in ihrem Metacarpalgelenke, sowie die ulnare Seitenbewegung der Hand und die Streckung der Finger in ihren Phalangealgelenken. Besteht die Lähmung lange Zeit, so kommt es zur Ausbildung der sogenannten *Krallen-* oder *Klauenhand*: die ersten Phalangen sind stark extendirt, die Mittel- und Endphalangen flectirt, die Finger etwas gespreizt, die Mm. interossei atrophisch und desshalb die Räume zwischen den Metacarpalknochen stark vertieft.

XI. Medianuslähmung. Es ist verhindert Pronation und Beugung der Hand, ausserdem die Bewegungen des Daumens, sowie Flexion der 2. und 3. Fingerphalanx. In Folge der Lähmung des Daumens liegt derselbe dem 2. Finger direct an; man bezeichnet dies desshalb auch als *Affenhand*.

XII. Radialislähmung. Die Hand hängt in Folge Lähmung ihrer sämmtlichen Extensoren bei Pronation schlaff herab und kann nicht gehoben, ebenso in dieser Stellung nicht supinirt werden. Auch die erste Fingerphalanx kann nicht gestreckt werden, ebensowenig der Daumen.

XIII. Serratuslähmung. Die Lähmung des M. serratus anticus major resp. des Nervus thoracicus longus kennzeichnet sich durch Abstehen des untern Schulterblattwinkels von dem Thorax, sowie bei Hebung des Armes, die nur bis zur Horizontale möglich ist, durch Annähern des Winkels bis fast zur Wirbelsäule und noch stärkeres flügelförmiges Abstehen.

XIV. Cruralislähmung. Beugung des Oberschenkels gegen den Bauch, sowie Streckung des gebeugten Unterschenkels ist unmöglich und in Folge dessen Aufstehen und Gehen sehr behindert.

XV. Ischiadicuslähmung. Die Beugung des Unterschenkels im Kniegelenk ist unmöglich, ferner Rotation und Adduction des Oberschenkels sehr behindert. Das Bein wird beim Gehen nach Art einer Stelze aufgesetzt.

XVI. Tibialislähmung. Die Plantarflexion des Fusses, ferner Plantarflexion und Adduction der Zehen sind unmöglich. Bei längerer Dauer bildet sich Pes valgo-calcaneus aus.

XVII. Peroneuslähmung. Der Fuss hängt schlaff im Gelenke, die Fussspitze nach abwärts. Dorsalflexion des Fusses und der Zehen ist unmöglich, ebenso die Abduction. In Folge dessen schleift beim Gehen oft die Fussspitze am Boden, und wird der Fuss in eigenthümlicher Art aufgesetzt. Bei längerer Dauer kommt es zur Ausbildung eines Pes equinus.

Vielfach sind nicht alle von einem grössern Nerven innervirte Muskeln, sondern nur ein mehr oder weniger grosser Theil gelähmt. Je nach der Ausdehnung der Lähmung werden dann natürlich die oben skizzirten Bilder beträchtliche Abweichungen und Nuancen zeigen.

Lähmungen werden nur beobachtet, falls entweder die motorischen Centren im Gehirn oder die von ihnen ausgehenden motorischen Bahnen oder die Muskeln selbst afficirt sind. Man unterscheidet danach **centrale, Leitungs-** und **myopathische** Lähmungen und beobachtet sie:

I. Bei **Affectionen** des betreffenden **Muskels** selbst: *Dystrophia muscularis progressiva, rheumatische Muskellähmung.*

II. Bei **Affectionen** der betreffenden **motorischen Nervenbahnen.** Diese Affection kann sitzen

α) zwischen Rückenmark und Muskel resp. Hirnbasis (bei den Hirnnerven) und Muskel. Man bezeichnet dieselbe als *periphere Lähmung;* es kann dann vorliegen entweder eine **Entzündung der Nerven** (entweder *primäre Neuritis* oder *in Folge von Fortpflanzung von der Umgebung*), oder eine **Functionsstörung** derselben durch **Continuitätstrennung** (*Schnitt, Quetschnng*) oder durch **Druck** (*Schlaflähmung, Tumoren, Abscesse, Knochencallus* etc.).

β) bei den das Rückenmark passirenden Nerven in dem Rückenmark selbst: *spinale Lähmung.* Hierbei ist es wichtig, ob die Affection peripher (in den Vorderhörnern selbst oder in den vordern Wurzelbündeln) oder central (in den Pyramidenbahnen) von den grossen Ganglien der Vorderhörner sitzt (s. sp.). Es kommen hierbei die verschiedensten Rückenmarkserkrankungen in Betracht: *Compression der Medulla durch Verletzungen oder Caries des Wirbelcanals, Blutungen, Geschwülste, Meningitis spinalis,* ferner *Myelitis acuta und chronica, Polimyelitis acuta und chronica, spastische Spinalparalyse, spinale Muskelatrophie* etc.

γ) bei den Hirnnerven, sowie auch den spinalen Nerven während ihres Verlaufes im Gehirn selbst: *cerebrale Lähmungen.* Auch hierbei ist es für die ersteren wichtig, ob die Stelle der Läsion peripher oder central von den grauen Nervenkernen der Medulla oblongata sich befindet (s. sp.). Hierher gehören die verschiedensten Hirnerkrankungen: **Entzündung des Gehirns oder seiner Häute** (*Encephalitis, Abscess, Erweichung, Meningitis, Hydrocephalus, acute Kinder-*

lähmung), Blutungen (*Apoplexie*) *Thrombose* und *Embolie*, Compression durch *Schädelverletzungen*, *Tumoren* und *Blutungen* etc.

III. kann die Läsion in den motorischen Centren selbst localisirt sein und Lähmung verursachen: *centrale Lähmung*, *Rindenlähmung*. Sie wird bedingt durch circumscripte Entzündungen des Gehirns oder der Meningen, Blutungen und Traumen, welche die bestimmten Stellen der Rinde afficiren, Tumoren daselbst u. dgl.

IV. als sogenannte *functionelle Lähmungen* bei Erkrankungen, wo über die Art und den Sitz der Läsion noch nichts näheres bekannt ist: *Hysterie, Neurasthenie, Commotio cerebri et medullae spinalis* etc.

c) Coordination.

1. Physiologisches Verhalten und Prüfungstechnik. Soll irgend eine Bewegung des Körpers oder eines Theiles desselben stattfinden, so genügt dazu nicht eine einfache Contraction eines Muskels, sondern es müssen stets I. eine Anzahl Muskeln sich contrahiren, II. muss dies in einer gewissen Reihenfolge und III. mit einer ganz bestimmten Energie geschehen.

Dieses Zusammenwirken der Muskeln in qualitativer, zeitlicher und gradueller Hinsicht wird als *Coordination* bezeichnet. Zu dem Zustandekommen dieser Coordination, die während des Lebens in mehr oder weniger ausgedehntem Maasse von den einzelnen Menschen erworben wird, wirken die mannigfachsten nervösen Organe und Apparate zusammen; ausser dem eigentlichen motorischen Apparate sind es vor allem sensible Reize (sowohl die Haut- wie die tiefe Sensibilität als auch sensorielle Erregungen), die hierbei mitwirken, doch ist die Art ihrer Einwirkung noch gänzlich unklar, ebenso wie die Bedeutung der etwa vorhandenen Reflexe u. s. w. Es ist desshalb auch über den Verlauf der Bahnen, die zum Zustandekommen der Coordination beitragen, wenig positives bekannt.

Von verschiedenen Forschern (LEYDEN u. a.) sind besondere, centrifugal verlaufende, coordinatorische Fasern im Rückenmark angenommen worden; von andern wird deren Existenz bestritten.

Man prüft auf Coordination der Hände, indem man sowohl bei offenen wie bei geschlossenen Augen den Patienten sich den Rock auf- und zuknöpfen, eine Nadel aufnehmen, schreiben, auf die vorgehaltene Hand oder einen bestimmten Punkt deuten, mit dem Zeigefinger in der Luft Buchstaben oder Zahlen beschreiben lässt u. s. w.

Auf Coordination der Beine prüft man einmal im Liegen, indem man den Kranken — bei offenen und bei geschlossenen Augen —

seine eine Ferse auf das andere Knie setzen, mit der Fussspitze auf einen bestimmten Punkt deuten oder einen Kreis beschreiben lässt etc. Ferner lässt man ihn mit offenen und geschlossenen Augen stehen, sich umwenden, gerade ausgehen, auf Commando Halt machen, rückwärts gehen u. s. w.

2. Pathologisches Verhalten. Alle diese Bewegungen werden von Gesunden prompt und mehr oder weniger geschickt ausgeführt; ist hingegen die Coordination gestört, *Ataxie* vorhanden, so sind diese Bewegungen unsicher, entweder einfach ungeschickt oder ausfahrend und schleudernd, indem sowohl ein Uebermaass in der gewollten Bewegung als auch ein Fehlen der hemmenden und modificirenden Einflüsse sich geltend macht. Die Patienten greifen daneben, sie fangen bei geschlossenen Augen zu schwanken an, ja können hinstürzen (Romberg'sches Symptom), sie können sich nicht umdrehen, nicht rückwärts gehen. Das Vorwärtsgehen ist zwar oft noch möglich, doch ist der Gang dabei taumelnd oder schleudernd und stampfend. Schliesslich werden ihre Schriftproben oft charakteristisch verändert.

Ataxie wird beobachtet

I. bei peripheren *Neuritiden*, im allgemeinen gering und selten (Déjerine).

II. bei diversen spinalen Affectionen. Vor allem ist hier die *Tabes dorsalis* anzuführen, wo die ataktischen Symptome stets sehr stark ausgeprägt sind; ferner bei *chronischer Mutterkornvergiftung*, bei *diffusen Erkrankungen* des Rückenmarks (am häufigsten noch bei *multipler Sclerose* oder *Tumoren*), bei der Friedreich'schen *hereditären Ataxie*.

III. bei cerebralen Affectionen, speciell bei solchen, des *Wurms* im *Cerebellum* (Nothnagel), ferner seltener bei Affectionen des *Pons* oder der *Medulla oblongata*, der *Crura cerebelli*, der *Hirnrinde*.

IV. functionelle Ataxien ohne nachweisbare anatomische Erkrankung sind bei und nach den verschiedensten *Infectionskrankheiten* beobachtet worden.

3. Schrift und Sprache. Es empfiehlt sich die Pathologie derselben hier im Anschluss an die Coordination zusammenhängend zu besprechen. Sprachstörungen zerfallen in solche, die auf einer Functionsstörung der Muskeln beruhen (*Anarthrie*) und solche, bei denen der Muskelapparat normal ist und trotzdem die Sprachbildung gehindert ist (*Aphasie*).

Anarthrien. Lähmungen der Sprachmuskeln (Zunge, Lippen, Gaumen) behindern das Sprachvermögen mehr oder weniger, sowohl wenn sie halbseitig, als wenn sie doppelseitig sind. Die Ursachen sind

I. periphere Läsionen, die den *Facialis* oder *Hypoglossus* afficiren.

II. cerebrale Affectionen, solche, die entweder im motorischen Sprachmuskelcentrum (in der hintern Centralwindung) gelegen sind oder die Pyramidenbahnen bis zum Pons oder den VII. oder XII. Nervenkern treffen (*Bulbärparalyse*). Als besondere Affection ist die *multiple Sclerose* zu erwähnen; die Sprache erhält hierbei einen scandirenden Charakter.

Viel complicirter verhalten sich die aphasischen Störungen.

Anatomisch-physiologische Vorbemerkungen. Es kann hier nicht der Platz sein, ausführlich das ganze Kapitel der Sprache und Schrift zu erörtern, und mögen desshalb folgende allgemeine Erörterungen genügen.

Für die Sprache existiren zwei Centren, das sensorische Centrum als „Klangbildcentrum" bezeichnet, das die centripetalen Fasern vom Acusticus empfängt und in dem die acustischen Erinnerungsbilder, die „Klangbilder", aufgespeichert sind und das motorische Centrum, das „Sprachbewegungscentrum", von dem die centrifugalen Fasern zu den Sprachmuskelnerven, dem Facialis und Hypoglossus ausgehen, und in dem die motorischen Erinnerungsbilder, die „Sprachbewegungsbilder", aufgespeichert sind. Ersteres liegt in der ersten linken Schläfenwindung, letzteres in der 3. linken Stirnwindung (Broca); beide sind durch Associationsbahnen verbunden. Ausserdem stehen sie aber mit dem Organ des Bewusstseins, den Zellen der Grosshirnrinde, in Verbindung.

Ebenso verhält es sich mit der Schrift; man unterscheidet ein sensorisches Centrum, in dem die Erinnerungsbilder der gesehenen Schriftzeichen deponirt sind (Schriftbildcentrum), und das centripetale Fasern vom Opticus aufnimmt, und ein motorisches Centrum, in dem die Erinnerungsbilder der beim Schreiben ausgeführten Bewegungen deponirt sind (Schriftbewegungscentrum) und von dem motorische Bahnen zu den Pyramidenbahnen des Armes ausgehen. Beide sind mit einander durch eine Associationsbahn verbunden und stehen ausserdem ebenfalls mit dem Bewusstseinscentrum in Verbindung, aber nicht direct, sondern nur durch Vermittelung des Klangbildscentrums und Sprachbewegungscentrums.

Ueber die Art, wie diese letztere Verbindung statthat, diffferiren die Autoren (Wernicke, Lichtheim u. a.) mehr oder weniger; auch über die Verbindung des Bewusstseinscentrum mit den Sprachcentren herrschen verschiedene Ansichten (Kussmaul, Charcot u. a.).

Beim normalen Menschen sind alle diese Bahnen functionsfähig; er kann desshalb selbstständig sowohl richtig sprechen und schreiben als auch richtig nachsprechen und nachschreiben; er versteht Gesprochenes und Gelesenes etc.

In pathologischen Zuständen können nun die oben angeführten vier Centren functionsunfähig, andererseits die Leitungsbahnen leitungsunfähig werden. Daraus entstehen dann die verschiedenen Formen von Störungen, die, soweit sie die Sprachfähigkeit anbetreffen, mit *Aphasie*, die Schreibfähigkeit, mit *Agraphie*, die Lesefähigkeit, mit *Alexie* bezeichnet werden.

Da die oben erwähnten Autoren, jeder ein besonderes Schema aufgestellt haben, so unterscheiden sich die verschiedenen, von ihnen aufgestellten Formen der Aphasie auch theilweise wesentlich von einander, ganz abgesehen von den verschiedenen von ihnen gewählten Bezeichnungen. Jedenfalls sind bei der Untersuchung folgende Fähigkeiten des Kranken zu prüfen:

I. Das Verständniss des gesprochenen Wortes, sein Hören mit Verstehen.

II. Das Verständniss der Schrift, Lesen mit Verständniss.

III. Die Fähigkeit der willkürlichen Sprache, spontanes Sprechen.

IV. Die Fähigkeit der willkürlichen Schrift, spontanes Schreiben.

V. Das Vermögen, gehörte Worte nachzusprechen (ohne oder mit Verständniss derselben).

VI. Das Vermögen, Schriftstücke abzuschreiben, zu copiren (ohne Verständniss).

VII. Die Fähigkeit, auf Dictat schreiben zu können (ohne oder mit Verständniss des Geschriebenen).

VIII. Die Fähigkeit, Geschriebenes laut zu lesen (ohne Verständniss).

Je nachdem nun entweder das Klangbild- oder Bewegungscentrum oder die einzelnen Bahnen lädirt sind, wird ein Theil der genannten Fähigkeiten verloren gegangen, ein anderer erhalten geblieben sein; und so entstehen eine Anzahl von aphasischen Störungen, von denen wir hier nur die wichtigsten und am besten bekannten kurz skizziren wollen.

I. Bei Zerstörung des Klangbildcentrums ist verloren gegangen I, II, V, VII und VIII, erhalten hingegen III, IV und VI. Doch besteht bei der willkürlichen Sprache und Schrift gewöhnlich eine andere Störung, indem vielfach falsche Worte ausgesprochen oder geschrieben werden, oder die ausgesprochenen oder geschriebenen richtigen Worte mehr oder weniger durch Auslassungen oder Hinzusetzen von Buchstaben verstümmelt werden. Man bezeichnet dies Symptom als *Paraphasie* resp. *Paragraphie*.

Diese Form der Aphasie wird als sensorische corticale Aphasie (Wernicke) oder — wenn auch nicht ganz identisch — als Worttaubheit (Kussmaul) bezeichnet. Die ihr zu Grunde liegende Läsion ist eine Zerstörung der linken ersten und einer Randzone der zweiten Schläfewindung (Wernicke).

II. Bei Zerstörung des Wortbildungscentrum ist verloren gegangen III, IV, V, VII und VIII, dagegen erhalten I, II und VI. Man bezeichnet diese Form der Aphasie als Broca'sche Aphasie oder als corticale motorische Aphasie (Wernicke); dieselbe wird hervorgerufen durch Läsion des hintern Drittels der ersten linken Stirnwindung.

III. Bei Zerstörung der diese beiden Centren verbindenden Bahn ist verloren gegangen V, VII und VIII, erhalten geblieben I, II, III, IV und VI; doch findet sich hierbei stets *Paraphasie* und *Paragraphie*. Diese Form ist von Wernicke als Leitungsaphasie bezeichnet worden; die Fasern dieser Leitung gehen durch die Insula Reilii hindurch, und bewirkt desshalb Zerstörung derselben die vorstehenden Erscheinungen.

Ueber die andern Formen ist bisher noch wenig bekannt, speciell ist ihre Localisation noch fraglich.

d) Passive Motilität.

Ebenso wie die Fähigkeit, die Muskeln zu contrahiren, besitzt der Gesunde auch die Fähigkeit, die Muskeln wieder spontan erschlaffen zu lassen. Diese Erschlaffung ist jedoch in der Norm keine absolute, sondern es befindet sich jeder nicht contrahirte Muskel immerhin in einem gewissen Grade von Spannung, den man als Tonus bezeichnet. Man kann desshalb alle spontan möglichen Bewegungen an den einzelnen Gliedmaassen auch passiv ausführen, ohne dass bei richtiger Vornahme dieselben durch active Muskelcontraction befördert oder verhindert werden.

In pathologischen Verhältnissen kann dies Verhalten verändert sein, und zwar die passive Motilität einerseits herabgesetzt und erschwert, andererseits abnorm leicht ausführbar sein.

Die Ursachen einer herabgesetzten passiven Motilität sind Spasmen resp. Contracturen einzelner oder mehrerer Muskeln; dabei können diese Muskeln selbst noch activ bewegungsfähig oder sie können sogar gelähmt, paretisch bis paralytisch sein.

Doch sei hier erwähnt, dass über das Zustandekommen der Contracturen noch vielfache Differenzen unter den Neurologen herrschen, und dass speciell der Einfluss des Muskeltonus von Manchem geleugnet wird. Auch die Eintheilung derselben wird nach verschiedenen Principien vorgenommen, ebenso wie der Name Spasmus von einigen auf Krämpfe angewendet wird.

I. Spasmen in beweglichen Muskeln entstehen bei manchen Lähmungen, indem die Antagonisten der gelähmten Muskeln, weil ihnen die Gegenwirkung fehlt, sich leichter dauernd contrahiren; ferner werden sie bei *Hysterie* beobachtet, aber auch in Folge von Muskelerkrankungen oder schmerzhaften Gelenkkrankheiten, z. B. *Coxitis* u. s. w.

Sie sind mitunter schwer von tonischem Krampf zu unterscheiden, da der Spasmus selbst ja ebenfalls vom Willen nicht abhängig ist; doch fehlt bei Krampf stets die Lähmung.

II. Spasmen in gelähmten Muskeln kennzeichnen sich durch die abnorme Härte schon des ruhenden Muskels und durch den Widerstand, den man bei Bewegungen, bei denen sie normaliter erschlaffen müssten, erhält. Sie kommen bei cerebralen oder spinalen Lähmungen oberhalb der Ganglien der Vorderhörner vor (*Affectionen der Hirnrinde, Apoplexien, Myelitis, spastische Spinalparalyse* etc.), können jedoch auch fehlen. Ferner werden sie bei *Hysterie* beobachtet.

Bei langer Dauer solcher Spasmen kommt es zu dauernden Contracturen der Muskeln, die nicht mehr wie die Spasmen durch mässige Gewalt dehnbar sind. Auch diese Contracturen können entweder in den gelähmten Muskeln selbst oder in ihren Antagonisten auftreten.

III. Andererseits beobachtet man mitunter bei Lähmungen, dass die betreffenden Glieder abnorm leicht passiv beweglich sind, weil der normale Tonus der Musculatur verloren gegangen ist; man bezeichnet solche Lähmungen als schlaffe Lähmungen und beobachtet sie speciell häufig bei mit degenerativer Atrophie einhergehenden Lähmungen (*Poliomyelitis anterior* etc.).

e) Hyperkinesien.

Man bezeichnet mit dem Namen *Hyperkinesien* oder *Krämpfe* im weitesten Sinne alle activen Muskelcontractionen, die ohne den Willen der Kranken und nicht durch gewöhnliche einfache Reflexe oder electrische Reizung an willkürlichen Muskeln zu Stande kommen und auf gesteigerter Erregbarkeit des motorischen Apparates beruhen.

Ueber die Krämpfe der unwillkürlichen Muskulatur s. sp.

Je nach der Schwere, Dauer etc. dieser Bewegungsphänomene hat man verschiedene Bezeichnungen für dieselben. Es giebt:

I. Fibrilläre Zuckungen; man versteht darunter Contractionen, die nur einzelne Muskelbündel befallen, kurzdauernd sind und sich rasch hinter einander wiederholen. Sie können beim Gesunden in Folge von Einwirkung der Kälte entstehen. Pathologisch kommen sie besonders in atrophirenden Muskeln vor.

II. Tremor, Zittern besteht aus nicht sehr intensiven, ganze Muskeln oder Muskelgruppen ergreifenden, kurzdauernden, aber sich rasch wiederholenden Bewegungen; stärkere, die den Uebergang zu der folgenden Klasse bilden, werden als *Schüttelkrämpfe* bezeichnet.

Physiologisch kommt Zittern mitunter vor bei psychischer Erregung, auch bei stärkerer körperlicher Anstrengung; ferner bei starker Kälteeinwirkung, sowie bei alten Leuten (*Tremor senilis*).

Pathologisch findet sich Zittern:

α) Bei verschiedenen chronischen Intoxicationen: *Alkohol* (*Tremor alcoholicus*), *Blei* (*T. saturninus*), *Quecksilber* (*T. mercurialis*).

β) Bei Nervenkrankheiten und zwar speciell einmal bei *Paralysis agitans*, sowie bei *multipler Sclerose*. Bei ersterer ist das Zittern in der Ruhe vorhanden und schwindet bei kräftigen Bewegungen, bei letzterer fehlt es in der Ruhe und tritt bei willkürlicher Bewegung auf (*Intentionszittern*).

Man prüft das Zittern durch Inspektion; sehr deutlich wird es gewöhnlich an der Zunge, sowie an den gespreizt emporgehaltenen Fingern beobachtet.

III. Eigentliche Krämpfe. Es sind dies intensive, rapid erfolgende Muskelcontractionen, die entweder in rasch auf einander folgenden Zuckungen bestehen (*klonische Krämpfe*), oder bei denen die Muskeln längere Zeit, Minuten bis Tage, in andauernder Contraction verharren (*tonische Krämpfe*). Sie können einzelne Muskeln oder Muskelgruppen afficiren oder grössere Muskelgebiete, ja den ganzen Körper befallen. Es sind dies stets motorische Reizerscheinungen, die ihren Ursprung sowohl im Gehirn wie im Rückenmarke haben; ob auch in den peripherischen Nerven selbst, ist noch fraglich.

Man unterscheidet folgende Arten von Krämpfen:

α) Klonische Zuckungen der Augenmuskeln; sie bewirken zuckende Bewegungen der Bulbi und werden als *Nystagmus* bezeichnet.

β) Tonischen Krampf der Kaumuskeln (*Trismus*); er ist Anfangs- und Begleiterscheinung des *Tetanus*. Ebenso der Krampf der Nacken- und Rückenmuskeln: *Opisthotonus*.

γ) Tonisch-klonischer Krampf in einzelnen Muskeln wird beobachtet bei Herderkrankungen im Gehirn, speciell der Rinde, ferner bei Rückenmarkserkrankungen, speciell *Myelitis transversa*, ferner in den Armen und Händen bei *Tetanie*.

δ) Mehr oder weniger **allgemeine** Krämpfe, wenn sie vorwiegend klonisch sind, auch als *Convulsionen* bezeichnet, finden sich:

A. Bei **Kindern** in Folge von *Dentition, Würmern, Verdauungsstörungen*, im *Beginne* von *fieberhaften Infectionskrankheiten*, im Beginne von *cerebraler* und *spinaler Kinderlähmung*.

B. Bei **Intoxicationen**; speciell ist *Strychninvergiftung* zu erwähnen, ferner die *Urämie*, sowie die gleichwerthige *Eclampsia gravidarum*.

C. Bei *Epilepsie*. Letztere Erkrankung besteht nach einem kurzdauernden tonischen Krampf aus allgemeinen klonischen Zuckungen der ganzen Körpermuskulatur bei aufgehobenem Bewusstsein.

D. Bei *Hysterie;* gewöhnlich sind die Krämpfe hierbei klonisch, allgemein oder seltener auf einzelne Körpertheile localisirt. Selten beobachtet man auch tonische Krämpfe. Das Bewusstsein kann fehlen oder erhalten sein.

E. Als *Katalepsie, Flexibilitas cerea* bei *Hysterie*. Die Glieder setzen passiven Bewegungen einen wenn auch geringen Widerstand entgegen und verharren längere Zeit in den ihnen gegebenen Stellungen in Folge von tonischen Contractionen.

ε) **Choreatische Bewegungen.** Unter diesem Namen versteht man vom Willen unabhängige, rasche, atactische Bewegungen, die sowohl in der Ruhe des Körpers vorhanden sind, als auch die intendirten Bewegungen stören. Sie kommen vor:

A. Bei *Chorea* und zwar in geringerem Grade bei Chorea minor, in grosser Intensität und Ausbreitung bei Chorea magna. Während des Schlafes sistiren sie.

B. Halbseitig (*Hemichorea*) bei *Hemiplegien, Rindenläsionen, cerebraler Kinderlähmung* in den gelähmten Gliedern.

ζ) **Geschehen** diese Bewegungen langsam, so werden sie als **athetotische** bezeichnet. Sie kommen vor bei der *Athetose*, einer in ihrem Wesen noch ziemlich unbekannten Krankheit, ferner halbseitig als *Hemiathetose* bei denselben Affectionen, bei denen auch Hemichorea beobachtet wird.

f) Reflexerregbarkeit.

1. Normales Verhalten der einfachen Reflexe.

Als **Reflex** bezeichnet man einen Vorgang, der darin besteht, dass nach Erregung eines sensibeln oder sensorischen Nerven, meist von der Peripherie her, dieselbe centripetal zum Centralnervensystem läuft, dort auf centrifugale Bahnen übertragen wird, so zu den Endorganen gelangt und eine Function derselben bewirkt. Zum Zustandekommen eines Reflexes sind also folgende nervöse Apparate erforderlich: 1. eine centripetale Bahn, die den Reiz aufnimmt und ihn zum Centrum fortleitet; 2. eine centrifugale Bahn, die ihn zur Peripherie leitet; 3. ein Reflexapparat, der die Ueberleitung von der centripetalen Bahn zur centrifugalen vermittelt. Das Ganze wird als *Reflexbogen* bezeichnet.

Der Reflexapparat liegt bei den spinalen Reflexen im Rückenmark und zwar geht er von den hintern Wurzeln zu den grossen Ganglien der Vorderhörner; bei den cerebralen liegt er im Hirnstamm. Ausserdem existiren noch centrifugale sogenannte reflexhemmende Fasern, die von dem psychischen Centrum zu dem Reflexbogen centrifugal verlaufen, und vermittelst deren der Mensch im Stande ist, das Zustandekommen gewisser, nicht aller, Reflexe zu hindern.

Was die centrifugal leitende Bahn, die den Reflex vermittelt, anbetrifft, so können dies einmal motorische sein und zwar sowohl zu willkürlichen, wie zu unwillkürlichen Muskeln leitende, andererseits auch secretorische (vielleicht auch trophische). Die ersteren werden mithin eine Contraction ihrer Muskeln bewirken, die letzteren hingegen eine Secretion erzeugen.

An dieser Stelle sollen zunächst diejenigen Reflexe besprochen werden, deren centrifugale Bahn zu willkürlichen Muskeln zieht, soweit ihre Untersuchung diagnostischen Werth besitzt. Man unterscheidet unter ihnen je nachdem die centripetale Bahn Vermittlerin der cutanen oder der musculären Sensibilität ist, oberflächiche (Haut- und Schleimhaut-) und tiefe (Sehnen-, Periost- etc.) Reflexe.

Schleimhautreflexe.

I. Corneal- und Conjunctivalreflex. Bei Annäherung eines Gegenstandes an ein Auge resp. bei Berührung der Conjunctiva schliesst sich das Lid. Der Reflexbogen ist Opticus resp. Trigeminus-Hirnstamm-Oculomotorius. Bei Läsion in seinem Verlaufe wird also der Reflex fehlen.

II. Pharynxreflex. Bei Berührung des Rachens und Zungengrundes werden Würg- und Brechbewegungen ausgelöst; die Intensität dieses Reflexes ist übrigens schon bei Gesunden physiologisch sehr verschieden. Herabsetzung bis Verlust der Rachenreflexe findet sich I. bei Lähmung der betreffenden Nerven und Muskeln (*Diphtherie, Bulbärparalyse*), II. nach Gebrauch von *Bromkalium,* III. bei *Hysterie.*

III. Larynxreflex. Bei Berührung des Kehlkopfinnern mit einer Sonde werden Hustenstösse ausgelöst. Dieser Reflex fehlt speciell bei Läsion des *Nervus laryngeus superior.*

Hautreflexe.

IV. **Abdominalreflex.** Bei Kitzeln, Streichen mit einem Bleistift, Bespritzen mit Wasser und ähnlichen Reizen contrahiren sich die queren Bauchmuskeln der betreffenden Seite. Er kann übrigens beiderseitig bei Gesunden fehlen.

V. **Cremasterreflex.** Beim Kitzeln, Streicheln etc. der Innenseite eines Oberschenkels contrahirt sich beim Manne der Musculus cremaster der betreffenden Seite und zieht den Hoden in die Höhe. Auch dieser Reflex kann bei Gesunden, speciell alten Leuten, fehlen.

VI. **Plantarreflex.** Beim Kitzeln oder Stechen einer Fusssohle tritt entweder eine Dorsalreflexion des Fusses oder ein Zurückziehen des ganzen Beines ein. Doch kann er bei Gesunden fehlen, ist überhaupt sehr verschieden stark ausgeprägt.

Sehnenreflexe.

VII. **Sehnenreflexe der oberen Extremitäten.** Bei Beklopfen der Sehnen der grösseren Armmuskeln (Biceps, Triceps, Vorderarmflexoren) mittelst des gekrümmten Fingers oder eines Percussionshammers in einer Stellung des Arms, dass die betreffenden Muskeln leicht passiv angespannt sind, tritt öfters eine leichte Zuckung des betreffenden Muskels ein.

VIII. **Patellarreflex.** Bei kurzem Beklopfen der Sehne des M. quadriceps femoris unterhalb der Patella, bei vollständig erschlafftem und dabei leicht passiv gedehntem Muskel tritt regelmässig sofort eine kurze blitzartige Contraction dieses Muskels und in Folge dessen eine Streckung des Schenkels ein. Es ist jedoch mitunter schwierig, die zur Erzielung des Reflexes nöthige Erschlaffung der Musculatur zu erzielen. Man muss desshalb, falls bei einer Stellung der Reflex ausbleibt, die verschiedensten andern Stellungen versuchen. Entweder lässt man den Kranken auf einem Tisch, Bettrand oder dgl. sitzen, so dass die Beine herabhängen, oder man lässt ihn auf einem Stuhl oder im Bette ein Bein über das andere schlagen und schlaff herabhängen; oder man hebt mit einer Hand den Oberschenkel des liegenden Kranken etwas in die Höhe, sodass der Unterschenkel herabhängt. Dabei ist es vortheilhaft, wenn das Bein gänzlich unbekleidet ist; jedenfalls muss man, falls der Reflex am bekleideten Bein ausbleibt, die Prüfung am unbekleideten wiederholen. Auch ist zu bemerken, dass Gegenwart von Contracturen oder Spasmen in den untern Extremitäten im Stande ist, das Zustandekommen des Reflexes zu hindern, ohne dass dieser selbst erloschen ist.

IX. **Achillessehnenreflex.** Bei Beklopfen der Achillessehne tritt eine blitzartige Contraction der Wadenmusculatur ein; letztere muss dabei ebenfalls erschlafft und leicht dadurch gespannt sein, dass der Fuss nicht plantar flectirt ist, sondern mit dem Unterschenkel einen rechten Winkel bildet. Doch kann dieser Reflex öfters bei Gesunden fehlen.

Eine pathologische Steigerung dieses Reflexes, die also nicht resp. nur höchst selten bei Gesunden, sondern fast ausschliesslich bei Kranken beobachtet wird, ist der sogenannte Fussklonus. Er besteht darin, dass bei plötzlicher Dorsalflexion des vorher langsam ad maximum extendirten Fusses eine mehr oder minder lange dauernde Reihe rhythmischer klonischer Contractionen der Wadenmuskulatur auftritt.

Ueber die Art des Zustandekommens der sogenannten Sehnenreflexe herrschen insofern noch einige Controversen, als es noch strittig ist, ob sie reine Reflexe, nur von den sensiblen Nerven der Sehnen und Muskeln ausgelöst, oder ob sie, wenigstens theilweise, auf mechanischer Erregung des Muskels (s. sp.) in Folge der plötzlichen Dehnung beruhen. Speciell vom Fussklonus wird letzteres vielfach angenommen.

Periostreflexe.

Bei Beklopfen einiger Knochen (Tibia, Handgelenk etc.) treten Contracturen der zu denselben gehenden Muskeln (Quadriceps, Biceps brachii) auf. Diese Reflexe sind oft beim Gesunden vorhanden, jedoch ist im Allgemeinen ihr Vorkommen ein Zeichen erhöhter Reflexerregbarkeit. Dasselbe gilt von den von *Fascien* auszulösenden Reflexen.

2. Pathologisches Verhalten der einfachen Reflexe.

Ueber die diagnostische Bedeutung der Veränderungen der Reflexe der Hirnnerven ist schon oben kurz gesprochen.

Was die spinalen Reflexe anbelangt, so erhellt aus dem oben gesagten, dass dieselben Alterationen zeigen müssen:

I. Wenn die centripetale Bahn von der Peripherie bis zu der Stelle, wo der Reiz von der centripetalen auf die centrifugale Bahn übergeht (Hinterhörner der Medulla), Läsionen besitzt. Dagegen werden solche der centripetalen Bahnen auf der central von der Reizübergangsstelle gelegenen Partie die Reflexe nicht beeinflussen.

II. Wenn die centrifugale Bahn von der Stelle, wo der Reiz auf sie übertritt (grosse Ganglien der grauen Vorderhörner) bis zur Peripherie lädirt ist. Dagegen rufen Alterationen der motorischen Apparate central von der Uebergangsstelle keine Reflexanomalien hervor.

III. Wenn die Verbindung zwischen centripetaler und centrifugaler Bahn, die intermediäre Bahn, in der grauen Rückenmarkssubstanz Anomalien zeigt.

IV. Wenn die reflexhemmenden Fasern von den Gehirn-
centren bis zu den grauen Vorderhörnern an irgend einer Stelle
afficirt sind. Erkrankung derselben im Rückenmark unterhalb der
von ihnen beeinflussten Ganglien dagegen stört das Zustandekommen
des Reflexes nicht.

Was für eine Veränderung des Reflexes eintritt, wird von der
Art der Läsion des leitenden Nervenapparates bedingt sein; und
zwar werden depressorische, die Leitung hemmende Processe in
I—III Herabsetzung bis Erlöschen, in IV jedoch Steigerung, hingegen excitirende, die Erregbarkeit steigernde Veränderungen in
I—III Steigerung, in IV Herabsetzung der Reflexe nach sich ziehen.
Es erhellt hieraus, dass das Verhalten der Reflexe vielfach je nach
dem Sitz und der Art der Läsion wechseln wird. Und zwar kann
entweder dieselbe Affection z. B. des Rückenmarks auf eine Anzahl
Reflexbögen lähmend, auf andere reizend einwirken oder sie kann
sowohl eine Anzahl von Reflexbögen selbst wie auch von reflexhemmenden Fasern in gleichem Sinne beeinflussen. In beiden
Fällen wird der Effect derselbe sein: eine Anzahl von Reflexen
wird gesteigert, eine andere herabgesetzt sein.

Im allgemeinen lassen sich folgende Regeln aufstellen, wobei
man jedoch berücksichtigen muss, dass, wie oben erwähnt, die Hautreflexe schon in der Norm sehr verschieden stark ausgeprägt und
sehr von der Individualität des Kranken, seiner Hautbeschaffenheit
etc. abhängig, indessen dabei auf beiden Körperhälften stets gleich
stark sind, während die Sehnenreflexe viel weniger physiologischen
Schwankungen unterworfen sind und desshalb ihr Verhalten eine
grössere diagnostische Bedeutung beansprucht:

Abschwächung bis Fehlen der Reflexe findet sich meist

I. bei Erkrankungen der in Frage kommenden Muskeln
(*myopathische Lähmungen*);

II. bei Affectionen der peripheren Nerven: *periphere Neuritis,
periphere Lähmungen* der betreffenden motorischen oder sensiblen Nerven;

III. bei spinalen Affectionen, wenn sie hintere oder vordere
Wurzelbündel oder die graue Substanz in den Bereich der Erkrankung hineinziehen: *Myelitis, Tumoren, Blutungen, Quetschungen* und *Com-
pressionen, spinale Muskelatrophie, Poliomyelitis anterior, Tabes.* Besonders
bei letzterer Affection ist das frühzeitige Erlöschen speciell des
Patellarreflexes (*Westphal'sches Phänomen*) die Regel;

IV. bei Hirnleiden, die von einer gesteigerten Reflexhemmung
begleitet sind: *Meningitis, Blutungen der Meningen, Tumoren* etc. Hierbei
ist das Verhalten der Haut- und Sehnenreflexe oft ein verschiedenes;
während erstere erloschen sind, können letztere gesteigert sein;

V. bei functionellen Neurosen: im *epileptischen Anfall*. Ferner auch bei tiefer *Anästhesie* durch *Chloroform, Chloral, Morphium* etc.

Steigerung der Reflexe findet sich

I. bei peripheren erregbarkeitssteigernden Affectionen der fraglichen motorischen und sensibeln Nerven sowie der Muskeln: *Hyperästhesie der Haut, multiple Neuritis, Tetanie, Myotonia congenita* etc.;

II. bei spinalen Erkrankungen und zwar entweder Affectionen die die Erregbarkeit der Vorderhörner steigern (*Strychninvergiftung, Tetanus*) oder bei solchen, die die reflexhemmenden Fasern oberhalb der betreffenden intermediären Bahn alteriren (*Myelitis chronica, Compression der Medulla, multiple Sclerose, amyotrophische Lateralsclerose* etc.);

III. bei Hirnerkrankungen: *cerebrale Lähmungen mit secundärer Degeneration der Pyramidenbahnen, progressive Paralyse*;

IV. bei functionellen Neurosen, besonders *Hysterie*.

3. Complicirte Reflexe.

Unter dieser Rubrik seien einige Vorgänge besprochen, die insofern eine gewisse Sonderstellung beanspruchen, als einmal der motorische Apparat, der dabei in Function tritt, ausser willkürlichen auch aus unwillkürlichen Muskeln besteht und ferner eine reflexhemmende Wirkung des Willens bei einigen derselben sehr stark ausgeprägt ist. Es sind dies der Vorgang der Harn- und Stuhlentleerung; ferner gehören in gewisser Hinsicht hierher die Erection, die Ejaculatio seminis sowie die Uteruscontractionen.

I. Harnentleerung.

Dieselbe kennzeichnet sich als ein Reflexvorgang, dessen Bogen aus den sensibeln Nerven der Blasenschleimhaut und -Musculatur, intermediären Bahn im Lumbalmark (im Gebiet des 3.—5. Sacralnerven), motorischen Nerven einmal [zum Musculus detrusor vesicae (der vom Willen unabhängig ist) und zweitens zu der vom Willen abhängigen Bauchmusculatur besteht, bei dem jedoch auch sensible Fasern, die weiter zum Gehirn leiten, und motorische, die vom Gehirn zum Musculus sphincter vesicae externus verlaufen, eine Rolle spielen, indem die Auslösung des Reflexes bei Anfüllung der Blase vom Willen verhindert werden kann.

Die Störungen in der Harnentleerung sind folgende:

Unwillkürliche Entleerung des Harnes kann entweder reflectorisch geregelt sein, d. h. sie erfolgt nur dann, wenn die Blase gefüllt ist, oder sie erfolgt fortwährend, es besteht *Harnträufeln*.

Reflectorische Harnentleerung findet sich

a) bei Unterbrechung der Leitung vom Lendenmark zum

Gehirn (*Tumoren, Quetschungen, Entzündungen* u. dgl. des *Rückenmarks oberhalb des Lendenmarks, spec. Tabes*);

β) während des Schlafes bei *Enuresis nocturna;*

γ) bei Krampf des Detrusor vesicae (im *epileptischen Krampfanfall,* beim *Lachen, Husten);*

δ) bei *Bewusstlosen, Schwerkranken, Geisteskranken.*

Harnträufeln wird beobachtet bei Lähmung der Spincteren, die eine Folge der verschiedensten *Nervenerkrankungen* sein kann.

Erschwerung der Harnentleerung bis zur Unmöglichkeit wird als *Retentio urinae* oder *Ischurie* bezeichnet. Sie kommt vor:

α) Bei Lähmung des Detrusor (bei verschiedenen *Rückenmarksaffectionen*), da dann die Bauchpresse die Blase nicht vollständig leer machen kann.

Ist auch eine Lähmung der Bauchmuskeln vorhanden, so wird die Retention noch gesteigert, und kann spontan gar kein Harn mehr entleert werden. In solchen Fällen kann schliesslich der angesammelte Harn den Widerstand des Sphincter überwinden; es kommt dann zu Harnträufeln bei überfüllter Blase (*Ischuria paradoxa*); ist auch der Sphincter gelähmt, wie es bei *Läsionen des Lendenmarks* oft der Fall ist, so tritt diese Erscheinung natürlich um so leichter ein.

β) Bei Verengerung der abführenden Harnwege (*Stricturen der Urethra, Hypertrophie der Prostata* etc.).

γ) Bei Lähmung oder Parese der sensibeln Fasern, die die Leitung zum Reflexbogen vermitteln, speciell bei *Tabes.*

II. Stuhlentleerung. Der Vorgang des Reflexes ist ein ganz ähnlicher; auch hier verläuft der Reflexbogen von der Rectumschleimhaut zum Lendenmark und von dort zu der Musculatur des Rectum, sowie zur Bauchpresse, andererseits treten centripetale Bahnen zum Bewusstseinscentrum und centrifugale zum Sphincter ani externus gehend in Mitwirkung. Auch hier beobachtet man:

Unwillkürliche Stuhlentleerung (*Incontinentia alvi*) und zwar:

α) Bei spinaler Erkrankung im Lendenmark oder oberhalb desselben.

β) Bei *Bewusstlosen* und *Schwerkranken.*

Erschwerung der Stuhlentleerung wird als *Retentio alvi* bezeichnet; sie findet sich bei verschiedenen spinalen Affectionen (*Myelitis, Blutungen, Tabes* etc.).

III. Sexuelle reflectorische Functionen.

Die Erection kommt reflectorisch zu Stande durch Reizung der sensibeln Nerven der äusseren Geschlechtstheile, die zu den Erectionscentren im Lendenmark geht und von dort durch den 2. und 3. Sacralnerv zu den Nervi erigentes läuft. Andererseits ist eine Reizung dieses Centrums auch vom Gehirn (wahrscheinlich sowohl vom Vasodilatatorencentrum in der Oblongata, als von dem Grosshirn) aus möglich.·

Vermehrung der Erection mit Mangel des Wollustgefühls (*Priapismus*) ist (ausser bei *Localerkrankungen*) beobachtet worden bei *Rückenmarkaffectionen*, die ihren Sitz oberhalb der Erectionscentren hatten und eine Reizung auf die vom Gehirn kommenden Fasern ausübten.

Verminderung der Erection (*Impotentia*) wird (ausser bei *alten Leuten, Krankheiten der Geschlechtsorgane*) gesehen bei verschiedenen *spinalen Affectionen*, speciell bei *Tabes*, ferner bei *neurasthenischen Zuständen*.

Ueber das normale und pathologische Verhalten der Ejaculation, sowie der Uteruscontraction ist noch wenig bekannt.

g) Mechanische Muskelerregbarkeit.

Bei Beklopfen oder raschem Bestreichen der Muskeln mit einem stumpfen Gegenstande treten oft entweder Contractionen des ganzen Muskels oder kurze oder längere Zeit dauernde und in letzterem Falle einen Wulst der betreffenden Stelle hervorrufende Contractionen von einzelnen Faserzügen oder Partien des Muskels, entsprechend der beklopften oder bestrichenen Stelle auf. Die letzteren (*idiomusculäre Contractionen*) sind ohne diagnostischen Werth, wenn sie auch bei Kranken mit Abmagerung (*Phthisikern, Krebskranken*) besonders häufig angetroffen werden.

Die mechanische Erregbarkeit des Muskels selbst ist gesteigert bei *Myotonia congenita* (Thomsen'sche *Krankheit*). Sie ist ferner gesteigert, dabei aber träge bei Vorhandensein von *Entartungsreaction* (s. nächsten Abschnitt).

Die mechanische Nervenerregbarkeit hat bisher noch keine diagnostische Bedeutung.

h) Elektrische Erregbarkeit.

Ueber die Technik und das physiologische Verhalten s. S. 33 u. ff.

Um Nerven und Muskeln elektrisch zu reizen sind von Duchenne, Remak, Erb, Ziemssen u. a. eine Anzahl von Punkten ermittelt worden, von denen aus die Reizung am sichersten und leichtesten gelingt. Die Lage dieser sogenannten elektromotorischen Punkte geht aus Figur 97—100 auf Taf. XI und XII hervor. Wie früher erwähnt, entsprechen dieselben denjenigen Körperstellen, wo der Nerv oberflächlich genug liegt, um von wirksamen Stromschleifen getroffen zu werden. Es erhellt hieraus einmal, dass die Localisation der Punkte bei den verschiedenen Personen öfters kleine Verschiedenheiten zeigt und ferner, dass der Untersucher, wenn er die Punkte richtig treffen will, darauf zu achten hat, dass er nöthigenfalls die Elektrode tief und in einer bestimmten Richtung einzudrücken hat (z. B. bei der Reizung des N. phrenicus, radialis, ischiadicus u. a.).

Tafel XI/XII.
Elektrodiagnostik I u. II (Erklärung zu Fig. 95—100).

Lage der elektromotorischen Punkte im Gesicht, Hals und den Extremitäten; zusammengestellt nach den elektrodiagnostischen Lehrbüchern von Erb, v. Ziemssen und Lewandowski Die Nervenpunkte sind mit römischen, die Muskelpunkte mit deutschen Ziffern versehen.

Nervus trigeminus (Fig. 96).

1. M. temporalis
2. M. masseter } *weiss.*

Nervus facialis (Fig. 95).

II. Gemeinsamer Punkt, *violett.*
IIa. N. auricularis posterior
3. M. occipitalis
4. Hintere Ohrmuskeln } *grün.*

IIb. Stirn-Augenast
5. M. frontalis
6. M. corrugator supercilii } *roth.*

IIc. Nasen-Mundast
7. M. orbicularis oculi
8. M. zygomaticus major
9. M. zygomaticus minor
10. M. levator labii alaeque nasi
11. M. levator labii proprius } *blau.*
12. Mm. compressor et pyramidalis nasi
13. M. dilatator narium anterior
14. M. dilatator narium posterior
15. M. orbicularis oris

IId. Kinn-Halsast
16. M. triangularis menti
17. M. quadratus menti
18. M. levator menti } *gelb.*
19. Platysma myoides (wird theilweise vom Plexus cervicalis innervirt)

Nervus accessorius (Fig. 96).

III. Gemeinsamer Punkt
20. M. sternocleido-mastoideus } *schwarz.*
21. M. cucullaris

Nervus hypoglossus (Fig. 95).

IV. Gemeinsamer Punkt
22. M. sternohyoideus } *schwarz.*
23. M. omohyoideus (diese bei-

den werden auch von Cervicalnerven innervirt)
24. M. sternothyreoideus } *schwarz.*

Plexus cervicalis (Fig. 95).

25. M. splenius
Va. N. phrenicus (Diaphragma) } *weiss.*

Plexus brachialis (Fig. 96—98)

VI. Gemeinsamer Punkt
VIa. Erb'scher Supraclavicularpunkt (M. deltoides, biceps, brachialis internus und supinator longus) } *violett.*

VIb. N. dorsalis scapulae
26. M. levator scapulae (auch vom Plexus cervicalis innervirt) } *roth.*

VIc. N. axillaris
27. M. deltoideus } *grün.*

VId. Nn. thoracici anteriores (Mm. pectorales) *blau.*

VIe. N. thoracicus longus (M. serratus anticus major) *gelb.*

VIf. N. musculo-cutaneus
28. M. biceps brachii
29. M. brachialis internus } *gelb.*

VIg. N. medianus
30. M. pronator teres.
31. M. flexor carpi radialis
32. M. flexor digitorum profundus
33. M. flexor digitorum sublimis
  a) dig. II u. III
  b) dig. II u. V.
34. M. flexor pollicis longus } *blau.*
35. M. flexor pollicis brevis
36. M. abductor pollicis brevis
37. M. adductor pollicis brevis
38. M. opponens pollicis
39. M. lumbricalis I
40. M. lumbricalis II

Fortsetzung auf S. 384.

Elektrodiagnostik I.

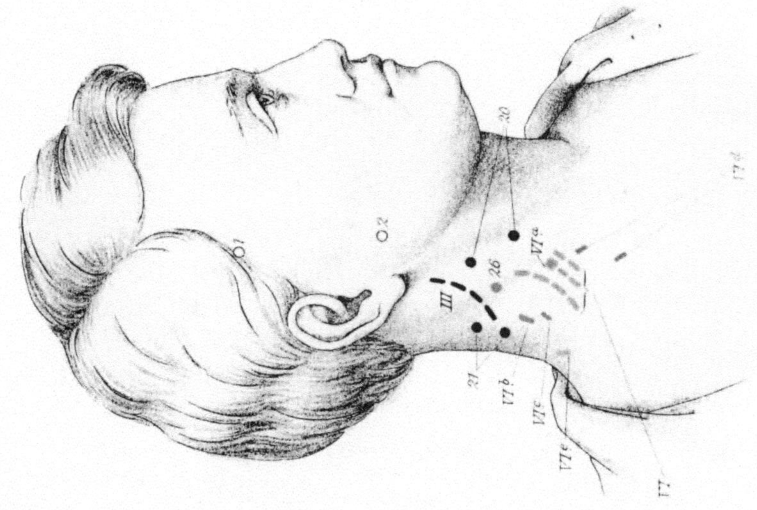

Fig. 96.

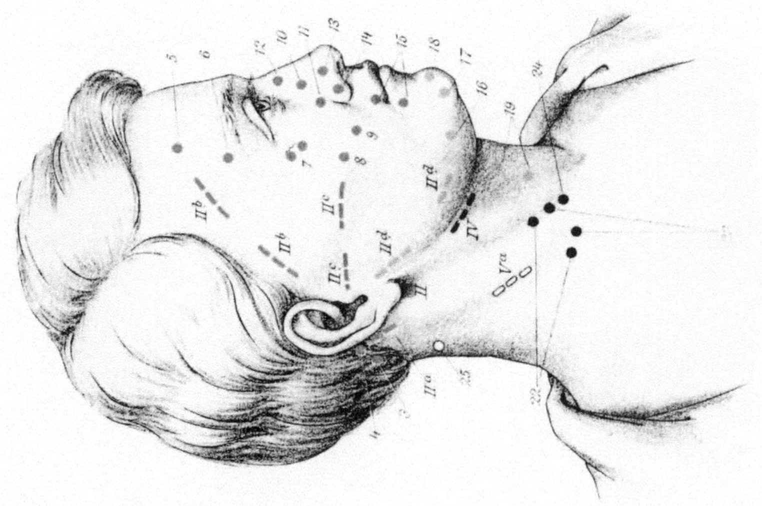

Fig. 95.

Verlag von Julius Springer in Berlin N. Lith. Anst. von C. L. Keller in Berlin S.

Näher auf diesen Punkt einzugehen, ist jedoch hier nicht der Platz und sei desshalb in dieser Hinsicht auf die Specialwerke, vor allem von v. ZIEMSSEN und ERB verwiesen.

Als pathologische Vorkommnisse finden sich:

1. Quantitative Veränderungen der elektrischen Erregbarkeit der Nerven und Muskeln.

I. Steigerung für beide Stromarten findet sich bei vorhandenem Reizzustand in den Centren der betreffenden Nerven oder bei Aufhebung des Hemmungseinflusses, den das Gehirn auf die peripheren Nerven ausübt. Sie wird beobachtet:

α) Bei peripheren Affectionen: im *Beginn rheumatischer* und *Drucklähmungen*, bei *Chorea* mitunter, stets und hochgradig bei *Tetanie*.

β) Bei spinalen Affectionen: im *Beginne der Tabes* und der *spinalen Meningitis*, bei der *spinalen Form der progressiven Muskelatrophie*, bei *verschiedenen Formen von Myelitis* u. a.

γ) Bei cerebralen Affectionen: bei *cerebralen Lähmungen mit Contracturen*, bei *beginnenden Hirntumoren*.

II. Herabsetzung für beide Stromarten bis Erlöschen der Erregbarkeit wird beobachtet bei reinen Nerven- und Muskelatrophien ohne degenerative Processe, aber auch in vielen andern Fällen. Sie kommt also vor:

α) Bei peripheren Lähmungen: *Neuritis, rheumatische* und *Drucklähmungen, Lähmungen nach acuten Krankheiten (Typhus, Scharlach, Diphtherie, Gelenkrheumatismus), Vergiftungslähmungen, reinen einfachen Muskelatrophien*.

β) Bei spinalen Lähmungen: *diffuse Myelitis, Poliomyelitis, Muskelatrophie, spastischer Spinalparalyse, amyotrophischer Lateralsclerose, vorgerückteren Fällen von Tabes* u. a.

γ) Bei cerebralen Affectionen: nur bei *ganz alten Fällen* von *cerebralen Lähmungen* und auch da nie hochgradig; mitunter bei *Hirntumoren*, sowie bei *Bulbärparalyse*.

2. Qualitativ-quantitative Veränderungen der elektrischen Erregbarkeit.

I. Complete Entartungsreaction (EaR). Dieselbe besteht in α) Erlöschen der elektrischen Erregbarkeit der Nerven und Muskeln für den faradischen, der Nerven allein für den galvanischen Strom bei vollkommen erloschener activer Motilität. β) Steigerung der galvanischen Erregbarkeit der Muskeln. γ) Träger wurmartiger Charakter der Zuckungen. δ) Qualitative Veränderungen: An SZ und An ÖZ treten eher auf wie Ka SZ; Ka ÖZ wird gleich oder überwiegt über An ÖZ. ε) Charakteristischer Verlauf: Erlöschen von α bis spätestens am 12. Tage der Erkrankung. Auftreten von β—δ bis spätestens Ende der 2. Woche. Bei Uebergang in Heilung: erst Wiederauftreten der spontanen Motilität, dann von α und schliesslich nach und nach Normalwerden von β—δ. Bei Unheilbarkeit hingegen allmähliches Sinken von β und schliesslich nach Jahren vollkommener Verlust jeder elektrischen Erregbarkeit.

II. Partielle Entartungsreaction. Dieselbe besteht in α) Herabsetzung der faradischen Erregbarkeit der Nerven und Muskeln, der galvanischen für die Nerven allein bei aufgehobener activer Motilität. β) In Steigerung oder normalem Verhalten der galvanischen Muskelerregbarkeit. γ) Träger, wurmartiger Charakter der Zuckungen. δ) Sonstige qualitative Anomalien können vorhanden sein oder fehlen. ε) Der Eintritt der Veränderungen erfolgt wie bei der completen EaR, aber die Restitutio in integrum viel schneller.

Die Entartungsreaction tritt in allen Fällen ein, wo der tro-

VJ h. N. ulnaris
  41. M. flexor carpi ulnaris
  42. M. palmaris brevis
  43. M. abductor digiti minimi
  44. M. flexor digiti minimi
  45. M. opponens digiti minimi   *roth.*
  46. M. lumbricalis III
  47. M. lumbricalis IV
48—51. Mm. interossei dorsales

VI i. N. radialis
  52. M. triceps
    a) caput longum
    b) caput externum
    c) caput internum
  53. M. supinator longus
  54. M. supinator brevis
  55. M. extensor carpi radialis longus
  56. M. extensor carpi radialis brevis   *schwarz.*
  57. M. extensor carpi ulnaris
  58. M. extensor digitorum communis
  59. M. extensor pollicis longus
  60. M. extensor pollicis brevis
  61. M. extensor indicis
  62. M. extensor digiti minimi
  63. M. abductor pollicis longus

Plexus cruralis (Fig. 99 u. 100).

VII a. N. cruralis
  64. M. sartorius
  65. M. quadriceps gemeinsamer Punkt
    a) rectus   *schwarz.*
    b) vastus externus
    c) vastus internus
  66. M. cruralis

VII b. N. obturatorius
  67. M. pectineus
  68 M. adductor magnus   *gelb.*
  69. M. adductor longus

Plexus ischiadicus (Fig. 99 u. 100).

(N. gluteus superior)
  70. M. tensor fasciae latae   *grün.*
(N. gluteus inferior)
  71. M. gluteus maximus   *grün.*

VIII a. N. ischiadicus gemeinsamer Punkt   *violett.*

VIII b. N. tibialis
  72. M. semitendinosus
  73. M. semimembranosus
  74. M. biceps femoris (caput longum)
  75. M. gastrocnemius
    a) caput externum
    b) caput internum   *roth.*
  76. M. soleus
  77. M. flexor digitorum communis longus
  78. M. flexor hallucis longus
  79. M. abductor digiti minimi
80—83. Mm. interossei dorsales

VIII c. N. peroneus
  84. M. biceps femor. (caput breve)
  85. M. tibialis anticus
  86. M. peroneus longus
  87. M. peroneus brevis   *blau.*
  88. M. extensor digitorum communis longus
  89. M. extensor digitorum communis brevis
  90. M. extensor hallucis longus

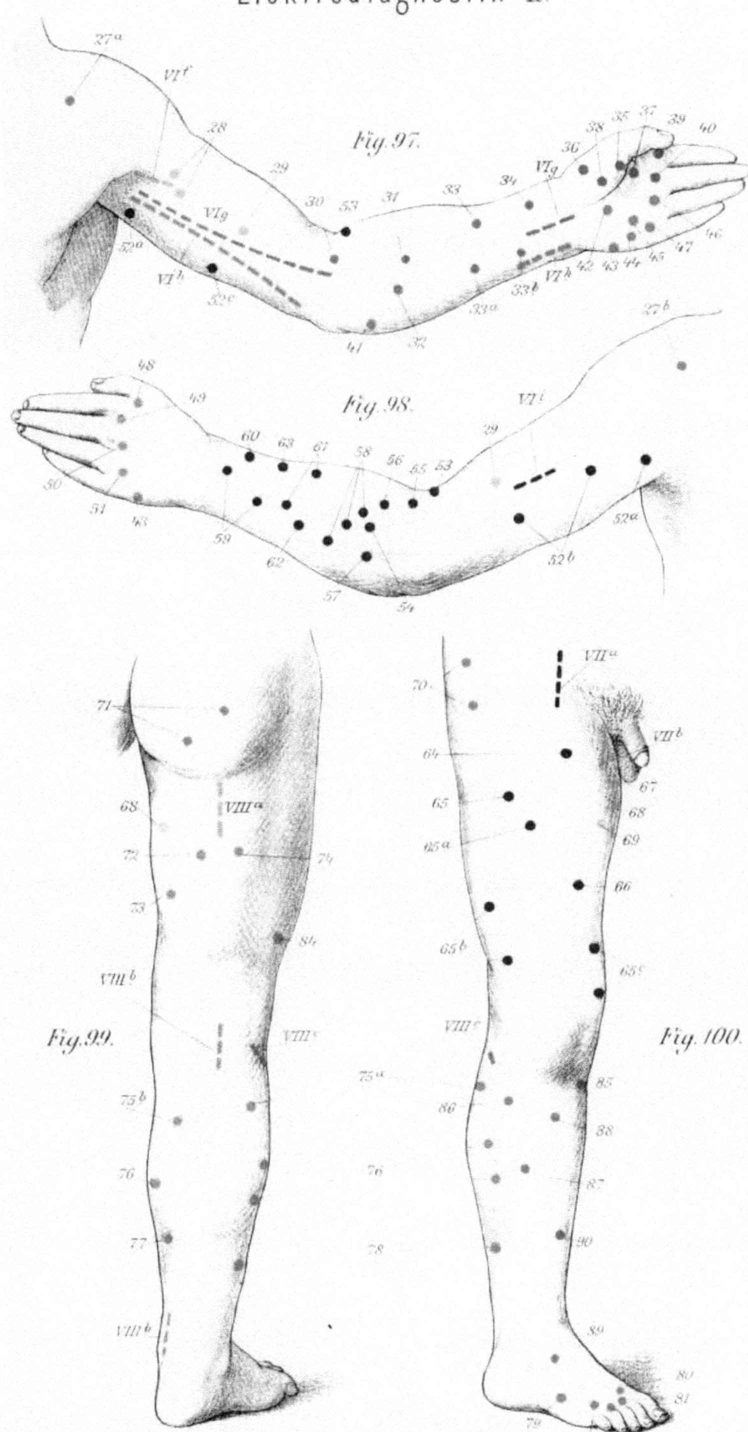
Fig. 97.
Fig. 98.
Fig. 99.
Fig. 100.
VII

phische Einfluss der betreffenden Centren (Nervenkerne am Boden des 4. Ventrikels für die Gehirn-, Vorderhornganglien für die Rückenmarksnerven) eliminirt und es desshalb zu degenerativen Veränderungen in den Nerven und Muskeln gekommen ist, sei es, dass diese Centren selbst erkrankt sind, oder dass die sie mit den Muskeln verbindenden trophischen Bahnen eine Leitungshemmung oder -unterbrechung erlitten haben.

Sie kommt mithin vor:

a) Bei peripheren Lähmungen: *traumatische Lähmungen (Quetschung, Zerreissung, Schnitt etc.); Drucklähmungen,* durch *Tumoren, Entzündungen; rheumatische Lähmungen; Neuritis, toxische Lähmungen (Blei); Lähmungen bei und nach Infectionskrankheiten (Typhus, Diphtherie, Scharlach, Syphilis? Beriberi, Lepra?).*

β) Bei spinalen Lähmungen: *Poliomyelitis anterior, spinale Muskelatrophie, Blutungen, Entzündungen, Druck von Tumoren in den oder auf die grauen Vorderhörner.*

γ) Bei cerebralen Lähmungen: *Affectionen des Pons mit Affection der Kerne,* speciell des *Facialis,* eventuell bei *Tumoren mit Druck auf dieselben,* bei *Bulbärparalyse.*

Entartungsreaction fehlt:

a) Bei rein musculären Erkrankungen: *Myositis, Muskelatrophie nach Gelenkaffectionen, Inactivitätsatrophien* speciell bei *Hysterie, Dystrophia muscularis progressiva.*

β) Bei spinalen Lähmungen in Folge von Erkrankungen der *weissen Rückenmarksubstanz* (mit Ausnahme der motorischen Wurzeln) oder der *Hinterhörner,* also speciell *Tabes.*

γ) Bei rein cerebralen Lähmungen in Folge von *Läsionen der grauen Hirnrinde* oder *Zerstörung der Leitungsbahnen oberhalb der Kerne der Medulla oblongata.*

III. Myotonisch-elektrische Reaction (Erb) besteht in: *a*) normalem Verhalten der Erregbarkeit der Nerven; *β*) erhöhter Erregbarkeit der Muskeln für beide Stromarten; *γ*) bei faradischer Reizung dauert die Contraction nach Oeffnung des Stromes einige Zeit nach; *δ*) bei galvanischer Reizung sind nur Schliessungszuckungen, die träge und unbedeutend sind, vorhanden. Sie findet sich bei der *Myotonia congenita* (Thomsen'sche *Krankheit*).

Unter den elektro-diagnostischen Anomalien sind in Vorhergehendem nur diejenigen Veränderungen aufgenommen, die nach unsern heutigen Kenntnissen einen wirklichen diagnostischen Werth besitzen, solche hingegen, die nur ein mehr physiologisches oder klinisches Interesse darbieten, wie z. B. die Erschöpfungsreaction u. a.

übergangen worden. Behufs dieser letzteren sei desshalb auf die Lehrbücher der Elektrodiagnostik verwiesen.

Dann ist noch Folgendes hervorzuheben. Es kommt öfters vor, dass elektromotorische Anomalien, z. B. die Entartungsreaction, nur in einem resp. wenigen Muskeln oder gar nur in einzelnen Muskelabschnitten ausgeprägt sind, während die grosse Menge der Muskeln sich normal oder nur ganz wenig verändert zeigt. In solchem Falle kann bei oberflächlicher oder ungenügender Prüfung dieses Vorkommniss leicht gänzlich übersehen und die Diagnose dadurch auf falsche Fährte geleitet werden. Es sei desshalb hier betont, dass stets eine sorgfältige Untersuchung geboten erscheint, zumal der positive Nachweis z. B. von Entartungsreaction auch nur in vereinzelten Muskeln oder Muskelabschnitten natürlich für die Diagnose von entscheidender Bedeutung ist.

i) Motilität unwillkürlicher Muskeln.

Zu diesem Gebiete rechnen wir einmal die gesammte *glatte* Muskulatur; von *quergestreiften* Muskeln sind nur zwei Gruppen vom Willen unabhängig und zwar einmal vollständig das Herz und dann in gewissem Sinne die Athmung. Letztere ist theilweise vom Willen abhängig insofern, als wir sie beschleunigen, verlangsamen etc. können; andererseits können wir sie nicht ganz unterdrücken, und geht sie gewöhnlich, immer im Schlafe nur unwillkürlich vor sich. Alle diese vom Willen unabhängigen Bewegungen geschehen in Folge reflectorischer oder centraler Reizung; über den Verlauf der dabei wirksamen Nervenbahnen sind unsere Kenntnisse jedoch noch mehr oder weniger lückenhaft.

1. Störungen der Bewegungen der Pupille, des *Pupillarreflexes*.

I. Anatomisch-physiologische Vorbemerkungen und Technik der Prüfung.

Die Verengerung der Pupille bewirkt der vom Nervus oculomotorius innervirte M. sphincter, die Erweiterung der vom Sympathicus innervirte M. dilatator Iridis. Die Reizung bei Lichteinfall geht vom Nervus opticus aus und verläuft im Nerv, dann im Tractus zu den vordern Vierhügeln, von dort zum Oculomotoriuskerne und dann im N. oculomotorius zum Muskel. Beide Kerne sind ausserdem durch Fasern mit einander verbunden. Auf diesem Verhalten beruht es einmal, dass bei Hemianopsie, falls die Läsion central von den vorderen Vierhügeln liegt, wenn der Reflexbogen intact ist, auf Lichteinfall auf die amaurotischen Partien trotzdem Reaction auftritt, und dass ferner bei einseitiger Amaurose, wo die Läsion peripher vom Chiasma liegt, falls der Oculomotorius der betreffenden Seite functionsfähig ist, bei Reizung des gesunden Auges auch auf dem amaurotischen Pupillenverengerung constatirt wird.

Ausser diesem reflectorischen Vorgang auf Licht verengert sich die Pupille noch bei der Accomodation, resp. Convergenz der Augen, sowie erweitert sie sich bei schmerzhaften Hautreizen. Doch sind dies wahrscheinlich keine eigentlichen Sphincterreflexe, sondern nur mechanische Reflexe, von denen der erstere durch die Contraction des Ciliarmuskels, der zweite durch Contraction sämmtlicher Augenmuskeln und in Folge dessen Vortreibung des Bulbus bedingt ist. Diese Pupillenveränderung ist ausserdem stets nur eine momentane, sich rasch wieder ausgleichende.

Man prüft zunächst das Verhalten beider Pupillen in der Ruhe bei mittlerer Beleuchtung und achtet auf ihre Weite und auf etwaige Differenzen zwischen rechts und links. Darauf untersucht man die Reaction, indem man den Patienten, die in das Tageslicht oder in eine Kerzenflamme blicken, das Auge mit der Hand beschattet und dieselbe wieder wegzieht, schliesslich sie durch das Fenster einen ferngelegenen Punkt und dann plötzlich den vor das Auge gehaltenen Finger fixiren lässt.

II. Pathologisches Verhalten. Infolge Herabsetzung der Pupillarbewegung beobachtet man entweder abnorme *Enge* oder *Weite* der Pupille. Die Ursachen können einmal Erkrankungen des *Auges* selbst sein, andererseits *centrale Affectionen*. Hier seien nur die letzteren angeführt, in Betreff der ersteren aber auf die ophthalmologischen Specialwerke verwiesen.

Abnorme Enge der Pupille (*Myosis*) mit Herabsetzung bis Verlust des Reflexes kann entweder *einseitig* oder *doppelseitig* sein. Sie wird beobachtet: *a*) Bei Lähmung des Halssympathicus. Letztere kommt einseitig vor bei *Migräne, Trauma des Halssympathicus* oder *Druck auf denselben durch Lymphdrüsentumoren, Krebs, Gefässaneurysma* u. dgl., ferner einseitig oder doppelseitig bei Affectionen der Halspartie des Rückenmarks, wie *Myelitis, Poliomyelitis anterior, Traumen, multipler Sclerose, progressiver Paralyse, Tabes dorsualis*. Bei der letzteren Affection ist die Reflexerregbarkeit bei Lichteinfall beiderseits erloschen, hingegen bei der Accomodation erhalten; man bezeichnet dies Symptom als *reflectorische Pupillenstarre*. *β*) Bei Reizung des Oculomotorius. Dieselbe kommt vor *im Beginn cerebraler Affectionen*, wie *Apoplexie, Meningitis, Encephalitis* etc. *γ*) Bei Combination dieser beiden Ursachen: Vergiftung mit *Eserin, Morphin, Pilocarpin* etc.

Abnorme Weite der Pupille (*Mydriasis*) mit Herabsetzung bis Verlust des Reflexes kann ebenfalls entweder ein- oder beiderseitig beobachtet werden. Sie kommt zu Stande: *a*) Durch Reizung des Halssympathicus einmal bei *Migräne, Trauma* und *Druck* (s. o.), stets einseitig, ferner bei beginnenden Erkrankungen des Halsmarks: *Myelitis, spinale Meningitis, Hyperämie* etc., meist einseitig, selten bei *Tabes* und *progressiver Paralyse*. β) Durch Lähmung des Oculomotorius bei cerebralen Erkrankungen (*Apoplexie, multiple Sclerose, progressive Paralyse, Meningitis, Tumoren, Hydrocephalus, Blutungen der Schädelbasis* etc.), ferner bei *Syphilis*, nach *Diphtherie*. γ) Bei Combination dieser beiden Momente: Vergiftung durch *Atropin, Cocaïn* etc. δ) Bei Lähmung resp. Atrophie eines oder beider Nn. optici (entweder durch *Augenaffectionen* oder durch *centrale Processe*, s. S. 354, bedingt). Ueber das Verhalten bei Reizung des gesunden Auges s. o. ε) Reflectorisch von den verschiedensten Körperregionen aus: bei grosser *Angst, starker Dyspnoe, heftigen Schmerzen* (s. o.) u. s. w.

2. Störungen der Athmungsbewegungen.

Es können vorkommen:

Lähmung des Zwerchfells. Sie manifestirt sich durch inspiratorisches Einsinken und exspiratorische Vorwölbung des Epigastriums und der untern Thoraxapertur (s. auch S. 130) und wird bedingt entweder durch Lähmung des Diaphragma selbst in Folge von Entzündungen (*Pleuritis, Peritonitis*) oder durch Lähmung eines oder beider Nn. phrenici (*rheumatische Phrenicuslähmung, Compression durch Geschwülste, Trauma, Neuritis nach Diphtherie, Bleiintoxication* u. dgl., schliesslich *Affectionen des Halsmarks*).

Krampf kann gleichfalls am Diaphragma beobachtet werden und zwar als tonischer bei *Tetanus, Strychninvergiftung*, zusammen mit Krampf der andern willkürlichen Muskeln, ferner als klonischer (*Singultus*) öfters bei Gesunden, pathologisch bei Affectionen des Abdomens (*Peritonitis*), bei Cerebralerkrankungen (*Meningitis* u. a.), bei *Hysterie*.

Weiter kommt Krampf der glatten Bronchialmuskeln vor; er bewirkt exspiratorische Dyspnoe und ist ein Hauptsymptom des *Bronchialasthmas*. Wahrscheinlich wird er öfters reflectorisch von der Nase und anderen Organen aus ausgelöst.

3. Störungen der Herzthätigkeit.

Das Herz wird innervirt von motorischen Nerven, deren Centralorgan im Herzen gelegen ist, und ferner von die Frequenz regulirenden; letztere werden als extracardiale bezeichnet und bestehen aus die Herzaction beschleunigenden und aus sie hemmenden Bahnen, die theilweise dem Sympathicus, theilweise dem N. vagus resp. acessorius angehören, und deren Centrum in der Medulla oblongata liegt.

Beschleunigung der Herzaction (*Tachycardie*) ist schon S. 194 erwähnt; sie kommt als rein nervöses Leiden vor, entweder nur vorübergehend in Anfällen (*Pseudostenocardie*) oder längere Zeit hindurch bei *Morbus Basedowii, Hysterie, Vaguslähmung.*

Verlangsamung der Herzaction (*Bradycardie*) wird als nervöses Leiden selten beobachtet.

4. Störungen der Gefässmuskulatur, des *vasomotorischen Verhaltens.*

Die peripheren Gefässe führen glatte Muskelfasern, die von Nervenbahnen innervirt werden, deren Centrum (vasomotorisches Centrum) in der Medulla oblongata liegt. Von diesem aus gehen die Bahnen direct oder durch die Seitenstränge der Medulla spinalis zum Sympathicus und von letzterem aus zu den Gefässen selbst (betreffs der Vertheilung und des Ursprungs der Nerven der einzelnen Körpertheile sei auf die anatomischen Lehrbücher verwiesen.) Ausserdem steht das vasomotorische Centrum aber noch mit den psychomotorischen Bahnen der grauen Hirnrinde durch im Pedunculus und der Capsula interna verlaufende Fasern in Verbindung Ob es auch besondere vasodilatatorische Nerven giebt, ist noch unsicher.

Reizung der vasomotorischen resp. vasoconstrictorischen Nerven bewirkt krampfhafte Contraction der Hautgefässe und manifestirt sich in Folge dessen durch *Blässe* und *Kälte* der afficirten Hauttheile. Sie findet sich bei *Hysterie,* bei *Sympathicuserkrankungen, spastische Form der Hemicranie,* ferner im *Beginne* von *cerebralen,* seltener bei *spinalen* Lähmungen, fast stets nur halbseitig.

Lähmung der vasomotorischen Nerven bewirkt Erschlaffung und Erweiterung der Hautgefässe und in Folge dessen *Röthe* und *Cyanose* der Haut mit subjectivem und objectivem *Hitzegefühl,* eventuell stärkerer *Schweisssecretion.* Auch diese Affection wird gewöhnlich nur halbseitig oder auf bestimmte Hautgebiete localisirt gesehen bei *Hysterie, Sympathicuslähmung,* der *paralytischen Form der Hemicranie,* bei *cerebralen Lähmungen* im *spätern* Stadium.

Bei hochgradiger dauernder Contraction der Hautgefässe kann es auch zu stärkeren Störungen (Gangrän u. dgl.) kommen. Das gleiche findet man bei manchen Formen von *cerebralen Herdaffectionen,* der *Myelitis* (maligner Decubitus), bei *Ergotismus gangraenosus,* sowie bei der REYNAUD'schen *Krankheit (locale Asphyxie* resp. *symmetrische Gangrän),* wenn auch ein Antheil an der Störung hierbei anscheinend öfters auf Mitbetheiligung der trophischen Nerven (s. sp.) beruht.

5. Störungen der Oesophagusmuskulatur.

Lähmung derselben ist selten beobachtet nach *Diphtherie,* bei *Syphilis, chronischer Blei- und Alkoholintoxication,* sowie bei *nervösen Erkrankungen (Tabes, Bulbärparalyse* etc.). In solchen Fällen fallen Getränke mit lautem Geräusche den Oesophagus bis zur Cardia herunter, feste Bissen bleiben mehr oder weniger stecken.

Krampf des Oesophagus wird bei *Hysterie*, ferner reflectorisch bei *Uterusaffectionen*, *Gastritis chronica* etc. beobachtet.

6. Störungen der Function der Magenmuskulatur.

Auch die motorischen Neurosen des Magens können einmal als Krampferscheinungen, zweitens als Lähmungen auftreten. Letztere kennzeichnen sich durch *Atonie* und *motorische Insufficienz* der Muskulatur und können besonders zur Dilatation Veranlassung geben; erstere haben die verschiedensten Symptome (*nervöses Erbrechen*, *Magenkrampf, peristaltische Unruhe* etc.) zur Folge. Ueber die Aetiologie ist noch wenig bekannt.

7. Störungen der Darmmuskulatur.

Der Darm empfängt (wie der Magen) seine motorischen Impulse vom N. vagus sowie vom Sympathicus durch die Nn. splanchnici. Ausserdem ist es sicher, dass in letzteren bewegungshemmende Fasern verlaufen. In Folge dessen wird, je nachdem Reizung oder Lähmung in der einen oder andern dieser beiden Bahnen vorliegt, das Symptomenbild ein anderes sein müssen. Im Allgemeinen herrscht über die Neurosen des Darmes noch viel Unklarheit.

Starker Krampf der Darmmuskulatur wird bei *Bleikolik* beobachtet, ferner bei *Meningitis* und andern Hirnaffectionen.

Gesteigerte Peristaltik kommt bei vielen *Darmaffectionen*, ferner aber auch reflectorisch vor.

Verminderte Peristaltik und Lähmung der Darmmuskulatur, Atonie derselben werden, ausser bei *Darmleiden*, auch bei vielen *Rückenmarkserkrankungen* gefunden.

Die Motilitätsverhältnisse bei der Harn- und Stuhlentleerung, sowie der sexuellen Organe sind schon oben S. 379 besprochen.

B. Untersuchung des Verhaltens der trophischen Nerven.

Unter trophischen Nerven versteht man diejenigen nervösen Apparate, die die Ernährungsvorgänge an den Körpergeweben beherrschen und leiten, und deren Läsion von Störungen in der Ernährung (*Trophoneurose*) gefolgt ist. Gerade über dieses Gebiet des Nervensystems herrscht noch mancher Widerspruch, und sind demgemäss auch unsere Kenntnisse über pathologische Vorgänge auf demselben noch vielfach lückenhaft.

a) Trophisches Verhalten der Muskeln.

1. Anatomische Vorbemerkungen.

Die trophischen Centren für die Muskeln finden sich für die Hirnnerven in den Nervenkernen am Boden des 4. Ventrikels, für die spinalen Muskeln in den grossen Ganglienzellen der grauen Vorderhörner.

2. **Pathologisches Verhalten.** Wir können am Muskel einmal *atrophische* und zweitens *hypertrophische* Processe beobachten. Diese Affectionen werden durch Inspection und Palpation, an den Extremitäten auch durch Messung und Vergleichen mit der gesunden Seite leicht erkannt. Hierbei ist zu beachten, dass schon in der Norm die rechte Körperhälfte meist etwas stärker entwickelt ist, als die linke, speciell an den Armen; bei Linkshändern waltet gewöhnlich das umgekehrte Verhältniss ob.

Atrophie von Muskeln findet sich:

I. Als **Inactivitätsatrophie** bei länger dauerndem Nichtgebrauch von Muskeln. Dabei ist die Atrophie mit Contracturen verbunden oder ohne solche; keinesfalls ist sie jedoch sehr hochgradig, ermangelt ferner stets der abnormen Schlaffheit, der Entartungsreaction und stärkerer histologischer Veränderungen.

Diese Atrophie findet sich bei *cerebralen Lähmungen*, sowie bei *spinalen, die die Vorderhörner intact lassen*, bei *peripheren Lähmungen* sehr selten und zwar nur dann, *wenn die Läsion keine complete*, sondern nur eine *theilweise* ist, so dass die *trophischen Fasern intact* geblieben sind. Sie wird ferner bei *hysterischen* Lähmungen beobachtet, sowie in allen Fällen, wo Muskeln dauernd nicht verwendet werden.

II. Als **degenerative** oder **neurotische Atrophie** bei allen Erkrankungen, wo die oben erwähnten Centren zerstört sind, oder die Nerven peripher von denselben in ihrer Leitungsfähigkeit lädirt sind. Also *α*) bei *Poliomyelitis anterior der Kinder und der Erwachsenen, spinaler progressiver Muskelatrophie* und andern *spinalen Affectionen*, sobald sie die *grauen Vorderhörner* zerstören, sowie *Bulbärparalyse* und andern Affectionen, die die Nervenkerne am Boden des 4. Ventrikels afficiren; *β*) bei *Rückenmarkaffectionen*, die die *vorderen Wurzelbündel* und *motorischen Nervenwurzeln* innerhalb des Wirbelcanals, sowie bei *cerebralen* Leiden, die die *motorischen Hirnnerven* am Boden der Schädelhöhle lädiren; *γ*) *Druck, Quetschung, Durchtrennung* etc. der Nerven, sowie *periphere, rheumatische, toxische* etc. *Neuritis*. Diese Atrophie kann mit abnormer Schlaffheit oder mit Contractur einhergehen; sie kann sich schnell oder langsam entwickeln, wird meist sehr hochgradig, zeigt Entartungsreaction und degenerative histologische Veränderungen in den erkrankten Muskeln und Nerven.

III. Als **myopathische Atrophie.** Dieselbe findet sich bei primären Muskelerkrankungen, und zwar einerseits bei der *Dystrophia musculorum progressiva*, ferner *nach rheumatischen Gelenkaffectionen*. In diesen Fällen ist der Muskel niemals vollständig gelähmt, sondern nur in seiner Leistungsfähigkeit entsprechend der Atrophie herabgesetzt. Entartungsreaction fehlt.

IV. Als cachektische Atrophie bei allen *Consumptionskrank-heiten*. Es betheiligt sich die Muskulatur hierbei bloss an der allgemeinen Abmagerung und ist desshalb gewöhnlich am ganzen Körper gleichmässig atrophisch. Entartungsreaction wird nicht angetroffen.

Hypertrophie der Muskeln findet sich:

I. Als Activitätshypertrophie in Fällen, wo einzelne Muskelgruppen (z. B. des Arms, der Wade) vorwiegend gebraucht werden.

II. Als wahre Hypertrophie bei der *Myotonia congenita*, bei *Dystrophia musculorum progressiva* in verschiedenen Muskeln (Unterschenkel, Vorderarm, Deltoideus, Gesässmuskulatur), als vicariirende im gesunden Bein bei einseitiger Beinlähmung (*alter Kinderlähmung, einseitigem Klumpfuss* u. dgl.).

III. Als Pseudohypertrophie bei *Dystrophia musculorum*, besonders in der Wade. Letztere unterscheidet sich von der echten leicht durch die bedeutende Verminderung der rohen Kraft trotz beträchtlicher Volumszunahme der Muskeln.

b) Trophisches Verhalten der Knochen und Gelenke.

Ueber den Verlauf der betreffenden Nervenbahnen ist wenig Sicheres bekannt.

Auch hier wird einerseits *Atrophie*, andererseits *Hypertrophie* beobachtet.

Die Atrophie zeigt sich anders beim noch wachsenden, wie beim ausgebildeten Knochen; bei ersterem kommt es zu wirklichem Zurückbleiben im Wachsthum und zu *Verkleinerung*, bei letzterem nur zu *Osteoporose mit Neigung zu Spontanfracturen*. Sie wird beobachtet: I. Als Inactivitätsatrophie nach *alten Luxationen, langer Lage im Gypsverband* etc., bei *cerebralen Lähmungen*. II. Als neuropathische bei *spinaler Kinderlähmung, Tabes, progressiver Paralyse* u. a. Bei der Tabes werden besonders chronisch-entzündliche Ernährungsstörungen der Gelenke, *Arthropathien*, beobachtet; doch ist ihre trophoneurotische Natur noch nicht sicher.

Die Hypertrophie der Knochen wird einmal *angeboren* beobachtet, entweder allgemein oder auf einzelne Knochen beschränkt. *Erworben* kommt sie vor bei einer eigenthümlichen als *Akromegalie* bezeichneten Erkrankung, deren Wesen in beträchtlicher Volumzunahme der peripheren Körpertheile (Füsse, Hände, Unterkiefer in Folge von Knochenhypertrophie besteht.

c) Trophisches Verhalten der Haut und ihrer Gebilde.

An der Haut werden einerseits *Atrophie* und *Hypertrophie*, andererseits aber auch *Ernährungsstörungen*, die sich durch Entzündungen, Necrose u. dgl. manifestiren, beobachtet.

Atrophie der Haut kennzeichnet sich durch abnorme Verdünnung und glänzendes, trockenes Aussehen derselben. Sie kommt als Erkrankung sui generis (*Vitiligo*), ferner bei verschiedenen Erkrankungen der peripheren Nerven (*Entzündung, traumatischer Einwirkung, Lepra*) und dann sich oft an den Verbreitungsbezirk desselben haltend vor. Eine besondere eigenthümliche Trophoneurose stellt ferner die *halbseitige Gesichtsatrophie* dar.

Hypertrophie der Haut ist gewöhnlich eine rein dermatische Affection; über trophoneurotische Formen derselben ist wenig bekannt.

Von sonstigen Ernährungsstörungen der Haut ist zu erwähnen der Decubitus. Er entsteht entweder durch einfachen Druck auf eine Stelle, deren Ernährung nothgelitten hat (s. o.) oder auch, und dann stets selbst ohne starken Druck, mit grosser Schnelligkeit und Bösartigkeit an Körperpartien, deren trophische Nerven in ihrer Function gestört sind. Letzterer kommt deshalb vor bei Lähmungen (*Myelitis, Paraplegien, Hemiplegien* etc.) und kann zu tiefgreifender Gangrän der Haut und des darunter liegenden Gewebes bis auf den Knochen führen. Je nach der Art der ursächlichen Krankheit ist seine Localisation natürlich verschieden.

Von weiteren Hautaffectionen, deren trophoneurotische Natur noch strittig ist, seien kurz erwähnt der *Herpes zoster*, das *Mal perforant*, die Raynaud'sche *Krankheit* (s. o.).

Was die Haare anbetrifft, so beobachtet man vorzeitiges Weisswerden derselben bei *Atrophie der Haut*, Ausfallen bei *Area Celsi* (doch ist noch strittig, ob es sich hierbei um ein parasitäres oder neurotisches Leiden handelt).

Auch an den Nägeln werden *atrophische* und *hypertrophische* Processe, deren neuropatische Aetiologie jedoch noch zweifelhaft ist, beobachtet.

Schliesslich sei noch erwähnt, dass man bei Affectionen des ersten Astes des Trigeminus bekanntlich oft eine *Panophthalmie* des betreffenden Auges beobachtet. Doch besteht über die Aetiologie derselben — ob Trophoneurose oder Folge der Anästhesie des Auges — noch kein Einverständniss.

C. Untersuchung der secretorischen Nerven.

Die Secretionsvorgänge in den drüsigen Organen des Körpers stehen gleichfalls unter nervösem Einflusse, indem durch Reizung resp. Lähmung der betreffenden Nerven die Drüsenthätigkeit selbst beeinflusst wird. Die Function derselben ist ausschliesslich eine reflectorische, vom Willen unabhängige.

a) Thränensecretion.

Die secretorischen Nerven sind der N. lacrymalis und der Halssympathicus. Gesteigerte Secretion, Thränenfluss kommt vor einmal aus psychischen Ursachen (*Trauer, Freude*), ferner bei Reizung des Auges (durch *Fremdkörper, intensives Licht*), bei *Trigeminusneuralgien*, durch *Reizung der Nasenschleimhaut*, bei *Hysterie*.

b) Speichelabsonderung.

Der Speichelsecretion stehen secretorische Nervenbahnen vor, die theilweise in der Chorda tympani verlaufen, theilweise vom Sympathicus stammen, und deren Centralorgan in der Medulla oblongata liegt.

Zunahme der Speichelsecretion wird beobachtet bei *Psychosen, Bulbärparalyse, Hysterie* etc., ferner bei *Mundaffectionen* und *Quecksilbervergiftung* (s. S. 221), sowie nach *Pilocarpin*.

Lähmung des N. facialis im Verlaufe der Strecke, in der die Chordafasern in ihm verlaufen, bewirkt hingegen einseitige Verminderung der Speichelsecretion; ebenso kann dieselbe vorkommen bei *Sympathicuslähmung*, sowie nach gewissen Giften, besonders *Atropin*.

c) Absonderung des Magensaftes.

Man beobachtet einmal *quantitative* und ferner *qualitative* Secretionsanomalien.

Steigerung der Secretion wird als *Hypersecretion* oder *Magensaftfluss* bezeichnet. Sie kennzeichnet sich dadurch, dass auch im nüchternen Zustande der Magen specifisches Secret enthält und wird entweder dauernd oder in Anfällen auftretend beobachtet. Erstere kommt bei *Magenaffectionen*, sowie als *idiopathisches Leiden*, letztere bei *Tabes, Hysterie* etc. vor.

Die qualitativen Anomalien bestehen vorzugsweise in Steigerung oder Abnahme bis Fehlen der Salzsäure. Sie sind schon bei der Untersuchung des Mageninhaltes besprochen. Hier sei nur noch erwähnt, dass sie ausser bei den verschiedensten

Magenerkrankungen auch als *idiopathische functionelle Neurosen* beobachtet werden.

d) Absonderung des Schweisses.

Vermehrung der Schweisssecretion wird ausser durch *Hitzeeinflüsse, Muskelanstrengungen, psychische Einwirkungen* etc., auch bei verschiedenen functionellen Neurosen, wie z. B. *Hysterie*, und nach gewissen Medicamenten (*Pilocarpin*) beobachtet. S. auch S. 92.

Abnahme des Schweisses ist u. a. bei *Dementia paralytica* vorhanden.

Andere Secretionsanomalien entziehen sich der Untersuchung.

Siebentes Kapitel.

Functionelle Untersuchung des psychischen Centralorgans.

Die Untersuchung dieses Gebietes zum Zwecke der Diagnose interner Erkrankungen beschränkt sich nur auf die Prüfung des Bewusstseins; die Untersuchung des Verhaltens der Intelligenz, des Gemüthes, des Willens etc. und die Diagnostik von Anomalien dieser Sphäre gehört in das Gebiet der eigentlichen Psychiatrie und kann hier auch nicht in kurzen Umrissen abgehandelt, sondern muss in dieser Hinsicht auf die Lehrbücher der Psychiatrie verwiesen werden.

Was das Bewusstsein anbetrifft, so ist der Sitz desselben das ganze Grosshirn und zwar wahrscheinlich vorzugsweise die Rinde desselben.

In vielen Fällen beobachten wir nun eine Störung desselben derart, dass das Bewusstsein mehr oder weniger dem Patienten geschwunden ist. Je nach der Intensität der Störung, der Dauer und dergleichen unterscheidet man verschiedene Arten von Bewusstseinsstörungen, die sich indessen nur durch ihre Schwere unterscheiden, ätiologisch jedoch mehr oder weniger identisch sind.

Nach der Intensität spricht man von:

1. Einfacher Trübung des Bewusstseins; letzteres ist dabei noch vorhanden, die Patienten geben auf Fragen zwar langsam, aber richtig Antwort. Oefters sagen trotz schwerer Krankheit sie auf die Frage nach ihrem Befinden: „gut“. Man bezeichnet diesen Zustand als Benommenheit.

2. Das Bewusstsein ist geschwunden; die Kranken befinden sich in einem schlafähnlichen Zustande, sind jedoch auf leichtes Anrufen oder Anrühren zu erwecken: Somnolenz.

3. Das Bewusstsein ist hochgradiger gestört; die Kranken sind zwar zu erwecken, aber nur durch starkes Anrufen oder Schütteln: Sopor.

4. Die Kranken sind selbst durch die stärksten Reize nicht zum Bewusstsein zu bringen: Coma.

Bei den stärkeren Graden von Bewusstseinsstörung ist stets, bei den leichtern oft unwillkürlicher Abgang von Stuhl und Harn vorhanden.

Derartige Bewusstseinsstörungen werden beobachtet:

1. bei acuten Infectionskrankheiten; besonders sind hier *Abdominaltyphus, exanthematischer Typhus* u. a. zu erwähnen, bei dem die Störung des Bewusstseins zum Krankheitsbilde gehört (*Status typhosus*) und nur selten gänzlich vermisst wird.

2. bei Erkrankungen des Centralnervensystems; von anatomischen sind zu erwähnen: *Meningitis, Tumoren des Gehirns und seiner Häute, Verletzungen des Schädels* etc.; von functionellen *Epilepsie, Commotio cerebri*.

3. bei Vergiftungen und zwar sowohl durch arzneiliche und sonstige Gifte (*Narcotica*) als auch durch bisher noch unbekannte Stoffwechselproducte bei der *Urämie*, dem *Diabetes*, sowie beim *Carcinom*.

4. bei ungenügender Blutzufuhr zum Gehirn: *starke Blutverluste, bei der Agone* etc.

Einen kurz, einige Minuten bis höchstens eine Stunde dauernden Bewusstseinsverlust, bei dem sämmtliche Sinneswahrnehmungen erloschen sind, bezeichnet man als Ohnmacht; sie kommt vor in Folge einer Anämie des Gehirns: *allgemeine Anämie, Chlorose, Inanition, starke Blutverluste,* ferner bei *psychischen Affecten,* sowie bei *Herz-* und *Gefässleiden,* besonders *Arteriosclerose*.

Eine weitere Form der Bewusstseinsstörungen sind die Delirien; man bezeichnet so irre Reden und Körperbewegungen, die durch Wahnvorstellungen, Hallucinationen u. dgl. der Kranken, deren Denkvorstellungen pathologisch verändert sind, hervorgerufen werden. Auch sie theilt man nach ihrer Intensität in verschiedene Gruppen ein und bezeichnet als blande Delirien solche, bei denen die Patienten vor sich hin murmeln oder reden, aber ruhig im Bette liegen bleiben, als einfache oder mittlere solche, bei denen sie zwar lauter reden, auch die verschiedensten Gesticulationen ausführen, aber ebenfalls noch im Bette verbleiben, als furibunde solche, bei denen die Patienten laut schreien, das Bett verlassen, resp. nur mit Mühe und Aufgebot aller Kräfte im Bette zu halten sind u. s. w. Der eigentliche Bewusstseinsverlust geht dabei nicht immer der Intensität der Delirien parallel; so beobachtet man blande Delirien mitunter bei tiefem Sopor (dann auch als *mussitirende* Delirien bezeichnet), furibunde bei einfacher Somnolenz.

Delirien werden ausser bei Geisteskrankheiten, wo sie vielfach das hauptsächlichste Symptom darstellen, beobachtet:

1. bei acuten Infectionskrankheiten, *Typhus*, *Pneumonie* etc., besonders leicht bei Kindern, nervösen Personen und Alkoholikern eintretend (*Fieberdelirien*).

2. bei Erkrankungen des Centralnervensystems, *Meningitis*, *Encephalitis*, *multiple Sclerose*, *Tumoren* etc.

3. bei Intoxicationen (*Alkohol*, *Morphin*, *Atropin*, *Cannabis*, *Kohlenoxyd* u. a.). Hier ist besonders das sogenannte *Delirium tremens* zu erwähnen, das bei chronischer Alkoholintoxication durch Potatorium beobachtet wird und sich durch Gesichtshallucinationen (schwarze Punkte, Mäuse, Ratten u. dgl.) auszeichnet.

4. bei collapsähnlichen Zuständen: *nach dem Abfall fieberhafter Krankheiten, in der Agone, bei Inanition, starken Blutverlusten.*

Dritter Abschnitt.

Angewandte Diagnostik.

Während die specielle Diagnosik die den einzelnen physikalischen und chemischen Symptomen entsprechenden und dieselben verursachenden Veränderungen behandelt, wobei sie von den einzelnen Symptomen selbst ausgeht, kann man umgekehrt von den einzelnen Krankheiten ausgehend die ihnen zukommenden physikalischen und chemischen Symptome zusammenfassen und besonders in differentiell-diagnostischer Hinsicht erörtern. Es lehrt diese Art der Diagnostik, die für gewöhnlich einen Bestandtheil der speciellen Pathologie und Therapie der Krankheiten darstellt, mithin die durch die Untersuchung gewonnenen Ergebnisse zusammenzustellen und sie zur Diagnose der einzelnen Krankheiten zu verwenden, wesshalb man sie ganz entsprechend als angewandte Diagnostik bezeichnen kann.

Im Nachfolgenden sollen desshalb die einer Anzahl von internen Erkrankungen zukommenden Symptomencomplexe übersichtlich zusammengestellt werden. Sämmtliche Erkrankungen hier zu besprechen erschien nicht gut durchführbar, da sich die Zusammenstellung ja nur auf die eigentlichen Untersuchungsbefunde erstreckt, hingegen den Verlauf, wie ihn die Anamnese zeigt, ferner die subjectiven Symptome nicht mit in sich begreift, und zweitens viele Krankheiten sich durch constantes oder häufiges Fehlen, durch Irregularität oder Wechsel der Symptome etc. auszeichnen, so dass ihre Diagnose theils ganz unmöglich ist, theils nur mit Wahrscheinlichkeit auf Grund fast ausschliesslich der klinischen Erfahrung gestellt werden kann.

Was die Gruppirung der einzelnen Krankheiten anbetrifft, so wäre an sich als rationellste Eintheilung wohl die nach ätiologischen Momenten anzuerkennen. Doch lässt dieselbe sich einstweilen, so lange wir für viele Krankheiten die Aetiologie noch nicht genügend

kennen, sehr schwer und unvollkommen durchführen. Für unsere
Zwecke der blossen Diagnostik würde sie ferner auch dadurch un-
praktisch sein, dass bekanntlich verschiedene Ursachen gleiche
semiotische Krankheitsbilder erzeugen können und dieselben desshalb bei einer Eintheilung rein nach ätiologischer Hinsicht ausein-
andergerissen würden, andererseits z. B. ein und derselbe Spaltpilz
die verschiedensten Affectionen hervorrufen kann. Aus diesem
Grunde habe ich in Folgendem zwar die Aetiologie als das Einthei-
lungsprincip im grossen und ganzen gewählt, bin innerhalb der
einzelnen Gruppen jedoch von diesem Principe vielfach der Symptomatologie zu Liebe abgegangen.

Man kann die Krankheiten eintheilen in solche, die durch organisirte Schädlichkeiten und zwar entweder pflanzliche oder thierische
Krankheitserreger, sogenannte Parasiten, hervorgerufen werden, und
bezeichnet bekanntlich die durch pflanzliche Parasiten verursachten
auch als *Infectionskrankheiten*, die durch thierische Parasiten erzeugten als *Invasionskrankheiten* (HELLER); ferner in durch nicht
organisirte Substanzen erzeugte *Intoxicationen*, weiter in solche,
bei denen physikalische Momente (Wärme, mechanische Ursachen
etc.) krankheitserzeugend wirken. Schliesslich bleibt jedoch eine
grosse Gruppe übrig, in Betreff deren wir über die Ursachen noch
ganz oder ziemlich im Unklaren sind. In Hinsicht auf diese letzteren
kann man desshalb nicht anders verfahren, als dieselben nach den
einzelnen allein oder vorzugsweise befallenen Organen zu gruppiren:
Organkrankheiten.

Im nachfolgenden sind die den einzelnen Krankheiten zukommenden
Symptome der Reihe nach gemäss den einzelnen Systemen und damit der
Eintheilung des zweiten Abschnittes entsprechend angeordnet. Die grosse
deutsche Ziffer im Beginn bezeichnet die Abtheilung, die folgende römische
die Kapitel der einzelnen Abtheilungen; die grossen und kleinen Buchstaben entsprechen den betreffenden Theilen der einzelnen Kapitel.

Erste Abtheilung.

Infectionskrankheiten.

Erstes Kapitel.

Infectionskrankheiten, deren parasitäre Natur sicher, und deren Parasit bekannt ist.

1. Typhus abdominalis.

1. II. B. Die Kranken nehmen meist die passive Rückenlage ein, zeigen mitunter Unruhe

1. III. B. Roseolaf ecken treten in geringer Anzahl an Brust und Bauch [zuerst um den 10. Tag herum, dann öfters in Nachschüben auf, nicht zu Petechien sich umwandelnd. Herpes labialis ist sehr selten. Mitunter tritt Miliaria auf: in spätern Stadien kann auch Decubitus, meist am Kreuzbein vorkommen.

1. III. E. Das Fieber beginnt unter Frösteln mit langsamem, allmählichem, staffelförmigem Anstieg, so dass am Ende der ersten Woche 40—41° erreicht werden, Von da an besteht continuirliches Fieber durch 7—21 und mehr Tage. Dann allmähliches Sinken der Morgentemperatur, während die Abendtemperatur einstweilen noch hoch bleibt, bis schliesslich auch letztere sinkt, so dass der Abfall lytisch unter starken Remissionen in 5—12 Tagen erfolgt. Recidive kommen öfters vor; ferner werden abortiv verlaufende Formen beobachtet. (Die Incubationsdauer beträgt 10—14 Tage.)

3. II. D. Im Beginne der Erkrankung sind die Herztöne oft verstärkt; später wenn Herzschwäche eintritt, können sie, speciell der erste Mitralton, abgeschwächt werden und ein systolisches, accidentelles Geräusch auftreten.

3. III. C. Der Puls zeigt die Eigenschaften des Fieberpulses: seine Frequenz ist stets gesteigert (bei Ileotyphus speciell jedoch meist im Beginn nur wenig); nach der Entfieberung ist die Frequenz meist verlangsamt. Er ist ferner, besonders bei Herzschwäche unregelmässig und ungleichmässig; schliesslich stets weich, oft dicrot.

3. IV. C. Im Blut, speciell der Roseolen, sind selten Typhusbacillen gefunden worden. Oft besteht Leukocythose.

4. II. A. Fuliginöser Belag auf Lippen und Zunge. Letztere erscheint verkleinert, rissig und trocken, und zeigt beim Herausstrecken oft Tremor.

4. IV. B. Die Milz ist in Folge von Vergrösserung oft palpabel; dabei ist sie weich, auf Druck etwas schmerzhaft. Tiefer Druck der Ileocoecalgegend ist oft empfindlich; dabei besteht gewöhnlich Gurren.

F. Oft sind reichliche dünnbreiige, gelbliche (erbsensuppenähnliche) Stuhlentleerungen vorhanden, die einen üblen Geruch zeigen. Ihre Reaction ist alkalisch. Sie enthalten Albumin sowie unveränderten Gallenfarbstoff, bei Darmblutungen, wo sie entweder braun bis braunroth sind oder unzersetztes Blut zeigen, aber auch sonst mitunter, Blutfarbstoff. Ferner ist der Typhusbacillus in den Faeces vorhanden.

5. IV. Der Harn zeigt die Eigenschaften des Fieberharnes: er ist von verminderter Menge und erhöhtem specifischem Gewichte bei normaler oder erhöhter reducirter Dichte. Seine Reaction ist sauer, die Farbe dunkelrothgelb bis gelbroth; beim Stehen fällt meist Uratsediment aus und wird er dadurch trübe. Chemisch zeigt er Vermehrung des Harnstoffs, der Harnsäure, des Urobilins, der Gesammtschwefelsäure und der Phosphorsäure, Abnahme des Chlornatriums; nach dem Aufhören des Fiebers nimmt die Kochsalzmenge stark zu, während die Schwefelsäureausscheidung sinkt· Fast stets enthält er ferner geringe Mengen von Eiweiss, mitunter auch Mucin oder Aceton, sehr selten Acetessigsäure. Mikroskopisch zeigt er spärliche hyaline Cylinder, selten Leukocythen oder Nierenepithelien, dagegen Urate und Harnsäurekrystalle, mitunter Kalkoxalat.

Ausserdem giebt speciell der Typhusharn fast regelmässig die Diazoreaction. In ganz schweren Fällen kann Blut (Hämoglobin und rothe Blutkörperchen) im Harn vorkommen.

7. V. Oft bestehen starke Kopfschmerzen.

7. VII. Fast regelmässig ist Trübung des Bewusstseins vorhanden, sowie oft Delirien.

2. Diphtherie.

1. III. E. Der Fieberverlauf ist nicht charakteristisch.

1. IV. C. Die Maxillar-, Supraclavicular- und Cervicaldrüsen sind mehr oder weniger vergrössert.

3. II. Herztöne bei Fieber verstärkt; später können Erscheinungen von Herzschwäche, besonders unregelmässiger Puls, sich einstellen.

3. III. C. Der Puls zeigt die Beschaffenheit des Fieberpulses (s. bei Typhus).

4. II. A. Tonsillen und Gaumen sind geschwollen und zeigen eine membranöse Auflagerung, die Anfangs gewöhnlich grau, später mehr gelblich ist und fest haftet, so dass nach Entfernung derselben gewöhnlich eine blutende, epithelberaubte Stelle zurückbleibt. Diese Auflagerungen können sich auf Rachen, Nase und Kehlkopf (s. daselbst) bis in die Lungen hinein fortpflanzen. In seltenen Fällen kann die Auflagerung jedoch fehlen; in diesem Falle ist die Differentialdiagnose gegen Angina äusserst schwierig, oft unmöglich.

B. Die Auflagerungen bestehen aus einem Fibrin und den Diphtheriebacillus enthaltenden Netzwerke.

4. IV. B und C. Die Milz ist oft vergrössert, wird jedoch gewöhnlich nicht palpabel.

5. IV. Der Harn zeigt, falls Fieber vorhanden, die Beschaffenheit des Fieberharns, bei gleichzeitiger Nephritis die derselben zukommenden Veränderungen.

7. VI. Als Nachkrankheit werden motorische Lähmungen beobachtet, die am Gaumen beginnen, wo sie Erlöschen des Pharyngealreflexes bedingen, sich dann auf die Augenmuskeln (Mydriasis), in schweren Fällen auf einen grossen Theil der Körpermuskulatur ausbreiten können.

3. Tuberkulosen.

Unter diesem Sammelnamen fasst man alle Erkrankungen zusammen, die durch den Bacillus tuberculosis hervorgerufen werden. Da dieselben fast alle Körperorgane befallen können, so ist natürlich auch die Symptomatologie dieser Affectionen eine sehr verschiedene. Desshalb empfiehlt es sich, die tuberkulösen Erkrankungen der verschiedenen Organe in der vierten Abtheilung abzuhandeln, und hier nur eine derselben, die den Charakter einer allgemeinen Infectionskrankheit in ihren Erscheinungen deutlich ausgeprägt zeigt, die acute allgemeine Miliartuberkulose, zu besprechen.

1. III. B. Selten vereinzelte Roseola.

1. III. E. Fieber ist fast regelmässig vorhanden, jedoch ohne bestimmten Typus. Hektisches Fieber wird mitunter beobachtet, andererseits auch oft hohe, oder niedrige Continua.

2. V. A. Es besteht meist beträchtliche Dyspnoe.

D. Im Verlaufe der Erkrankung stellen sich fast stets catarrhalische Geräusche ein. Dagegen fehlt im Auswurfe der Tuberkelbacillus.

3. II. und III. Herz und Puls zeigen die dem Fieber zukommenden Veränderungen (s. Typhus).

3. IV. C. Im Blute finden sich Tuberkelbacillen; sie sind jedoch ihrer geringen Zahl wegen meist schwierig nachzuweisen, so dass ihr Fehlen nicht absolut die Diagnose ausschliesst.

4. IV. B. Die Milz ist gewöhnlich vergrössert.

5. IV. Bei Fieber ist Fieberharn vorhanden; in demselben können Tuberkelbacillen vorkommen, ferner der Diazokörper, während Pepton fehlt.

7. Im Verlaufe der Erkrankung treten die Symptome der gleichzeitigen Meningitis gewöhnlich in den Vordergrund (s. Meningitis). Mitunter lassen sich ferner Tuberkel der Chorioidea constatiren.

4. Lepra.

1. III. B. Die Haut zeigt charakteristische Veränderungen (Flecken, Knoten, Ulcerationen, Atrophie etc.).

E. Das bei neuen Eruptionen auftretende Fieber zeigt keinen besonderen Typus.

F. In den Knoten resp. dem Gewebssafte derselben finden sich Leprabacillen.

7. V. Bei L. nervorum findet sich in den ergriffnen Nerven Hyperästhesie, sowie oft neuralgiforme Schmerzen.

5. Rotz.

Die Affection verläuft entweder acut in 1—3 Wochen oder auch chronisch.

1. III. E.   Nach einem gewissen Incubationsstadium tritt ein unregelmässiges Fieber auf, das bis zum Tode andauert. Ferner bildet sich ein pustulöses Exanthem aus, das geschwürig zerfällt; ausserdem kommen Abscesse in den Muskeln zu Stande.

F.   In dem Secret derselben sind Rotzbacillen nachweisbar, doch muss die Identität derselben durch Züchtung oder Impfung — auf Meerschweinchen — sichergestellt werden.

2. II. A.   Falls die Nase ergriffen ist, zeigt dieselbe die Erscheinungen der Entzündung, ferner Abscesse und Geschwüre.

C.   In den Secreten derselben finden sich gleichfalls Rotzbacillen.

3. IV. C.   Im Blute sind mitunter Rotzbacillen vorhanden.

6. Milzbrand.

Die Infection findet durch den Bacillus anthracis entweder durch die Haut oder vom Darm aus statt. Die erstere wird als Pustula maligna, die letztere als Anthrax s. Mycosis intestinalis bezeichnet.

1. III. B.   Bei der Infection von der Haut entsteht (nach einer Incubation von 1—3 Tagen) an der Infectionsstelle ein Carbunkel, der sich weiter verbreitet, in andern Fällen ein Oedem, das zu gangränösen Zerstörungen führt.

E.   Das Fieber ist bei beiden Formen gewöhnlich sehr hoch, 40° und darüber, zeigt aber sonst unregelmässiges Verhalten.

F.   In dem Secrete der Hautgeschwüre sind Milzbrandbacillen vorhanden.

IV. C.   Die Lymphdrüsen und Lymphgefässe, die von der Infectionsstelle ausgehen, sind geschwollen und entzündet.

3. IV. A.   Mitunter, nicht immer, finden sich und zwar bei beiden Formen Bacillen im Blute.

4. IV. B. C.   Die Milz ist vergrössert. Bei der intestinalen Form bestehen Kolikschmerzen, Erbrechen, blutige Durchfälle, Meteorismus u. dgl.

7. VII.   In vielen Fällen besteht Benommenheit, Delirien, Krämpfe u.s.w.

7. Febris Recurrens.

1. III. D.   Während des Fiebers ist die Haut trocken; bei der Krise starker Schweiss.

1. III. E.   Die Temperatur steigt unter Schüttelfrost rasch und gleichmässig bis auf über 40°. Darauf folgt ein continuirliches 40—42° hohes Fieber. Am 5.—7. Tage rascher Abfall bis zur Norm oder unter dieselbe, und darauf eine 5—7tägige Periode der Apyrexie. Nach letzterer erfolgt ein Relaps von demselben Charakter wie der erste Anfall und nur von kürzerer Dauer, 2—5 Tage, dabei jedoch oft noch grösserer

Höhe. Derselbe schliesst abermals mit kritischem Abfall und folgt mitunter nach 1—3 Tagen noch ein dritter kurzer, selten noch weitere Fieberanfälle. (Die Incubation beträgt 5—8 Tage.)

2. V. A. Es besteht die Dyspnoe Fiebernder.

3. II. und III. Herz und Puls zeigen die dem Fieber zukommende Beschaffenheit (s. Typhus).

3. IV. C. Im Blute, das Leukocythose zeigt, findet sich zur Zeit der Anfälle stets die Spirochaete Obermeieri.

4. IV. B. und C. Die Milz ist vergrössert und wird gewöhnlich palpabel; sie ist weich und druckempfindlich.

5. IV. Es besteht Fieberharn (s. o.)

7. V. Es sind starke Kopf-, sowie Schmerzen in den verschiedensten Körpermuskeln vorhanden.

VII. Das Bewusstsein ist mehr oder weniger getrübt.

8. Cholera asiatica.

1. III. Haut in Falten stehen bleibend, dabei trocken und kühl, oft mit klebrigem Schweisse bedeckt.

1. III. E. Temperatur nicht typisch. Mitunter an der Körperoberfläche herabgesetzt und im Körperinnern gesteigert.

3. II. Es stellen sich regelmässig Symptome von Herzschwäche ein.

3. III. Der Puls wird sehr frequent, schliesslich sehr klein und fadenförmig.

3. IV. A. Das Blut ist abnorm dunkel und dickflüssig.

4. IV. E. Es besteht copiöses Erbrechen seröser Massen.

F. Es bestehen profuse Durchfälle; die entleerten Massen sind sehr reichlich, dünnflüssig, fast geruchlos, farblos, leicht trübe. Mikroskopisch finden sich reichlich Epithelien der Darmschleimhaut und Leukocythen, ferner Kommabacillen. Letztere sind fast stets vorhanden und werden nur selten vermisst; doch lassen sie sich in jedem Falle durch Culturen nachweisen.

5. IV. Die Harnmenge ist stark vermindert, meist bis zur Anurie, die Dichte gesteigert. Der später entleerte Harn enthält Eiweiss, Cylinder und Nierenepithelien.

7. V. Die Augäpfel sind sehr stark eingesunken.

VI. Es bestehen sehr schmerzhafte tonische Muskelkrämpfe.

9. Pneumococcosen.

Mit diesem Namen kann man die durch den Diplococcus Pneumoniae (Fraenkel-Weichselbaum) erzeugten Infectionen bezeichnen. Der Mikroorganismus kann primär nämlich verschiedene Organe befallen; dies ist bis jetzt für die Lungen, Pleura, Endocardium, Peritoneum und die Meningen sichergestellt, für andere wahrscheinlich. Je nach der Entwickelungsstelle sind natürlich die Symptome verschieden und erscheint es desshalb vorzuziehen, diese Affectionen unter den einzelnen Organen im 4. Kapitel zu besprechen.

10. Gonococcosen.

Hierunter könnte man die durch den Gonococcus (NEISSER) hervorgerufenen Infectionen verstehen. Bis jetzt ist sicher, dass der Parasit primär die Schleimhäute der Genitalien und die Augenbindehaut afficiren, secundär die Gelenke, innere Genitalien und Harnorgane etc. ergreifen kann. Die Affection der Genitalien (Gonorrhoe) soll im 4. Kapitel besprochen werden, während die Blennorrhoe der Conjunctiva, sowie die gonorrhoischen Erkrankungen der innern weiblichen Genitalien (Uterus, Tuben, Perimetrium etc.) nicht in den Rahmen der medicinischen Diagnostik gehört.

11. Pyococcosen.

Unter diesen gemeinsamen Namen sind eigentlich alle Erkrankungen, die durch eitererregende Schizomyceten erzeugt werden, zusammenzufassen. Sicher gehören zu letzteren der Staphylococcus pyogenes, sowie der Streptococcus pyogenes, ferner einige Bacillen (Bac. pyogenes etc.); von anderen Spaltpilzen ist es höchst wahrscheinlich, dass sie auch Eiterung hervorrufen können.

Die hierher zu rechnenden Affectionen sind zunächst localer Art, wie die phlegmonösen Erkrankungen, Abscesse, Furunkel u. dgl. Weiter gehören hierher der Aetiologie nach Erysipel, acute Osteomyelitis, viele Formen von Empyem, Peritonitis, von Puerperalfieber, Endocarditis, Meningitis, Gelenkentzündungen etc., Affectionen, deren Symptomencomplex, sobald von dem primären Heerd aus eine Infection des Blutes stattgefunden hatte und es zu metastatischen Eiterungen gekommen war, man theilweise früher und auch jetzt noch vielfach unter den Namen der Pyämie zusammenfasste. Die einzelnen Affectionen werden am besten im vierten Abschnitt besprochen und soll hier nur das Erysipel kurz geschildert werden.

1. III. E. Die Temperatur steigt unter Frost rasch bis auf $40-41^{0}$, während zugleich das Exanthem erscheint. Während des Ausbreitens desselben bleibt das Fieber continuirlich hoch. Bei Stillstand des Exanthems gewöhnlich am 4. bis 7. Tage erfolgt meist kritischer, seltener lytischer Fieberabfall. Oefters finden sich jedoch Formen, bei denen der Gesammtverlauf aus mehrfachen Anfällen resp. aus einem Anfall mit einer Anzahl von Nachschüben besteht. Hierbei zeigt das Fieber unregelmässige Intermissionen und Remissionen und kann mehrere Wochen dauern, während das Exanthem dabei auf andere Theile übergreift (E. migrans). (Die Incubation beträgt 1—5 Tage. Das Exanthem besteht aus gleichmässiger Röthung und ödematöser, schmerzhafter Schwellung der befallenen Theile, die sich von dem gesunden Gewebe meist scharf absetzen. Darauf können

in seltneren Fällen Bläschen, Pusteln oder Blasen entstehen. Es heilt unter Abschuppung.)

1. IV. C. Die der Erkrankungsstelle benachbarten Lymphdrüsen sind mitunter geschwollen.

3. II. und III. Die Veränderungen am Herzen und Pulse sind die dem Fieber zukommenden.

3. IV. Es besteht gewöhnlich Leukocythose.

5. IV. Es besteht Fieberharn.

7. Oft Kopfschmerzen; mitunter Bewusstseinsalterationen.

12. Tetanus.

1. III. A. Während der Anfälle besteht Cyanose.

1. III. E. Es findet sich meist Temperaturerhöhung, die nach dem Tode sich noch steigern kann.

2. V. A. Während des Anfalles besteht Dyspnoe in Folge von Zwerchfellkrampf.

3. III. Der Puls ist frequent, gespannt und unregelmässig.

7. V. In der Körpermuskulatur bestehen vor dem Anfall heftige Schmerzen.

7. VI. Es treten in fast allen Körpermuskeln tonische Krämpfe anfallsweise auf. Die Reflexerregbarkeit ist beträchtlich gesteigert.

7. VII. Das Bewusstsein ist während des Anfalls ungetrübt.

13. Aktinomykose.

Der Krankheitserreger, Aktinomyces bovis, erzeugt an den verschiedensten Stellen Eiterungen. Das für die Diagnose ausschlaggebende ist stets der makro- und mikroskopische Nachweis des Krankheitserregers, da die sonstigen Symptome differentiell-diagnostisch wenig hervortreten.

Zweites Kapitel.

Infectionskrankheiten,
deren parasitäre Natur sicher, deren Parasit jedoch noch nicht bekannt ist.

14. Variola und Variolois.

1. III. E. Die Erkrankung beginnt mit raschem Anstieg der Temperatur unter starkem Schüttelfrost bis auf 40—41,5° bei Variola, 39,5—40,5° bei Variolois Am 3.—5. Tage tritt das Exanthem auf, und zugleich fällt die Temperatur rasch gleichmässig oder unterbrochen zur Norm. Bei Variolois bleibt sie jetzt normal, höchstens stellt sich am 9.—12. Tage ein ganz leichtes, kurz dauerndes Desiccationsfieber ein. Bei Variola hingegen steigt sie nach einigen Tagen wieder und es dauert nun parallel mit der Eiterung ein remittirendes (Suppurations-)Fieber 3—8 Tage an. (Die Incubationszeit be-

trägt meist 13 Tage. Das Exanthem besteht anfangs aus rothen Papeln, die sich rasch zu Bläschen ausbilden, deren Inhalt dann eitrig wird, so dass jetzt Pusteln von der Grösse bis zu einer kleinen Erbse vorhanden sind; in schwereren Fällen finden sich petechiale Blutungen. Die Pusteln heilen oft unter Narbenbildung.)

1. 2. V. A. In Folge des Fiebers besteht Dyspnoe.

3. II. und III. Herzaction und Puls zeigen die durch das Fieber bedingten Veränderungen (s. Typhus).

4. IV. B. und C. Die Milz ist vergrössert (Infectionsmilz).

5. IV. Der Harn zeigt die Beschaffenheit des Fieberharns. In schweren Fällen kann er ferner Hämoglobin, sowie Leucin und Tyrosin enthalten.

7. V. Es bestehen starke Kopf- und Rückenschmerzen.

7. VII. Das Bewusstsein zeigt meistens Störungen.

15. Varicellae.

1. III. E. Die Temperatur steigt meist rasch auf 39—40°; zugleich erscheint das Exanthem. Das Fieber bleibt nur wenige Tage hoch und fällt meist kritisch wieder zur Norm. (Die Incubationszeit beträgt ca. 18 Tage. Das Exanthem besteht aus kleinen Bläschen, die in Nachschüben auftreten, nicht vereitern und rasch eintrocknen.)

16. Morbilli.

1. III. E. Die Temperatur steigt ziemlich rasch unter Frösteln auf 39—40°, um am nächsten Tage wieder bis oder fast bis zur Norm abzufallen. Dann folgt wieder eine mehr allmähliche Steigerung und zugleich erscheint das Exanthem, während das Fieber weiter, meist bis auf über 40° steigt. Hat das Exanthem sich ausgebildet, so fällt das Fieber meist rasch, gleichmässig oder unterbrochen, ungefähr um den 7. Tag ab. (Die Incubation beträgt im Mittel 10 Tage. Das Exanthem besteht aus linsengrossen, wenig erhabenen, dunkelrothen, rasch zu unregelmässig grossen Flecken confluirenden Fleckchen. Es beginnt im Gesicht und am Kopf und geht dann auf Rumpf und Extremitäten über. Nach Ablauf der Erkrankung schuppt sich die Haut kleienförmig ab.)

2. II. Es besteht Rhinitis (sowie Conjunctivitis).

2. V. A. Die Kranken zeigen Zunahme der Athmungsfrequenz.

2. V. D. Es sind die verschiedensten katarrhalischen Geräusche hörbar.

E. Der Auswurf ist wie bei acuter Bronchitis.

3. II. und III. Herz und Puls sind durch das Fieber beeinflusst.

5. IV. Der Harn zeigt die Eigenschaften des Fieberharnes; ferner enthält er öfter den Diazokörper.

7. Oefter Kopfschmerz und Alteration des Bewusstseins.

17. Scarlatina.

1. III. E. Unter Frieren und öfterem Erbrechen erfolgt der Anstieg der Temperatur rasch bis auf über 40⁰, während gleichzeitig das Exanthem beginnt. So lange bis sich letzteres ausgebildet hat, besteht hohes continuirliches Fieber, 40—41⁰. Zwischen dem 4. und 7. Tage beginnt das Fieber lytisch herabzugehen; die meist continuirliche Lysis selbst dauert 3—7 Tage, so dass die Dauer des Fiebers im Ganzen 7—14 Tage beträgt. (Dauer der Incubation 1—5 Tage. Das Exanthem besteht aus stecknadelkopfgrossen, rothen Flecken, die rasch zu einer gleichmässigen, scharlachfarbenen Röthung confluiren. Das Gesicht bleibt gewöhnlich frei, während Hals, Rücken und Oberschenkel am stärksten befallen sind. Die Abschuppung ist an den Armen und Beinen gewöhnlich kleienförmig, an den Händen und Füssen meist fetzenförmig.)

1. IV. C. Die Lymphdrüsen des Halses sind stets mehr oder weniger geschwollen.

2. V. A. Die Athmungsfrequenz ist fast regelmässig gesteigert; es besteht Dyspnoe.

3. III. C. Der Puls ist von gesteigerter Frequenz, dabei weicher, bei Herzschwäche öfters unregelmässig.

4. II. A. Die Zunge ist stark geröthet und geschwollen und zeigt mitunter die sog. Himbeerzunge.

Die Tonsillen und der Gaumen sind geröthet und geschwollen; an ersteren können nekrotische Processe sich entwickeln. Richtige diphtheritische Membranen sind selten, ebenso Mitbetheiligung des Larynx; spätere Lähmungen fehlen gänzlich.

4. IV. B. und C. Die Milz ist oft vergrössert, meist jedoch nicht palpabel.

5. IV. Der Harn zeigt das Verhalten des Fieberharnes; besteht gleichzeitig Nephritis, so ist er charakteristisch verändert (s. Nephritis).

7. Stets Kopfschmerzen, öfters Delirien und andere Bewusstsein-anomalien.

18. Rubeolae.

1. III. E. Fieber fehlt meist oder ist nur ganz gering, stets unter 39⁰. (Die Incubation beträgt 10—20 Tage. Das Exanthem besteht aus linsengrossen, dunkelrothen, gewöhnlich nicht confluirenden Flecken, die ohne Abschuppung heilen.)

19. Typhus exanthematicus.

1. II. B. Die Patienten nehmen meist passive Rückenlage ein, sind oft sehr unruhig.

1. III. B. Roseolaflecken sehr reichlich am 5. Tage auftretend und sich meist in der zweiten Woche zu Petechien umwandelnd.

1. III. E. Das Fieber beginnt unter Schüttelfrost, mit raschem, gleichmässigem oder unterbrochenem Anstieg der Temperatur bis auf über 40⁰. Das Fastigium dauert 7—14 Tage und ist regelmässig sehr hoch, oft über 41⁰. Ende der ersten Woche erfolgt öfters eine nicht sehr beträchtliche

Remission für 1—2 Tage. Der Abfall geschieht entweder kritisch gleichmässig oder unterbrochen, oder lytisch und zwar entweder intermittirend oder continuirlich. (Die Incubation beträgt 7—21 Tage. Das Exanthem ist dem Maserexanthem öfters ähnlich s. o.)

2. V. A. In Folge des Fiebers ist vielfach Zunahme der Athmungsfrequenz zu constatiren.

3. II. Herztöne anfangs verstärkt, später bei Herzschwäche abgeschwächt unter Auftreten von accidentellen Geräuschen.

3. III. Der Puls wie bei Typhus abdominalis.

5. IV. Der Harn zeigt das Verhalten des Fieberharnes.

7. VII. Das Bewusstsein ist stets getrübt; oft sind Delirien vorhanden.

20. Gelbes Fieber.

1. III. A. Regelmässig stellt sich nach 2 bis 6, gewöhnlich nur 3 oder 4 Tagen Gelbfärbung der Haut ein.

1. III. B. Oefters treten Hautexantheme auf.

1. III. E. Die Temperatur steigt unter Schüttelfrost rasch zu bedeutender Höhe, 39—40° und darüber, und fällt am 2. bis 4. Tage kritisch zur Norm, um bei Ausbruch des Icterus wieder zu steigen.

3. II. Das Herz zeigt das dem Fieber eigenthümliche Verhalten.

3. III. Die Pulsfrequenz ist stark gesteigert etc., dem Fieber entsprechend, besonders während des icterischen Stadiums.

4. IV. Die Leber kann sich verkleinern; die Milz ist nicht vergrössert.

4. IV. E. Es besteht Erbrechen, das anfangs einfach ist, später aus schwarzen, bluthaltigen Massen besteht.

4. IV. F. Auch die Stuhlgänge werden später blutig.

5. IV. Der Harn zeigt einmal die Eigenschaften des Fieberharnes; im späteren Stadium ist er gallenfarbstoff- und meist bluthaltig.

21. Dysenterie.

1. III. E. Fieber kann vorhanden sein oder fehlen.

4. IV. B. Die Gegend des Colons ist druckempfindlich und oft äusserst schmerzhaft.

4. IV. F. Die Beschaffenheit der Faeces ist charakteristisch. Im Allgemeinen sind sie flüssig und von verschiedenster, oft wechselnder Farbe: grau, braun, roth, schwarz, bei gesteigerter Häufigkeit der Entleerungen (die meist mit Tenesmus verbunden sind) und beträchtlich vermehrter Menge. Der Stuhlgang kann enthalten schleimige, gelbe, glasige Massen, ferner Blut, Eiter, fetzige Darmschleimhautstücke, schliesslich Kothmassen. Je nachdem nun diese einzelnen Bestandtheile ausschliesslich oder mit einander gemischt in dem Stuhl vorkommen, ist das Aussehen desselben ein anderes. Der Geruch der Faeces ist entweder fade oder mitunter ein aashaft stinkender.

Die Faeces enthalten chemisch Albumin, eventuell Blutfarbstoff; mikroskopisch weisse Blutkörperchen und Blutpigment. Ueber die Parasiten ist noch nichts ganz Sicheres bekannt. Complicationen sind mitunter **Leberabscesse** und **Gelenkaffectionen**.

22. Syphilis.

Diese Infectionserkrankung besteht in ihren Symptomen und Verlauf aus drei verschiedenen Perioden, die zwar vielfach Uebergänge in einander zeigen, aber im Grossen und Ganzen sich doch symptomatologisch auseinanderhalten lassen, und die man als primäre, secundäre und tertiäre Form zu bezeichnen pflegt. Während der ersten Periode nur Localerscheinungen zukommen (s. Vierter Abschnitt), zeigen die beiden andern Symptome von Allgemeininfection und seien desshalb hier besprochen.

I. Secundäre Periode.

1. III. B. Auf der Haut entwickelt sich (8—13 Wochen nach der Infection) ein **Roseolaexanthem** unter meist kurzdauernden, aber oft hohen Fiebererscheinungen, das später abblasst. Ferner können psoriatische **Ex**crescenzen an verschiedenen Stellen der Haut, z. B. zwischen den Zehen etc. auftreten.

1. IV. C. Sämmtliche **Körperlymphdrüsen** sind mehr oder weniger geschwellt, nicht schmerzhaft.

4. II. A. Die **Rachen-** und **Gaumenschleimhaut** ist geröthet und geschwollen, ebenso die Tonsillen. An Zunge, Gaumen, Tonsillen etc. sind oft Plaques muqueuses, die sich gewöhnlich zu Geschwüren umwandeln, die mit oder ohne Narbenbildung heilen können.

4. V. Am Anus, den Genitalfalten etc. finden sich oft breite Condylome.

II. Tertiäre Periode.

1. III. B. An der Haut werden die mannigfachsten Affectionen (Syphilide) beobachtet.

2. II. A. In der Nase können Geschwüre vorkommen, die tiefgreifende Zerstörungen der Schleimhaut, Knorpel und Knochen, öfters Stenosirungen bewirken.

2. III. A. Wird der Kehlkopf afficirt, so können dort Schleimhautgeschwüre, Perichondritis, Stenosirungen etc. sich vorfinden.

2. IV. Ebensolche können an der Trachea beobachtet werden.

2. V. Die Lungen erkranken selten; am häufigsten ist noch Gumma derselben, das die Erscheinungen eines Tumors machen kann.

4. II. A. In der Mundhöhle finden sich entweder frische geschwürige Processe, oder Narben, Defecte, Stenosirungen etc. als Residua von solchen.

4. IV. An Leber und Milz kann einmal eine interstitielle Entzündung beobachtet werden, ferner Auftreten von Gummata, schliesslich Amyloid. Bei der ersten Affection steht der untere Leberrand meist tiefer als normal und ist oft in seiner Form verändert, die Leberoberfläche dabei oft grobhöckerig, ferner öfters Icterus vorhanden. In Betreff der andern

Affectionen cf. vierter Abschnitt. Andere Abdominalorgane erkranken seltener.

5. IV. Es kann Hämoglobinurie vorkommen, ferner Gallenfarbstoff im Harn auftreten.

6. II. Es kann Orchitis etc. beobachtet werden.

7. V. Es können gefunden werden: Narben und Impressionen am Schädel (und andern Knochen), Neuralgien der verschiedensten Art, Amaurose, Retinitis, Chorioiditis etc.

7. VI. Es werden die mannigfaltigsten Motilitätsstörungen beobachtet.

23. Helkose.

Auch diese Erkrankung ist eine infectiöse; wahrscheinlich sind Eiterkokken die Erreger. Sie wird im vierten Abschnitt besprochen.

24. Lyssa.

7. VI. Durch Verschlucken von Flüssigkeiten, durch tiefes Athmen u. dgl., ferner durch den blossen Anblick von Flüssigkeiten oder die Vorstellung des Trinkens werden tetanische Krämpfe besonders der Athemmuskulatur, aber auch anderer Körpermuskeln hervorgerufen.

25. Meningitis cerebro-spinalis epidemica.

1. III. B. Fast constant sind Herpeseruptionen vorhanden, ausserdem andere Hautexantheme.

1. III. E. Das Fieber beginnt oft mit Schüttelfrost und Erbrechen. Es verläuft entweder continuirlich oder remittirend oder auch ganz unregelmässig. Nach mehrwöchentlicher Dauer fällt es gewöhnlich lytisch.

2. V. Gewöhnlich besteht Dyspnoë und Bronchialkatarrh.

3. II. und III. Herz und Puls zeigen das durch das Fieber bedingte Verhalten.

4. IV. C. Die Milz ist oft als vergrössert nachzuweisen.

4. IV. F. Es besteht Erbrechen.

5. IV. Es ist Fieberharn vorhanden, ferner Peptonurie.

7. V. Es bestehen starke Kopfschmerzen; der Kopf wird stark nach hinten gebeugt gehalten und ist der Versuch, die Halswirbelsäule zu strecken, sehr schmerzhaft. Ferner treten Schmerzen in den verschiedensten Körperstellen auf.

7. VI. Es finden sich tonische seltener klonische Krampferscheinungen der verschiedensten Muskelgebiete; Lähmungen sind selten.

7. VII. Es werden regelmässig Delirien sowie Störungen des Bewusstseins beobachtet.

26. Tussis convulsiva.

1. III. A. Haut während des Anfalles cyanotisch.

1. IV. B. Im Allgemeinen selten kann sich Hautemphysem ausbilden.

2. V. D. Ueber den Lungen sind oft katarrhalische Symptome vorhanden.

E. Der Husten tritt in charakteristischen Anfällen auf. Der Auswurf ist ein einfach katarrhalischer.

4. IV. E. Oefters am Ende des Hustenanfalls Erbrechen.

27. Parotitis epidemica.

1. III. E. Die Temperatur steigt gewöhnlich rasch zu mittlerer Höhe, 39—40°, sinkt aber bald bis auf 38—39° und ungefähr am 7. Tage wieder zur Norm. (Die Incubation beträgt ca. 18 Tage.)

3. III. C. Die Pulsfrequenz ist gesteigert.

4. II. A. Die Parotisgegend ist geschwollen, auf Druck empfindlich, gespannt.

6. II. Oft stellt sich Anschwellung eines Hodens ein.

Drittes Kapitel.

Krankheiten, deren parasitäre Natur nicht bewiesen, aber wahrscheinlich ist.

28. Polyarthritis rheumatica acuta.

1. III. B. Oft Sudamina.

D. Haut gewöhnlich feucht.

1. III. E. Die Temperatur steigt meist allmählich in 2—3 Tagen zu mässiger Höhe 39—40°. Der weitere Verlauf ist abhängig von dem Verhalten der Gelenkaffectionen; jedesmal wenn ein oder mehrere Gelenke neu befallen werden, schliesst sich daran ein Fiebercyclus, der sich entweder an den vorhergegangenen anreiht oder in ihn einschiebt. Dadurch erhält das Fastigium einen oft sehr unregelmässigen remittirenden Verlauf. Der Fieberabfall ist gewöhnlich remittirend. Die Dauer des Fiebers schwankt sehr, von wenigen Tagen bis zu 4 und mehreren Wochen.

2. V. Als Complication wird Pleuritis beobachtet.

3. II. Eine recht häufige Complication ist Endo- und Pericarditis.

5. IV. Der Harn ist ein Fieberharn; ausserdem enthält er öfter Pepton.

Nach den neueren Forschungen ist bei noch vielen anderen Krankheiten, wie die Bronchopneumonien, viele Formen von Bronchitis, Angina, Poliomyelitis acuta, Purpura haemorrhagica etc. die parasitäre Aetiologie wahrscheinlich.

Invasionskrankheiten.

29. Malaria.

Nach den Symptomen werden bei dieser Erkrankung veriedene Gruppen unterschieden. Hier seien zwei derselben kurz ·prochen, der acute Intermittensanfall und die Malariaca·xie.

I. Febris intermittens.

1. III. E. Das Fieber besteht aus Paroxysmen, die mit einer be·mten Regelmässigkeit wiederkehren. Der einzelne Anfall dauert 8 bis ·Stunden und ist charakterisirt durch rasches Ansteigen der Tem·atur in 1—2 Stunden, unter Schüttelfrost bei blasser, livider und kühler ·ut bis auf 40—41,5⁰ und darüber (Froststadium), 2—6 stündiger Dauer ·ser hohen Temperatur unter starkem Hitzegefühl bei trockener ge·eter Haut (Hitzestadium) und raschem, kritischem Abfall bis unter die ·m unter starkem Schweiss (Schweissstadium). Solche Anfälle treten ·› 24 Stunden (F. quotidiana) oder 48 Stunden (F. tertiana) oder 72 Stunden ·quartana) auf. Seltener können die Anfälle in anderen Zeitabschnitten ·treten oder mehrere Cyclen sich combiniren (s. S. 98).

3. II. Während des Fieberanfalles ist die Herzaction verstärkt und ·d mitunter systolische Geräusche vorhanden.

3. III. Der Puls ist anfangs voll, wird später frequent, weich, öfters ·rot, um nach Beendigung des Anfalls zur Norm zurückzukehren.

3. IV. Im Blute sind während des Anfalls Malariaplasmodien ·hweisbar.

4. IV. Die Milz ist während des Anfalles percussorisch als ver·össert nachweisbar, um nach dem Anfall sich wieder zu verkleinern. · längerer Dauer der Erkrankung wird sie jedoch dauernd vergrössert ·l dann auch durch die Palpation leicht zu constatiren.

5. IV. Die Harnmenge ist während des Anfalls vermehrt, ebenso der ·rnstoff. Oefter findet sich Eiweiss, mitunter Hämoglobin. Gegen Ende · Anfalls sinkt die Harnmenge und das Eiweiss verschwindet.

II. Malariacachexie.

1. III. A. Die Haut ist blass, mitunter leicht gelblich verfärbt.

E. Fieber kann vorkommen oder fehlen.

3. II. D. Am Herzen anämische Geräusche, ebenso an den Gefässen.

3. IV. Im Blute wird einmal Pigment frei oder in weissen Blut·rperchen gefunden; ausserdem oft Plasmodienformen und **zwar** ·scheinend andere wie bei der acuten Intermittens.

4. IV. Es kann Erbrechen und Diarrhoe bestehen.

Die **Leber** und **Milz** sind meist sehr beträchtlich **vergrössert.** Dazu kann Ascites auftreten.

5. IV. Oefter besteht Nephritis oder Amyloid der Nieren.

30. Trichiniasis.

1. III. E. **Fieber** ist fast stets vorhanden und hoch, zeigt jedoch keinen typischen Verlauf.

1. IV. B. Starkes **Oedem** der Haut, besonders im Gesichte ausgeprägt.

2. V. A. Gewöhnlich besteht, wegen Erkrankung des Zwerchfells, Dyspnoë.

3. III. Der Puls wird durch das Fieber beeinflusst.

4. IV. Oft besteht im Anfang Erbrechen und Diarrhoe. In den Faeces können **Darmtrichinen,** jedoch im Allgemeinen selten gefunden werden.

7. Die **Muskeln des Körpers** speciell Waden-, Oberarm- und Kaumuskeln, sind sehr **empfindlich** auf Druck und bei Versuch der Dehnung. Mittelst einer Excision entnommene **Muskelstückchen** zeigen **Trichinen.**

7. VII   Das Sensorium ist meist frei, nur in den schwersten Fällen alterirt.

31. Helminthiasis.

Man versteht hierunter das Schmarotzen von Würmern im Darmcanal des Menschen resp. die dadurch bedingten Krankheiten. Je nach der Art der Parasiten sind die Krankheitserscheinungen etwas andere.

I. Cestoden-H.

4. IV. Mitunter bestehen Erbrechen, Diarrhoen, Koliken, ferner anämische Zustände. In den Faeces sind die **Proglottiden** besonders nach gewissen Speisen enthalten oder können spontan abgehen. Eier werden dagegen nur sehr selten gefunden.

7. IV. Speciell bei Kindern können überhaupt durch Eingeweidewürmer **Krämpfe** hervorgerufen werden.

II. Ascaris-H.

4. IV. Es bestehen öfters gastrische Erscheinungen.

Die **Würmer** können spontan durch den Anus abgehen oder mit den Faeces, oder seltener durch Erbrechen entleert werden. In den Faeces finden sich stets **Eier.**

III. Oxyuris-H.

4. IV. Zu gewissen Zeiten wird heftiges Jucken im After beobachtet.

Die **Würmer** können in grosser Menge spontan abgehen und in benachbarte Theile (Scheide, Präputium) einwandern, oder sie können mit den Faeces entleert werden; in letzteren sind stets **Eier** zu constatiren.

IV. Ankylostomiasis.

1. III. Die Hautfarbe ist blass, und sind auch sonst die Zeichen **hochgradiger Anämie** vorhanden.

IV. Es können sich Oedeme einstellen.

3. II. Am Herzen finden sich anämische Geräusche, desgleichen
III. an den Venen.

4. IV. Es bestehen gastrische Erscheinungen. Der Stuhlgang ist bald
fest, bald diarrhoisch, enthält mitunter etwas Blut. Mikroskopisch finden
sich keine Parasiten, sondern nur die Eier derselben. Mitunter sind ausserdem Rhabdonemaeier beobachtet worden.

32. Dermatozoonosen.

Man begreift hierunter diejenigen Erkrankungen der Haut, die
durch thierische auf oder in der Haut lebende Parasiten verursacht
werden, z. B. Scabies.

Die Diagnose wird bei allen durch den makro- oder mikroskopischen
Nachweis der Parasiten gestellt.

33. Epizoonosen.

Sie werden durch thierische Parasiten verursacht, die nur gelegentlich die Haut aufsuchen, aber nicht auf ihr leben. Beispiele
sind die Läusearten, der Floh etc.

Dritte Abtheilung.

Intoxicationen.

Vergiftungen des Körpers können hervorgerufen werden entweder durch giftige Stoffe, die dem Körper von aussen zugeführt
werden, oder durch solche, die in Folge pathologischer Verhältnisse
in ihm selbst entstehen.

Die erstere Art der Vergiftung kann auf zweierlei Weise verlaufen. Entweder wird dem Organismus auf einmal eine solche Menge
des Giftes einverleibt, dass sie im Stande ist, ihre deletäre Wirkung
zu entfalten: acute Intoxication. Oder es werden längere Zeit hindurch stets nur kleine Quantitäten dem Organismus zugeführt, die
an sich keine schädliche Wirkung ausüben würden, aber durch ihre
Wiederholung das Körpergewebe in pathologischem Sinne afficiren:
chronische Intoxication.

Was die letztere Vergiftung anbetrifft, so ist die Beschaffenheit der
toxischen Substanzen noch vielfach unklar, wenn auch die Forschungen der neuesten Zeit schon vielfache Aufschlüsse darüber gebracht haben. Sicher ist, dass diese Erzeugung von Giften (Ptomaïnen

Toxalbuminen etc.) im Körper bei dem Verlaufe der Infections-krankheiten eine grosse Rolle spielt.

Im Nachfolgenden sind nur eine Anzahl von Vergiftungen an-geführt, und zwar vorzugsweise solche, die entweder durch ihr häu-figeres Vorkommen erwähnenswerth sind, oder die ausser Gastrointesti-nal- und Cerebralerscheinungen noch auffallende Symptome in an-derer Hinsicht zeigen.

34. Acute Intoxication mit Kohlenoxyd (und Leuchtgas).

1. III. A.　Haut anfangs geröthet, später cyanotisch.

E.　Die Körpertemperatur wird subnormal.

2. V. A.　Oft ist dyspnoische Athmung vorhanden.

3. III. C.　Puls beschleunigt, anfangs voll, später klein.

3. IV. A.　Das Blut ist kirschroth.

B.　Es ist Kohlenoxydhämoglobin im Blute, chemisch und spektroskopisch nachzuweisen (s. jedoch S. 207).

5. IV.　Der Harn enthält mitunter Eiweiss, stets Zucker.

7.　Es bestehen Störungen des Bewusstseins, sowie die verschiedensten anderen cerebralen Symptome.

35. Acute Intoxication mit Phosphor.

1. III. A.　Nach einigen Tagen Gelbsucht, später mitunter Blutun-gen in der Haut.

3. II.　Die Herztöne werden stark abgeschwächt.

3. III.　Der Puls wird frequent und klein.

4. IV. B. u. C.　Die Leberdämpfung vergrössert sich, das Organ ist auf Druck sehr empfindlich.

4. IV. E.　Es besteht Erbrechen; das anfangs Erbrochene kann im Dunkeln leuchten, das in späteren Stadien Entleerte ist bluthaltig.

4. IV. F.　Es können bluthaltige Faeces entleert werden.

5. IV. A.　Die Harnmenge ist vermindert.

5. IV. B.　Der Harn enthält Eiweiss, ferner Gallenfarbstoff, selten Leucin und Tyrosin.

C.　Im Harn können sich verfettete Epithelien und Cylinder finden.

36. Acute Intoxication mit Metallsäuren und Laugen.

2. III.　Falls etwas der Massen in den Larynx gelangte, ist hochgradige Dyspnoe vorhanden.

3. III.　Puls ist sehr frequent und klein, unregelmässig.

4. II.　Es ist mehr oder weniger starke Anätzung der Mund-höhlenschleimhaut sichtbar.

4. III.　Auch die Oesophagusschleimhaut ist meist angeätzt. Bei nicht letalem Ausgange können Stricturen des Oesophagus, gewöhnlich dicht über der Cardia, zurückbleiben, die bis zu vollständigem Verschluss der-selben führen können.

4. IV. B. Das Abdomen ist sehr schmerzhaft. Bei Heilung der Erkrankung desselben kommt es zu Veränderungen, Stricturen etc. des Magens, speciell des Pylorus und eventuell später zur Dilatation.

4. IV. E. Es besteht Erbrechen sauer resp. stark alkalisch
reagirender Massen, die braun gefärbtes Blut und Epithelfetzen enthalten.

5. IV. Der Harn kann Albumen und Blut enthalten.

37. Intoxication mit Kalium chloricum.

1. III. A. Haut oft cyanotisch.

3. IV. A. Das Blut ist braun, chokoladefarben, lackartig.

B. Methämoglobin ist spectroskopisch nachzuweisen.

5. IV. Der Harn enthält Methämoglobin, sowie Albumen.

38. Chronischer Saturnismus.

1. III. A. Haut grauweiss gefärbt.

1. III. E. Fieber fehlt stets.

1. IV. A. Es entwickelt sich Abmagerung.

3. III. C. Puls verlangsamt und stark gespannt; in Folge dessen
Abnahme der Rückstoss- und Zunahme der Elasticitätselevationen.

4. II. A. Am Zahnfleisch ist Bleisaum vorhanden.

4. III. A. Es treten Kolikanfälle in Paroxysmen auf. Dabei ist
das Abdomen meist stark eingezogen.

B. Druck auf die Gegend des Colon transversum sehr schmerzhaft.

F. Es besteht starke hartnäckige Stuhlverstopfung.

5. IV. Der Harn enthält oft Eiweiss (bei gleichzeitiger Nephritis).

7. V. A. Es treten Schmerzanfälle in den Muskeln, Knochen und Ge-
lenken in Paroxysmen auf (Arthralgie). Andererseits können selten An-
ästhesien an den verschiedensten Stellen der Haut vorkommen.

B. Es wird transitorische Amaurose mitunter beobachtet.

VI. A. Es können sich Lähmungen, besonders in den Extensoren
der Vorderarme einstellen, die mitunter auch auf andere Muskeln der
Arme übergehen können. Dabei ist complete oder partielle Entartungsreaction vorhanden. Ferner können Tremor, sowie allgemeine Convulsionen
nach Art eines epileptischen Anfalls auftreten.

B. In den gelähmten, aber auch in anderen Muskeln der Vorderarme
kann degenerative Atrophie auftreten.

7. VII. Es können Bewusstseinstörungen (Delirien oder Coma)
vorkommen.

39. Mercurialismus chronicus.

1. III. A. Haut grau verfärbt, zeigt die verschiedensten Dermatitiden
(Hydrargyrie).

4. 2. A. Es besteht Stomatitis, eventuell mit Ulcerationen.

B. Ferner Salivation.

4. IV. F. Es können Diarrhoen, eventuell blutige bestehen.

5. IV. Der Harn zeigt keine constante Veränderung.

7. V. A. Es können Neuralgien, andererseits Parästhesien vorkommen.

7. VI. A. Es besteht mehr oder weniger ausgebreiteter Tremor der Körpermuskulatur.

40. Alkoholismus chronicus.

2. III. A. Es besteht oft chronische Laryngitis.

3. II. Das Herz ist mitunter dilatirt (in Folge von Fettherz).

3. III. Die Arterien zeigen oft atheromatöse Veränderungen.

4. II. A. Es besteht meist chronische Pharyngitis.

4. IV. Es kann entweder Lebervergrösserung (in Folge von Fettleber) gefunden werden oder es kann Lebercirrhose sich ausbilden.

5. Es kann zur chronischen Nephritis kommen.

7. V. Es wird Amblyopie (centrales Scotom) beobachtet.

7. VI. Es besteht oft Tremor; ferner kann es zu Anfällen von Delirium tremens kommen.

41. Chronische Nicotinvergiftung.

3. II. A. Der Spitzenstoss kann abnorm verstärkt sein.

III. C. Der Puls zeigt vielfache Unregelmässigkeiten; es können ferner tachycardische Anfälle vorkommen.

7. V. B. Es kommt Amblyopie vor.

VI. A. Es besteht oft Tremor.

VII. Es kommen psychische Alterationen zur Beobachtung.

42. Morphinismus chronicus.

1. III. A. Die Hautfarbe ist blass.

4. IV. Es besteht Appetitverlust und Obstipation.

5. IV. Der Harn besitzt reducirende Eigenschaften, doch enthält er nur in seltenen Fällen wirklich Zucker.

6. II. Die Potenz ist öfters verloren gegangen.

7. V. A. Es bestehen öfters Schmerzempfindungen in verschiedenen Nervengebieten.

B. Es besteht starke Myosis.

7. VI. A. Es ist gewöhnlich leichter Tremor, mitunter auch ataktische Störungen vorhanden.

7. VII. Es finden sich die mannigfachsten psychischen Affectionen.

43. Urämie.

1. III. E. Es kann Fieber vorhanden sein.

2. V. A. Es besteht Dyspnoe (Asthma uraemicum), mitunter Cheyne-Stokes'sches Athmen.

3. III. C. Der Puls ist Anfangs verlangsamt, später beschleunigt.

4. IV. E. Es ist gewöhnlich Uebelkeit und Erbrechen vorhanden; das Erbrochene riecht mitunter nach Ammoniak und kann dies, sowie Harnstoff enthalten.

5. IV. Die Menge des Harns ist fast stets vermindert, bis zur Anurie, das specifische Gewicht oft erniedrigt, so dass die reducirte Dichte

stets vermindert ist. Stets findet sich Albumen, ferner oft beträchtliche Verminderung des Harnstoffs.

7. V. A. Es können Parästhesien zur Beobachtung kommen, ferner ist Kopfschmerz vorhanden.

B. Es kann Amaurose auftreten.

7. VI. A. Es können Muskelzuckungen vorkommen, die sich bis zu allgemeinen Krämpfen steigern können. In anderen Fällen, werden Monoplegien, Hemiplegien, Aphasie etc. beobachtet.

7. VII. Es bestehen Bewusstseinstörungen von leichter Somnolenz bis zum tiefsten Coma. Auch psychische Alterationen sind vielfach zu beobachten.

44. Coma diabeticum (s. auch Diabetes).

1. III. E. Die Temperatur ist oft subnormal.

2. V. A. Die Respiration ist tief und beschleunigt. Oft riecht die Exspirationsluft der Kranken nach Aceton.

3. III. C. Der Puls ist frequent, klein und weich.

5. IV. Der Harn enthält Zucker, Aceton und Acetessigsäure.

7. VII. Es besteht Somnolenz, mitunter ¡mit Jactationen, die in tiefes Coma übergeht.

Vierte Abtheilung.

Organkrankheiten.

Erstes Kapitel.

Krankheiten des Respirationssystems.

45. Rhinitis acuta.

2. II. A. Die Schleimhaut der Nase ist stark geröthet und geschwollen, mehr oder weniger mit Secret bedeckt.'

C. Die Secretion ist anfangs spärlich, schleimig, später reichlicher schleimig bis schleimig-eitrig, und besteht aus Schleim, Epithelien und weissen Blutkörperchen.

46. Rhinitis chronica.

2. II. A. Die Schleimhaut ist entweder stark geröthet und geschwollen oder mehr blass und dann öfters atrophisch. Diese Veränderungen sind oft am deutlichsten an den untern Muscheln ausgeprägt. Secret ist stets vorhanden, schleimig bis eitrig, öfters zu Krusten eingetrocknet. Bei Ozaena ist dasselbe sehr übelriechend.

47. Tuberculose der Nase.

2. II. A. Es finden sich Geschwüre, die die Nase theilweise zerstören können.

C. In dem Secrete finden sich Tuberkelbacillen.

Behufs der genaueren Symptome sowie der andern Nasenkrankheiten sei auf die Specialbücher verwiesen. Ebenso seien von den Kehlkopfaffectionen nur die häufigsten erwähnt.

48. Laryngitis acuta.

2. III. A. Die Schleimhaut ist stark geröthet und geschwollen, mehr oder weniger mit Schleim bedeckt. Es können ferner Lähmungen von Kehlkopfsmuskeln dabei vorkommen.

C. D. Es besteht oft Heiserkeit, ferner Husten mit im Anfange spärlich, rein schleimigem, später schleimig-eitrigem, reichlicherem Auswurfe.

49. Laryngitis chronica.

2. III. A. Die Schleimhaut ist geröthet oder blass, dabei geschwollen; Schleim ist meist reichlich vorhanden. Oefters finden sich Lähmungen von Muskeln.

C. Die Stimme ist öfter heiser. Husten kann vorhanden sein oder fehlen.

D. Durch denselben oder durch Räuspern wird spärliches Secret von grauer oder graugelblicher Farbe entleert.

50. Tuberculose des Kehlkopfes.

2. III. A. Ausser catarrhalischen Veränderungen finden sich meist Geschwüre, die starke Zerstörungen der Stimmbänder, der Epiglottis etc. verursachen können.

D. In dem Secrete derselben lassen sich Tuberkelbacillen nachweisen.

51. Stenose des Kehlkopfs.

1. II. B. Der Kranke befindet sich gewöhnlich in sitzender Stellung und in dem Zustande der Orthopnoe.

1. III. A. Haut ist meist cyanotisch.

2. III. A. Bei der Inspiration wird der Kehlkopf stark nach abwärts gedrängt. Bei Oedema laryngis besteht starke Schwellung des Aditus laryngis, bei Laryngitis crouposa sind Pseudomembranen vorhanden, bei Tumoren oder Fremdkörpern letztere laryngoskopisch zu constatiren etc.

2. III. C. Bei der Respiration ist Stridor vorhanden; ferner ist bei Croup und Tumoren die Stimme und der Husten klanglos.

2. V. A. Es besteht vorwiegend inspiratorische Dyspnoe, wobei die unteren Thoraxpartien und das Epigastrium mehr oder weniger stark inspiratorisch eingezogen werden.

B. Der Pectoralfremitus ist gewöhnlich beiderseits abgeschwächt.

3. III. C. Mitunter ist Pulsus paradoxus vorhanden.

52. Stenose der Trachea.

1. II. B. Der Kranke ist meist in sitzender Stellung (Orthopnoe).

1. III. A. Die Haut kann cyanotisch sein.

2. III. A. Der Kehlkopf steigt bei der Inspiration nur wenig nach abwärts.

2. IV. A. Falls die stenosirte Stelle günstig gelegen ist, kann sie und ihre Ursache, wenn sie in der Wand (Tumoren, Abscesse, Narben) oder im Lumen (Tumoren, Fremdkörper) liegt, laryngoskopisch erkannt werden. Bei Stenose durch Compression von aussen (Struma, Tumoren etc.) kann die Verengerung ebenfalls laryngoskopisch, sowie durch äussere Inspection und Palpation nachgewiesen werden.

2. V. A. Es besteht vorwiegend inspiratorische Dyspnoe. Bei der Inspiration werden die unteren Thoraxpartien beiderseits wie das Epigastrium eingezogen.

2. B. Der Pectoralfremitus ist beiderseits abgeschwächt.

3. III. C. Mitunter ist Pulsus paradoxus vorhanden.

53. Bronchitis acuta.

1. III. E. Vielfach, besonders bei Kindern ist oft hohes Fieber, jedoch von atypischem Verhalten vorhanden.

2. V. A. Oefters, gleichfalls besonders bei Kindern, besteht Dyspnoe, vorwiegend inspiratorisch.

Bei Bronchitis sicca kann Bronchialfremitus fühlbar werden.

2. V. D. Bei trockenem Katarrh ist das oft schwache vesiculäre Athmen verschärft oder rauh, mitunter auch saccadirt, das Exspirium öfters verlängert.

Es sind im Beginne stets Rhonchi sonori und sibilantes, je nach der Grösse der befallenen Bronchien, später sowohl trockene wie feuchte, fein- bis grossblasige, dumpfe Rasselgeräusche vorhanden.

E Sputum ist anfangs spärlich, glasig, weisslich, dünnflüssig, mitunter einige Blutstreifen zeigend; später wird es reichlicher und dann schleimig-eitrig, gelblich, dickflüssig. Bei B. fibrinosa enthält es Bronchialabgüsse. Mikroskopisch zeigt es anfangs Formelemente sehr spärlich: wenig rothe und weisse Blutkörperchen, mitunter spärliche Alveolarepithelien, dagegen vorzugsweise Schleim; später finden sich wenig rothe, dagegen reichlicher weisse Blutkörperchen, ferner Alveolarepithelien. Elastische Fasern und pathogene Mikroorganismen fehlen.

54. Bronchitis chronica.

1. III. E. Fieber fehlt gewöhnlich.

2. V. B. Der Pectoralfremitus kann, falls die Bronchien stark mit Schleim gefüllt sind, vermindert sein. Bei B. sicca kann Bronchialfremitus fühlbar werden.

2. V. D. Bei trockenem Katarrh ist das vesiculäre Athmen verschärft oder rauh, das Exspirium oft verlängert.

Je nach der Art und Ausdehnung des Katarrhs sind die verschiedensten, trockenen oder feuchten, aber nicht consonirenden Rasselgeräusche zu hören.

E. Sputummenge wechselnd, jedoch meist reichlich, sehr reichlich bei Bronchoblennorrhoe. Gewöhnlich ist es schleimig-eitrig und gelblich; rein-eitrig grünlich bei B. blennorrhoica, ausserdem noch stinkend bei Bronchitis putrida, fibrinöse Ausgüsse enthaltend bei B. fibrinosa. Mikroskopisch findet sich Schleim, reichlich weisse, oft verfettete Blutkörperchen, sowie ziemlich viele, vielfach verfettete Alveolarepithelien, Detritus, Fett, Myelintropfen, sehr selten Charcot'sche Krystalle. Bei Bronchitis putrida sind Fettkrystalle, sowie Leptothrixformen reichlich, dagegen fehlen elastische Fasern und Lungengewebefetzen. Liegt gleichzeitig Pneumonoconiosis vor, so ist das Sputum grau bis schwarz gefärbt und zeigt das Pigment frei oder in den Zellen liegend.

55. Stenose eines Bronchus.

2. V. A. Es besteht einseitige inspiratorische Einziehung des Thorax.

B. Der Pectoralfremitus kann über der betreffenden Seite verringert sein.

2. V. C. Bei totalem Verschluss durch Verstopfung etc. ist der Schall über der betreffenden Lunge tympanitisch.

2. V. D. Ueber der andern Lunge ist das vesiculäre Inspirium verschärft. Ueber der afficirten Seite ist das Athmen abgeschwächt bis aufgehoben, eventuell von unbestimmtem Charakter.

Die Stimme ist über der betreffenden Seite schwächer hörbar.

56. Bronchiales Asthma.

1. III. A. Während der Anfälle gewöhnlich Cyanose.

2. V. A. Ferner vorwiegend exspiratorische Dyspnoe.

C. Oft die Erscheinungen einer acuten Lungenblähung (Herabrückung der Lungengrenzen und tympanitischer Schall über denselben).

D. Es ist Stridor und oft die Erscheinungen einer capillären Bronchitis vorhanden.

E. Nach dem Anfall Entleerung einer wechselnden Menge Sputums von schleimiger oder schleimig-eitriger Beschaffenheit, darin rothe und weisse Blutkörperchen, Detritus, Alveolarepithelien, Myelin, ferner Curschmann'sche Spiralen und Charcot'sche Krystalle.

57. Emphysem der Lungen.

1. III. A. Es besteht oft Cyanose der Haut und sichtbaren Schleimhäute.

1. IV. A. Es kann Stauungsödem auftreten.

2. V. A. Der Thorax ist erweitert und zwar beiderseits gleichmässig, speciell in Breite und Tiefe, der epigastrische Winkel grösser als normal,

die Intercostalräume sind kleiner, ebenso der grösste Längendurchmesser. Es besteht vorwiegend exspiratorische Dyspnoe. Beim Athmen dehnt sich, falls er starr ist, der Thorax beiderseits nur wenig aus, sondern wird unter Anspannung der Auxiliarmuskeln mehr in toto gehoben. Mitunter wird exspiratorische Vorwölbung der Supraclaviculargruben beobachtet.

Der Exspirationsdruck ist mehr oder weniger herabgesetzt.

B. Der Thorax hat seine Elasticität mehr oder weniger eingebüsst, ist meist starr, der Pectoralfremitus oft abgeschwächt.

C. Der Percussionsschall ist entweder sehr tief und laut (Schachtelton), oder er zeigt tympanitischen Beiklang. Die Lungengrenzen sind nach oben sowie besonders nach unten verschoben, so dass der Raum der Complementärsinus, eventuell die oberen Partien des Leber-, Herz-, Milz- und Nierendämpfungsbezirkes hellen Schall geben.

D. Das vesiculäre Athmen ist oft abgeschwächt, besonders hinten unten, mitunter sogar fast unbestimmt, das Exspirium gewöhnlich verlängert. Das Vorkommen katarrhalischer Geräusche ist von etwaigem begleitenden Katarrh abhängig. Die Stimme ist ebenfalls meist abgeschwächt.

E. Sputumbeschaffenheit gleichfalls von dem Katarrh abhängig.

3. II. A. Der Spitzenstoss ist nach unten und aussen gerückt, dabei oft verbreitert (bei Hypertrophie des rechten Ventrikels) oder er ist abgeschwächt bis gänzlich verschwunden.

3. II. C. Die Herzdämpfung ist bei leichtern Graden nach abwärts gerückt, meist jedoch verkleinert bis fehlend und desshalb die gewöhnliche Vergrösserung des rechten Herzens nur schwer oder garnicht nachweisbar.

3. II. D. Die Herztöne sind oft abgeschwächt, hingegen der zweite Pulmonalton vielfach verstärkt; letzteres ist jedoch nicht immer wahrnehmbar.

3. III. A. Es ist oft Pulsatio epigastrica vorhanden.

B. Die Hautvenen sind meist erweitert und zeigen oft deutliche Undulation und negativen Venenpuls.

4. IV. B. Der untere Leberrand kann tiefer stehen und dadurch mitunter palpabel werden.

C. Die Leberdämpfung ist entweder nach unten dislocirt oder sie ist verkleinert. Der relative Dämpfungsbezirk verhält sich verschieden.

Die Milzdämpfung ist verkleinert oder nach unten verschoben.

5. IV. Besteht Stauung, so kann Stauungsharn vorkommen (s. sp).

58. Bronchiektasie.

2. V. C. Falls eine Caverne vorhanden, so liegt sie gewöhnlich im Unterlappen. Ist sie der Oberfläche nahe genug und nicht zu klein, so giebt sie, falls sie leer oder nur theilweise gefüllt ist, tympanitischen Schall, grosse mitunter mit WINTRICH'schem, selten GERHARDT'schem Schallwechsel. Seltener ist Metallklang (sehr selten mit BIERMER'schem Schallwechsel) zu beobachten, mitunter Münzenklirren. Ist sie hingegen ganz gefüllt, so giebt sie mehr oder weniger gedämpften Schall. Dieser Wechsel wird bei den bronchiektatischen Höhlen viel häufiger als bei den phthisischen (wo er seltener ist) beobachtet.

D. Das Athmungsgeräusch über einer Caverne kann bronchial oder amphorisch sein, doch nur, falls sie genügend oberflächlich liegt. Dabei ist oft Rasseln, fein- bis grossblasig, nicht consonirend und gewöhnlich ohne metallischen Beiklang zu hören.

Mitunter ist Bronchophonie über der Caverne vorhanden, selten Succussionsgeräusch.

E. Sputum gewöhnlich sehr reichlich, oft in Anfällen entleert, ist eitrig oder schleimig-eitrig, gelb, fade, aber nicht übelriechend. Bei ulcerösen Processen in der Wand kann es eine dreischichtige Beschaffenheit zeigen. Es enthält reichliche weisse Blutkörperchen, Alveolarepithelien und andere Elemente spärlicher, ferner viel Detritus, Myelin, Fetttropfen und -krystalle und reichlich Mikroorganismen.

59. Katarrhalische Broncho-Pneumonie.

1. III. E. Fieber ist fast stets vorhanden, jedoch atypisch, und von wechselnder Dauer.

2. V. C. Ueber den Infiltraten ist, falls sie genügende Ausdehnung besitzen, im Beginn der Schall gewöhnlich tympanitisch, leicht gedämpft, später wird er stärker gedämpft und bleibt dabei meist etwas tympanitisch. Die Ausdehnung der Dämpfung ist eine heerdweise, nicht von den einzelnen Lappen abhängige.

2. V. D. Das Athmungsgeräusch ist unbestimmt bis bronchial. Von Rasselgeräuschen werden sowohl klein- wie mittelgrossblasige sowie Rhonchi, und zwar nicht nur über den Infiltraten, sondern meist weit verbreitet auch über den nicht infiltrirten Lungenabschnitten beobachtet.

E. Sputummenge wechselnd, gewöhnlich von schleimig-eitriger Beschaffenheit, besteht aus wenigen rothen, reichlicher weissen Blutkörperchen, Alveolarepithelien, sowie noch nicht näher bekannten Spaltpilzen.

60. Acute fibrinöse Pneumonie.

1. II. B. Der Kranke liegt meist auf der erkrankten Seite; seltener nimmt er sitzende Stellung ein.

1. III. A. Haut mehr oder weniger cyanotisch.

1. III. B. Oft Herpes labialis.

D. Während des Fiebers ist die Haut trocken; beim Abfall des Fiebers starker Schweissausbruch.

1. III. E. Die Temperatur steigt unter Schüttelfrost rasch bis auf 40° und darüber. Daran schliesst sich eine Febris continua von 3—11tägiger, im Mittel von 7tägiger Dauer. Dann folgt entweder kritischer Abfall bis oder unter die Norm, oder ein lytisches continuirliches Absinken in 3—5 Tagen.

2. V. A. Es ist fast regelmässig Dyspnoe vorhanden. Die Intercostalräume sind nicht verstrichen.

Die vitale Capacität ued der Inspirationsdruck sind herabgesetzt.

B. Druck auf die Gegend der Erkrankung ist öfters schmerzhaft.

Die Resistenz — bei palpatorischer Percussion — ist nicht gesteigert. Der Stimmfremitus ist, falls der Bronchus frei ist, verstärkt.

C. Der Schall ist über der erkrankten Partie im 1. Stadium tympanitisch, dabei gewöhnlich etwas gedämpft, im 2. Stadium mehr oder weniger gedämpft, mitunter dabei etwas tympanitisch. Die Ausdehnung der Dämpfung zeigt sich meist deutlich von der lobären Abgrenzung der Lunge abhängig. Im 3. Stadium wird der Schall wieder tympanitisch, dabei heller. Mitunter, wenn auch selten, kann Münzenklirren vorhanden sein. In der Umgebung der Infiltration kann der Schall abnorm laut und tief und nicht tympanitisch sein. In anderen Fällen jedoch zeigt er tympanitischen Beiklang und, wenn auch selten, einfachen WINTRICH'schen Schallwechsel, oder Münzenklirren. Afficirt die Erkrankung einen Oberlappen, so kann WILLIAMS'scher Trachealton beobachtet werden.

D. In den nicht afficirten Theilen der erkrankten Lunge ist das vesiculäre Athmen verschärft. Ueber dem Infiltrat ist im ersten und dritten Stadium das Athmen vesiculär und abgeschwächt oder unbestimmt, im zweiten sowohl In- wie Expirium bronchial, sehr selten mit amphorischem Beiklang. Verstopfung der Bronchien mit fibrinösen Massen kann das Athmen jedoch auch ganz aufheben.

Im ersten und dritten Stadium ist stets reichliches crepitirendes Rasseln vorhanden; schwächer oder spärlicher ist es im zweiten, und fehlt oft gänzlich, dagegen sind meist dabei wechselnde consonirende Rasselgeräusche zu beobachten. Ueber dem Infiltrat ist — bei freiem Bronchus — Bronchophonie vorhanden.

E. Sputum meist spärlich. Es ist entweder einfach katarrhalisch oder meist spärlich, zäh und rubiginös, selten von Anfang an reichlich, dünnflüssig, fleischwasserähnlich. Später jedoch wird es oft reichlicher, und mehr von gelblicher Farbe. Es enthält mikroskopisch speciell anfangs rothe Blutkörperchen, später reichlichere weisse, ferner Alveolarepithelien, Myelin, oft kleinste Bronchialabgüsse, selten CURSCHMANN'sche Spiralen. Ferner finden sich die Diplokokken der Pneumonie fast regelmässig.

3. II. D. Die Herztöne sind im Anfang verstärkt; falls sich Herzschwäche einstellt, kann unter Abschwächung der Töne ein accidentelles systolisches Geräusch auftreten.

3. III. C. Der Puls zeigt gesteigerte Frequenz, nach der Krise oft Verlangsamung. Er ist weich, oft dicrot, und wird bei Herzschwäche unregelmässig.

3. IV. C. Es besteht Leukocythose.

4. II. A. Lippen und Zunge trocken, zeigen öfters eingetrockneten Belag.

4. IV. C. Bei Affection des linken Unterlappens ist der TRAUBE'sche halbmondförmige Raum nicht verkleinert. Bei Pneumonie des rechten Mittellappens ist die Leberdämpfung, bei Erkrankung des linken Unterlappens die Milzdämpfung anscheinend nach oben vergrössert.

5. IV. Der Harn zeigt die allgemeine Beschaffenheit des Fieberharnes; speciell ist sein Gehalt an Chlornatrium beträchtlich verringert, bis zu fast vollständigem Verschwinden. Mitunter findet sich die Diazoreaction.

7. VII. Oft sind Bewusstseinsstörungen vorhanden, mitunter Delirien. Bei Potatoren kann es zur Ausbildung von Delirium tremens kommen.

61. Chronische interstitielle Pneumonie.

2. V. A. Bei stärkerer Ausdehnung des Processes kann es zu einer Einziehung der erkrankten Thoraxpartie, speciell der Spitzen kommen.

Meist besteht Dyspnoe leichten Grades.

2. V. C. Ueber der erkrankten Partie ist der Schall meist mehr oder weniger gedämpft, mitunter auch tympanitisch. Der Bezirk des Lungenschalles ist in Folge activer Schrumpfung der Lunge verkleinert, durch Höherrücken der unteren oder Tieferrücken der oberen Grenze.

Ist durch die Erkrankung ein Oberlappen vollständig luftleer, so kann sich über demselben WILLIAMS'scher Trachealton constatiren lassen.

Entstehen in Folge der Schrumpfung Bronchiektasieen, so können dieselben Cavernensymptome darbieten.

D. Die Beschaffenheit des Athmungsgeräusches wechselt. Das Vorkommen von Aftergeräuschen ist von der Art und Ausdehnung der Schleimhauterkrankung bedingt.

E. Sputummenge wechselnd; Beschaffenheit meist schleimig-eitrig; es zeigt mikroskopisch Eiterkörperchen, Schleim, Detritus, Fett, Alveolarepithelien, Krystalle, zahlreiche Fäulnisspilze etc., dagegen (falls Tuberkulose fehlt), keine elastischen Fasern noch Tuberkelbacillen.

3. II. A. Der Spitzenstoss kann nach der geschrumpften Seite hin verzogen, andererseits auch verbreitert sein. Sitzt die Affection im linken Oberlappen, so kann Pulsation im 2. linken Intercostalraum sicht- und fühlbar sein.

3. II. C. Die Herzdämpfung kann vergrössert oder dislocirt sein.

3. II. D. Der 2. Pulmonalton ist oft verstärkt.

4. IV. C. Die Leber- und Milzdämpfung kann etwas nach oben gerückt sein.

62. Lungenphthise.

Zu diagnostischen Zwecken empfiehlt es sich an der alten Eintheilung dieser Erkrankung in drei Stadien: des Katarrhes, der Infiltration und der Cavernenbildung festzuhalten.

1. III. A. Gesichtsfarbe entweder blass oder hektisch geröthet, seltener cyanotisch.

B. Mitunter Chloasma; in spätern Stadien öfters Decubitus.

C. Haut meist wenig elastisch.

D. Dabei trocken und Nachts öfters starke Schweisse.

1. III. E. Fieber fehlt selten, am ehesten noch im ersten Stadium. Dasselbe zeigt vielfache Formen und Schwankungen und ist meist von unregelmässigem Verlaufe, entweder continuirlich oder remittirend, im letzteren Falle oft derart, dass die Morgentemperatur normal oder nur subfebril, die Abendtemperatur hingegen hochfebril, 39—40° und darüber ist (F. hectica).

I. IV. A. Im weiteren Verlauf besteht mehr oder weniger starke Abmagerung, die im dritten Stadium ganz extrem sein kann.

B. Mitunter leichtes Oedem der Haut.

2. V. A. Bei vicariirendem Emphysem der Unterlappen kann die untere Thoraxpartie weiter wie normal sein; die oberen Thoraxpartieen dagegen sind je nach der Ausbreitung und dem Stadium der Erkrankung entweder ein- oder beiderseitig eingezogen, die Claviculargruben eingesunken, der epigastrische Winkel verkleinert, der Thorax in seinem Längendurchmesser vergrössert, dagegen im Tiefendurchmesser oft beträchtlich verkleinert, die vordere Brustwand flach etc. Dyspnoe ist fast regelmässig vorhanden, wenn auch oft gering. Bei der Respiration bleibt die eine Spitze, falls dieselbe afficirt ist, deutlich gegenüber der andern zurück, auch ist dies durch Palpation meist sehr deutlich zu constatiren; sind beide erkrankt, so dehnen sich die oberen Thoraxpartieen viel weniger als die unteren aus.

Die vitale Capacität und der Inspirationsdruck sind herabgesetzt.

Ueber den infiltrirten Partieen, sowie über Cavernen kann der Stimmfremitus verstärkt sein. Selten ist Bronchialfremitus fühlbar.

C. In den nicht erkrankten Partien kann der Schall tympanitischen Beiklang zeigen.

Erstes Stadium (des Spitzenkatarrhes).	*Zweites Stadium (der Infiltration).*	*Drittes Stadium (der Cavernenbildung).*
Der Schall ist entweder normal oder er zeigt tympanitischen Beiklang, oder mitunter eine leichte Abdämpfung über der erkrankten Spitze.	Ueber den tuberkulösen Infiltraten ist der Schall gedämpft, mitunter etwas tympanitisch. Diese Erscheinung ist besonders in den Oberlappen vorhanden. Hier kann es zu Tieferrücken der obern Lungengrenze kommen.	Der Schall ist über Cavernen selten abnorm laut und tief, dabei nicht tympanitisch. Ist die Caverne gänzlich mit Secret gefüllt, so giebt sie leeren Schall. Sonst zeigt sie, falls sie nicht zu klein ist, tympanitischen Schall, der bei beträchtlicherer Grösse der Höhle Wintrich'schen, oder selten Gerhardt'schen Schallwechsel zeigen kann. Ist das anliegende Gewebe infiltrirt, so wird der Schall dabei mehr oder weniger gedämpft. Grosse Cavernen zeigen ferner metallischen Beiklang. Ist der Bronchus offen, so kann auch Münzenklirren beobachtet werden.

D. In den nicht erkrankten Partieen ist bei vicariirendem Emphysem derselben das vesiculäre Athmen verschärft.

Das Inspirium in einer Spitze ist entweder vesiculär und dann verschärft oder abgeschwächt und dabei oft saccadirt, oder es ist unbestimmt. Das Exspirium ist verlängert. Von Rasselgeräuschen können entweder Rhonchi, oder fein- oder mittelgrossblasiges Rasseln in der Spitze zu hören sein.	Das Athmungsgeräusch ist bronchial; zugleich sind mehr oder weniger weit verbreitete, consonirende Rasselgeräusche, ev. Rhonchi vorhanden. Es kann Bronchophonie vorhanden sein.	Das Athmungsgeräusch über Cavernen ist entweder bronchial oder — bei bestimmten Verhältnissen s. o. — amphorisch. Selten ist metamorphosirendes Athmen vorhanden. Ueber ihnen hört man fast stets Rasseln, fein- bis grossblasig, consonirend, oft metallisch. Ueber den Cavernen ist meist Bronchophonie, mitunter Pectoriloquie vorhanden.

E. Die Sputummenge ist wechselnd, in früheren Stadien oft spärlich, später, besonders im cavernösen oft sehr reichlich. Es ist ferner meist schleimig-eitrig, oft geballt oder münzenförmig und enthält viel Schleim, zahlreiche weisse Blutkörperchen, Alveolarepithelien, Detritus, Fett, Myelin, elastische Fasern, oft Cholesterin- und Fettkrystalle, sowie Tuberkelbacillen, ferner zahlreiche andere Spaltpilze.

Bei Hämoptoe ist es während des Anfalles in verschiedenem Grade bluthaltig, hellroth, schaumig und enthält vorzugsweise rothe Blutkörperchen; nach Aufhören der acuten Blutung bleibt es noch einige Zeit blutig gefärbt und zeigt jetzt, ausser den Bestandtheilen des tuberkulösen Processes, oft Hämatoidin in Zellen eingeschlossen.

3. II. A. Falls eine Lungenschrumpfung vorliegt, kann der Spitzenstoss nach der geschrumpften Seite hin verzogen, dabei verbreitert sein. Sitzt dieselbe im linken Oberlappen, so kann Pulsation im 2. linken Intercostalraum sicht- und fühlbar werden.

3. II. C. Die Herzdämpfung kann unter denselben Umständen vergrössert sein.

3. II. D. Die Herztöne sind entweder verstärkt, oder bei starker Consumption abgeschwächt mit accidentellen Geräuschen. Der 2. Pulmonalton ist oft verstärkt. Bei grossen Cavernen, die dem Herzen dicht anliegen, können die Herztöne ferner metallisch klingend werden.

3. III. C. Die Beschaffenheit des Pulses hängt einmal vom Fieber ab; bei stärkerer Consumption ist der Puls ferner meist klein und leer, und zeigt eine Abnahme der Rückstosselevation.

5. IV. Bei Fieber ist Fieberharn vorhanden; ausserdem zeigt derselbe mitunter Pepton, sowie oft den Diazokörper.

63. Abscess der Lunge.

1. III. E. Fieber ist stets vorhanden, aber ohne bestimmten Typus.

2. V. A. Der Schall über dem Herde ist, falls er nicht zu tief liegt, gedämpft, mitunter tympanitisch. Wird der Eiter nach aussen entleert, so können Höhlensymptome, analog den bei Cavernen auftreten.

E. Bei Durchbruch ist das Sputum gewöhnlich reichlich, sonst von mittlerer Reichlichkeit, dabei rein eitrig und besteht fast ausschliesslich aus verfetteten weissen Blutkörperchen, Alveolarepithelien und elastischen Fasern, weiter Hämatoidin-, Cholesterin- und Fettkrystallen, sowie verschiedenen Spaltpilzen, darunter mitunter Sarcine, jedoch keine Tuberkelbacillen. Er ist nicht eigentlich übelriechend; beim Stehen bilden sich durch Senkung der Formbestandtheile öfters zwei Schichten.

F. Die Punctionsflüssigkeit ist rein eitrig und mikroskopisch wie das Sputum.

64. Gangrän der Lunge.

1. III. E. Das Fieber ist unregelmässig und atypisch.

2. V. C. Werden die gangränösen Massen nach aussen entleert, so können sich in günstigen Fällen Höhlensymptome über der betreffenden Stelle zeigen.

E. Menge des Sputums oft sehr reichlich. Dasselbe ist eitrig, bräunlichgelb gefärbt, enthält Lungengewebefetzen und ist sehr übelriechend. Es hat oft die Neigung, sich in drei Schichten zu sondern: eine bräunliche, undurchsichtige, eitrige untere, in der sich mykotische Bronchialpfröpfe, ferner zahlreiche Eiterkörperchen, Detritus, Epithelien, rothe Blutkörperchen, Blutpigment, keine freien elastischen Fasern, dagegen mitunter Fetzen von Lungengewebe, reichlich Fett- und Myelintropfen, ferner Hämatoidin- und Fettkrystalle, sowie Tripelphosphat und zahlreiche Spaltpilze, darunter besonders Leptothrixformen finden. Zweitens eine mittlere dünnflüssige, weissliche, die mikroskopisch vorzugsweise aus Schleim besteht, und schliesslich eine oberste schaumige, die gelblichgrün ist und vorzugsweise Leukocythen enthält.

F. Erfolgt Fortsetzung des Processes auf die Pleura, so entsteht ein jauchiges Empyem von bräunlicher Farbe, übelriechend mit ähnlichem mikroskopischem Befunde wie oben.

65. Hämorrhagischer Infarct.

2. V. C. Ist der Infarct frisch, so ist der Schall gewöhnlich tympanitisch, dabei meist nur wenig gedämpft. Ist er ausgedehnter, fest, so ist der Schall gewöhnlich gedämpft, mitunter dabei etwas tympanitisch.

2. V. D. Das Athmungsgeräusch kann bronchial sein. Ferner hört man oft feinblasiges Rasseln, mitunter von crepitirendem Charakter.

E. Sputum ist meist nicht sehr reichlich, entweder einfach katarrhalisch oder pneumonisch oder dunkelroth, schleimig, geleeartig. Es enthält fast bloss rothe Blutkörperchen. Nach Ablauf des acuten Stadiums wird der Auswurf bräunlich und enthält dann weisse Blutkörperchen, Epithelien, sowie Hämatoidin frei oder in Zellen.

66. Oedem der Lungen.

2. V. A. Die Athmung ist stark dyspnoisch, die Dyspnoe gemischt.

C. Der Schall ist öfters etwas gedämpft, dabei sehr oft tympanitisch.

D. Das Athmen ist vesiculär, mitunter etwas abgeschwächt; zugleich ist reichliches, sehr feinblasiges Rasseln, das mitunter den Charakter der Crepitation zeigt, zu hören, und zwar meist über verschiedenen Bezirken beider Lungen sehr weit ausgedehnt.

E. Sputum mitunter sehr reichlich, stark schaumig, serös, weiss oder bräunlich, enthält sehr wenig Formbestandtheile (rothe und weisse Blutkörperchen, Epithelien). Es ist stark eiweisshaltig.

67. Echinococcus der Lunge.

2. V. A. Es kann günstigen Falls locale Vorwölbung an einer Stelle des Thorax vorhanden sein.

E. Bei Durchbruch wird eine grosse Menge Sputum auf einmal entleert; in demselben Echinococcusmembranen und mikroskopisch Haken (selten ganze Scoleces). Wenn der Sack vereitert war, so finden sich die mikroskopischen Bestandtheile des Eiters, ferner Hämatoidinkrystalle etc. im Auswurf.

F. Die Punctionsflüssigkeit kann klar oder auch eitrig sein, eventuell mit Blutbeimischung. Das specifische Gewicht ist zwischen 1006 und 1015. Sie enthält wenig Eiweiss, oft Bernsteinsäure, mikroskopisch weisse Blutkörperchen und Echinococcushaken.

68. Pleuritis.

Nach diagnostischen Symptomen unterscheidet man Pleuraentzündung ohne freien Erguss, Pleuritis sicca, ferner Entzündung mit Erguss, P. exsudativa, schliesslich die Residuen einer früheren Pleuritis, P. inveterata.

I. Pleuritis sicca.

1. II. B. Der Kranke liegt auf der gesunden Seite.

2. V. A. Bei Frauen wird der Athmungstypus mitunter abdominal. Es besteht gewöhnlich Dyspnoe.

B. Druck auf die erkrankte Gegend des Thorax ist oft schmerzhaft. Mitunter ist Pleuralfremitus fühlbar.

D. Das Athmen ist an der erkrankten Stelle mitunter abgeschwächt vesiculär. Dabei hört man pleuritisches Reibegeräusch.

3. II. D. Bei günstiger Lage der Affection am vordern Rande des linken Oberlappens kann pleuropericardiales Reiben vorhanden sein.

II. Pleuritis exsudativa.

1. II. B. Der Patient liegt bei ausgebildetem Exsudat fast stets auf der kranken Seite, nur im Beginne und Ende der Krankheit auf der gesunden. Bei reichlichem rasch ausgebildetem Exsudate beobachtet man auch aufrechte Stellung, ev. Orthopnoe.

1. III. A. Haut meist cyanotisch.

E. Fieber kann fehlen und ist, wenn vorhanden, ohne bestimmten Typus.

II. V. A. Die erkrankte Seite ist vorzugsweise in ihren unteren Partieen erweitert, die Intercostalräume sind abgeflacht, aber nicht vorgewölbt. Es besteht Dyspnoe. Ist das Exsudat stark, so kann die erkrankte Seite bei tiefer Respiration in ihrer Ausdehnung hinter der gesunden beträchtlich zurückbleiben.

Die vitale Capacität und der Inspirationsdruck sind herabgesetzt.

B. Das Resistenzgefühl — bei palpatorischer Percussion — ist, falls das Exsudat einigermaassen beträchtlich ist, gesteigert. Der Stimmfremitus ist über dem Exsudat selbst (Ausnahme bei straff gespannten Adhäsionen) abgeschwächt, direct oberhalb des Niveaus der Flüssigkeit verstärkt.

C. Der Schall ist über dem Ergusse selbst — in den unteren Partieen — je nach der Dicke desselben gedämpft bis ganz dumpf. Die obere Begrenzungslinie dieses Bezirks ist unregelmässig, nicht gradlinig, reicht gewöhnlich hinten, seltener in der Axillarlinie, am meisten hinauf, weniger vorn, und zeigt einen wellenförmigen Verlauf, der sich bei Lagerungswechsel gar nicht oder nur ganz langsam und dabei wenig ändert. Direct oberhalb des Ergusses kann der Schall abnorm laut und tief sein. Ist die Compression jedoch stärker, so wird der Schall dort mehr oder weniger gedämpft, mitunter mit tympanitischem Beiklange, wobei auch selten einfacher WINTRICH'scher Schallwechsel, öfters hingegen Münzenklirren beobachtet wird. In anderen Fällen, falls der Oberlappen total comprimirt ist, giebt derselbe WILLIAMS'schen Trachealton.

Die andere Lunge kann bei sehr starkem Exsudate verdrängt werden, so dass ihr Schallbezirk nicht bis zum Sternum reicht, andererseits sich nach unten vicariirend ausdehnen.

D. Ueber dem Bezirk des Exsudats ist das Athmen abgeschwächt vesiculär, mitunter unbestimmt, falls das Exsudat mässig ist. Bei Zunahme desselben kann es gänzlich aufgehoben sein, oder es ist mitunter besonders in den oberen Partieen leise bronchial. Dicht über dem Flüssigkeitserguss kann das Athmungsgeräusch verstärkt bronchial sein.

Pleuritisches Reiben kann stellenweise, besonders dicht oberhalb des Niveaus der Flüssigkeit, gehört werden.

Die Auscultation der Stimme ergiebt Abschwächung derselben, selten Aegophonie. Oberhalb der Flüssigkeit kann Bronchophonie vorhanden sein; letztere kann bei strangförmigen Adhäsionen auch über dem Erguss selbst stellenweise gefunden werden.

F. Die Punktionsflüssigkeit kann serös, serös-fibrinös, und dann schnell gerinnend, eitrig oder hämorrhagisch sein. Das specifische Gewicht ist über 1015, der Eiweissgehalt höher als 2,5 %. Mikroskopisch finden sich rothe Blutkörperchen (meist spärlich, nur bei hämorrhagischem Charakter reichlich), weisse Blutkörperchen (in mittlerer Menge, nur bei Empyem reichlich), Fett und Fettkrystalle, Tripelphosphat und Cholesterin (in alten Empyemen). Von Bakterien können Pneumoniekokken, Tuberkelbacillen oder Eiterkokken vorhanden sein; mitunter jedoch auch fehlen Spaltpilze.

3. II. A. Der Spitzenstoss kann bei linksseitigem Exsudat nach rechts, bei rechtsseitigem nach links verschoben sein. Er ist dabei öfters abgeschwächt.

3. II. C. Das Gleiche gilt von der Herzdämpfung.

3. II. D. Die Herztöne können abgeschwächt sein; ferner werden sie durch etwaiges Fieber beeinflusst.

3. III. C. Die Pulsbeschaffenheit hängt vom Fieber ab.

4. IV. B. Der untere Leberrand kann (bei rechtsseitiger P.) tiefer wie normal stehen.

4. IV. C. Der Traube'sche halbmondförmige Raum ist (bei linksseitiger Pleuritis) verkleinert.

Die Leberdämpfung ist anscheinend nach oben (bei rechtsseitiger P.) oder bei starkem Exsudat nach oben und unten vergrössert mit Verschwinden der relativen Dämpfung; im letzteren Falle kann auch Drehung der Leber um ihre sagittale Achse vorliegen.

Die Milzdämpfung ist anscheinend nach oben oder bei starkem Exsudat nach oben und unten vergrössert (bei linksseitiger P.).

5. IV. Während des Entstehens des Exsudates ist die Chlornatriummenge vermindert, bei Empyemen ferner oft Pepton vorhanden; bei Resorption des Ergusses nimmt die Harnmenge zu und steigt der Kochsalzgehalt.

III. Pleuritis inveterata.

2. V. A. Unter günstigen Umständen kann es zur Ausbildung einer einseitigen Thoraxeinziehung mit ihren Begleiterscheinungen kommen.

C. Ueber den Schwarten ist der Schall, falls sie genügende Dicke besitzen, gedämpft bis dumpf. Ueber der Lunge ist er, falls sie nur theilweise comprimirt ist, gedämpft tympanitisch, falls ganz luftleer, hingegen absolut dumpf. In Folge der Lungenschrumpfung ist ferner der Schallbezirk der Lunge verkleinert durch Höherrücken der unteren Grenze. Bei tiefer Inspiration rückt die Lunge nicht in die Complementärräume nach abwärts.

D. Wenn die Lunge durch Schwarten fixirt ist, so ist das Athmen abgeschwächt vesiculär bis aufgehoben. Ueber der comprimirten Lunge selbst kann Bronchialathmen wahrzunehmen sein.

3. II. A. Bei Schrumpfung ist der Spitzenstoss nach der betreffenden Seite hin verzogen, dabei oft verbreitert. Bei linksseitiger Affection kann im 2. linken Intercostalraum eine Pulsation sichtbar und fühlbar werden.

3. II. C. Die Herzdämpfung kann vergrössert oder verschoben sein.

Der complementäre Pleuraraum über dem Herzen hellt sich nicht auf (bei linksseitiger Affection).

3. II. D. Der 2. Pulmonalton ist meist verstärkt.

4. IV. C. Der Complementärraum über der Leber bei rechtsseitiger und über der Milz bei linksseitiger Affection bleibt während tiefer Inspiration dumpf.

Die Leber- oder Milzdämpfung kann nach oben dislocirt sein.

69. Hydrothorax.

2. V. A. Die unteren Thoraxabschnitte sind beiderseits etwas erweitert, die Intercostalräume meist nicht verstrichen. Es besteht gewöhnlich Dyspnoe.

B. Der Pectoralfremitus ist über dem Transsudat selbst abgeschwächt und kann oberhalb des Flüssigkeitsniveaus verstärkt sein.

C. Oberhalb des Ergusses, falls er beträchtlich ist, ist der Schall mehr oder weniger gedämpft, dabei öfter tympanitisch. Ueber dem Ergusse selbst ist der Schall gedämpft bis dumpf. Die obere Grenze desselben ist horizontal und ändert sich bei Lagenwechsel ziemlich rasch.

D. Das vesiculäre Athmen ist über der Zone des Ergusses abgeschwächt bis aufgehoben; oberhalb desselben kann es leise bronchial sein.

Die Stimme ist abgeschwächt.

F. Die Punctionsflüssigkeit ist serös oder serös-fibrinös, selten etwas hämorrhagisch und gerinnt entweder gar nicht oder langsam. Das specifische Gewicht ist unter 1018, die Eiweissmenge unter 4%. Mikroskopisch finden sich spärlich weisse Blutkörperchen, sehr selten Pleuraendothelien.

4. IV. C. Die Leber- und Milzdämpfung sind anscheinend nach oben vergrössert, die Organe jedoch gewöhnlich nicht nach unten verschoben.

5. IV. Die Kochsalzmenge ist während des Entstehens des Transsudates vermindert; bei Resorption nimmt sie und die Harnmenge beträchtlich zu.

70. Pneumothorax.

1. II. B. Der Kranke liegt gewöhnlich auf der gesunden Seite; mitunter besteht Orthopnoe.

1. III. A. Die Haut ist meist cyanotisch.

2. V. A. Die afficirte Seite ist ausgedehnt, die Intercostalräume vorgewölbt. Es besteht regelmässig Dyspnoe gemischter Art. Bei der Respiration wird die betreffende Seite gar nicht oder nur wenig bewegt.

B. Der Pectoralfremitus ist gewöhnlich ganz aufgehoben.

C. Der Schall ist entweder abnorm tief und laut (eventuell mit metallischem Beiklang) oder er ist tympanitisch mit Metallklang und zeigt oft Münzenklirren und mitunter Wintrich'schen Schallwechsel. Der Schall erstreckt sich nach abwärts bis zur Grenze der Parietalpleura und eventuell noch weiter, also weiter nach abwärts wie die normale Lunge; Ausnahmen nur, falls frühere Verwachsung vorhanden.

Ist gleichzeitig ein Erguss vorhanden, so ist in den unteren Partien gedämpfter Schall mit horizontaler Grenze vorhanden, die sich bei Lagewechsel sofort ändert. Der metallische Beiklang kann Biermer'schen Schallwechsel zeigen.

Die andere Lunge kann comprimirt werden, so dass ihre Sternalgrenze verschoben ist.

D. Das Athmen ist entweder abgeschwächt vesiculär bis ganz aufgehoben, selten unbestimmt oder leise bronchial mit amphorischem Beiklang. Mitunter können metallisch klingende Rasselgeräusche zu hören sein.

Bei Pyopneumothorax ist mitunter Gutta cadens metallica, sowie stets Succussionsgeräusch zu hören.

Die Auscultation der Stimme ergiebt Aufgehobensein derselben oder sie zeigt metallischen Beiklang.

3. II. A. Der Spitzenstoss kann nach der Seite verschoben sein.

3. II. C. Die Herzdämpfung ist oft nach der Seite verdrängt.

3. II. D. Die Herztöne können metallischen Beiklang zeigen.

4. IV. B. Der untere Leberrand steht (bei rechtsseitigem P.) tiefer wie normal.

4. IV. C. Die Leber- resp. Milzdämpfung kann nach unten dislocirt sein.

71. Tumoren der Pleura.

2. V. A. Es kann sich eine locale Vorwölbung am Thorax finden. Es besteht meistens Dyspnoe.

B. Das Resistenzgefühl bei palpatorischer Percussion kann gesteigert, der Fremitus hingegen abgeschwächt sein.

C. Ueber dem Tumor selbst ist, falls er die nöthige Ausdehnung besitzt, der Schall gedämpft bis ganz dumpf. In der Umgebung kann der Schall selten abnorm laut und tief, nicht tympanitisch sein; wird die Compression eine stärkere, so wird er mehr oder weniger gedämpft tympanitisch (in ganz seltenen Fällen mit einfachem Wintrich'schem Schallwechsel). Falls die Geschwulst den Oberlappen total comprimirt, kann derselbe Williams'schen Trachealton geben.

D. Das Athmen kann abgeschwächt vesiculär oder ganz aufgehoben sein.

E. Probepunction fördert nur, falls gleichzeitig ein Erguss vorhanden ist, Flüssigkeit, sonst nichts heraus. Letztere ist dann oft hämorrhagisch, enthält rothe Blutkörperchen und selten Geschwulstzellen.

Zweites Kapitel.
Krankheiten des Circulationssystems.

72. Pericarditis.

Symptomatologisch unterscheidet man P. sicca, P. exsudativa und die Residuen einer früheren Pericarditis, Pericardialsynechie.

I. Pericarditis sicca.

3. II. B. Links vom Sternum ist mitunter Reiben zu fühlen.

D. Stets Reibegeräusch an der linken Seite des Sternums am stärksten hörbar.

II. Pericarditis exsudativa.

1. II. B. Der Kranke zeigt oft grosse Unruhe und Wechsel in seiner Stellung.

1. III. A. Hautfarbe mehr oder weniger cyanotisch.

2. V. A. Oefters ist Dyspnoë vorhanden.

C. Die benachbarten Lungentheile können bei geringer Compression abnorm lauten und tiefen, bei stärkerer gedämpft-tympanitischen Schall geben. Bei hochgradigem Erguss kann besonders der linke Oberlappen WILLIAMS'schen Trachealton zeigen.

3. II. A. Die Herzgegend zeigt — bei elastischem Thorax und beträchtlichem Exsudat — eine Hervorwölbung. Der Spitzenstoss wird anfangs breiter und nach unten und links gedrängt, dann schwach und verschwindet oft gänzlich; bei Aufrichten kann er im letzteren Falle mitunter wieder innerhalb der Herzdämpfung erscheinen.

B. Reiben kann im Beginne fühlbar werden.

C. Im Beginne tritt oft eine Dämpfung über dem Manubrium sterni auf. Später ist die Herzdämpfung vergrössert und bildet oft eine charakteristische Figur, die die Gestalt eines oben abgestumpften Dreiecks hat, aber auch oft vermisst wird. Beim Aufrichten wird der Dämpfungsbezirk mitunter grösser.

D. Die Herztöne sind gewöhnlich abgeschwächt.

Reibendes Geräusch über der Basis kann entweder vorhanden sein oder fehlen.

III. B. Hautvenen oft erweitert und stark gefüllt.

C. Die Pulsfrequenz ist gesteigert. Bei kräftigem Herzen ist der Puls oft normal stark trotz des abgeschwächten Spitzenstosses; tritt Herzschwäche ein, so wird er klein und sehr frequent.

Es ist öfters Pulsatio epigastrica vorhanden.

4. IV. Der linke Leberlappen kann nach abwärts gedrängt sein.

III. Pericardialsynechie.

3. II. A. Der Spitzenstoss kann abgeschwächt bis aufgehoben, eventuell durch eine Einziehung ersetzt sein.

D. Mitunter aspiratorisches Geräusch über dem Herzen.

73. Hydropericardium.

3. II. A. Der Spitzenstoss ist oft abgeschwächt bis aufgehoben.

C. Die Herzdämpfung ist vergrössert

D. Die Herztöne sind abgeschwächt. Reibegeräusche fehlen.

74. Pneumopericardium.

3. II. A. Die Herzgegend ist mitunter vorgewölbt; bei Rückenlage kann der Spitzenstoss verschwinden.

3. II. C. Der Schall über der Herzgegend ist hell tympanitisch, oft mit Metallklang. Bei gleichzeitigem Flüssigkeitserguss (Pyopneumopericardium) ist in den untern Theilen eine Dämpfung vorhanden, deren Grenze sich bei Lagewechsel sofort ändert.

II. D. Die Herztöne können metallischen Beiklang zeigen. Bei Flüssigkeit ist mitunter metallisches Plätschergeräusch hervorzurufen.

75. Tumoren des Mediastinums.

1. III. A. Oft Cyanose.

1. IV. A. Es kann Stauungsödem eintreten.

2. III. A. Mitunter Recurrenslähmung.

2. V. A. Selten locale Hervorwölbung des Thorax. Dyspnoë kann bestehen.

C. Die benachbarten Lungenpartieen können, wenn comprimirt, gedämpft tympanitischen Schall geben. Ist die Compression speciell eines Oberlappens eine totale, so beobachtet man WILLIAMS'schen Trachealton.

3. III. A. Der Spitzenstoss kann dislocirt sein.

C. Die Herzdämpfung kann dislocirt oder vergrössert sein.

3. III. B. Hautvenen oft stark erweitert (bei schwieliger Mediastinitis beobachtet man mitunter Anschwellen derselben bei der Inspiration und Abschwellen bei der Exspiration).

C. Mitunter (in Folge von Vaguslähmung) gesteigerte oder umgekehrt (Vagusreizung) verlangsamte Pulsfrequenz. (Bei schwieliger Mediastinitis kommt Pulsus paradoxus zur Beobachtung.)

4. III. Eventuell kann der Oesophagus stenosirt sein.

76. Endocarditis acuta.

1. II. B. Oft grosse Unruhe des Kranken mit vielfachem Lagenwechsel, wobei die sitzende Stellung bevorzugt wird.

1. III. A. Hautfarbe oft cyanotisch.

E. Es besteht Fieber.

2. V. A. Dyspnoë kann vorkommen.

3. II. Die Veränderungen des Spitzenstosses und der Herzdämpfung bilden sich nur nach und nach aus.

D. Gewöhnlich ein systolisches Geräusch, das über der Herzspitze am lautesten ist; der erste Ton kann fehlen.

3. III. B. Hautvenen meist stärker gefüllt.

C. Frequenz des Pulses gesteigert. Derselbe ist meist klein und weich.

5. IV. Es ist Fieberharn vorhanden.

77. Endocarditis chronica.

1. II. A. Die Haut ist, besonders bei gestörter Compensation, cyanotisch.

1. IV. A. Bei Insufficienz der Compensation, speciell bei Affectionen der Cuspidalklappen kann Stauungsödem sich einstellen.

2. V. A. Es besteht oft Dyspnoë, besonders bei stärkerer Bewegung, aber, speciell bei Compensationsstörungen auch in der Ruhe (Asthma cardiacum).

C. Ist das Herz vergrössert, so kann der Schall über den benachbarten Lungentheilen entweder abnorm laut und tief oder gedämpft tympanitisch werden. Zugleich sind die Lungengrenzen nach oben verschoben.

3. II. Es besteht entweder Dilatation und Hypertrophie des rechten, oder des linken, schliesslich mitunter beider Ventrikel.

Dilatation und Hypertrophie des linken Ventrikels.	*Dilatation und Hypertrophie des rechten Ventrikels.*
3. II. A. Der Herzbuckel findet sich seltener.	3. II. A. Es ist öfters ein Herzbuckel vorhanden.
Der Spitzenstoss ist nach unten, weniger nach aussen verlagert, dabei gewöhnlich verbreitert. Stärke s. u.	Der Spitzenstoss ist nach aussen, weniger nach unten verlagert, dabei oft verbreitert. Stärke s. u.
Mitunter ist eine systolische Hebung im 2. rechten Intercostalraum zu sehen, besonders falls gleichzeitig der Anfangstheil der Aorta erweitert ist; ferner ist oft Hebung links vom Sternum (Herzstoss) sichtbar.	Mitunter ist eine systolische Pulsation im 2. linken Intercostalraum sichtbar, besonders bei Compression oder Retraction der linken Lunge; ferner bemerkt man mitunter eine Hebung des Sternums.
3. II. B. Es ist eine starke Hebung in der Gegend des Spitzenstosses zu fühlen (Ausnahme Aortenstenose). Ein diastolischer Choc im 2. rechten Intercostalraum ist selten.	3. II. B. Regelmässig ist über der Basis des Sternums und etwas nach links von derselben eine mehr oder weniger starke Hebung zu fühlen; mitunter ist ein diastolischer Choc im 2. linken Intercostalraum vorhanden.
3. II. C. Die Herzdämpfung ist nach links und unten vergrössert, und zwar überschreitet die relative mehr oder weniger die linke Mammillarlinie und erstreckt sich nach abwärts bis zum 6. Intercostalraum und tiefer.	3. II. C. Die absolute Herzdämpfung kann nach oben und rechts vergrössert sein; die relative ist stets nach rechts vergrössert und überschreitet mehr oder weniger den rechten Sternalrand.
3. II. D. Der 2. Aortenton ist oft stark.	3. II. D. Der 2. Pulmonalton ist verstärkt, klappend.

Ferner sind die Symptome je nach der Localisation und Art der Klappenerkrankung verschieden.

Insufficienz der Aortenklappen.	Stenose des Ostium arteriosum sinistrum.
Der Herzstoss ist äusserst kräftig und breit. Es besteht Dilatation und Hypertrophie des linken Ventrikels. Zuweilen ist im 2. rechten Intercostalraum ein diastolisches Schwirren zu fühlen.	Der linke Ventrikel ist dilatirt und hypertrophisch; der Spitzenstoss ist jedoch meist sehr schwach bis fehlend. Mitunter ist im 2. rechten Intercostalraum ein systolisches Schwirren zu fühlen.
Der 2. Aortenton, falls überhaupt vorhanden und nicht, was die Regel ist, fehlend, ist mitunter verstärkt. Der 1. Mitralton ist oft abgeschwächt oder gespalten.	Der 2. Aortenton ist mitunter verstärkt, häufiger jedoch abgeschwächt.
Es ist ein diastolisches Geräusch, am lautesten am rechten Sternalrande, und sich oft stark nach links fortpflanzend, zu hören. Ferner beobachtet man mitunter ein systolisches Geräusch an der Herzspitze.	Man hört ein systolisches Geräusch, am lautesten am rechten Sternalrande, oft sich jedoch stark nach links hin fortpflanzend.
Starke Pulsation der Carotiden, sowie anderer peripherer Arterien. Mitunter Leberarterienpuls. Die Pulsfrequenz ist meist wenig gesteigert, der Puls regelmässig, dabei hoch, oft auch an den kleinen Arterien fühlbar, und celer. Rückstosselevation fehlt meist. Der erste Gefässton ist verstärkt, oft auch über kleinen Arterien hörbar. Der zweite Ton über der Carotis ist verschwunden, dafür oft ein Geräusch. Ueber der A. cruralis mitunter Doppelton oder Doppelgeräusch.	Die Pulsfrequenz ist oft abnorm langsam, der Puls kann unregelmässig sein. Er ist ferner klein und leer, dabei tardus, mitunter anadicrot. Mitunter ist über der Carotis ein systolisches Geräusch zu hören; der zweite Ton fehlt oft. Die Hautnerven sind oft erweitert, und zeigen negativen Venenpuls. Dasselbe ist bei Aorteninsufficienz öfters der Fall.

Insufficienz der Mitralis.	*Stenose des Ostium venosum sinistrum.*	*Insufficienz der Tricuspidalis* (meist nur relativ).
Der Herzstoss ist meist stark. Der rechte Ventrikel ist dilatirt und hypertrophisch, später oft auch der linke. An der Herzspitze ist mitunter ein systolisches Schwirren zu fühlen.	Der Herzstoss ist schwach, oder nur von mittlerer Stärke. Der rechte Ventrikel ist dilatirt und hypertrophisch; mitunter ist auch der linke hypertrophisch. An der Herzspitze ist mitunter diastolisches Schwirren fühlbar.	Der Herzstoss ist ziemlich breit; der rechte Ventrikel, und besonders der Vorhof, dilatirt, ersterer auch mitunter hypertrophisch.
Der erste Mitralton ist abgeschwächt oder fehlend, der 2. Pulmonalton verstärkt, der 2. Aortenton mitunter abgeschwächt.	Der erste Mitralton ist meist verstärkt, ebenso der 2. Pulmonalton, der 2. Aortenton meist abgeschwächt. Die zweiten Töne speciell über den Semilunarklappen sind öfters gespalten.	Der 2. Pulmonalton ist abgeschwächt.
Es findet sich ein systolisches Geräusch, das an der Herzspitze, selten im 2. linken Intercostalraum am lautesten ist.	Es besteht gar kein oder ein diastolisches oder ein präsystolisches Geräusch, am äussersten Rande des Spitzenstosses am besten und lautesten hörbar. In ersterem Falle tritt nach Bewegungen mitunter ein Geräusch auf.	Es besteht ein systolisches Geräusch, das über der Basis sterni, selten über der Herzspitze am lautesten ist.
Es besteht oft Pulsatio epigastrica. Die Hautvenen sind gewöhnlich erweitert und zeigen einen negativen Venenpuls.	Wie bei Insufficienz.	Mitunter besteht Lebervenenpuls. Die Hautvenen sind erweitert und zeigen mitunter positiven Venen- resp. Bulbuspuls.
Die Frequenz ist meist gesteigert; der Puls kann unregelmässig sein, zeigt sonst jedoch kein charakteristisches Verhalten.	Ausserdem ist der Puls jedoch oft klein und leer, höchstens von mittlerer Stärke, und zeigt ein Abnehmen der Elasticitätselevationen.	Mitunter ist über der Jugularis ein systolischer Ton hörbar.

4. IV. Die Leber ist meist vergrössert (Stauungsleber s. das.).

Die Milz kann gleichfalls vergrössert sein. Bei Aorteninsufficienz ist selten Milzpulsation fühlbar.

5. IV. Der Harn zeigt, besonders bei gestörter Compensation, die Eigenschaften des Stauungsharnes (s. Stauungsniere).

78. Angeborene Herzanomalien.

1. III. A. Meist starke Cyanose (Blausucht).

2. V. A. Gewöhnlich Dyspnoe.

3. II. und III. Der Circulationsapparat zeigt folgendes Verhalten:

Stenose des Ostium venosum dextrum (stets mit Insufficienz der Tricuspidalis verbunden).	Insufficienz der Pulmonalis.	Stenose des Ostium arteriosum dextrum.	Offenbleiben des Foramen ovale, Ductus Botalli etc.
2. Pulmonalton abgeschwächt.	Der rechte Ventrikel ist dilatirt und hypertrophisch.	Der rechte Ventrikel ist dilatirt und hypertrophisch. Es ist mitunter systolisches Schwirren im 2. linken Intercostalraum fühlbar. Der zweite Pulmonalton fehlt oder ist abgeschwächt.	Es finden sich systolische, seltener diastolische Geräusche über dem Herzen, die meist über der Basis am stärksten ausgeprägt sind.
Diastolisches Geräusch, das an der Basis sterni am stärksten ist.	Diastolisches Geräusch, am lautesten am linken Sternalrand im 2. Intercostalraum oder tiefer.	Im 2. linken Intercostalraum oder weiter nach abwärts findet man ein systolisches Geräusch.	
Der Puls ist meist klein.		Der Puls ist klein.	

79. Fettherz.

1. III. A. Hautfarbe oft blass, bei Compensationsstörung auch cyanotisch.

1. IV. A. Bei Herzinsufficienz Stauungsödem.

2. V. A. Gewöhnlich besteht, besonders bei Anstrengungen Dyspnoe; ferner kann Cheyne-Stokes'sches Athmen beobachtet werden.

3. II. A. Der Spitzenstoss ist öfters nach unten und nach aussen gerückt (wenn das Herz einfach dilatirt ist), andererseits öfters abgeschwächt bis aufgehoben.

II. D. Die Herztöne sind meist schwach, die ersten Cuspidaltöne mitunter gespalten. Mitunter ein systolisches Geräusch, das am lautesten über der Herzspitze oder im 2. linken Intercostalraum hörbar ist.

III. B. Hautvenen oft abnorm erweitert.

C. Pulsfrequenz oft gesteigert, mitunter jedoch auch abnorm langsam; in jedem Falle können tachycardische Anfälle beobachtet werden. Der Puls ist unregelmässig, dabei klein und weich.

4. Es kann Stauungsleber vorhanden sein.

5. Ebenso Stauungsniere.

80. Aneurysma der Aorta.

1. III. A. Haut, falls die Trachea comprimirt wird, cyanotisch.

2. III. A. Mitunter Recurrenslähmung, meist links, selten rechts.

2. V. A. Gewöhnlich mehr oder weniger ausgeprägte Dyspnoë.

D. Falls dasselbe den linken Bronchus comprimirt, ist das Athmungsgeräusch über der linken Lunge abgeschwächt bis aufgehoben.

3. II. A. Der Spitzenstoss ist nach unten verlagert, verbreitert und verstärkt (Hypertrophie des linken Ventrikels).

Im 2. rechten Intercostalraum (bei A. der Aorta ascendens) oder in der Fossa jugularis (bei An. des Arcus) ist mitunter eine Vorwölbung nebst Pulsation sichtbar.

B. Ebendaselbst kann ein systolischer resp. diastolischer Choc, ferner mitunter Frémissement gefühlt werden.

C. Die Herzdämpfung kann vergrössert sein (Dilatation des linken Ventrikels); im 2. rechten Intercostalraum (bei An. der A. ascendens) oder über dem Manubrium sterni (bei An. des Arcus) kann Dämpfung auftreten.

D. Der zweite Aortenton kann verstärkt oder beide Töne können dumpf sein.

Im zweiten rechten Intercostalraum oder über dem Manubrium sterni hört man entweder ein allein systolisches oder allein diastolisches oder doppeltes Geräusch.

III. A. Pulsation der Fossa jugularis, mitunter auch P. epigastrica (letztere besonders stark bei Aneurysma der Aorta abdominalis, wobei daselbst auch Schwirren gefühlt werden kann).

C. Der Puls kann (bei An. des Arcus) Verschiedenheiten an

den einzelnen Körperarterien in Höhe und Zeit zeigen. Er ist ferner oft klein.

E. Mitunter ist über den grossen Gefässen ein systolisches Geräusch hörbar.

4. III. Der Oesophagus kann verengert sein.

81. Arteriosklerose.

3. II. A. Der Spitzenstoss ist nach unten gerückt, dabei verbreitert und verstärkt (Dilatation und Hypertrophie des linken Ventrikels).

Im 2. rechten Intercostalraum ist mitunter eine Pulsation sichtbar.

II. D. Der 2. Aortenton ist oft verstärkt, mitunter klingend.

III. A. Hautarterien geschlängelt.

C. Sie fühlen sich rigide an; die Pulsfrequenz ist oft abnorm langsam. Bei A. der Coronararterien können stenocardische Anfälle auftreten.

Der Puls kann (besonders bei A. der Coronararterien) Unregelmässigkeiten zeigen. Seine Höhe ist verschieden; er ist oft tardus, rarus und anacrot, zeigt Abnahme der Elasticitätselevationen, oft auch der Rückstosselevation.

E. Der erste Gefässton ist mitunter verstärkt.

Drittes Kapitel.
Krankheiten des Digestionssystems.

82. Stomatitis.

4. II. A. Man findet Röthung und Schwellung der Mundhöhlenschleimhaut, eventuell Geschwüre mit Belag. Bei mykotischer Ursache (Soor) finden sich weisse fleckweise Auflagerungen.

B. Die Absonderung des Speichels ist vermehrt und enthält derselbe viel Epithelien und Leukocythen. Bei Soor findet sich Oïdium albicans in den Auflagerungen.

83. Angina.

I. III. E. Fieber ist meist vorhanden, zeigt jedoch keinen bestimmten Typus. Oefters wird indessen rasches Ansteigen unter Frost beobachtet, an das sich eine Continua von 2—5 Tagen anschliesst, die kritisch zur Norm abfällt.

2. V. A. Es kann Dyspnoë vorhanden sein.

4. II. A. Die Zunge ist vergrössert, eine oder beide Tonsillen, gewöhnlich auch der weiche Gaumen sind geröthet und mehr oder weniger stark geschwollen. In den Krypten sind vielfach gelbe Pfröpfe, deren Massen auch die Oberfläche der Tonsillen überziehen und confluiren können, sich jedoch leicht und ohne Substanzverlust abstreifen lassen.

Pseudomembranen fehlen, ebenso bleibt der Pharynx stets frei. Dagegen kommt es öfters zur Abscedirung.

B. Es besteht gewöhnlich Speichelfluss. Die Auflagerungen enthalten kein Fibrin und keine Diphtheriebacillen.

5. IV. Es kann Fieberharn vorliegen.

84. Pharyngitis acuta.

4. II. A. Die Rachenschleimhaut ist geschwollen und geröthet, und zeigt sich meist mit grauem oder gelbem Schleim bedeckt.

85. Pharyngitis chronica.

4. II. A. Die Schleimhaut ist entweder geröthet oder blass, lackartig glänzend. Schwellung ist meist vorhanden, ebenso Schleimbelag. Mitunter findet sich Vergrösserung der Schleimfollikel.

86. Carcinom der Speiseröhre.

1. IV. A. Es ist Abmagerung und Kachexie vorhanden.

2. III. A. Bei Sitz an der Bifurcation kann Lähmung des Nervus recurrens vorkommen.

4. III. Bei der Sondirung zeigt der Oesophagus eine stenosirte Stelle, die entweder der Bifurcation oder der Cardia entspricht. Andere Localisationen sind selten. Das Hinderniss ist meist dauernd, nur falls das Carcinom ulcerirt, kann er wieder durchgängig werden, während bei Divertikelbildung die Sonde zeitweise glatt in den Magen eingeführt werden kann, zu anderen Zeiten hingegen etwas oberhalb der Bifurcationsstelle auf ein unüberwindliches Hinderniss stösst.

87. Gastritis acuta.

1. III. B. Mitunter wird Herpes labialis beobachtet.

1. III. E. Es kann Fieber vorhanden sein.

4. II. Die Zunge ist stark belegt.

4. IV. B. Das Epigastrium ist auf Druck empfindlich.

E. Gewöhnlich besteht Erbrechen, meist aus Speiseresten, Schleim, eventuell Galle bestehend. Die einzelnen Bestandtheile des Magensaftes zeigen kein constantes Verhalten. Der Salzsäuregehalt wechselt, dagegen ist das Pepsin meist vermindert.

F. Es kann Durchfall oder Verstopfung bestehen.

88. Gastritis chronica.

4. II. A. Die Zunge ist stark belegt.

4. IV. B. Das Epigastrium ist auf Druck empfindlich.

4. IV. b. Gewöhnlich ist der Magen normal gross. In andern Fällen kann sich jedoch eine Erweiterung des Magens (s. dieselbe) ausbilden.

E. Meist besteht Erbrechen. Die Menge des Erbrochenen ist entweder gering oder reichlicher, besteht entweder bloss aus Schleim oder auch aus Nahrungsbestandtheilen. Dabei kann die Salzsäure vermindert sein bis fehlen, andererseits vermehrt sein, eventuell in der Verdauungspause abgesondert werden. Pepsin ist meist vermindert oder fehlend. Es finden sich ferner mitunter organische Säuren. Die Resorption ist verlangsamt, die motorische Kraft oft herabgesetzt.

F. Die Beschaffenheit der Faeces wechselt.

5. IV. Die Acidität des Harns kann stark herabgesetzt sein.

89. Functionelle Dyspepsien.

4. IV. E. Der Mageninhalt zeigt entweder Verminderung bis Mangel an freier Salzsäure, wofür sich oft Milchsäure findet, oder Vermehrung derselben. Schleim fehlt resp. ist nur in geringem Grade vorhanden. Das Verhalten der Stärkeverdauung wird bei gesteigerter Salzsäuresecretion verlangsamt.

90. Ulcus ventriculi.

1. III. A. Hautfarbe meist blass.

4. IV. B. Mitunter ist eine circumscripte Stelle der Magengegend sehr druckempfindlich.

4. IV. C. Der untere Magenrand kann abnorm hoch stehen infolge von Fixirung des Organs durch Verwachsungen, ferner Sanduhrform darbieten; sitzt der Ulcus an dem Pylorus, so ist oft Erweiterung (s. sp.) die Folge.

E. Mitunter ist Erbrechen von blutigen Massen vorhanden, die entweder hellroth oder kaffeesatzähnlich braun aussehen.

Chemisch enthält der Mageninhalt sehr häufig übermässig freie Salzsäure. Dadurch ist die Amylumverdauung gestört. Bei Hämatemesis ist Hämoglobin in ihm enthalten. Mikroskopisch finden sich dann entweder erhaltene rothe Blutkörperchen oder nur Blutpigment.

F. Die Faeces zeigen meist nichts Besonderes; nur bei Magenblutungen können sie Blut enthalten, sind dann meist braun bis schwarz gefärbt, pechartig und zeigen chemisch Blutfarbstoffgehalt. Mikroskopisch findet sich amorphes Blutpigment, eventuell Hämatoidin.

7. V. Es werden cardialgische Anfälle beobachtet.

91. Carcinom des Magens.

1. III. A. Aussehen oft kachektisch blass; falls der Tumor die Gallengänge comprimirt, icterisch.

B. Mitunter Chloasma.

C. D. Haut unelastisch und trocken.

1. IV. A. Fast regelmässig stellt sich Abmagerung ein.

C. Mitunter ist eine linke Supraclaviculardrüse vergrössert.

3. III. Der Puls ist oft rarus, parvus und vacuus.

3. IV. Das Blut zeigt die Erscheinungen der secundären Anämie.

4. II. A. Die Zunge ist gewöhnlich belegt.

4. IV. A. Der Tumor ist nur sehr selten sichtbar.

B. Ebenfalls nicht immer ist er fühlbar.

C. Mitunter, falls der Krebs zu Verwachsungen geführt hat, kann die untere Magengrenze höher als normal fixirt sein; sitzt das Carcinom an der Cardia, so ist der Magen öfters verkleinert. Sitzt es dagegen am Pylorus, so ist meist Erweiterung (s. d.) vorhanden. Sitzt es in der Regio pylorica, so ist dann infolge von Herabziehen dieses Theiles des Magens die untere Grenze oft dislocirt.

Falls der Tumor genügend gross und günstig gelegen ist, kann er dumpfen Schall zeigen.

E. Gewöhnlich besteht Erbrechen; das Erbrochene ist mitunter bluthaltig und dann meist schwärzlich, kaffeesatzähnlich.

Chemisch wird vielfach — nicht immer — freie Salzsäure vermisst; der Magensaft verdaut ferner Eiweiss schlecht. Laabferment fehlt meist. Die motorische Kraft des Magens ist herabgesetzt. Andere Anomalien werden durch eine begleitende Ectasie bedingt. Mikroskopisch sind Krebspartikel nur verschwindend selten im Mageninhalt beobachtet worden, dagegen bei Hämatemesis Blutpigment, selten aber Blutkörperchen. Bei Ectasie auch Mikroorganismen.

F. Die Faeces sind (bei Magenblutung) braun bis schwarz, zeigen Blutfarbstoffgehalt, sowie mikroskopisch Blutpigment.

5. IV. Der Harn kann Indican, sowie Aceton enthalten.

92. Gastrectasie.

4. II. A. Zunge stark belegt.

4. IV. A. Die Magengegend ist vorgewölbt und zeigt mitunter sichtbare peristaltische Bewegungen.

B. Bei Hypertrophie der Muskulatur zeigt sie gesteigerte Resistenz.

C. Die untere Magengrenze schneidet (nach Auftreibung mittelst CO_2) die Mittellinie unterhalb des Nabels; auch die obere und rechte Grenze stehen weiter als normal, weniger die linke.

D. Fast regelmässig erhält man beim Palpiren oder Schütteln Plätschergeräusch.

E. Es besteht Erbrechen. Das Erbrochene ist von grosser Menge und sondert sich mitunter in drei Schichten. Bei Gehalt an Gährungsproducten zeigt es den charakteristischen Geruch.

Chemisch finden sich in ihm organische Säuren: Milchsäure, Buttersäure und Essigsäure, entweder einzeln oder combinirt. Salzsäure kann vorhanden oder verringert sein. Dagegen ist meist die Resorption verlangsamt und die motorische Function verringert.

Im Erbrochenen sind mikroskopisch meist Hefepilze und Sarcine vorhanden.

93. Enteritis acuta.

4. IV. B. Das Abdomen ist auf Druck ziemlich empfindlich entweder in seiner ganzen Ausdehnung oder an bestimmten Stellen (Dünndarm oder Quercolon).

E. Bei Betheiligung des Magens (Gastroenteritis) kann Erbrechen wässriger, schleimiger, oft gallig gefärbter Massen vorhanden sein.

F. Die Häufigkeit der Stuhlentleerungen ist stark vermehrt, ihre Consistenz meist dünnbreiig, die Farbe gelbbraun, Reaction oft sauer.

Die Fäces enthalten meist viel Schleim, mitunter (bei Colitis acuta) in Flocken, oft unveränderte Speisereste. Chemisch findet sich Albumin und unveränderter Gallenfarbstoff. Mikroskopisch finden sich vermehrte Darmepithelien.

5. IV. Die Harnmenge ist vermindert, die Dichte desselben erhöht. Er trübt sich oft durch Ausfallen der Urate.

94. Enteritis chronica.

4. IV. B. Druckempfindlichkeit kann entweder vorhanden sein oder fehlen.

E. Erbrechen fehlt.

F. Die Faeces zeigen zwischen Obstipation und Diarrhoe wechselndes Verhalten; im letzteren Falle können sie erbsensuppenähnlich sein, andererseits auch wasserhell. Sie zeigen meist viel Schleim, der entweder gleichmässig beigemischt ist, oder bei vorwiegender Affection des Colon die Kothballen überzieht; in letzterem Falle können sich cylinderförmige Gebilde vorfinden.

Es ist oft unveränderter Gallenfarbstoff, ferner Albumin in ihnen vorhanden. Mikroskopisch findet man Darmepithelien, sowie weisse Blutkörperchen. Letztere sind meist reichlich bei Tuberkulose des Darms; dabei finden sich auch Tuberkelbacillen.

5. IV. Bei E. tuberculosa, aber auch sonst, kann der Harn vermehrten Indicangehalt zeigen.

95. Ileus.

4. IV. A. Das Abdomen ist stärker ausgedehnt infolge von Meteorismus und zeigt mitunter gesteigerte Peristaltik der Därme.

B. Man kann mitunter schlauchähnliche Resistenzen (bei Invagination) fühlen, die auf Druck sehr schmerzhaft sind.

C. Infolge des Meteorismus ist die Leberdämpfung oft verkleinert wegen Kantenstellung oder Vorlagerung stark lufthaltiger Darmschlingen, oder sie kann auch nach oben dislocirt sein. Bei starkem Meteorismus kann ferner die Milzdämpfung verkleinert oder nach oben dislocirt sein.

Der Darmschall kann in einer bestimmten Gegend hell, nicht tympanitisch sein.

E. Es besteht Erbrechen; das Erbrochene ist gelbbräunlich und zeigt fäculenten Geruch.

F. Stuhlgang kann fehlen; andererseits kann Diarrhoe vorhanden sein, mitunter blutige Stuhlgänge.

5. IV. Der Harn enthält Indican in vermehrter Menge. Die Aetherschwefelsäure ist vermehrt.

96. Icterus catarrhalis.

1. III. A. Stets Gelbfärbung der Haut.

3. III. C. Der Puls ist gewöhnlich verlangsamt.

4. IV. B. Der untere Leberrand steht tiefer als normal; öfters ist die vergrösserte Gallenblase fühlbar, dabei empfindlich.

F. Der Stuhl ist grau bis weiss, von üblem Geruch, enthält chemisch und mikroskopisch sehr reichlich Fett.

5. IV. Der Urin ist meist spärlich, von hohem specifischem Gewicht, gelbbrauner Farbe, enthält viel Urobilin, stets Gallenfarbstoff und oft Vermehrung der Gallensäuren. Mikroskopisch finden sich spärliche hyaline, gelb gefärbte Cylinder.

97. Stauungsleber.

4. IV. B. Die Leber ist vergrössert. Mitunter ist der Rand tiefer als normal fühlbar. Die Consistenz des Organs ist ziemlich hart. Druck auf dasselbe ist meist nicht besonders empfindlich.

C. Entweder stehen die percussorischen oberen Grenzen höher als normal oder die untere Grenze steht zu tief, oder es ist beides zugleich der Fall.

5. IV. Es besteht Stauungsharn, oft auch andere Stauungssymptome.

98. Acute gelbe Leberatrophie.

1. III. A. Stets Icterus.

3. III. C. Der Puls ist wechselnd, meist klein und unregelmässig.

4. IV. B. Die Leber ist sehr druckempfindlich.

4. IV. C. Die Leber ist beträchtlich verkleinert. Und zwar ist besonders die untere Lebergrenze stark nach aufwärts gerückt, bis zum vollständigen Verschwinden der Leberdämpfung. Die Milz ist meist vergrössert.

E. Es besteht Erbrechen, meist blutiger Massen.

F. Der Stuhlgang enthält Blut und ist dadurch pechschwarz gefärbt.

5. IV. Der Urin ist spärlich. Seine Harnstoffmenge ist beträchtlich vermindert. Es finden sich ferner in ihm Gallenfarbstoff und Gallensäuren, mitunter Eiweiss, sowie fast stets Leucin und Tyrosin.

7. VII. Es bestehen im letzten Stadium beträchtliche Bewusstseinsstörungen: Delirien oft mit Convulsionen, Somnolenz, Coma.

99. Leberabscess.

1. III. A. Oft Icterus.

1. III. E. Oft besteht Fieber von unregelmässigem Typus.

4. IV. B. C. Der untere Leberrand steht mitunter tiefer als normal. Bei günstiger Lage ist ferner eine Vorwölbung, die Fluctuation zeigen kann, zu fühlen. Dieselbe ist auf Druck schmerzhaft.

C. Die Leber ist öfters vergrössert.

100. Lebercirrhose.

1. III. A. Icterus bei der hypertrophischen Form regelmässig vorhanden, bei der atrophischen meist fehlend; dagegen zeigt letztere cachektisches Aussehen.

1. IV. A. Im vorgeschrittenen Stadium fast stets Abmagerung.

B. Oft Oedeme.

3. III. B. Die Venen des Bauches meist stark erweitert.

4. IV. B. Bei der hypertrophischen Form sowie im Anfang der atrophischen ist der untere Leberrand mitunter tiefer als normal zu fühlen. Die Consistenz ist abnorm hart; mitunter fühlt man feine Höcker der Oberfläche. Druck ist gewöhnlich mehr oder weniger schmerzhaft.

Die Milz ist fast stets vergrössert und desshalb oft palpabel.

C. Die Leber ist im Beginne der atrophischen und bei der hypertrophischen Form überhaupt vergrössert. Es steht desshalb die obere Grenze höher oder die untere tiefer als normal, oder beides zusammen. Die relative Dämpfung ist meist stark vergrössert.

Im zweiten Stadium der atrophischen Form ist sie verkleinert und zwar markirt sich dies meist durch zu hohen Stand der unteren Grenze mit Verkleinerung der relativen Leberdämpfung.

Bei der atrophischen Form ist regelmässig im spätern Stadium Ascites vorhanden; bei der hypertrophischen fehlt er meist.

E. Mitunter beobachtet man bei der atrophischen Form blutiges Erbrechen.

F. Die Faeces sind bei der hypertrophischen Form oft entfärbt, bei der atrophischen mitunter bluthaltig.

5. IV. Die Menge des Harns ist bei der hypertrophischen Form meist vermehrt, und enthält er reichlich Gallenfarbstoff.

Bei der atrophischen Form ist die Menge meist vermindert; der Harn enthält reichlich Urate sowie Urobilin, keinen oder nur wenig Gallenfarbstoff.

101. Schnürleber.

4. IV. B. Der untere Rand des rechten Leberlappens steht tiefer und ist in seiner Form stark verändert. Häufig ist der untere Theil des Lappens abgeschnürt und die Furche deutlich palpabel.

C. Die untere Grenze steht tiefer als normal und zeigt einen von der Norm abweichenden Verlauf.

102. Fettleber.

4. IV. B. Der untere Leberrand steht tiefer als normal. Das Organ ist nicht consistenter als normal und nicht schmerzhaft.

C. Entweder steht die obere Grenze höher oder die untere tiefer oder beides kommt zusammen vor. Die relative Dämpfungszone ist entweder normal breit oder vergrössert, gewöhnlich verschoben.

Die Milz ist nicht vergrössert.

103. Amyloid der Leber.

4. IV. B. Der untere Leberrand steht tiefer als normal. Die Consistenz ist **abnorm hart**, das Organ nicht besonders empfindlich.

C. Entweder steht die obere Grenze höher als normal, der Bezirk der relativen Dämpfung ist verschoben und dabei oft vergrössert; oder die untere Grenze steht tiefer als normal, dabei ist die relative Dämpfung normal oder vergrössert; oder beides kommt zusammen vor.

Fast stets ist zugleich Amyloid der Milz und Nieren (s. dort) vorhanden.

104. Carcinom der Leber.

1. III. A. Kachektisches Aussehen. Oft Icterus.

C. D. · Haut unelastisch und trocken.

1. IV. A. Fast stets Abmagerung.

1. IV. C. Mitunter sind Supraclaviculardrüsen der rechten Seite vergrössert.

3. III. b. Der Puls ist meist klein und leer.

3. IV. Im Blute sind die Erscheinungen einer secundären Anämie ausgeprägt.

4. IV. A. B. Selten wird der Tumor sichtbar, dagegen öfters als ein oder mehrere grosse Knoten fühlbar. Druck auf dieselben ist schmerzhaft.

C. Wird der Pylorus comprimirt, so kann sich Gastrectasie ausbilden.

In Folge von Vergrösserung der Leber steht mitunter der obere Rand zu hoch, oder der untere zu tief; oder schliesslich ist beides der Fall, wenn die Leber beträchtlich vergrössert ist. Die Zone der relativen Dämpfung ist normal oder ebenfalls vergrössert.

Die Milz ist gewöhnlich nicht vergrössert.

Oft besteht Ascites.

5. IV. Bei Gelbsucht enthält der Harn Gallenfarbstoff; ferner mitunter Aceton.

105. Echinococcus der Leber.

1. III. A. Mitunter Icterus.

4. IV. B. Bei günstiger Lage ist eine locale Vorwölbung der Leber, die Fluctuation (und Hydatidenschwirren) zeigt, zu fühlen.

C. Infolge der Vergrösserung des Organs ist die untere oder obere oder beide Grenzen erheblich verschoben; dabei ist der Bezirk der relativen Dämpfung normal gross oder vergrössert.

G. Die Punction ergiebt eine gewöhnlich helle und durchsichtige Flüssigkeit von spec. Gewicht von 1006—1015. Albumin fehlt darin fast gänzlich, dagegen findet sich reichlich Chlornatrium, oft Bernsteinsäure, mikroskopisch Haken resp. Scolices. Bei Vereiterung wird der Inhalt grünlich gelb, falls Blutungen in ihn stattgefunden haben, braun und enthält dann Hämatoidinkrystalle.

106. Wanderleber.

4. IV. B. Der untere Leberrand wird an verschiedenen Stellen angetroffen und ist bei Druck leicht verschieblich.

C. Die Leberdämpfung kann an der normalen Stelle vorhanden oder dislocirt nach abwärts, oder verschwunden sein und dafür dann an einer andern Stelle des Abdomens sich finden.

107. Cholelithiasis.

1. III. A. Gelbfärbung der Haut, falls das Concrement den Ductus choledochus verschliesst.

4. IV. B. Leber dann oft vergrössert, ferner die Gallenblase mitunter fühlbar. Druck auf dieselbe meist sehr schmerzhaft.

F. Bei Icterus die Faeces acholisch; nach Beendigung des Anfalls können Gallensteine in ihnen gefunden und chemisch erkannt werden.

108. Andere Gallenblasenaffectionen (Cholecystitis, Hydrops, Carcinom).

4. IV. B. Mitunter ist die vergrösserte Gallenblase fühlbar (S. 235), als ein kugelrunder unter der Leber hervorragender Tumor, der auf Druck schmerzhaft ist und sich meist sehr hart anfühlt.

109. Stauungsmilz.

4. IV. B. Die Milz ist sehr oft palpabel, dabei hart, nicht druckempfindlich.

C. Die Milzdämpfung ist vorwiegend nach unten und vorn vergrössert.

110. Amyloid der Milz.

2. V. A. Bei starker Vergrösserung kann die linke untere Thoraxapertur ausgedehnt sein.

C. Der Schall über den angrenzenden Lungenabschnitten, deren Grenze nach oben verschoben sein kann, kann abgeschwächt oder tympanitisch werden.

D. Das Athmen über den angrenzenden Lungenpartieen kann verschärft sein.

4. IV. B. Die Milz ist palpabel, dabei hart und meist unempfindlich.

C. Die Milzdämpfung ist vergrössert, ihre Figur im wesentlichen normal.

111. Tumoren der Milz (Abscess, Echinococcus, Carcinom etc.).

4. IV. B. Die Milz wird öfters palpabel und sind dann mitunter an der Oberfläche derselben druckempfindliche Prominenzen zu fühlen. Die Configuration des Randes ist dabei meistens unregelmässig verändert (Ausnahme gewöhnlich Echinococcus).

4. IV. C. Die untere und vordere Milzgrenze ist in Folge der Vergrösserung nach unten gerückt.

G. Ueber den Charakter des Tumors giebt eventuell eine **Probepunction** Aufschluss.

112. Wandermilz.

4. IV. B. Die Milz ist oft palpabel, aber nicht vergrössert und dabei leicht beweglich.

C. Die **Milzdämpfung** kann einfach dislocirt sein, oder gänzlich fehlen. In letzterem Falle ist oft an anderer Stelle des Abdomens eine Dämpfung vorhanden, deren Stelle öfters wechselt.

113. Peri- und Paratyphlitis.

1. II. E. Das Fieber zeigt kein bestimmtes Verhalten.

4. IV. A. Mitunter locale **Vorwölbung** in der Ileocoecalgegend.

B. Daselbst ist oft eine auf Druck ziemlich empfindliche diffuse Resistenz oder Infiltration zu fühlen.

C. Es kann in der Ileocoecalgegend eine **Dämpfung** auftreten.

114. Peritonitis.

1. II. E. Fieber ist bei der acuten Form fast stets, bei der chronischen oft vorhanden, kann jedoch auch fehlen.

2. V. A. Die untere Thoraxpartie ist beiderseitig meist erweitert. Der Athmungstypus ist öfters rein costal, auch bei Männern. Es besteht oft Dyspnoe.

C. Die benachbarten unteren Lungentheile geben entweder abnorm lauten und tiefen, oder gedämpft-tympanitischen Schall in Folge mässiger oder stärkerer Compression von Seiten des bei der Affection vorhandenen Meteorismus. Zugleich sind die unteren Lungengrenzen nach aufwärts gerückt, und verschieben sich bei tiefer Inspiration nur wenig oder gar nicht nach unten.

D. Das Athmen in den obern Lungenpartien kann verschärft vericulär sein.

3. II. A. Der Spitzenstoss ist nach oben, mitunter auch nach links verdrängt.

3. II. C. Die Herzdämpfung ist nach oben verdrängt.

3. III. C. Besteht Fieber, so ist der Puls meist frequent. Sonst kann er auch abnorm verlangsamt sein.

4. IV. A. Das Abdomen ist gewöhnlich gleichmässig **aufgetrieben**; dabei

4. IV. B. auf Druck mehr oder weniger **schmerzhaft**; Undulationsgefühl findet sich selten. Bei der chronischen Form kann man mitunter Stränge und Resistenzen an verschiedenen Theilen des Abdomens fühlen.

C. Die Leberdämpfung ist, falls grosser Meteorismus vorhanden ist, oft verkleinert in Folge von Kantenstellung oder dadurch, dass sich gashaltige Darmschlingen zwischen sie und die Bauchwand einschieben. Andererseits kann die Leberdämpfung anscheinend vergrössert sein, wenn das Exsudat an der Leber liegt. Schliesslich kann auch die Dämpfung bloss nach oben verschoben sein.

Von der Milz ist die untere und vordere Grenze ebenfalls nach oben gerückt, so dass die Milzdämpfung verkleinert, oder falls die obere ebenfalls verschoben ist, dislocirt erscheint.

Ueber den meteoristischen Darmpartieen kann der Schall hell, nicht tympanitisch sein. Bei genügender Quantität des Exsudats findet sich über dem Abdomen eine unregelmässige Dämpfung, die bei Lagewechsel sich nicht ändert.

D. Selten ist Reibegeräusch zu hören.

E. Im Beginne der Erkrankung, aber auch im Verlaufe, besteht oft Erbrechen, ferner Singultus.

G. Bei Punction erhält man, falls das Exsudat serös ist, eine helle, durchsichtige, gelbe, nach einiger Zeit gerinnende Flüssigkeit. Dieselbe besitzt ein specifisches Gewicht von über 1012, enthält Albumen, wenig Kochsalz, mikroskopisch wenig Formbestandtheile.

Ist das Exsudat eitrig, so ist die Flüssigkeit undurchsichtig, dicklich, graugelb bis grünlich und enthält reichlich Eiterkörperchen.

Bei hämorrhagischem Charakter ist die Farbe roth bis braunroth und enthält Hämoglobin, sowie rothe Blutkörperchen.

Bei jauchiger Beschaffenheit ist das Exsudat dünnflüssig, braungrün, sehr übelriechend und enthält verfettete Leukocyten, Fett-, Cholesterin- und Tripelphosphatkrystalle.

Bei parasitärem Charakter der Erkrankung können in der Flüssigkeit die ursächlichen Spaltpilze gefunden werden.

5. IV. Im Urin ist oft Indican nachweisbar, ferner Abnahme des Chlornatriums.

115. Ascites.

2. V. A. Die untere Thoraxpartie ist beiderseits erweitert. Oefters rein costale Athmung.

C. Die unteren benachbarten Lungentheile geben je nach der Grösse der Compression seltener abnorm lauten und tiefen, häufiger gedämpft-tympanitischen Schall. Die Lungengrenzen sind dabei oft nach aufwärts geschoben, und treten bei tiefer Inspiration nicht in die Complementär-räume herab.

D. Ueber den Lungen ist das vesiculäre Athmen mitunter verschärft.

3. II. A. Der Spitzenstoss kann nach oben und links dislocirt sein.

C. Die Herzdämpfung wird nach oben verschoben.

4. IV. A. Das Abdomen ist mehr oder weniger stark ausgedehnt und zwar in den abhängigen Partieen am meisten, während die am höchsten befindlichen oft Abflachung zeigen. Der Nabel ist vorgewölbt.

4. IV. B. Das Abdomen ist nicht schmerzhaft; es ist bei genügender Menge des Ergusses meist Undulationsgefühl zu constatiren.

C. Die Leberdämpfung ist mitunter verkleinert in Folge von Kanten-stellung, oder nach oben dislocirt.

Die Milzdämpfung ist entweder durch Hinaufrücken des unteren Randes verkleinert, oder nach oben dislocirt.

Der Schall ist über dem Ergusse dumpf. Die Dämpfung zeigt Verschiebungen bei Lagenwechsel, und zwar ist ihre Grenze im Sitzen horizontal, in den unteren Partieen ausgeprägt, während im Liegen nach einiger Zeit Niveauwechsel eintritt, so dass sie jetzt im Hypogastrium und seitlich am stärksten, und ihre Begrenzung nach oben concav ist.

G. Die Punctionsflüssigkeit ist hell und durchsichtig, nur selten und wenig gerinnend. Sie ist hellgelb, nur bei hämorrhagischem Charakter röthlich. Das specifische Gewicht ist unter 1018. Sie enthält Albumin, wenig Kochsalz, wenig Formbestandtheile, nur bei hämorrhagischem Charakter reichlichere rothe Blutkörperchen.

5. IV. Der Harn ist meist spärlich, die Chlornatriummenge während der Entstehung des Transudates vermindert. Wird letzteres resorbirt, so steigt die Menge und der Chlornatriumgehalt.

116. Tympanites Peritonei.

1. III. D. Haut oft mit Schweiss bedeckt.

2. V. A. Die untere Thoraxpartie ist beiderseitig erweitert. Die Athmung gewöhnlich costal, auch bei Männern.

C. Die unteren Lungenabschnitte geben entweder abnorm lauten und tiefen, oder gedämpft-tympanitischen Schall. Die Lungengrenzen sind nach aufwärts gerückt; ihre Excursionsfähigkeit ist verringert bis aufgehoben.

D. Das Vericulärathmen ist oft verschärft.

3. II. A. Der Spitenstoss wird nach oben verdrängt.

C. Die Herzdämpfung ebenso.

4. IV. A. Das Abdomen ist gleichmässig aufgetrieben.

B. Die Palpation ist sehr schmerzhaft, die Bauchwand stark gespannt.

C. Die Leberdämpfung ist meist vollständig verschwunden ebenso die Milzdämpfung. Der Schall kann entweder bei starker Spannung der Bauchwand hell und nicht tympanitisch, oder bei mittlerer Spannung tympanitisch mit Metallklang sein.

Ist zugleich ein dünnflüssiger Erguss vorhanden, so ist der Schall stets metallisch, und beim Sitzen in den unteren Partieen, beim Liegen in den seitlichen und im Hypogastrium Dämpfung vorhanden. Beim Schütteln beobachtet man dann metallisches Plätschergeräusch.

Viertes Kapitel.

Krankheiten des uropoëtischen Systems.

117. Stauungsniere.

4. IV. Es besteht auch Stauungslober, seltener Stauungsmilz, Ascites und andere Oedeme.

5. IV. Die Menge des Harns ist verringert, sein specifisches Gewicht hoch, die Reaction sauer, Farbe dunkel. Er zeigt meist mässigen Eiweissgehalt. Das Sediment ist meistens gering, zeigt wenig rothe und weisse Blutkörperchen, spärliche hyaline Cylinder und Epithelien, selten und nur bei längerem Bestehen granulirte Cylinder, oft Urate oder Harnsäure.

118. Acute Nephritis.

1. IV. B. Es besteht stets mehr oder weniger ausgeprägter Hydrops ex hydrämia.

E. Fieber ist oft vorhanden, jedoch nicht von bedeutender Höhe.

3. II. Der linke Ventrikel kann dilatirt werden.

3. III. C. Puls ist vielfach gespannt.

5. II. Die Nierengegend ist druckempfindlich.

IV. Die Harnmenge ist verringert, das specifische Gewicht hoch, die Reaction sauer, die Farbe dunkel, das Aussehen trübe. Eiweiss ist stets vorhanden, oft reichlich, ferner stets Blutfarbstoff in wechselnder Menge. Beim Stehen bildet sich ein reichliches Sediment, das wechselnd, oft reichlich, rothe und weisse Blutkörperchen zeigt, ferner Nierenepithelien, Blutkörperchen- und Blutfarbstoffcylinder, oft Epithelschläuche, stets hyaline Cylinder mit Auflagerungen. Später können auch granulirte Cylinder auftreten.

119. Chronische diffuse Nephritis.

1. IV. B. Es besteht, wenn auch mit Unterbrechungen, Hydrops, der in spätern Stadien beträchtlich werden kann und früh die Körperhöhlen ergreift.

5. II. Die Nierengegend ist auf Druck mitunter empfindlich.

IV. Die Harnmenge schwankt; meist ist sie herabgesetzt, selten reichlich. Das specifische Gewicht ist normal oder hoch, die Reaction sauer, das Aussehen meist trübe. Der Harnstoff und die Phosphorsäure ist verringert, stets Eiweiss gewöhnlich in reichlicher Menge vorhanden. Sediment ist beträchtlich und besteht aus meist spärlichen rothen, reichlichen weissen Blutkörperchen, vielen oft verfetteten Epithelien, sowie gewöhnlich zahlreichen hyalinen und granulirten, mitunter wachsartigen Cylindern.

7. V. B. Es können Blutungen der Retina, sowie Retinitis albuminurica vorkommen, sowohl bei dieser, wie bei der folgenden Form.

120. Chronische interstitielle Nephritis.

1. III. A. Hautfarbe oft blass.

D. Haut dabei trocken.

1. IV. B.   Es besteht meist kein oder nur geringfügiger Hydrops.

3. II. A.   Der Spitzenstoss ist etwas nach unten gerückt, verstärkt und verbreitert infolge von Hypertrophie des linken Ventrikels (nicht immer sehr stark ausgeprägt)

C.   Die Herzdämpfung ist dabei oft vergrössert

D.   Dann sind auch die Herztöne öfters verstärkt, besonders der zweite Aortenton.

III. A.   In diesem Falle ist mitunter Carotidenpulsation sichtbar.

C.   Der Puls ist stark gespannt; er zeigt infolge dessen Zunahme der Elasticitätselevationen und Abnahme der Rückstosselevation.

E.   Der erste Gefässton ist mitunter verstärkt.

5. IV.   Die Harnmenge ist gewöhnlich beträchtlich vermehrt, das specifische Gewicht niedrig, die Reaction sauer, Farbe blass, Aussehen klar.   Der Harnstoff ist oft verringert; Eiweiss ist meist nur in geringer Menge vorhanden und kann zeitweise fehlen.   Mikroskopisch finden sich nur spärlich organisirte Sedimente, entweder hyaline Cylinder oder zerfallene Epithelien.

121. Amyloid der Niere.

I. IV. B.   Hautödem fehlt oft; wenn vorhanden, dann meist durch gleichzeitige Nephritis bedingt.

5. IV.   Die Beschaffenheit des Harns ist sehr wechselnd in Betreff auf Menge und specifisches Gewicht.   Aussehen meist klar, Reaction sauer.   Eiweiss kann vorkommen oder fehlen.   Mikroskopisch findet man in ersterem Falle verfettete Epithelien und die verschiedensten Arten von Cylindern, darunter mitunter wachsartige.

122. Wanderniere.

4. IV.   Im Abdomen ist mitunter ein Tumor fühlbar, der eine bohnenförmige Gestalt zeigt und sich bei Rückenlage meist leicht reponiren lässt, um bei aufrechter Stellung und Druck auf die Lumbargegend wieder zu erscheinen.   Ueber demselben ist Dämpfung vorhanden.

5. II.   Mitunter findet man an Stelle der Nierendämpfung hellen tympanitischen Schall, der bei Reposition wieder gedämpft wird.

5. IV.   Es wird oft in Anfällen auftretende Albuminurie beobachtet.

123. Hydronephrose.

4. IV. A. — C.   Auf der betreffenden Seite des Abdomens kann bei beträchtlicher Grösse der Cyste ein Tumor sichtbar und fühlbar werden, der dumpfen Schall giebt und beträchtlich grösser wie bei Wanderniere ist.

G.   Die Punctionsflüssigkeit ist hell, durchsichtig, von Dichte 1008—1020.   Albumen fehlt oft, Kochsalz ist gering, dagegen Harnstoff und Harnsäure oft vorhanden.   Mikroskopisch finden sich mitunter spärliche Nierenepithelien.

124. Pyelitis.

1. III. E. Fieber kann vorkommen oder fehlen.

5. II. Die Nierengegend oft auf Druck empfindlich. Bei P. calculosa treten öfters Schmerzanfälle (Nierenkolik) auf.

5. IV. Der Harn zeigt je nach der Aetiologie der Erkrankung ein verschiedenes Verhalten.

Ist die Erkrankung durch Concremente bedingt, so kann er zeitweise ganz normal sein. Während der Anfälle ist jedoch der Harn röthlich und enthält Blut, Eiweiss und Mucin, mikroskopisch viel rothe und weisse Blutkörperchen, häufig auch kleine Massen der Concremente.

Bei eitriger P. ist der Harn eiweisshaltig und enthält meist ziemlich reichlich Eiterkörperchen, sowie mitunter Nierenbeckenepithelien. Bei tuberkulöser Basis derselben lassen sich oft Tuberkelbacillen nachweisen.

125. Acute Cystitis.

1. III. E. Es ist mitunter Fieber vorhanden.

5. III. Die Blasengegend ist spontan und auf Druck empfindlich.

IV. Die Menge des Harns ist normal und wird unter Schmerzen und oft tropfenweise entleert. Die Farbe ist oft blutig, die Reaction sauer oder alkalisch, das Aussehen trübe. Stets ist Eiweiss, sowie Blutfarbstoff vorhanden. Mikroskopisch finden sich reichlich rothe Blutkörperchen, weniger Eiterkörperchen, ziemlich viel Blasenepithelien, sowie Spaltpilze.

126. Chronische Cystitis.

5. IV. Die Menge des Harns ist normal, derselbe stets trübe, oft von alkalischer Reaction. Es finden sich in ihm stets Eiweiss und Mucin. Er setzt ein reichliches Sediment ab, das bei alkalischer Reaction bald zu einer gallertigen Masse gerinnt. In demselben finden sich Schleim, meist sehr zahlreiche oft verfettete Eiterkörperchen, Detritus, wenig rothe Blutkörperchen und Blasenepithelien, ferner Tripelphosphat-, Erdphosphat- und Ammoniumuratkrystalle, sowie sehr reichliche Spaltpilze.

Ist Tuberkulose die Ursache, so sind Tuberkelbacillen, bei Gonorrhoe ferner oft Gonokokken vorhanden.

Sind Blasensteine das ätiologische Moment, so kommt es öfters zu Hämaturie.

127. Carcinom der Blase.

5. IV. Der Harn ist oft bluthaltig und besteht zeitweise aus reinem Blut. Dabei ist das Blut nicht mit dem Harne innig gemischt, sondern setzt sich als ein dichtes Sediment zu Boden. Der Harn enthält dann Eiweiss und Hämoglobin und zeigt mikroskopisch zahlreiche rothe und weisse Blutkörperchen, sowie selten Partikel der Geschwulst.

Fünftes Kapitel.

Krankheiten des Genitalsystems.

128. Gonorrhoe.

1. IV. C. Die Inguinaldrüsen sind mitunter geschwollen.

6. II. III. Bei der acuten Infection (deren Incubation 2—5 Tage beträgt) ist zuerst ein geringfügiger schleimiger, bald ein reichlicher eitriger Ausfluss aus der Harnröhre (beim Weibe auch aus der Vagina) vorhanden. Derselbe besteht aus Harnröhren- (resp. Vaginal-) Epithelien und sehr reichlichen Eiterzellen und zeigt in letzteren Gonokokken.

Bei den chronischen Formen besteht oft nur eine ganz minimale schleimige Secretion beim Manne aus der Harnröhre, beim Weibe meist im Cervicalkanal. In derselben sind oft Gonokokken nachweisbar.

Das Secret mischt sich auch gewöhnlich dem Harn bei; derselbe wird in Folge dessen trübe und zeigt die eben erwähnten Formbestandtheile. Ausserdem erhält der Harn ferner mitunter Albumin und Mucin, ferner Tripperfäden und Epithelien der Drüsen der Harnröhre.

Oefters finden sich spitze Condylome; es kann ferner beim Manne zu Cystitis, Funiculitis und Epididymitis, beim Weibe zu Cystitis sowie Bartholinitis kommen.

129. Helkose.

1. IV. C. Die Inguinaldrüsen können anschwellen und sich entzünden.

6. II. An der Glans resp. der Vulva (seltener in der Vagina) entwickelt sich (nach einer Incubation von 1—3 Tagen) ein Geschwür, das sich weich anfühlt, tief geht und scharfe Ränder besitzt.

130. Primäre Syphilis.

6. II. III. Nach einer Incubation von 2—4 Wochen entwickelt sich eine circumscripte Verhärtung an der Glans penis resp. der Vulva. Die Oberfläche derselben kann ulceriren, so dass dann ein flaches Geschwür mit knorpelharten Rändern und Boden vorhanden ist.

131. Grosse Ovarialtumoren.

2. 5. A. Die untere Thoraxpartie ist meist gleichmässig erweitert.

C. Bei Hochstand des Zwerchfells können die unteren Lungenpartien entweder abnorm lauten und tiefen oder gedämpft-tympanitischen Schall zeigen, während zugleich die unteren Lungengrenzen nach oben verschoben sind, und bei tiefer Inspiration wenig oder gar nicht nach abwärts rücken.

3. II. Der Spitzenstoss kann nach oben und links, die Herzdämpfung nach oben verschoben werden.

4. IV. A. Das Abdomen ist mehr oder weniger gleichmässig ausgedehnt.

B. Fluctuationsgefühl kann vorhanden sein, ist jedoch öfters nur auf einen bestimmten Bezirk beschränkt.

4. IV. C. Die Leberdämpfung ist verkleinert infolge von Kantenstellung, oder sie ist nach oben dislocirt.

Die Milzdämpfung ist verkleinert oder nach oben verschoben.

Ueber dem Tumor ist der Schall gedämpft; die Grenze der Dämpfung ist nach oben gerade oder convex und ändert sich bei Lagewechsel nicht wesentlich.

G. Die Punctionsflüssigkeit ist trübe, schleimig, fadenziehend, nur selten und wenig gerinnend. Falls die Cyste vereiterte, ist sie grünlichgelb, falls Blutung stattfand, braun. Die Dichte ist 1002—1055. Sie enthält Albumin, stets Pseudomucin, wenig Kochsalz. Es finden sich in ihr Epithelien (Platten-, Cylinder- oder Flimmer-Epithelien), und bei Vereiterung Cholesterinkrystalle.

132. Gravidität.

1. III. B. Oft Chloasma.

2. V. A. Die untere Thoraxapertur ist, falls die Schwangerschaft weit genug vorgeschritten ist, beiderseitig erweitert.

C. Mitunter die Erscheinungen von Hochstand des Zwerchfells (s. oben).

3. II. Der Spitzenstoss und die Herzdämpfung können nach oben gedrängt werden.

3. III. B. Mitunter starke Erweiterung der Venen der unteren Extremitäten.

4. IV. A. Das Abdomen ist je nach der Periode der Gravidität mehr oder weniger ausgedehnt, der Nabel vorgewölbt.

C. Die Leberdämpfung kann verkleinert sein durch Kantenstellung oder auch nach oben verschoben.

Die Milzdämpfung ist öfters verkleinert oder etwas nach oben verschoben.

Der Schall ist über dem vergrösserten Uterus gedämpft, die obere Grenze nach oben convex. Die Dämpfung ändert sich kaum bei Lagewechsel.

D. Man hört über dem Abdomen der Herzaction isochrones Placentargeräusch, sowie die Herztöne des Kindes (circa 132 in der Minute).

6. III. Schleimhaut der Vagina weinhefefarben.

Aus den Mammis lässt sich (vom 2.—3. Monat an) Colostrum ausdrücken.

Sechstes Kapitel.

Krankheiten des Nervensystems.

Wie im zweiten Theil erwähnt, treten bei den Symptomen der
venkrankheiten zwei Erscheinungscomplexe in den Vordergrund:
zungs- und Lähmungserscheinungen. Beide finden sich oft bei
und derselben Krankheit zusammen vor oder sie lösen sich
enseitig ab. Dadurch erhält die Symptomatologie der Nerven-
nkheiten eine grosse Mannigfaltigkeit und würde, falls im Fol-
den sämmtliche bei den zahlreichen Nervenkrankheiten vorkom-
ιden Symptome anzuführen wären, dieses Kapitel eine übermässige
dehnung erfahren. Desshalb habe ich mich darauf beschränkt, für
ɔ Anzahl der wichtigsten Krankheiten nur die Hauptsymptome,
ɔiell die differentiell-diagnostisch wichtigen, zusammenzustellen.

133. Apoplexia cerebri.

2. V. A. Mitunter besteht Dyspnoe, die Athmung ist oft arhytmisch,
ɔi stertorös. Cheyne-Stokes'sches Athmen kann vorkommen.

3. III. C. Der Puls kann abnorm langsam oder frequent sein. Oft
ɔr einige Zeit stark gespannt.

5. IV. Nach dem Insult kann Zucker im Harn vorkommen.

7. V. A. Halbseitige Hemianästhesie ist nur vorhanden, falls die hin-
Partie des hintern Schenkels der Capsula interna afficirt ist.

B. In letzterem Falle kann mitunter auch halbseitiger Verlust der
ctionsfähigkeit der Sinnesorgane vorkommen.

VI. Gleich nach dem Anfalle ist eine halbseitige motorische
.mung vorhanden; der Facialis ist indessen nur theilweise betroffen,
m der Ast für Stirn- und Augenmuskeln frei bleibt. Dagegen ist
Zunge ebenfalls halbseitig gelähmt, so dass Alalie besteht.

Später entwickeln sich in den gelähmten Muskeln Contracturen und
: vorzugsweise der Beuger. Mitunter sind ferner Zuckungen oder
ιichorea in denselben vorhanden.

Die Reflexe sind theils erloschen, theils, speciell die Sehnenreflexe
ɔigert. Die Pupillen sind anfangs eng, später erweitert.

Die elektrische Erregbarkeit kann anfangs eine kurze Zeit gesteigert
; später nimmt sie oft etwas ab, bleibt aber stets erhalten.

Später entwickelt sich in den gelähmten Muskeln einfache Inactivitäts-
ɔhie.

Die gelähmten Extremitäten sind meist zuerst kalt und blass. In
ɔren Stadien können sie hingegen geröthet und cyanotisch sein.

VII. Im apoplectischen Insult ist oft Coma vorhanden.

134. Tumoren des Gehirns.

2. V. A. Es ist mitunter Dyspnoe vorhanden, und kann Cheyne-Stokes'sches Athmen beobachtet werden.

3. III. C. Puls kann langsam oder sehr frequent sein.

7. V. A. Es bestehen fast regelmässig intensive Kopfschmerzen.

B. Es kann zu Amaurose kommen, unter bestimmten Umständen auch zu Hemianopsie. Sehr oft ist Stauungspapille vorhanden.

Bei geeigneter Lage der Geschwulst ist ferner Hypakusie mitunter zu constatiren, zuweilen auch subjective Gehörsempfindungen.

VI. Es kommen entweder unregelmässige oder bei günstiger Lage der Geschwulst Rindenlähmungen zur Beobachtung. Oft besteht Schwindel und taumelnder Gang, seltener eigentliche Ataxie. Mitunter bestehen Convulsionen oder epileptoide Krämpfe.

Die Reflexe können herabgesetzt sein. Die elektromotorische Erregbarkeit kann in den ergriffenen Muskeln im Beginne gesteigert, später herabgesetzt sein. Entartungsreaction ist sehr selten.

VII. Es können psychische und Bewusstseinsstörungen vorkommen.

135. Hydrocephalus infantilis.

7. II. Der Schädel ist abnorm gross, die Fontanellen sind sehr weit und bleiben lange geöffnet.

VI. Es können Lähmungen eventuell mit Contracturen vorhanden sein, ferner epileptoide Krämpfe oder Muskelzuckungen.

VII. Psychische Störungen werden oft beobachtet.

136. Acute cerebrale Kinderlähmung.

1. III. E. Fieber ist im Beginn vorhanden.

7. V. Die Sensibilität ist normal.

7. VI. Im Beginne kommen epileptoide Krämpfe, die oft halbseitig sind, vor. Später entsteht eine Hemiplegie der Extremitäten, selten des Gesichts. In den gelähmt bleibenden Muskeln kommt es zu Atrophie und Contracturen, mitunter Hemichorea. Die Reflexe sind normal oder gesteigert, die elektromotorische Erregbarkeit bleibt erhalten.

137. Meningitis cerebralis.

2. V. A. Es besteht öfters Dyspnoe; ferner kann Cheyne-Stokes'sches Athmen auftreten.

3. III. C. Der Puls ist im Beginne meist abnorm langsam, mitunter dabei stark gespannt, später sehr frequent.

4. IV. A. Das Abdomen ist oft eingezogen.

7. II. Beklopfen des Schädels ist oft empfindlich, ebenso Druck auf die obersten Halswirbel. Der Kopf wird meist nach hinten flectirt gehalten.

V. Es besteht starker Kopfschmerz.

Es kommt Herabsetzung des Gesichts- und Gehörsinnes, ferner Stauungspapille zur Beobachtung.

Im Verlaufe der Affection kommt es zu Lähmung in den verschiedensten Gesichts- und Körpermuskeln. Die Reflexe können dabei vermindert sein. Es besteht ferner Anfangs Verengerung, später Erweiterung der Pupillen.

VII. In späteren Stadien bestehen Bewusstseinsstörungen.

138. Epilepsie.

4. II. An der Zunge können Narben oder Bisswunden sich finden.

5. IV. Nach dem Anfall kann im Urin Zucker gefunden werden.

7. VI. Der Anfall beginnt meist mit einem Schrei und bewusstlosem Hinstürzen des Kranken. Es erfolgt zunächst ein kurzdauernder allgemeiner tonischer Krampf, und darauf klonische Zuckungen der gesammten Körpermuskulatur. Die Pupillen sind meist stark erweitert und reagiren nicht auf Lichteinfall, die Reflexe sind erloschen.

139. Chorea.

7. V. Die Sensibilität ist normal.

7. VI. Der Kranke leidet an vom Willen unabhängigen, unregelmässigen und unzweckmässigen Bewegungen der Körpermuskulatur, die jedoch nicht andauernd, sondern bald hier, bald dort am Körper an fast allen Muskeln auftreten. Während des Schlafes sistiren sie.

Die elektromotorische Erregbarkeit ist normal, selten ist Steigerung derselben beobachtet.

140. Paralysis agitans.

7. V. Die Sensibilität ist normal.

7. VI. Es bestehen zitternde Bewegungen, die entweder nur einzelne Extremitäten oder auch den ganzen Körper befallen, und bei intendirten Bewegungen nicht zunehmen, sich ferner vom Willen für eine kurze Zeit unterdrücken lassen, und im Schlafe entweder aufhören oder wenigstens schwächer werden.

Ferner bestehen Paresen und Spasmen in den verschiedensten Körpermuskeln, die eine eigenthümliche, nach vorn übergeneigte Körperhaltung bedingen.

Die Reflexerregbarkeit ist normal, ebenso die elektromotorische.

141. Multiple Sclerose.

7. V. Die Sensibilität ist meist normal.

Es kommt Amaurose vor.

VI. Selten besteht Ataxie.

Die Sprache ist eigenthümlich, scandirend. Es besteht Intentionszittern, starke zitternde Bewegungen, die bei jeder beabsichtigten Bewegung auftreten. Ferner Paresen in verschiedenen Muskeln, oft mit Contracturen. Oft besteht ferner Nystagmus.

Die Reflexerregbarkeit ist oft stark gesteigert.

Oefters treten apoplectiforme Anfälle auf, oder Delirien.

142. Hysterie.

2. III. A. Mitunter Kehlkopfmuskellähmungen.

2. V. A. Es kann Dyspnoe vorkommen.

4. IV. A. Oft ist Meteorismus vorhanden.

5. IV. Es kann Polyurie bestehen.

7. II. Der Schädel ist mitunter druckempfindlich.

III. Ebenso die Wirbelsäule.

V. A. Es ist unregelmässig begrenzte Sensibilitätsherabsetzung vorhanden oder richtige Hemianästhesie. Andererseits kann auch Hyperästhesie vorkommen, ferner blosse Analgesie.

Oefters ist Kopfschmerz (Clavus hystericus) vorhanden oder Rückenmarksschmerzen, pseudostenocardische, cardialgische etc. Anfälle, sowie mitunter Ovarie.

B. Oft besteht concentrische Gesichtsfeldeinengung, ferner subjective Gehörsempfindungen, sowie Anomalien des Geschmacks und Geruchs.

VI. Es können mehr oder weniger ausgedehnte Lähmungen vorhanden sein, ferner Contracturen in gelähmten und nicht gelähmten Muskeln.

Ferner werden öfters in Anfällen auftretende klonische, seltener tonische Krämpfe beobachtet, allgemein oder selten localisirt. Während dieser Anfälle ist jedoch der Pupillarreflex stets, das Bewusstsein oft erhalten.

Selten kommt Katalepsie vor.

Der Pharynxreflex kann erloschen, andere Reflexe können gesteigert sein.

Entartungsreaction fehlt stets.

In den gelähmten Muskeln kann sich Atrophie ausbilden.

Oft finden sich vasomotorische Störungen.

VII. Psychische Störungen kommen oft zur Beobachtung.

143. Bulbärparalyse.

7. V. Die Sensibilitat ist normal.

7. VI. Es besteht eine fortschreitende Lähmung und Atrophie der Zungen-, Lippen-, Schlund- und Kehlkopfmusculatur. Oft schliesst sich daran Lähmung und Atrophie in anderen Muskelgebieten an.

Die Reflexerregbarkeit der Schleimhaut daselbst ist herabgesetzt bis erloschen.

Die mechanische Erregbarkeit der erkrankten Muskeln ist erhöht.

Es besteht in ihnen Herabsetzung der elektromotorischen Erregbarkeit, sowie fast stets Entartungsreaction.

144. Myelitis acuta und chronica.

1. III. E. Die Affection verläuft oft, besonders im Beginn, unter Fieber.

7. III. Die Wirbelsäule ist oft local auf Druck etc. empfindlich.

7. V. Anfangs bestehen Parästhesieen; später kommt es zu Herab-
setzungen der Sensibilität für alle Empfindungen, mitunter auch nur
theilweise z. B. für Schmerz.

7. VI. Es entwickelt sich rasch, bei der chronischen langsam, motorische Lähmung paraplegischen Charakters; die Ausbreitung derselben
hängt von der Ausbreitung der Entzündung ab. Reizungserscheinungen
fehlen. Die Reflexe verhalten sich verschieden und zwar sind sie im Beginne der acuten Form oft erloschen, später, sowie bei der chronischen
stellenweise gesteigert.

Stets sind Störungen der Urinentleerung und Defäcation vorhanden. Bei der chronischen Form kommt es ferner zu Contracturen der
gelähmten Muskeln.

Die elektromotorische Erregbarkeit kann anfangs gesteigert sein;
später ist sie meist herabgesetzt, ferner kann es zu Entartungsreaction in
einzelnen Muskeln kommen.

Atrophie der gelähmten Muskeln kann vorkommen und ist von der
Localisation des Processes abhängig.

145. Poliomyelitis anterior acuta infantum.

1. III. E. Die Erkrankung (vielleicht eine Infectionskrankheit?) beginnt oft mit Fieber von 39—40° und Krämpfen.

7. V. Die Sensibilität ist intact.

7. VI. Es bildet sich sehr rasch eine schlaffe Lähmung hauptsächlich einer oder beider untern Extremitäten, seltener der obern oder
einer Körperhälfte aus. Diese Lähmung bildet sich oft in einzelnen Muskelgruppen wieder zurück, während sie in andern bestehen bleibt und zu
Contracturen in ersteren und dadurch bedingten Deformitäten der befallenen Extremitäten Veranlassung giebt.

Oft sind fibrilläre Zuckungen in den gelähmten Muskeln vorhanden. Haut- und Sehnenreflexe sind erloschen, dagegen Blasen-
und Mastdarmfunctionen erhalten.

Die mechanische Erregbarkeit der gelähmten Muskeln ist erhöht,
dabei träge, zugleich Entartungsreaction vorhanden.

In den gelähmten Muskeln entsteht rasch starke Atrophie. Trophische Störungen der Haut fehlen.

Bei der acuten Poliomyelitis der Erwachsenen ist der
Verlauf fast ganz derselbe, bei den chronischen Formen nur in die
Länge gezogen.

146. Spastische Spinalparalyse.

7. V. Die Sensibilität ist normal.

7. VI. Es besteht Parese oder Paralyse der untern Extremitäten
mit starken Spasmen in den gelähmten Muskeln, und dadurch bedingtem
spastischen Gang.

Die Sehnenreflexe sind erhöht, Blasen- und Mastdarmfunctionen normal.

Die electrische Erregbarkeit ist höchstens leicht verringert. Trophische Störungen fehlen.

147. Tabes dorsalis.

7. V. A. Es besteht Herabsetzung der Sensibilität in den unteren Partieen des Körpers, vielfach nur circumscript; mitunter ist dieselbe ferner eine nur partielle, auf das Schmerzgefühl allein beschränkte. Dabei wird oft Verlangsamung der Leitung angetroffen.

Ferner ist die tiefe Sensibilität meist schon frühzeitig beeinträchtigt.

Oft bestehen Kopf- oder Rückenschmerzen, ferner im ersten, dem neuralgischen Stadium, stets Parästhesien (Gürtelgefühl u. dgl.), sowie neuralgiforme (lancinirende) Schmerzen in den unteren Extremitäten und am Rumpf. Ebensolche finden sich an diversen inneren Organen, Magen, Darm etc. (viscerale Krisen).

B. Es kommt Amblyopie und Amaurose vor.

VI. Die rohe Kraft ist erhalten; jedoch besteht speciell im zweiten, dem ataktischen Stadium, Ataxie der untern, selten der obern Extremitäten.

Die Reflexe sind herabgesetzt, der Patellarreflex frühzeitig erloschen. Blasen- und Mastdarmstörungen sind vorhanden, ebenso oft Impotenz.

Die elektromotorische Erregbarkeit kann im Beginne leicht gesteigert, später wenig herabgesetzt sein.

Es besteht reflectorische Pupillenstarre.

Oefters finden sich Gelenkerkrankungen (Arthropathieen).

148. Spinale progressive Muskelatrophie (Typus ARAN-DUCHENNE).

7. V. Die Sensibilität ist intact.

7. VI. Es entwickelt sich zuerst Atrophie der Muskeln ohne Lähmung, nur mit entsprechender Muskelschwäche. Die Atrophie betrifft anfangs nur einzelne Muskelbündel und beginnt in den Muskeln der Hand (Mm. interossei, Thenar und Hypothenar), dann in den Armmuskeln, Schulter- und Rumpfmuskeln, zuletzt den unteren Extremitäten.

Fibrilläre Muskelzuckungen sind stets vorhanden.

In den atrophischen Muskelbündeln ist, oft schwierig zu constatiren, Entartungsreaction vorhanden.

Die Reflexe sind mehr oder weniger erloschen; Blase und Mastdarm functioniren normal.

Die Haut zeigt trophische Veränderungen.

149. Amyotrophische Lateralsclerose.

7. V. Die Sensibilität bleibt unverändert.

7. VI. Die motorischen Symptome sind die einer spastischen

Spinalparalyse und einer progressiven spinalen Muskelatrophie, sowie von Bulbärparalyse. Die ersteren sind an untern und obern Extremitäten, die atrophischen etc. Erscheinungen dagegen nur an den obern Extremitäten ausgeprägt.

150. Brown-Séquard'sche Lähmung.

7. V. Es besteht auf der verletzten Seite Hyperästhesie, auf der andern sensible Lähmung.

7. VI. Auf der hyperästhetischen Seite findet sich halbseitige motorische, ferner vasomotorische Lähmung.

Das elektromotorische Verhalten zeigt einfache Herabsetzung der Erregbarkeit in den gelähmten Muskeln.

151. Syringomyelie.

7. VI. Es besteht Herabsetzung der Temperatur- und Schmerzempfindung, während die Tastempfindung intact ist.

7. VI. Es findet sich eine progressive spinale Muskelatrophie besonders der obern Extremitäten mit ihren Symptomen.

Ferner sind oft vasomotorische, trophische und secretorische Störungen (Blasen, Panaritien, Schweiss etc.) vorhanden.

152. Meningitis spinalis.

1. III. E. Oft ist Fieber im Beginn vorhanden.

7. III. Die Wirbelsäule ist auf Druck empfindlich.

V. Anfangs besteht Hyperästhesie und Hyperalgesie der Haut an verschiedenen Stellen, daran schliesst sich später Anästhesie und Analgesie.

VI. Anfangs bestehen Zuckungen in verschiedenen Muskeln, später können paraplegische Lähmungen auftreten.

Die Reflexe können anfangs gesteigert sein, und später erlöschen.

Blasen- und Mastdarmlähmung kommen später gewöhnlich vor.

Die elektrische Erregbarkeit kann im Beginne gesteigert sein.

153. Neuritis.

7. IV. Die erkrankten Nerven sind auf Druck meist in ihrem ganzen Verlaufe sehr empfindlich, dabei mitunter verdickt.

7. V. Die Sensibilität ist in den Bezirken der befallenen Nerven im Anfange gesteigert, so dass Hyperästhesie besteht, später herabgesetzt; in letzterem Falle kann auch allein Hypalgesie beobachtet werden.

Ferner ist oft die tiefe Sensibilität gestört.

Im Beginne sind stets Parästhesieen vorhanden, sowie neuralgiforme Schmerzen.

VI. Es bildet sich schlaffe Lähmung in den erkrankten Nervengebieten aus, die in Atrophie mit Contracturen überzugehen pflegt.

Ataxie kann vorkommen; ferner sind die Reflexe abgeschwächt bis erloschen, andererseits mitunter auch theilweise gesteigert.

Blasen- und Mastdarmstörung fehlt.

Die elektrische Erregbarkeit ist herabgesetzt; es kann EaR bestehen.

154. Tetanie.

7. V. Die Sensibilität zeigt mitunter eine leichte Herabsetzung.

7. VI. Es bestehen tonische, anfallsweise auftretende Krämpfe vorzugsweise in den Vorderarmmuskeln, seltener auch in den Oberarm-, Bein- oder anderen Muskeln. Dieser Krampf kann künstlich durch längern Druck auf die Nervenstämme oder Arterien des Oberarms hervorgerufen werden (Trousseau'sches Phänomen).

Die mechanische und elektrische Erregbarkeit der fraglichen Nerven ist erhöht, nicht jedoch die Muskelerregbarkeit.

155. Myotonia congenita.

7. VI. Die willkührlichen Bewegungen sind dadurch behindert, dass sich in den Muskeln bei Beginn der intendirten Bewegung tonische Contracturen einstellen. Dabei ist vielfach Hypertrophie der Muskulatur vorhanden.

Die mechanische Erregbarkeit der Muskeln ist gesteigert.

Die elektromotorische Prüfung ergiebt das Vorhandensein der myotonischen Reaction.

156. Dystrophia muscularis progressiva.

7. V. Die Sensibilität ist intact.

7. VI. Es entwickelt sich Atrophie in bestimmten Muskelgruppen (Muskeln des Schultergürtels, des Rückens, der Ober- und Unterschenkel, des Gesichts); dieselbe ist entweder eine einfache Atrophie oder, speciell in den Wadenmuskeln, eine Pseudohypertrophie. Andere Muskeln (Vorderarm, Gesäss etc.) zeigen reine Hypertrophie.

Fibrilläre Zuckungen fehlen.

Die elektrische Erregbarkeit ist einfach herabgesetzt, ohne Entartungsreaction.

Siebentes Kapitel.

Krankheiten des Stoffwechsels.

157. Essentielle Anämie.

1. III. A. Haut und sichtbare Schleimhäute sind sehr blass.

1. III. B. Oft ist Hautödem vorhanden.

2. V. A. Oefters bei Anstrengungen Anfälle von Dyspnoë.

3. II. C. Mitunter ist das Herz dilatirt.

3. II. D. Die Herztöne sind oft abgeschwächt und fast stets accidentelle systolische Geräusche vorhanden.

III. C. Puls klein, mitunter frequent. Zunahme der Rückstoss-elevation.

E. Erster Gefässton kann verstärkt sein.

F. Oft Nonnensausen.

IV. A. Das Blut ist abnorm blass.

B. Die Hämoglobinmenge ist vermindert; ebenso

C. Die Anzahl der rothen Blutkörperchen und zwar die letztere stets viel beträchtlicher als die erstere.

Es besteht Poikilocythose sowie Makro- und Mikrocythose, ferner sind stets kernhaltige rothe Blutkörperchen sowie zahlreiche Elementarkörnchen vorhanden.

5. IV. Die Reaction des Harns ist oft neutral oder alkalisch, seine Farbe meist blass. Mitunter enthält er Albumen.

7. V. Oft bestehen Kopfschmerzen, ferner mitunter Netzhautblutungen sowie subjective Gehörsempfindungen.

158. Secundäre Anämie.

1. III. A. Hautfarbe ist blass.

1. IV. B. Oefters Hautödem, jedoch gewöhnlich nicht sehr hochgradig.

2. V. A. Die Kranken werden bei stärkeren Anstrengungen oft dyspnoisch.

3. II. D. Die Herztöne sind oft abgeschwächt, oft accidentelle systolische Geräusche.

3. III. C. Puls klein, zeigt Zunahme der Rückstosselevation.

E. Der erste Gefässton kann verstärkt sein.

E. Oft Nonnensausen.

IV. A. Das Blut ist abnorm hell.

B. Die Hämoglobinmenge ist vermindert.

C. Ebenso hat die Zahl der rothen Blutkörperchen abge-nommen. Es besteht öfters Poikilocythose.

159. Chlorose.

1. II. A. Ausschliesslich beim weiblichen Geschlechte vorkommend.

1. III. A. Die Hautfarbe ist mehr oder weniger blass.

1. IV. B. Oefters besteht Hautödem, ist jedoch gewöhnlich gering.

2. V. A. Die Kranken bekommen bei der leichtesten Anstrengung Dyspnoë.

3. II. D. Die Herztöne sind öfters verstärkt, in andern Fällen ab-geschwächt.

Accidentelle Geräusche sind meistens vorhanden.

III. C. Der Puls wird leicht sehr frequent. Zunahme der Rück-stosselevation.

E. Der erste Gefässton kann verstärkt sein.

F. Oft Nonnensausen.

IV. A. Das Blut ist abnorm hell.

B. Die Hämoglobinmenge ist beträchtlich vermindert.

C. Die Anzahl der rothen Blutkörperchen hat nur wenig oder gar nicht abgenommen. Dieselben sind sehr blass.

Ferner besteht oft Poikilo- und Mikrocythose, auch sind kernhaltige rothe Blutkörperchen vorhanden.

5. IV. Die Menge des Harns ist öfters vermehrt, seine Dichte vermindert, die Reaction oft neutral oder alkalisch, die Farbe blass. Mitunter findet sich Verminderung der Harnsäure sowie eine Spur Albumen.

6. III. Oefters besteht Fluor vaginalis, ferner Menstruationsstörungen.

7. V. Sehr oft Kopfschmerzen und Schwindelgefühl.

160. Leukämie.

1. III. A. Die Hautfarbe ist gewöhnlich blass.

1. IV. B. Oft starkes Hautödem.

1. IV. C. Die Lymphdrüsen des Unterhautzellgewebes sind fast regelmässig mehr oder weniger geschwollen.

2. V. A. Oefters ist Dyspnoë vorhanden, besonders bei stärkeren Anstrengungen.

3. II. D. Die Herztöne sind mitunter abgeschwächt; sehr oft finden sich accidentelle systolische Geräusche.

3. IV. A. Das Blut ist abnorm hell, dünnflüssig, trübe, oft fast milchig.

B. Die Hämoglobinmenge hat abgenommen.

C. Die weissen Blutkörperchen sind mehr oder weniger stark vermehrt; es finden sich vermehrte eosinophile, sowie mitunter basophile Zellen im Blute. Die rothen Blutkörperchen sind vermindert; dabei besteht oft Poikilocythose und Mikrocythose, sowie Gegenwart kernhaltiger rothen Blutzellen und von Elementarkörnchen.

4. IV. B. u. C. Die Milz ist stets mehr oder weniger stark vergrössert, so dass sie fast immer palpabel ist.

5. IV. Die Menge der Harnsäure ist meistens vermehrt, ebenso oft die Gesammtschwefelsäure. Oft enthält der Harn Eiweiss.

7. V. Es kann Retinitis, sowie Netzhautblutung vorkommen.

161. Pseudoleukämie.

1. III. A. Die Haut ist sehr blass.

1. III. E. Fieber besteht oft, mitunter in eigenthümlich recurrirender Form.

1. IV. C. Die Lymphdrüsen des Unterhautzellgewebes sind fast sämmtlich und gewöhnlich sehr stark vergrössert.

3. II. An Herz und Gefässen sind die Erscheinungen der Anämie vorhanden.

3. IV. Das Blut zeigt keine Vermehrung der weissen, dagegen starke Abnahme der rothen Blutkörperchen.

4. IV. Die Milz kann vergrössert sein.

162. Diabetes insipidus.

5. IV. Die Menge des Harns ist ganz beträchtlich vermehrt, sein specifisches Gewicht äusserst niedrig. Die Farbe ist fast wasserhell, das Aussehen klar. Eiweiss und Zucker fehlen.

163. Diabetes mellitus.

1. III. A. Haut fast stets sehr trocken.

1. IV. A. Oefters starke Abmagerung.

2. V. A. Mitunter beobachtet man Dyspnoë; sie kann ein Zeichen eines drohenden Coma (s. 44) sein.

4. II. B. Die Speichelabsonderung ist vermindert, der Speichel reagirt oft sauer.

5. IV. Die Menge des Harns ist sehr beträchtlich vermehrt, sein specifisches Gewicht stark erhöht, so dass seine reducirte Dichte beträchtlich zugenommen hat, seine Farbe hell, Reaction sauer. Chemisch zeigt er Vermehrung des Harnstoffs, der Gesammtschwefelsäure und Phosphorsäure, Traubenzucker, bisweilen Aceton, öfters, besonders in spätern Stadien, auch Eiweiss, ferner Oxalatkrystalle.

7. V. Es können Neuralgien, ferner Retinitis und Amaurose vorkommen.

164. Adipositas universalis.

1. III. A. Hautfarbe, besonders im Gesichte, stärker geröthet (bei der plethorischen Form).

1. IV. A. Fettpolster überall stark entwickelt.

II. 3. D. Herztöne öft abgeschwächt, auch sonst Erscheinungen von Fettherz.

4. IV. A. Das Abdomen besonders hat an Umfang zugenommen.

165. Rhachitis.

1. II. A. Die Kranken sind gewöhnlich kleiner als normal und zeigen Incurvation der Röhrenknochen mit Auftreibung der Epiphysen.

2. V. A. Der Thorax zeigt Difformitäten: Pectus carinatum, rhachitischer Rosenkranz, Einziehung dem Zwerchfell entsprechend, mitunter Kyphoskoliose.

4. II. A. Es entsteht verspätete Zahnentwicklung.

5. IV. Die Phosphorsäureausscheidung im Harn ist vermindert.

7. II. Der Schädel ist abnorm gross, die Fontanellen bleiben sehr lange geöffnet, die Kopfknochen sind abnorm weich.

Register.

A.

Abdomen, Bewegungser-
scheinungen 228.
— Einziehung 226.
— Inspection 224 ff.
— Mensuration 229.
— Palpation 229, 237.
— Percussion 250.
— Untersuchung 224 ff.
— Vorwölbung 226, 227.
Abdominalorgane, Ausculta-
tion 254.
— Topographie 230.
— Untersuchung 224 ff.
Abdominalreflex 376.
Abdominelle Athmung 125.
Abducens, Prüfung der
Functionsfähigkeit 362.
— Lähmung 364.
Abweichen 215.
Acarus folliculorum 100.
— scabiei 100.
Accessorius, Prüfung der
Functionsfähigkeit 362.
— Lähmung 364.
Accidentelle Herzgeräusche
183, 184.
Acetessigsäure im Harn 304.
Aceton im Harn 304.
Acetonurie 304.
Achillessehnenreflex 376.
Acholie, Fäces 266.
Achorion Schoenleinii 101.
Acidität des Mageninhaltes,
Bestimmung 257.
Actinomyces im Abscess-
eiter der Mundhöhle 223.
— im Auswurf 162.
— im Harn 320.
— in der Punctionsflüssig-
keit des Abdomens 280.

Activitätshypertrophie der
Muskeln 392.
Acusticus s. Hörnerv.
Adipositas universalis,
Symptome 469.
Aegophonie 155.
Aetherschwefelsäuren im
Harn 288.
— Zunahme 296.
Aeusseres Auge, Untersu-
chung 353.
Affenhand 365.
Aftergeräusche 56, 152.
Ageusie 358.
Agraphie 370.
Akinesie 363.
Akme des Fiebers 96.
Akromegalie 392.
Aktinomykose 406.
Akuoxylon 51.
Albumin in den Fäces 267.
— im Harn 297; s. a. Ei-
weiss.
Albuminimeter 298.
Albuminurie 299.
Albumosurie 300.
Alexie 370.
Alkalescenz des Harns 292.
Alkalische Harngährung 292.
Alkoholismus chronicus,
Symptome 418.
Allgemeingefühl 349.
Allorrhythmie des Pulses
195.
Alter 7.
— diagnostische Bedeu-
tung 82.
— Einfluss auf die Hämo-
globinmenge 206.
— — auf die Herzfigur
176.
— — auf die Lage des
Spitzenstosses 168.

Alter, Einfluss auf die Puls-
frequenz 193.
Alveolarepithelien im Aus-
wurf 159.
Amaurose 354.
Amblyopie 354.
Amenorrhoë 322.
Ammoniak im Erbrochenen
282.
— im Harn 289.
Ammoniumurat in Harnstei-
nen 309.
Ammoniumuratkrystalle im
Harn 317.
Ammonsteine 307.
Amoeba coli 269.
Amphiboles Stadium des
Fiebers 98.
Amphorisches Athmen 151,
152.
Amyloid der Leber 449.
— der Milz 450.
— der Nieren 455.
Amyloidconcretionen im
Sperma 329.
Amylum s. Stärke.
Anacidität 259.
Anämie, Hautblässe 86.
— Herzgeräusche 184.
— Symptome der essen-
tiellen 466.
— — der secundären 467.
— Venengeräusche 204.
Anästhesie 346.
Anakusie 356.
Analgesie 348.
Anamnese 76.
— allgemeine 78
— specielle 79.
— bei Circulationskrank-
heiten 166.
— bei Digestionskrank-
heiten 213.

Farbe des Mageninhaltes
255.
— der Milch 334.
— der Mundhöhlen-
schleimhaut 216 ff.
— des Mundhöhlensecrets
221.
— der Nase 109.
— der Nasenschleimhaut
110.
— der Punctionsflüssigkeit
des Abdomens 277.
— der Punctionsflüssigkeit
der Thoraxhöhle 163.
— der Rectalschleimhaut
280.
— der Vaginalportion 332.
— der Vaginalschleimhaut
331.
— der Zunge 218.
Farbensinn, Prüfung 354.
Fascienreflexe 377.
Fastigium 96.
Favus 101.
Febris Intermittens, Symptome 413.
— Recurrens, Symptome
403.
Fehling'sche Zuckerbestimmung 302.
Fett im Auswurf 160.
— in den Fäces 269.
— im Harn 291, 313.
— im Mageninhalt 264.
— in der Milch 335.
— in der Punctionsflüssigkeit des Abdomens 279.
— in der Punctionsflüssigkeit der Thoraxhöhle
165.
Fettbestimmung der Milch
335.
Fettherz, Symptome 441.
Fettkrystalle im Auswurf 160.
— in den Fäces 269.
— im Harn 319.
— in der Punctionsflüssigkeit der Thoraxhöhle
165.
Fettleber, Symptome 448.
Fetttröpfchen in der Milch
336.
Feuchtigkeit der Haut 92.
Fibrilläre Zuckungen 372.
Fibrin im Harne 315.
— im Tonsillenbelage 222.
Fibrinabgüsse im Auswurf
157, 159.

Fibrinurie 315.
Fieber 93.
— Abnahme des Hämo-
globin 206.
— accidentelle Geräusche
184.
— Arten 97, 98.
— Arterientöne 202.
— Delirien 397.
— Dyspnoë 127.
— Harn 290, 299.
— Pulsbeschleunigung
194.
— Pulscurve 200.
Fiebererscheinungen, sub-
jective 81.
Filaria sanguinis hominis im
Blute 213.
— im Harn 319.
Filzlaus 100.
Finger-Fingerpercussion 59.
Finger - Plessimeterper-
cussion 59.
Fixirung des Magens 243.
Flexibilitas cerea 374.
Flimmerepithelien s. Epi-
thelien.
Fluctuationsgefühl am Ab-
domen 237.
— an der Leber 235.
— an den Tonsillen 220.
— am Zahnfleisch 217.
Flüssigkeit in der Bauch-
höhle 238, 252.
— in der Thoraxhöhle 132,
143.
— im Unterhautzellgewebe
102.
Form des Abdomens 224.
— der Fäces 265.
— der Herzgegend 167.
— der Leber 234.
— des Magens 233.
— der Milz 237.
— der Nase 109.
— des Schädels 339.
— des Thorax 120 ff.
— der Vaginalportion 332.
Formicatio 351.
Fremdkörper im Kehlkopf
114.
— in der Luftröhre 117.
— in der Nase 111.
— in der Vagina 332.
Frémissement cataire 173.
Fremitus, bronchialer 131.
— laryngealer 116, 131.
— pleuraler 131.

Frequenz der Athmung 125.
— des Pulses 193.
Friedreich'scher Schall-
wechsel 74, 147.
Frost bei Fieber 81.
Fülle des Pulses 196.
Functionelle Dyspepsie,
Symptome 444.
Funiculitis 327.
Fussklonus 377.

G.

Gährungsprobe zum Nach-
weis von Zucker 302.
Galle im Mageninhalt 256.
— Nachweis 261.
Gallenblase, Topographie
231.
— Vergrösserung 235.
Gallenblasenaffectionen,
Symptome 450.
Gallenfarbstoff, Nachweis in
den Fäces 267.
— — im Harn 291, 305.
Gallensäuren im Harn 305.
Gallenstauung 234.
Gallensteine in den Fäces
266.
— Untersuchung 267.
Gang, Arten 9.
— Diagnostische Bedeu-
tung 85.
Gargouillement 240.
Gastralgie 215.
Gastrektasie 244.
— Symptome 445.
Gastrische Krisen bei Tabes
352.
—s Erbrechen 214.
Gastritis, Symptome der
acuten, 443.
— — der chronischen 443.
Gastroskopie 17.
Gaumen, Untersuchung 219.
Gaumenmuskeln, Lähmung
364.
Geballtes Sputum 156.
Gefässmuskeln, Verhalten
389.
Gefässton 52.
Gehirn, Neuralgie 350.
Gehirnaffectionen, Anarthrie
369.
— Ataxie 368.
— Elektromotorische Er-
regbarkeit 384.
— Entartungsreaction 385.
— Gehörstörungen 357.

Z.

Zähne, Untersuchung 217.
Zahnfleich, Untersuchung 217.
Zellenathmen 56.

Ziehl-Neelsen'sche Bacterienfärbnng 32.
Zittern 353.
Züchtung der Bactcrien 32.
— der Cholerabacillen 274.
Zunge, Lähmung 364.

Zunge, Untersuchung 218.
Zwerchfell, Athmungsfunction 125.
— Hochstand 143.
— Krampf 388.
— Lähmung 388.
— Tiefstand 244.

Buchdruckerei von Gustav Schade (Otto Francke) in Berlin N.